Borwin Bandelow

Panik und Agoraphobie

Diagnose, Ursachen, Behandlung

SpringerWienNewYork

Prof. Dr. Dipl.-Psych. Borwin Bandelow
Psychiatrische Klinik
Universität Göttingen, Deutschland

©2001 Springer-Verlag/Wien
Printed in Austria

Datenkonvertierung: Integra, Pondicherry, India
Druck und Bindearbeiten: Druckerei Theiss GmbH, A-9400 Wolfsberg

Umschlagbild und Farbabbildungen:
Idee: B. Bandelow; grafische Gestaltung: interActiveSystems GmbH, www.brainMedia.de

Gedruckt auf säurefreiem, chlorfrei gebleichtem Papier – TCF

SPIN: 10833594

Mit 20 teilweise farbigen Abbildungen

Die Deutsche Bibliothek – CIP-Einheitsaufnahme
Ein Titeldatensatz für diese Publikation ist bei Der Deutschen Bibliothek erhältlich

ISBN 3-211-83654-3 Springer-Verlag Wien New York

Geleitwort

Die Panikstörung ist eine der häufigsten seelischen Erkrankungen. Sehr viele wissenschaftliche Untersuchungen beschäftigen sich daher mit dieser Erkrankung. In der medizinischen Datenbank MEDLINE finden sich über 6000 Einträge unter den Begriffen „panic" und „agoraphobia". In diesem Buch wurde versucht, die große Zahl wissenschaftlicher Befunde zu sichten und eine möglichst umfassende Darstellung des Krankheitsbildes zu erstellen.

Welche Rolle spielen frühkindliche Traumata, elterliches Interaktionsverhalten, Lernerfahrungen, Vererbung und Neurobiologie bei der Entstehung von pathologischer Angst und Panik? In dem vorliegenden Buch wird ein neues neurobiologisch-psychosoziales Modell zur Entstehung von Panikattacken und Agoraphobie entwickelt, das versucht, die Vielzahl der teilweise widersprüchlichen Befunde zu diesem Thema zu integrieren.

In den letzten Jahren hat es für die Menschen, die unter Panikattacken und Agoraphobie litten, positive Veränderungen gegeben: das Krankheitsbild wird zunehmend häufiger erkannt, die Hypothesen zu ihrer Entstehung wurden genauer und die Behandlung wurde auf dem Boden wissenschaftlicher Untersuchungen immer weiter verbessert. Mit Hilfe von psychotherapeutischen und medikamentösen Maßnahmen konnte die Lebensqualität der Patienten entscheidend verbessert werden.

Welches sind die optimalen psychotherapeutischen Maßnahmen, welche Rolle spielen Psychopharmaka? Welche neuen Behandlungsformen gibt es? Mit einem Anspruch auf Vollständigkeit werden alle verfügbaren kontrollierten Studien zu diesem Thema referiert. Streng den Regeln der „evidence based medicine" folgend, wird eine Strategie zur Therapie der Panikstörung entwickelt.

Göttingen, den 1.10.01   *Eckart Rüther*

Danksagung

Ich danke Herrn Andreas Broocks und Herrn Dirk Wedekind für die genaue Durchsicht des Manuskripts.
Vor allem aber danke ich meiner Familie für ihre Geduld.

Göttingen, den 1.10.01   *Borwin Bandelow*

Inhaltsverzeichnis

Scheint er nicht den seligen Göttern ähnlich,
Jener Mann, der dort gegenüber, vor dir
Sitzen darf und nahe den Klang der süßen
Stimme vernehmen,

Und des Lachens lieblichen Reiz! Das hat mir
Starr gemacht das Herz in der Brust vor Schrecken.
Schon ein Blick auf dich, und es kommt kein Laut mehr
Mir aus der Kehle.

Ach, die Zunge ist mir gelähmt, ein zartes
Feuer rieselt unter der Haut mir plötzlich,
Nichts vermag mein Auge zu sehn, ein Rauschen
Braust in den Ohren,

Und der Schweiß rinnt nieder an mir, das Zittern
Packt mich ganz, noch fahler als Gras des Feldes
Bin ich; wenig fehlt, und in tiefer Ohnmacht
Schein ich gestorben.

Aber alles kann man ertragen, . . .

Sappho, 610–580 v. Chr.

Einleitung

Die 31jährige Fleischereifachverkäuferin Karin S. berichtet:

„Ich war gestern im neuen Einkaufszentrum „Kaufpark" unterwegs. Es war Freitagnachmittag, und es war ziemlich voll. Plötzlich hatte ich das Gefühl, dass ich keine Luft mehr bekomme. Ich atmete schneller. Meine Kehle schnürte sich zu. Mir wurde schwindelig, und ich glaubte, dass ich gleich in Ohnmacht falle. Ich setzte mich auf einen Stuhl, aber es wurde nicht besser. Ich hatte das Gefühl, dass die Luft im Kaufpark schlecht war und sah zu, dass ich möglichst schnell ins Freie kam. Aber draußen wurde es auch nicht besser; mein Herz klopfte bis zum Hals, ich hatte das Gefühl, dass es gleich aussetzt. Ich kam mir vor wie in einem Traum. Mein Gesicht fühlte sich wie taub an.

Zufällig sah ich eine Frau, die ich nur flüchtig kannte. Ich sprach sie an und erzählte, was mit mir los ist. Sie wollte mich nach Hause fahren, aber ich meinte, es wäre besser, den Notarztwagen zu rufen. Ich wurde mit Blaulicht in die Klinik gefahren. Kaum hatte ich mit dem Arzt gesprochen, ging es mir schon besser. Ich wurde mehrere Stunden lang untersucht. Dann teilte man mir mit, dass sie nichts gefunden hätten. Den Rest des Tages war ich völlig fertig, wie gerädert."

Dies ist eine typische Beschreibung einer Panikattacke, wie sie bei Patienten mit einer Panikstörung manchmal mehrmals täglich auftreten kann. Auf der ganzen Welt leiden wahrscheinlich 50–100 Millionen Menschen immer wieder unter Panikattacken. Bei einem Dreiviertel der Fälle kommt es zusätzlich zu einer Agoraphobie. Die Lebensqualität der Betroffenen ist erheblich eingeschränkt.

Ängste und Angststörungen sind weit verbreitet. Oft wird angeführt, dass der Mensch ohne Angst nicht überleben könne. Eine gesunde Angst vor realen Gefahren sichert das Überleben. Wer vorsichtig Auto fährt, die Türen gut abschließt oder sich auf Prüfungen aus Angst vor Versagen lange vorbereitet, hat durchaus Vorteile im Leben. Nun handelt es sich aber bei den Angsterkrankungen oder Phobien nicht um begründete Ängste. Phobische Ängste sind unrealistisch oder übertrieben und folgen nicht den Gesetzen der Logik. Die häufigste Phobie in Deutschland ist z.B. die Spinnenphobie – obwohl es in Deutschland nicht eine einzige Spinnenart gibt, die gefährlich ist oder zumindestens unangenehm stechen oder beißen könnte. Viele Patienten mit einer Panikstörung haben Angst im Fahrstuhl, obwohl der Fahrstuhl eines der sichersten Verkehrsmittel ist.

Menschen mit einer Panikstörung sind grundsätzlich nicht allgemein ängstlich, sondern sind durchaus in der Lage, mit Fallschirmen abzuspringen, mit Motorrädern zu fahren, mit Ultraleichtfliegern zu fliegen, der Fremdenlegion beizutreten oder in der Innenstadt von Johannesburg spazieren zu gehen. Die Angst, die sie aber vor einem Theaterbesuch, vor einer Straßenbahnfahrt oder vor dem Spaziergehen in einer Fußgängerzone haben, hat überhaupt keine Schutzfunktion und ist völlig überflüssig.

Dieses Buch beschäftigt sich nicht mit Ängsten vor realen Gefahren wie Kriegen, Krankheiten oder Überfällen, sondern mit unangebrachten, unrealistischen oder übertriebenen Ängsten.

Geschichtliche Entwicklung

Woher kommt der Begriff Panik? Die griechische Mythologie berichtet, wie der Gott *Pan* – halb Mensch, halb Geißbock – sich in der griechischen Provinz Arkadien während der Mittagshitze an eine Gruppe ahnungsloser Reisender heranschlich, urplötzlich in ihrer Mitte auftauchte und ebenso schnell wieder verschwand und dabei solchen fürchterlichen Schrecken verbreitete, dass die Reisenden kopflos und erfüllt von Angst und Terror auseinanderliefen (Herbig, 1949).

Mit der Panikstörung ist oft eine Agoraphobie verbunden. *Phobos* und sein Bruder Deimos („Furcht und Schrecken") begleiteten ihren Vater Ares auf Kriegszügen. Phobos soll grässlich anzusehen gewesen sein – mit dem Kopf eines Löwen und dem Körper eines Menschen (Enciclopedia dell'arte antica classica e orientale, 1965).

Bereits seit dem Altertum sind Panikattacken beschrieben worden. Die Beschäftigung mit Angstattacken und Phobien im historischen Verlauf sei hier kurz skizziert.

600 vor Christus Die griechische Dichterin Sappho (Abb. 1) verfasste in Gedichtform wohl einen der ersten Berichte über eine Panikattacke (es handelte sich dabei allerdings wahrscheinlich eher um eine Panikattacke im Rahmen einer sozialen Angststörung und nicht im Zusammenhang mit einer Panikstörung). Dieses Gedicht steht am Anfang dieses Kapitels.

1621 Im Jahre 1621 beschrieb Robert Burton in *Anatomy of Melancholy* eine Panikattacke – allerdings auch wieder im Rahmen von sozialen Ängsten.

> „Many lamentable effects this fear causeth in man, as to be red, pale, tremble, sweat; it makes sudden cold and heat come over all the body, palpitation of the heart, syncope, etc. It amazeth many men that are to speak or show themselves in public."

1832 Goethe beschrieb seine erfolgreiche Selbstbehandlung einer Höhenphobie mit Verhaltenstherapie auf dem Straßburger Münster (Dichtung und Wahrheit, zweiter Teil, neuntes Buch):

> „Ich bestieg ganz allein den höchsten Gipfel des Münsterturms und saß in dem sogenannten Hals unter dem Kopf oder der Krone, wie man's nennt, wohl eine Viertelstunde lang, bis ich es wagte, wieder heraus in die freie Luft zu treten, wo man auf einer Platte, die kaum eine Elle ins Geviert haben wird, ohne sich sonderlich anhalten zu können, stehend das unendliche Land vor sich sieht, indessen die nächsten Umgebungen und Zieraten, die Kirche und alles, worauf und worüber man steht, verbergen. Es ist völlig, als wenn man sich auf einer Montgolfière in die Luft erhoben sähe. Dergleichen Angst und Qual wiederholte sich so oft, bis der Eindruck mir ganz gleichgültig war." (Goethe, 1968).

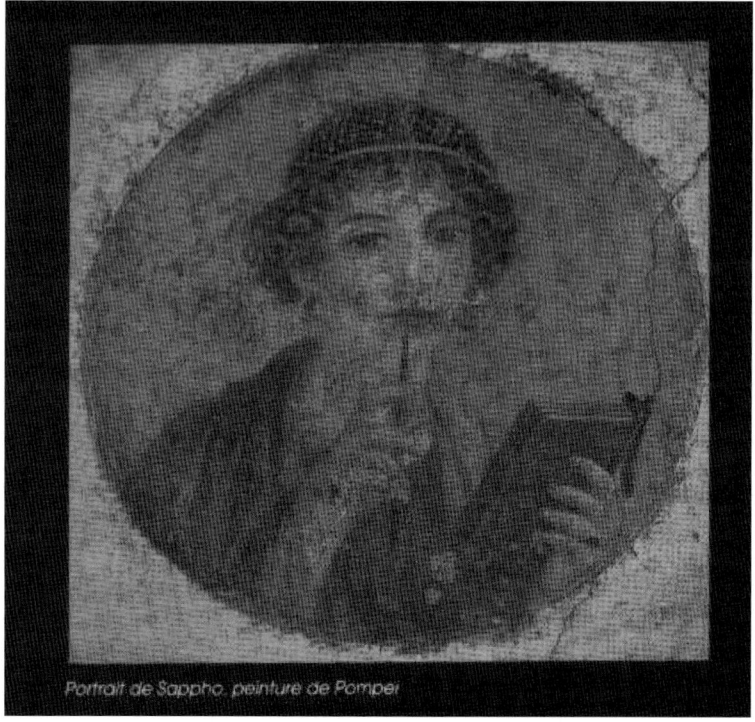

Abb. 1. Sappho, griechische Dichterin, 610–580 v. Chr.

1850   In der japanischen Literatur fand sich eine der ersten Beschreibungen
       einer Psychotherapie bei Panikattacken: der Arzt Gen'yu Imaizumi
       berichtete über einen Fall einer Angsterkrankung, bei dem ein Teufels-
       kreis, der sich zu einer Panikattacke eskaliert, beschrieben wurde und
       der mit einer „Überzeugungstherapie" mit paradoxen Interventionen
       gebrochen werden sollte (Takahashi, 1993). Die Erkrankung wurde als
       „hossasei shinkeisho" (anfallsartige Neurose) bezeichnet.

1855   Der Kardiologe Stokes beschrieb die Symptomatik der Panikstörung bei
       einem Mann mittleren Alters:

       „Er bekam öfter Anfälle von schneller und heftiger Herzbewegung; diese war
       jedoch weder unregelmäßig noch durch Unterbrechungen geprägt; dabei stellten
       sich heftige Angst im Herzen und Beklemmung ein, mit einem bedrückenden
       Gefühl des herannahenden Todes. Die Atmung war so beschleunigt und mühsam,
       und diese Anfälle kehrten so häufig und in so starkem Ausmaß wieder, dass der
       Kranke die Überzeugung gewann, er habe ein gefährliches Herz- und wahrschein-
       lich auch Schlagaderleiden. Seine Stimmung war gedrückt, und er erwartete
       nichts anderes, als dass er in einem dieser fürchterlichen Anfälle sterben würde.
       Die Dauer des Anfalles war unbestimmt; in der beschwerdefreien Zeit waren

keine Symptome von einem Herzleiden vorhanden, Herzschlag und Töne waren ganz normal. Dieser Mann litt nicht an Einbildung; er war kräftig gebaut, hatte die Erde umsegelt und die Beschwerden der Reise ohne Nachteil ertragen."

1866   Ein der frühesten europäischen Beschreibungen der Panikstörung findet sich bei Morel (1866), einem einflussreichen französischen Psychiater an der Salpêtrière, in der Schrift „Du délire émotif – névrose du système nerveux ganglionnaire viscéral". Er führte die Erkrankung auf ein gestörtes autonomes Nervensystem zurück.

1870   Der deutsche Nervenarzt Benedikt berichtete 1870 über den „Platzschwindel" (Benedikt, 1870).

1871   Der amerikanische Militärarzt da Costa schrieb über ein Krankheitsbild („irritable heart"), das der heutigen Panikstörung ähnelt (Da Costa, 1871). Er führte dieses Krankheitsbild auf ein „übererregtes Herz" zurück.

1872   Westphal veröffentlichte die Beschreibung von vier Patienten, die wir heute als „Panikstörung mit Agoraphobie" diagnostizieren würden. Der Begriff der „Agoraphobie", wie er in seiner heutigen Form verwendet wird, wurde von Westphal geprägt. Er berichtete z.B. über einen jungen Mann, der auf großen Plätzen in Berlin Angst hatte, z.B. auf dem Dönhoffplatz, beim Exerzierhaus oder bei der Artillerieschule Unter den Linden. Der Patient versuchte diese Plätze in Begleitung oder in nicht allzu weiter Entfernung von einem Pferdewagen zu überqueren. Westphals wohl intuitiv geäußerter therapeutischer Vorschlag, täglich die gefürchteten Punkte zu überschreiten, blieb ohne Erfolg (Westphal, 1872, S. 000).

1895   Sigmund Freud (Abb. 2) veröffentlichte seine Schrift „Ueber die Berechtigung, von der Neurasthenie einen bestimmten Symptomencomplex als ‚Angstneurose' abzutrennen". Er schlug vor, das separate Krankheitsbild „Angstneurose" von der „Neurasthenie" zu loszulösen (Freud, 1895a). Er schilderte zwei Arten von Angstneurosen, die den heutigen Begriffen der Panikstörung und der generalisierten Angststörung sehr nahe kommen. Die folgende Beschreibung entspricht mit Symptomen wie Schwindel, Zittern, Störungen der Herztätigkeit und Atmung und Parästhesien der heutigen Definition einer Panikattacke:

> „Ein solcher Angstanfall besteht entweder einzig aus dem Angstgefühle ohne jede assoziierte Vorstellung oder mit der naheliegenden Deutung der Lebensvernichtung, des „Schlagtreffens", des drohenden Wahnsinns, oder aber dem Angstgefühle ist irgendwelche Parästhesie beigemengt (ähnlich der hysterischen Aura), oder endlich mit der Angstempfindung ist eine Störung irgend einer oder mehrerer Körperfunktionen, der Atmung, Herztätigkeit, der vasomotorischen Innervation, der Drüsentätigkeit verbunden. Aus dieser Kombination hebt der Patienten bald das eine, bald das andere Moment besonders hervor, er klagt über „Herzkrampf", „Atemnot", „Schweißausbrüche", „Heißhunger" u. dgl., und in seiner Darstellung tritt das Angstgefühl häufig ganz zurück oder wird recht unkenntlich als ein „Schlechtwerden", „Unbehagen" usw. bezeichnet." (Freud, 1895a, S. 319).

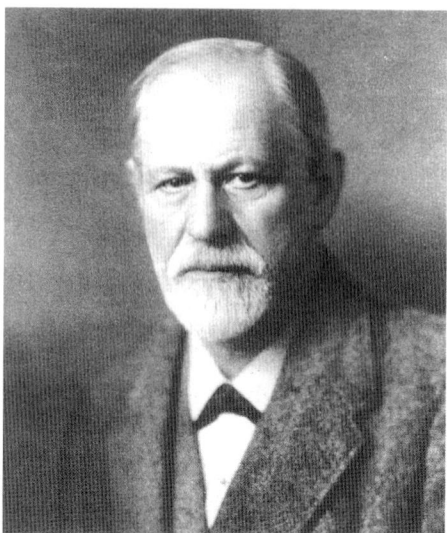

Abb. 2. Sigmund Freud, Begründer der Psychoanalyse

Freuds Verdienst war es, die ersten psychoanalytischen Theorien zur Entstehung und Behandlung der Angstneurosen zu entwickeln. Die auf seinen Arbeiten beruhende analytische Behandlungstechnik wird bis heute noch bei vielen Psychotherapien von Angstpatienten angewendet.

1911 Freud war nicht „der erste Verhaltenstherapeut", wie manchmal gesagt wird, denn nach Westphal (1872) empfahl auch Oppenheim (1911) in seinem „Lehrbuch der Nervenkrankheiten", mit den agoraphobischen Patienten zusammen die gefürchteten Plätze zu überqueren. Dennoch wird immer wieder gern Freuds Vorschlag zur Behandlung der Phobien zitiert (Freud, 1947):

„Man wird kaum einer Phobie Herr, wenn man abwartet, bis sich der Kranke durch die Analyse bewegen lässt, sie aufzugeben. Er bringt dann niemals jenes Material in die Analyse, das zur überzeugenden Lösung der Phobie unentbehrlich ist. Man muss anders vorgehen. Nehmen Sie das Beispiel eines Agoraphoben; es gibt zwei Klassen von solchen, eine leichtere und eine schwerere. Die ersteren haben zwar jedes Mal unter Angst zu leiden, wenn sie allein auf die Straße gehen, aber sie haben darum das Alleingehen noch nicht aufgegeben; die anderen schützen sich vor der Angst, indem sie auf das Alleingehen verzichten. Bei diesen letzteren hat man nur dann Erfolg, wenn man sie durch den Einfluss der Analyse bewegen kann, sich wieder wie Phobiker ersten Grades zu benehmen, also auf die Straße zu gehen und während dieses Versuches mit der Angst zu kämpfen. Man bringt es also zunächst dahin, die Phobie soweit zu ermäßigen, und erst wenn dies durch die Forderung des Arztes erreicht ist, wird der Kranke jener Einfälle und Erinnerungen habhaft, welche die Lösung der Phobie ermöglichen."

1920 Watson und Rayner (1920) veröffentlichten einen Artikel, der sich mit Konditionierbarkeit der Angst beschäftigte. Bei Babies sind plötzliche laute Geräusche ein unkonditionierter Reiz für Furchtreaktionen. Watson und Rayner zeigten dem 9 Monate alten Albert kurz vor dem Ertönen eines lauten Geräuschs eine weiße Ratte. Später löste die Ratte auch ohne das Geräusch die Furchtreaktion aus (obwohl Albert nie vorher negative Erfahrungen mit Ratten gemacht hatte). Dieser Versuch legte den Grundstein für viele spätere Verhaltenstheorien.

1938   Burrhus Frederic Skinner entwickelte das operante Konditionieren (Skinner, 1938). Im Gegensatz zum klassischen Konditionieren (dem Vorläufer des operanten Konditionierens) wird der Reiz nicht unabhängig von einer Reaktion präsentiert, sondern es erfolgt erst ein Reiz (eine positive oder negative Verstärkung), wenn eine bestimmte Reaktion eintritt.

1950   In einer statistisch abgesicherten, langjährigen Katamnese zogen Wheeler et al. (1950) ein pessimistisches Resumée über die damaligen Therapien von Angstneurosen:

„The published results of therapy in apparently similar cases managed by prolonged psychotherapy, psychoanalysis and other methods, such as electric convulsive procedure, ergotamine tartrate and adrenal denervation, present no consistent or conclusive evidence that patients treated by these means get along better than patients who have little more therapy than simple reassurance and the passage of time."

1951   wies Bowlby (1951), ein psychoanalytisch orientierter Autor, in einer Studie, die er im Auftrag der Weltgesundheitsorganisation erstellt hatte, auf den engen Zusammenhang zwischen der konstanten, liebevollen mütterlichen Zuwendung und einer gesunden Persönlichkeitsentwicklung hin. Seine Theorien basierten zum Teil auf Untersuchungen von Harlow (1958), nach denen neugeborene Affen, die monatelang von ihren Artgenossen getrennt wurden, sich körperlich und in Hinblick auf ihr Sozialverhalten in einem desolaten Zustand befanden. Seine Arbeiten führten zu Theorien, dass die meisten psychischen Erkrankungen auf frühkindliche Traumata zurückzuführen seien.

1952   stellte Eysenck die provokante Behauptung auf, dass die psychodynamische Therapie unwirksam sei, da sie nicht über die Spontanheilungsrate hinausgehe (Eysenck, 1952). Die daraufhin entfachte Diskussion führte dazu, dass in der Folge begonnen wurde, die Wirksamkeit von Psychotherapieverfahren in kontrollierten Studien zu überprüfen.

1952   Angesichts der Behandlungsmisserfolge bei einigen Patienten wurden manchmal verzweifelte Wege zur Behandlung von Angsterkrankungen eingeschlagen. Marks et al. (1966) berichteten über 22 Patienten, bei denen zwischen 1952 und 1962 wegen schwerer Agoraphobie eine „Leukotomie" durchgeführt worden war. Unter Leukotomie versteht man die operative Durchtrennung der Verbindungen zwischen Thalamus und Stirnhirn in der Nähe des Marklagers. Diese Methode wurde früher vorwiegend in den USA zur Behandlung schwerer psychiatrischer

Erkrankungen durchgeführt; wegen der Folgen der Behandlung (Wesensveränderung, Entdifferenzierung der Persönlichkeit, Enthemmung) wird die Methode heute praktisch nicht mehr angewendet. Marks und Mitarbeiter verglichen retrospektiv die Ergebnisse mit eine Kontrollgruppe von nicht operierten Agoraphobikern. In der Leukotomiegruppe fanden sich signifikant mehr gebesserte Patienten; die Persönlichkeitsveränderungen nach der Operation seien geringfügig gewesen.

1958 Joseph Wolpe übertrug die Gesetze der Lernpsychologie auf die Angsterkrankungen und entwickelte das Prinzip der „systematischen Desensibilisierung" (Wolpe, 1958). Dabei wurden Patienten mit Phobien schrittweise zunächst vorsichtig, und dann zunehmend stärker mit den Angst auslösenden Situationen konfrontiert. Später zeigte sich, dass nicht die langsam gesteigerte, sondern die massierte Exposition („Flooding", Überflutungstherapie) bei vielen Patienten eine raschere und bessere Wirkung hatte (Marks und Gelder, 1965).

1959 Donald Franklin Klein (Abb. 3) gilt als Begründer des modernen „Panik"-Konzepts. Er grenzte das Paniksyndrom von anderen Angstneurosen ab, da sie meinten, dass diese Angsterkrankung nicht mit Benzodiazepinen, sondern ausschließlich mit Imipramin behandelbar sei (eine Hypothese, die später durch die erfolgreiche Behandlung mit Alprazolam widerlegt werden konnte; siehe S. 246, Klein und Fink, 1962).

Klein (1987) beschreibt, wie er zum ersten Mal Panikpatienten mit Imipramin behandelte: Im Jahre 1959 wurde im Hillside Hospital in New York ein „mysteriöses, neues", noch nicht zugelassenes Medikament geprüft, das Imipramin. Da es den Phenothiazinen ähnelte, wurde zunächst vermutet, dass es bei Schizophrenien helfen könnte. Hier hatte es keine Wirkung; Kuhn in Zürich hatte jedoch die Wirkung bei Depressionen entdeckt (Kuhn, 1957). Im Hillside Hospital gab es einige extrem ängstliche Patienten ohne Wahn und Halluzinationen, die sich trotz intensiver stationärer Psychotherapie nicht besserten. Da aufgrund der derzeit führenden amerikanischen psychiatrischen Theorie Psychosen wie Neurosen auf intrapsychische Konflikte zurückgeführt wurden und Chlorpromazin bei Psychosen wirksam war, hielt man Chlorpromazin für ein starkes Anxiolytikum. Demzufolge wurde bei den Angstpatienten Chlorpromazin versucht – jedoch ohne Erfolg. Da auch die Barbituratsedativa nicht halfen, versuchte man das neue Medikament Imipramin. In den ersten zwei Wochen kam es noch zu keiner Besserung, doch ab der dritten Woche nahm die Angst ab; die Patienten konnten allein in den Esssaal kommen oder im Freien spazieren gehen.

Später wurden diese ersten Beobachtungen mit Imipramin durch eine placebokontrollierte Doppelblindstudie bestätigt (Klein, 1964). Hiermit wurde die medikamentöse Therapie von Angsterkrankungen begründet. Später wurde auch die Wirksamkeit des irreversiblen Mono-

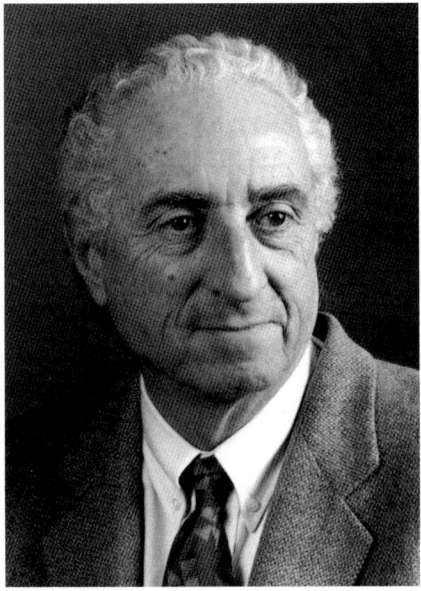

Abb. 3. Donald F. Klein, auf den das moderne Konzept der „Panikstörung" zurückgeht

aminoxidasehemmers (MAOH) Phenelzin nachgewiesen (Tyrer et al., 1973).

1966　Die heutige Nomenklatur der Angststörungen geht in erster Linie auf die Arbeiten von Donald Klein und Isaac Marks (Abb. 4) zurück. Im Jahre 1966 grenzten Marks und Gelder die verschiedenen Phobien voneinander ab. Später veröffentlichte Studien, die zeigten, dass diese diagnostischen Einteilungen valide waren, führten zur Übernahme der Marks'schen Einteilung in die Research Diagnostic Criteria (RDC; Spitzer et al., 1978), dem Vorläufer des DSM-III (Diagnostic and Statistical Manual for Mental Diseases).

1967　Pitts und McClure (1967) entdeckten, dass Panikpatienten – nicht aber gesunde Kontrollpersonen – auf eine Infusion mit Natriumlaktat mit Panikattacken reagieren. Damit lenkten sie zum ersten Mal die Aufmerksamkeit auf mögliche biologische Ursachen der Angsterkrankung.

1970　In den 70er Jahren des vorigen Jahrhunderts wurde von Beck (1970) und anderen Verhaltenstherapeuten die „kognitive Therapie", eine Weiterentwicklung der Verhaltenstherapie entwickelt. Diese ursprünglich für Depressionen entwickelte Behandlung wurde später auch für die Behandlung der Panikstörung eingesetzt (z.B. Mavissakalian et al., 1983b).

1970　wurde die Aufmerksamkeit auf die Rolle des Neurotransmitters Serotonin in der Angstauslösung gelenkt. Wise et al. (1970) beobachteten, dass

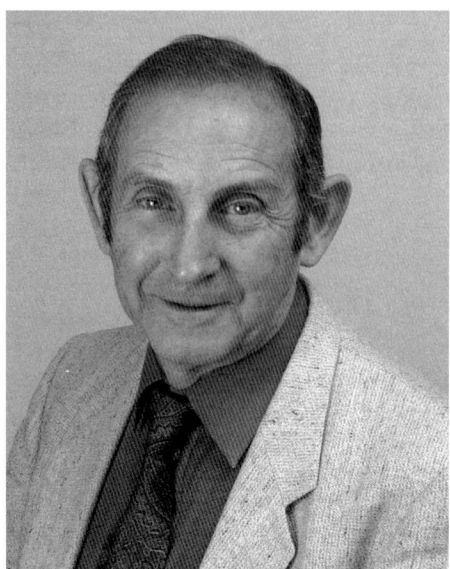

Abb. 4. Isaac Marks, einer der Mitbegründer der Verhaltenstherapie bei Agoraphobie

die Injektion von Serotonin in die Ventrikel von Nagern die anxiolytische Wirkung der Benzodiazepine aufhob. Wegen der Wirksamkeit der Antidepressiva Imipramin und Phenelzin (die die Serotonin-Neurotransmission beeinflussen) bei Patienten mit einer Panikstörung wurde vermutet, dass Serotonin nicht nur im Zusammenhang mit Depressionen (Schildkraut, 1965), sondern auch mit den Angststörungen eine wichtige Rolle spielt (Kahn et al., 1988b).

1978   In den Research Diagnostic Criteria und dem Nachfolger dieses Diagnosesystems, dem amerikanischen Diagnostic and Statistical Manual for Mental Diseases DSM-III (APA, 1980) wurde die „Panikstörung" (Panic Disorder) zum ersten Mal als eigenständiges Syndrom aufgeführt. Früher verwendete, eher globale Begriffe wie „Angstneurose" oder „Phobie" wurde durch mehrere symptomatologisch definierte Krankheitsbilder ersetzt. Auch in der 10. Version der International Classification of Diseases (WHO, 1991) wurden die Krankheitsentitäten Agoraphobie und Panikstörung neu eingeführt. Seit Beginn der 80er Jahre hat sich das Konzept der Panikstörung weitgehend durchgesetzt.

Symptomatik

Im Vordergrund der Symptomatik stehen häufig wiederkehrende Panikattacken. Die Symptomatik einer Panikstörung wird aber außerdem auch durch Befürchtungen, an einer körperlichen Krankheit zu leiden, durch antizipatorische Angst (Angst, eine neue Panikattacke zu bekommen) sowie durch die Agoraphobie charakterisiert, die wiederum zu Vermeidungsverhalten und damit zu erheblichen Einschränkungen in der Lebensqualität führt.

Panikattacken

Unter einer Panik versteht man eigentlich eine plötzlich ausbrechende, oft grundlose oder übertriebene Angst, die besonders bei Massenansammlungen auftreten kann. Die Angstanfälle von Panikpatienten treten allerdings nicht in Zusammenhang mit Massenpaniken auf. Sie können „aus heiterem Himmel" oder aber in bestimmten gefürchteten Situationen auftreten.

Definition

Durch die Einführung des DSM (s.o.) wurden genaue Kriterien für die Diagnose einer Panikstörung festgelegt, die sich an der Symptomatik orientieren (Tabelle 1, Tabelle 2). Die Einteilung der ICD-10 weicht nur geringfügig von der DSM-Definition ab. Zu beachten ist, dass im DSM der Panikstörung, in der ICD dagegen der Agoraphobie der Vorrang gegeben wird (ein Streitfall zwischen der amerikanischen und europäischen Psychiatrie; siehe S. 58).

Bei einer durchschnittlichen Panikattacke entwickelt sich innerhalb von ca. 10 Minuten ein Angstzustand, bei dem die in der Tabelle 1 aufgelisteten Symptome nacheinander beginnen, bis schließlich die meisten dieser Symptome gleichzeitig vorhanden sind. Einige dieser Symptome stellen die körperlichen Ausdrucksformen der Angst dar. Die Symptome werden als äußerst unangenehm und nicht beherrschbar empfunden.

Bei manchen Patienten überwiegt der eine oder andere Symptomkomplex. So berichtet ein Patient über eine kardiale Symptomatik mit herzinfarktähnlichen Symptomen, ein anderer über Luftnotanfälle und wieder andere über im Vordergrund stehenden Schwindel und Ohnmachtsgefühle. Vor allem die

Tabelle 1. Agoraphobie und Panikstörung – Definition nach ICD-10 (WHO, 1994). Nachdruck mit freundlicher Genehmigung des Verlages Hans Huber, Bern

---

Panikstörung (episodisch paroxysmale Angst) ICD-10 F41.0

A. Wiederholte Panikattacken, die nicht auf eine spezifische Situation oder ein spezifisches Objekt bezogen sind und oft spontan auftreten (d.h. die Attacken sind nicht vorhersehbar). Die Panikattacken sind nicht verbunden mit besonderer Anstrengung, gefährlichen oder lebensbedrohlichen Situationen.

B. Eine Panikattacke hat folgende Charakteristika:

   (a) Es ist eine einzelne Episode von intensiver Angst oder Unbehagen
   (b) Sie beginnt abrupt
   (c) Sie erreicht innerhalb weniger Minuten ein Maximum und dauert mindestens einige Minuten
   (d) Mindestens 4 Symptome der unten angegebenen Liste, davon eins von den Symptomen 1. bis 4. müssen vorliegen

Vegetative Symptome:

   1. Palpitationen, Herzklopfen oder Herzrasen
   2. Schweißausbrüche
   3. fein- oder grobschlägiger Tremor
   4. Mundtrockenheit (nicht infolge Medikamenten oder Exsikkose)

Symptome, die Thorax und Abdomen betreffen:

   5. Atembeschwerden
   6. Beklemmungsgefühl
   7. Thoraxschmerzen und -missempfindungen
   8. Nausea oder abdominelle Missempfindungen (z.B. Unruhegefühl im Magen)

Psychische Symptome:

   9. Gefühl von Schwindel, Unsicherheit, Schwäche oder Benommenheit
  10. Gefühl, dass Dinge unwirklich sind (Derealisation) oder dass man selbst weit entfernt oder „nicht wirklich hier" ist (Depersonalisation)
  11. Angst vor Kontrollverlust, verrückt zu werden oder „auszuflippen"
  12. Angst zu sterben

Allgemeine Symptome:

  13. Hitzegefühle oder Kälteschauer
  14. Gefühllosigkeit oder Kribbelgefühle

C. Häufigstes Ausschlusskriterium: Die Panikattacken sind nicht Folge einer körperlichen Störung, einer organischen psychischen Störung (F0)oder einer anderen psychischen Störung wie Schizophrenie und verwandten Störungen (F2), einer affektiven Störung (F3) oder einer somatoformen Störung (F45)

Agoraphobie ICD-10 F40.0

A. Deutliche und anhaltende Furcht vor oder Vermeidung von mindestens zwei der folgenden Situationen:

   1. Menschenmengen
   2. öffentliche Plätze
   3. allein Reisen
   4. Reisen, mit weiter Entfernung von zu Hause

B. Wenigstens einmal nach Auftreten der Störung müssen in den gefürchteten Situationen mindestens zwei Angstsymptome aus der Liste der Panikattackensymptome (s.o. unter Panikstörung, eines der Symptome muss eines der Items 1. bis 4. gewesen sein) wenigstens zu einem Zeitpunkt gemeinsam vorhanden gewesen sein.

Tabelle 1. Fortsetzung

C. Deutliche emotionale Belastung durch das Vermeidungsverhalten oder die Angstsymptome; die Betroffenen haben die Einsicht, dass diese übertrieben oder unvernünftig sind.

D. Die Symptome beschränken sich ausschließlich oder vornehmlich auf die gefürchteten Situationen oder Gedanken an sie.

E. *Häufigstes Ausschlusskriterium*: Die Symptome des Kriteriums A sind nicht bedingt durch Wahn, Halluzinationen oder andere Symptome der Störungsgruppe organische psychische Störungen (F0) Schizophrenie und verwandte Störungen (F2), affektive Störungen (F3) oder eine Zwangsstörung (F42) oder sind nicht Folge einer kulturell akzeptierten Anschauung.

Das Vorliegen oder Fehlen einer Panikstörung (F41.0) in der Mehrzahl der agoraphobischen Situationen kann mit der fünften Stelle angegeben werden:

Agoraphobie ohne Panikstörung   F40.00
Agoraphobie mit Panikstörung   F40.01

Tabelle 2. Panikstörung mit oder ohne Agoraphobie – Definition nach DSM-IV (APA, 1987; Saß et al., 2001). Nachdruck mit freundlicher Genehmigung des Hogrefe-Verlags, Göttingen

Kriterien für Panikattacken

Eine klar abgegrenzte Episode intensiver Angst und Unbehagens, während der mindestens 4 der nachfolgenden Symptome abrupt auftreten und innerhalb von 10 Minuten einen Höhepunkt erreichen:

– Palpitationen, Herzklopfen oder beschleunigter Herzschlag
– Schwitzen
– Zittern oder Beben
– Gefühl der Kurzatmigkeit oder Atemnot
– Erstickungsgefühle
– Schmerzen oder Beklemmungsgefühle in der Brust
– Übelkeit oder Magen-Darm-Beschwerden
– Schwindel, Unsicherheit, Benommenheit oder der Ohnmacht nahe sein
– Derealisation (Gefühl der Unwirklichkeit) oder Depersonalisation (sich losgelöst fühlen)
– Angst, die Kontrolle zu verlieren oder verrückt zu werden
– Angst zu sterben
– Parästhesien (Taubheit oder Kribbelgefühle)
– Hitzewallungen oder Kälteschauer

Kriterien für Agoraphobie

A. Angst, an Orten zu sein, von denen eine Flucht schwierig (oder peinlich) sein könnte oder wo im Falle einer unerwarteten oder durch die Situation begünstigten Panikattacke oder panikartiger Symptome Hilfe nicht erreichbar sein könnte. Agoraphobische Ängste beziehen sich typischerweise auf charakteristische Muster von Situationen: z.B. alleine außer Haus zu sein, in einer Menschenmenge zu sein, in einer Schlange zu stehen, auf einer Brücke zu sein, Reisen im Bus, Zug oder Auto.

Beachte: Alternativ müssen die Diagnosen Spezifische Phobie, wenn das Vermeidungsverhalten nur auf eine oder wenige spezifische Situationen begrenzt ist, oder Soziale Phobie, wenn die Vermeidung auf soziale Situationen beschränkt ist, in Betracht gezogen werden.

B. Die Situationen werden vermieden (z.B. das Reisen wird eingeschränkt), oder sie werden nur mit deutlichem Unbehagen oder mit Angst vor dem Auftreten einer Panikattacke oder panikähnlicher Symptome durchgestanden bzw. können nur in Begleitung aufgesucht werden.

Tabelle 2. Fortsetzung

C. Die Angst oder das phobische Vermeidungsverhalten werden nicht durch eine andere psychische Störung besser erklärt, wie Soziale Phobie (z.B. Vermeidung ist aus Angst vor Peinlichkeiten auf soziale Situationen beschränkt), Spezifische Phobie (z.B. die Vermeidung ist beschränkt auf einzelne Situationen, wie z.B. Fahrstuhl), Zwangsstörung (z.B. Vermeidung von Schmutz aus zwanghafter Angst vor Kontamination), Posttraumatische Belastungsstörung (z.B. Vermeidung von Reizen, die mit einer schweren belastenden Situation assoziiert sind), oder die Störung mit Trennungsangst (z.B. es wird vermieden, das Zuhause oder die Angehörigen zu verlassen.

Panikstörung ohne Agoraphobie DSM-IV 300.01

A. Sowohl (1) als auch (2):
- wiederkehrende unerwartete Panikattacken
- bei mindestens einer der Attacken folgte mindestens ein Monat mit mindestens einem der nachfolgend genannten Symptome:
- anhaltende Besorgnis über das Auftreten weiterer Panikattacken
- Sorgen über die Bedeutung der Attacke oder ihre Konsequenzen (z.B. die Kontrolle zu verlieren, einen Herzinfarkt zu erleiden, verrückt zu werden),
- deutliche Verhaltensänderung infolge der Attacken.

B. Es liegt keine Agoraphobie vor

C. Die Panikattacken gehen nicht auf die direkte körperliche Wirkung einer Substanz (z.B. Droge, Medikament) oder eines medizinischen Krankheitsfaktors (z.B. Hyperthyreose) zurück.

D. Die Panikattacken werden nicht durch eine andere psychische Störung besser erklärt, wie z.B. Soziale Phobie (Panikattacken nur bei Konfrontation mit gefürchteten sozialen Situationen), Spezifische Phobie (Panikattacken nur bei Konfrontation mit spezifischer phobischer Situation), Zwangsstörung (Panikattacken nur bei Konfrontation mit Schmutz bei zwanghafter Angst vor Kontamination), Posttraumatische Belastungsstörung (Panikattacken nur als Reaktion auf Reize, die mit einer schweren, belastenden Situation assoziierbar sind) oder die Störung mit Trennungsangst (Panikattacken als Reaktion auf die Abwesenheit von zu Hause oder engen Angehörigen).

Panikstörung mit Agoraphobie DSM-IV 300.21

A. Sowohl (1) als auch (2):
- wiederkehrende unerwartete Panikattacken
- auf mindestens eine der Attacken folgte mindestens ein Monat mit mindestens einem der nachfolgend genannten Symptome:
- anhaltende Besorgnis über das Auftreten weiterer Panikattacken,
- Sorgen über die Bedeutung der Attacke oder ihre Konsequenzen (z.B. die Kontrolle zu verlieren, einen Herzinfarkt zu erleiden, verrückt zu werden),
- deutliche Verhaltensänderung infolge der Attacken.

B. Es liegt eine Agoraphobie vor

C. Die Panikattacken gehen nicht auf die direkte körperliche Wirkung einer Substanz (z.B. Droge, Medikament) oder eines medizinischen Krankheitsfaktors (z.B. Hyperthyreose) zurück.

D. Die Panikattacken werden nicht durch eine andere psychische Störung besser erklärt, wie z.B. Soziale Phobie (Panikattacken nur bei Konfrontation mit gefürchteten sozialen Situationen), Spezifische Phobie (Panikattacken nur bei Konfrontation mit spezifischer phobischer Situation), Zwangsstörung (Panikattacken nur bei Konfrontation mit Schmutz bei zwanghafter Angst vor Kontamination), Posttraumatische Belastungsstörung (Panikattacken nur als Reaktion auf Reize, die mit einer schweren, belastenden Situation assoziiert sind) oder Störung mit Trennungsangst (Panikattacken als Reaktion auf die Abwesenheit von zu Hause oder von engen Angehörigen).

Tabelle 2. Fortsetzung

Agoraphobie ohne Panikstörung in der Vorgeschichte DSM-IV 300.22

A. Es liegt eine Agoraphobie vor, die sich auf die Angst vor dem Auftreten panikähnlicher Symptome bezieht (z.B. Benommenheit oder Durchfall)

B. Die Kriterien für eine Panikstörung waren nie erfüllt

C. Das Störungsbild geht nicht auf die direkte körperliche Wirkung einer Substanz (z.B. Droge, Medikament) oder eines medizinischen Krankheitsfaktors zurück.

D. Falls ein medizinischer Krankheitsfaktor vorliegt, so ist die unter Kriterium A beschriebene Angst deutlich ausgeprägter, als dies normalerweise bei diesem medizinischen Krankheitsfaktor zu erwarten wäre.

„kardiale" oder „pulmonale" Symptomatik löst bei den Patienten intensive Todesangst aus.

Auch bei ein und demselben Patienten kann sich das Symptombild von Attacke zu Attacke manchmal völlig anders zeigen – z.B. bei einer Attacke unter dem Bild eines Herzinfarkts, bei einer anderen in Form eines Schwindelanfalls. Manche Patienten nehmen dann an, jetzt unter einem völlig neuen Zustand zu leiden, der nichts mit den früher erlittenen Zuständen zu tun hat.

Körperliche Symptome

Kardiale Symptome lassen den Patienten an Angina-pectoris-Anfälle denken. Den meisten Menschen sind die Symptome eines Myokardinfarktes bekannt (z.B. aus Zeitungsartikeln oder Büchern). Das „Herz klopft bis zum Hals", der Herzschlag wird als unregelmäßig empfunden. Auch ein auftretendes *Enge- oder Druckgefühl in der Brust* kann zur Befürchtung eines Herzinfarktes führen. Stechende Schmerzen wie bei einem echten Angina-pectoris-Anfall können auftreten. Die Schmerzen strahlen nicht selten in den linken Arm aus. Eine „mikrovaskuläre Angina" wurde als Ursache der Brustschmerzen vermutet (Cannon und Epstein, 1988).

Der Patient hat das Gefühl, dass der *Hals „wie zugeschnürt"* ist. *Atemnot und Erstickungsgefühl* können zu Hyperventilation führen, die in schweren Fällen in eine Tetanie mit Pfötchenstellung münden kann. Das Hyperventilationssyndrom wird als Sonderform der Panikattacke angesehen und ist wohl keine eigenständige Krankheitsentität. Manche Autoren vermuten allerdings die Existenz eines „Hyperventilationssyndroms", das sich nur teilweise mit der Panikstörung überschneidet (Bass et al., 1987; van den Hout et al., 1992).

Im Zusammenhang mit der Luftnot treten *Taubheitsgefühle und Kribbelparästhesien* auf – vor allem an den Händen und Füßen oder im Gesicht. Manchmal wird ein halbseitiges Taubheitsgefühl, aus bisher ungeklärten Gründen meist linksseitig, angegeben. *Schwitzen*, vor allem „kalter Schweiß" wird als unangenehm empfunden. Der Betroffene hat das Gefühl, dass er *„zittert"*; es handelt sich hierbei allerdings meist um ein innerliches *Beben*, nur selten um einen von

Anderen wahrnehmbaren Tremor. *Hitzewallungen* oder *Kälteschauer* sind ein häufiges Phänomen, es läuft den Patienten „heiß und kalt den Rücken hinunter". *Mundtrockenheit* ist ein weiteres autonomes Symptom. *Übelkeit oder Magenbeschwerden, Harn- und Stuhldrang* sind nicht ganz so häufig wie die übrigen Symptome.

Jemand, der eine Panikattacke bei anderen beobachtet, würde nur die auffallende Blässe, Schwitzen oder einen ängstlichen Gesichtsausdruck bemerken.

Psychische Symptome

Das zentrale psychische Symptom ist eine intensive *Angst*, die besonders bei spontanen Panikattacken besonders stark sein kann, da gerade das Nichtwissen über die Ursache der unvermutet aufgetretenen Angst dem Betroffenen ganz besonders besorgniserregend vorkommen muss. Diese Angst bezieht sich meist auf einen bestimmten Symptomenkomplex, das heißt, dass man bei Herzinfarkt-ähnlichen Symptomen denkt, dass das Herz stehen bleibt; bei Luftnot wird Ersticken befürchtet; bei Schwindel befürchtet der Betroffene, dass er das Bewusstsein verlieren könnte.

Es gibt aber auch Panikattacken ohne Angstgefühle (Kushner und Beitman, 1990). Schildert ein solcher Patient seine Symptomatik einem Arzt, wird selten eine psychogene Erkrankung vermutet.

Schwindel oder Benommenheitsgefühle sowie das Gefühl, sich hinsetzen zu müssen, um nicht das Bewusstsein zu verlieren, suggerieren dem Patienten einen drohenden Kollaps. *Unsicherheits- oder Benommenheitsgefühle* bzw. „weiche Knie" werden berichtet. Viele Patienten befürchten, in *Ohnmacht* zu fallen, obwohl dies im Rahmen einer Panikattacke nicht typisch wäre, da hier der Blutdruck meist normal oder erhöht ist. Wenn ein Patient über eine echte Bewusstlosigkeit berichtet, die auch durch Fremdbeobachtung verifiziert werden kann, so muss nach Ausschluss einer anderen körperlichen Ursache (z.B. Epilepsie) von Synkopen ausgegangen werden, die bei körperlich gesunden Menschen durch einen Blutdruckabfall z.B. in einer emotional belastenden Situation oder durch Sauerstoffmangel (z.B. in einer Kirche) entstehen können. Schwindel tritt bei manchen Panikpatienten nicht nur während der Attacke auf, sondern kann, wie manche Patienten berichten, oft den ganzen Tag anhalten.

Die Patienten berichten, wie gelähmt zu sein. Sie haben das Gefühl, dass die Dinge um sie herum unwirklich, wie in einem Traum, sind (*Derealisation*) oder dass sie sich selbst wie „weit weg" oder „nicht richtig da" wahrnehmen (*Depersonalisation*).

Manche Patienten befürchten, *„wahnsinnig zu werden"*, „durchzudrehen" oder „in der Klapsmühle zu landen". Auch kann die Angst auftreten, die *Kontrolle zu verlieren*, z.B. laut schreiend davonzulaufen oder Suizid zu begehen.

Neben diesen in den Klassifikationskriteria DSM oder ICD aufgeführten Symptomen klagen die Patienten außerdem noch manchmal über weitere Beschwerden wie verschwommenes Sehen, Kopfschmerzen, Tinnitus und Schwäche (Katon, 1984; Starcevic et al., 1993).

Tabelle 3. Häufigkeit der Symptome bei Panikattacken
(Aronson und Logue, 1988)

Panische Angst	87 %
Nervosität	85 %
Herzrasen	85 %
Schwindel	83 %
Schwitzen	83 %
Herzklopfen	80 %
Hyperventilation	76 %
Derealisation	74 %
Zittern	74 %
Luftnot	72 %
Ohnmachtsgefühl	70 %
Angst, verrückt zu werden	70 %
Angst zu sterben	67 %
Depressive Gedanken	67 %
Hitzewallungen	65 %
Denkblockade	63 %
Reizbarkeit	61 %
Unregelmäßiger Herzschlag	59 %
Parästhesien	59 %
Angst	57 %
Schwächegefühl	57 %
Schluckstörung	57 %
Engegefühl im Hals	54 %
Kloß im Hals	54 %
Brustschmerzen	54 %

Die im DSM und ICD als pathognomonisch festgelegten Symptome entsprechen nicht exakt der tatsächlichen Auftretenshäufigkeit. Diese Symptomlisten wurden auch nicht ausschließlich aufgrund von empirischen Daten erstellt, sondern zum Teil „per Komitee beschlossen" (Aronson und Logue, 1988). Allerdings entsprechen sie weitgehend den tatsächlich berichteten Symptomen. Die Tabelle 3 zeigt Symptome, die in einer Befragung von Patienten besonders häufig genannt wurden.

Die beschriebenen körperlichen Symptome sind nicht spezifisch für Panikattacken. Ähnliche Symptome können ebenso in realen Angstsituationen entstehen, bei anderen Angststörungen (z.B. bei einer Sozialphobie), aber auch bei jeder Form der Anstrengung oder Erregung, also auch bei gemeinhin positiv empfunden Tätigkeiten wie beim Skifahren im Schuss oder beim Sexualverkehr. Die z.T. unbewusst und rasch auftretende Interpretation, dass die Symptome eine Gefahr bedeuten, ist entscheidend. Ein Fußballspieler würde Herzrasen und Schwitzen während eines Spiels als durchaus natürlich und dazugehörig empfinden und nicht als bedrohlich oder unerträglich bezeichnen. Ein Panikpatient weiß aber nicht, warum diese Symptome in einer absolut harmlosen Situation auftreten. Daher werden die körperlichen Ereignisse als Bedrohung interpretiert.

Die mittlere Dauer vom Beginn der Attacke bis zum Höhepunkt der Symptomatik beträgt 10,3 (± 32,3) Minuten (Aronson und Logue, 1988). Eine Panikattacke dauert zwischen einigen Minuten und mehreren Stunden, im Durchschnitt aber ca. 30–45 Minuten (Bandelow et al., 1996a; de Beurs et al., 1994). Nach

dem Ausklingen eines schweren Angstanfalls kommt es zu einem Erschöpfungs-
zustand mit Müdigkeit, Abgeschlagenheit, Kopfdruck und Depressionen, der
mehrere Stunden anhalten kann (Aronson und Logue, 1988).

Panikattacken können in unterschiedlicher Häufigkeit auftreten – von einmal
pro Jahr bis zu mehrmals täglich. Die Häufigkeit der Attacken betrug in einer
Untersuchung von Aronson und Logue (1988) durchschnittlich 26,9 Attacken pro
Monat, wobei einige wenige Patienten bis zu 180 Attacken pro Monat berichteten.

Panikattacken können unerwartet (*spontan*) oder aber erwartet (*situations-
gebunden*) im Rahmen einer Agoraphobie (s.u.) in spezifischen Situationen auftreten, die der Patient kennt und möglicherweise meidet, weil er mit einer
Panikattacke rechnet.

Die meisten Attacken treten zwischen 10:00 und 16:00 Uhr auf (de Beurs
et al., 1994). Spontane Panikattacken treten besonders in Ruhephasen auf, d.h.
z.B. beim Zeitungslesen auf dem Sofa. Manche Patienten haben ihre Panikattakken typischerweise kurz vor dem Einschlafen. Aber auch direkt aus dem Schlaf
heraus kann es zu Panikattacken kommen (siehe unten).

Physiologische Korrelate der Panikattacke

Es ist schwierig zu untersuchen, welche physiologischen Vorgänge tatsächlich
während einer Panikattacke stattfinden. Der Untersucher ist auf die Beschreibung der Patienten angewiesen, die von subjektiven Empfindungen bestimmt
sein können. Die direkte Beobachtung einer Panikattacke durch einen Arzt oder
durch einen Forscher ist ein seltenes Ereignis, da die Anwesenheit medizinischen
Personals eine Panikattacke meist abschwächt oder ganz verhindert.

Allerdings kann man Patienten mit Geräten zur ambulanten Messung verschiedener Parameter ausstatten. Untersuchungen zur ambulanten Messung der
Herzfrequenz mit Holter-EKG-Geräten ergaben, dass während der Attacken die
Herzfrequenz oft, aber nicht immer erhöht ist (Freedman et al., 1985; Margraf
et al., 1987; Taylor et al., 1986). Außerdem wurde eine im Vergleich zu Kontrollen signifikant erhöhte Atemfrequenz festgestellt (Martinez et al., 1996). Der
Vergleich der gleichzeitig vorgenommen Tagebucheintragungen mit späteren
retrospektiven Interviews zeigte, dass die Patienten dazu neigen, die Symptome
einer Panikattacke später zu übertreiben (Margraf et al., 1987).

Panikattacken im Schlaf

Bei der Hälfte der Panikpatienten kann es direkt aus dem Schlaf heraus zu Panikattacken kommen (Hajak und Bandelow, 1996; Mellman und Uhde, 1990),
obwohl die meisten Attacken am Tage stattfinden: nur 10,2 % der Panikattakken treten nachts auf (de Beurs et al., 1994). Nur 4 % der Patienten haben nachts
mehr Attacken als tagsüber (Mellman und Uhde, 1989). Diese Panikattacken
werden als besonders heftig empfunden (de Beurs et al., 1994). Manche Patienten

haben sogar Angst vor dem Einschlafen. Sie haben Angst, dass sie nicht mehr aufwachen könnten, wobei sie oft nicht rational begründen können, woran sie dann eigentlich versterben könnten. Im Extremfall versuchen Patienten, sich selbst am Einschlafen zu hindern (Uhde et al., 1991). Nächtliche Panikattacken treten häufiger bei Patienten auf, die zu spontanen und nicht zu situativen Attacken neigen (Mellman und Uhde, 1990).

Panikattacken manifestieren sich bevorzugt im Schlafstadium II, beim Übergang vom Leichtschlaf in den deltawellenreichen tieferen Schlaf (Mellman und Uhde, 1989). Sie unterscheiden sich dadurch vom *Pavor nocturnus*, der im Tiefschlaf des Stadiums IV auftritt und mit einem Angstschrei, heftiger Angst, Körperbewegungen, und vegetativer Übererregbarkeit mit Tachykardie, Herzklopfen, schneller Atmung und Schweißausbruch einhergeht (Kramer, 1979). Über 70 % der Panikattacken entstehen nicht im Zusammenhang mit Träumen (Hauri et al., 1985; Ley, 1989). Das Auftreten im NREM-Schlaf, also in einem Zustand minimaler kognitiver Aktivität, macht eine psychogene Auslösung eher unwahrscheinlich. Damit unterscheiden sich Panikattacken von *Alpträumen*, bei denen man aus dem REM-Schlaf (Traumschlaf) in der zweiten Nachthälfte mit detaillierter Erinnerung an heftige Angstträume erwacht.

Es existieren mehrere Hypothesen zur Auslösung nächtlicher Panikattacken, die allerdings noch alle vorläufigen Charakter haben:

- Nach der „False Suffocation Alarm"-Hypothese (S. 149) wird angenommen, dass die Panikattacken durch Ansteigen der CO_2-Konzentration (p_{CO2}) im Schlaf entstehen.
- Im Rahmen eines chronischen Hyperarousals kommt es bei Panikpatienten zu verstärkten Bewegungen im Schlaf, die als Schutzmechanismus vor schlafgebunden Panikattacken interpretiert wurden (Uhde et al., 1991).
- Ein abrupter Anstieg der Herzfrequenz zu Beginn der Attacken im Schlaf wurde als Abfall parasympathischer Aktivität im Schlaf interpretiert (Shear, 1986).

Erstaunlicherweise stören nächtliche Panikattacken die Schlafstruktur kaum. Zwar sind die Einschlaflatenz und Schlafeffizienz bei Panikpatienten schlechter als bei Gesunden; die Gesamtschlafzeit, die Anzahl der Aufwachvorgänge und die Anteile der einzelnen Schlafstadien können jedoch weitgehend denen von gesunden Schläfern entsprechen (Hajak und Bandelow, 1996).

Autonome Dysfunktion

Unter der Annahme, dass Patienten mit Panikattacken unter einer autonomen Dysfunktion leiden, wurden autonome Funktionen bei diesen Patienten untersucht. Stein und Asmundson (1994) verglichen mehrere Parameter des autonomen Nervensystems bei Patienten mit einer Panikstörung und gesunden Kontrollen. Herzfrequenz, Vagustonus, Atemfrequenz und Plasma-Noradrenalin wurden nach dem Aufstehen aus dem Liegen, isometrischen Übungen und dem

Cold Pressor-Test (Hand in Eiswasser tauchen) gemessen; es ergaben sich wie auch im Valsalva-Versuch keine Unterschiede zu den Kontrollpersonen.

In anderen Studien wurden allerdings bei Panikpatienten im Vergleich zu gesunden Kontrollen eine erhöhte Variabilität der Herzrate (Cohen et al., 2000; Ito et al., 1999; Roth et al., 1986) sowie ein erhöhter Hautwiderstand (Roth et al., 1986; Roth et al., 1998) beobachtet.

Oft wird bei Panikpatienten eine Steigerung der Muskeleigenreflexe gefunden. Dieser Befund ist bisher aber nicht wissenschaftlich überprüft worden.

Mitralklappenprolaps und Panikstörung

Über eine mysteriöse Assoziation von Mitralklappenprolaps (engl. mitral valve prolaps, MVP) und Panikstörung wurde häufig berichtet (Alf et al., 1990; Aronson, 1987; Cameron und Nesse, 1988; Crowe und Noyes, 1986; Gorman, 1987; Gorman et al., 1981; Hartman et al., 1982; Moreau und Weissman, 1992; Nesse et al., 1985; Pauls et al., 1979; Sivaramakrishnan et al., 1994; Yang et al., 1997). Nicht alle Studien konnten diese Assoziation bestätigen; nach einer Meta-analyse über 21 Studien mit Kontrollgruppenvergleich fand sich jedoch bei Panikpatienten im Vergleich zu gesunden Kontrollpersonen ein 2,3fach erhöhtes Risiko für das Auftreten eines Mitralklappenprolapses (Katerndahl, 1993).

Es muss allerdings zwischen zwei Formen des Mitralklappenvorfalls unter-schieden werden. Als Folgen eines „echten" Mitralklappenprolaps können ein Riss der Chordae tendineae, eine infektiöse Endokarditis, eine Angina pectoris, Arrhythmien, Schlaganfälle oder ein plötzlicher Tod eintreten (Raj und Sheehan, 1987). Die Fälle eines Mitralklappenvorfalls, die bei Panikpatienten oft beobach-tet werden, sind allerdings in der Regel nicht schwerwiegend. Es handelt sich dabei praktisch immer um eine subklinische Störung. Pathologische Herzger-äusche werden nicht beobachtet und die Funktion des linken Ventrikels ist uneingeschränkt (Hamada et al., 1998).

Die Verbindung zwischen Panikstörung und Mitralklappenprolaps ist noch unge-nügend aufgeklärt. Handelt es sich bei dem MVP um eine funktionelle Störung als Begleiterscheinung einer Übererregbarkeit des sympathischen Nervensystems, oder ist die Panikstörung in Wirklichkeit eine Folge einer tatsächlichen Herzerkrankung?

Agoraphobie

Beim überwiegenden Teil der Patienten besteht gleichzeitig eine Agoraphobie. Agoraphobie[1] ist die Angst, sich an Orten oder Situationen zu befinden, in denen

---

[1]Der Begriff Agoraphobie wird heute sehr weitgefasst und bedeutet weniger die Angst auf großen leeren Plätzen als Angst vor Menschenmengen (die αγορά in Athen war ein Markt-platz, auf dem auch Versammlungen abgehalten wurden, αγοράçω = einkaufen).

der Patient befürchtet, Panikattacken zu erleiden, ohnmächtig zu kollabieren, die Darm- oder Blasenkontrolle zu verlieren, zu erbrechen oder einen Herzinfarkt zu erleiden, wobei in diesen Situationen eine Flucht schwer möglich wäre, peinliches Aufsehen erregen würde, oder aber keine Hilfe verfügbar wäre.

Freud schrieb bereits 1985:

„Im Falle der Agoraphobie ... finden wir häufig die Erinnerung an eine Angstattacke; und was der Patient in Wirklichkeit fürchtet, ist das Auftreten einer solchen Attacke unter den speziellen Verhältnissen, in denen er glaubt, ihr nicht entkommen zu können" (Freud, 1962).

Typischerweise fürchtet der Patient, dass er z.B. in einer Menschenansammlung einen Panikanfall erleiden könnte, dass er dann ärztliche Hilfe benötigen würde und der Abtransport durch die Menschenmenge behindert werden könnte. Zu den typischen Situationen, die Panikattacken auslösen können, gehören z.B. Menschenmengen (Versammlungen, Feste, Konzerte, Kino- und Theatervorstellungen, Restaurants, Klassenzimmer, Hörsäle, Kaufhäuser, Schlangen usw.). Öffentliche Plätze werden gemieden, besonders, wenn sie voll sind.

Nur wenige Agoraphobiker haben Angst vor großen, leeren Plätzen. In engen Räumen haben Agoraphobiker dagegen häufig Angst. In einem Fahrstuhl befürchtet der Patient, dass dieser stecken bleiben könnte und dass dann der Sauerstoff ausgehen könnte[2]. Nur wenige Fahrstuhlphobiker machen sich Gedanken darüber, dass ein Fahrstuhl ja niemals ein Vakuum ist, sondern durch Lüftungsschächte eine ständige Verbindung zur Außenluft haben muss. Selbst wenn der Ventilator stehenbleiben sollte, wäre ein Ersticken im Fahrstuhl unmöglich. Die meisten Fahrstuhlphobiker haben Angst, ganz allein im Fahrstuhl zu sein, da im Falle einer Panikattacke keiner Hilfe herbei telefonieren könnte. Manche haben aber ganz besonders in sehr vollen Fahrstühlen Angst, da sie nach ihrer Logik befürchten, dass im Falle des Steckenbleibens ja die Luft dann schneller ausgehen würde.

Auch öffentliche Verkehrsmittel werden gemieden. In einem Bus könnte es peinliches Aufsehen erregen, wenn man den Busfahrer bitten müsste, an der nächsten Ecke anzuhalten. In Zügen wäre das Anhalten nur durch das Ziehen der Notbremse möglich. Große Angst haben die Betroffenen auch vor Schiffs- oder Flugreisen, da ja ärztliche Hilfe erst nach einigen Stunden verfügbar wäre. Bei Flugreisen kommt noch die Angst vor dem Abstürzen hinzu, so dass Flugreisen bei Panikpatienten häufig ganz oben auf der Liste der vermiedenen Situationen stehen. Interessanterweise sagen aber die meisten Agoraphobiker, dass sie sich vor einer Flugreise weniger Gedanken über das Abstürzen als über eine mögliche Panikattacke machen.

---

[2]Margraf berichtet mir, dass er an Hand der Fahrstuhlangst leicht verschiedene Phobieformen differenzieren könne: Berichtet der Patient, dass er im Fahrstuhl vor allem Angst vor den Blicken anderer habe, spreche dies für eine Sozialphobie; habe er Angst vor dem Steckenbleiben, für eine Agoraphobie, habe er Angst vor dem Abstürzen des Fahrstuhls, für eine Höhenphobie.

Eine Höhenphobie kommt manchmal in Verbindung mit der Agoraphobie vor. Die Patienten befürchten z.B., wenn sie an einem Balkongeländer stehen, dass sie das Bewusstsein verlieren und hinunterstürzen könnten.

Zahlreiche Agoraphobiker haben Angst vor dem Autofahren. Dabei befürchten sie vor allem Situationen, in denen der Verkehrsfluss zum Erliegen kommt, z.B. vor einer roten Ampel, im Stau, auf Autobahnbaustellen usw. Andere vermeiden Autobahnfahrten, bei denen sie sich zwischen den Lastwagen eingeengt fühlen oder aber befürchten, dass durch langen Abstände zwischen den Ausfahrten ein „Entkommen" erschwert werden könnte. Natürlich wird auch befürchtet, dass es während der Autofahrt zu einer Panikattacke kommen könnte, bei der man dann die Kontrolle über das Fahrzeug verlieren könnte. Kein Patient hat mir allerdings jemals über tatsächliche Autounfälle im Verbindungen mit Panikattacken berichtet. Da während der Panikattacke eine Hypervigilanz besteht, sind Unfälle wohl eher unwahrscheinlich.

Reisen, bei der der Patient sich weit entfernt von zu Hause befinden würde, werden vermieden. Besonders Auslandsreisen werden als problematisch angesehen, da man ja bei Sprachproblemen schwer Hilfe bekommen könnte oder aber vermutet wird, dass das Gesundheitssystem in manchen Ländern nicht so gut wäre wie zu Hause. Auch Waldspaziergänge werden nicht unternommen, da man ja im Falle einer Panikattacke hilflos im Wald liegenbleiben könnte.

Nicht immer werden die Regeln der Logik beachtet, wenn die Patienten ihr Vermeidungsverhalten begründen. Das Verlassen eines vollen Raumes wird oft damit begründet, dass in dem Raum die Luft zu warm und zu stickig sei, auch wenn Temperatur und Sauerstoffgehalt von anderen für normal gehalten werden. Eine meiner Patientinnen zog von Baden-Baden ins norddeutsche Flachland, weil die Tallage der badischen Stadt ihrer Meinung nach das Atmen erschwere.

Das manchmal von Patienten mit einer Agoraphobie unlogische Vermutungen über mögliche Gefahren angestellt werden, hat nichts damit zu tun, dass diese Patienten unlogische Menschen sind, sondern damit, dass die Erkrankung dafür sorgt, dass die normalerweise logisch arbeitenden Zentren des Gehirns durch die Ängste unterdrückt werden, wie später in einem ätiologischen Modell der Panikstörung dargelegt wird.

In epidemiologischen Untersuchungen wird konstant bestätigt, dass ca. $\frac{2}{3}$ bis $\frac{3}{4}$ der Panikpatienten unter einer zusätzlichen Agoraphobie leiden. Nach einer Untersuchung von Bandelow (1995) haben 60,4 % der Patienten eine Panikstörung mit Agoraphobie, 28,9 % eine Panikstörung ohne Agoraphobie und 10,7 % eine Agoraphobie ohne Panikstörung. In einer anderen Stichprobe mit 322 Patienten aus 6 Ländern, in der sich allerdings definitionsgemäß keine Patienten mit einer Agoraphobie *ohne* Panikstörung befanden, hatten 74,6 % der Patienten eine Agoraphobie (Bandelow et al., 1996a).

Die meisten Attacken überfallen die Patienten nach einer Studie von de Beurs et al. (1994) zu Hause (45 %). Insgesamt traten in dieser Studie nur 31 % der Panikattacken in typischen agoraphobischen Situationen auf: 13 % in Kaufhäusern oder Läden (9 % auf der Straße, 6 % in Gaststätten und 3 % in öffentlichen Verkehrsmitteln. Die übrigen entstehen beim Autofahren (11 %), beim Besuch von

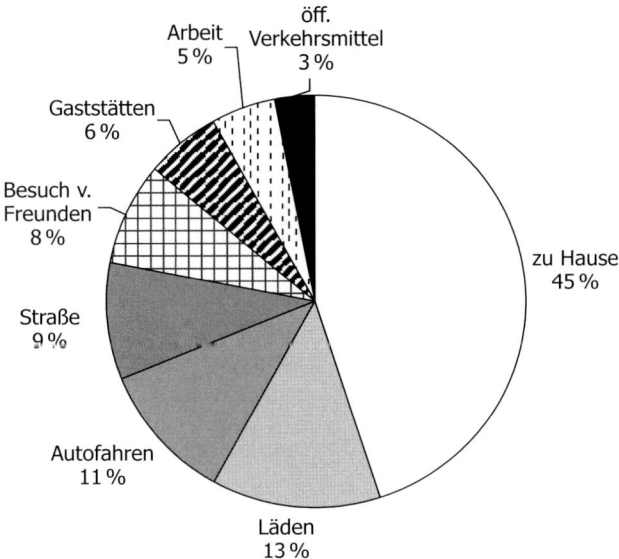

Abb. 5. Situationen, in denen Panikattacken auftreten (de Beurs et al., 1994)

Freunden (8 %) oder bei der Arbeit (5 %)(Abb. 5). In einer Untersuchung von Lelliott et al. (1989) fand die erste Panikattacke in 81 % der Fälle auf einem öffentlichen Platz statt, 11 % bei der Arbeit bzw. in der Schule und 8 % zu Hause.

In den meisten Fällen entwickelt sich die Agoraphobie oft erst mehrere Monate nach den ersten spontanen Panikattacken. In einer Stichprobe von 322 Patienten wurde von den Untersuchten für das erste Auftreten von Panikattacken eine Durchschnittsalter von 28,9 und für den Beginn der Agoraphobie ein Alter von 29,5 Jahren angegeben, also durchschnittlich 6 Monate später (Bandelow et al., 1996a). Auch andere Autoren berichteten, dass spontane Panikattacken in der Regel der Agoraphobie vorausgehen (Di Nardo et al., 1983; Noyes et al., 1986; Uhde et al., 1985).

So ängstlich Agoraphobiker erscheinen mögen, wenn sie zum Beispiel nicht in einen Fahrstuhl oder in eine U-Bahn gehen wollen, so verwundert es oft, dass sie in anderen Bereichen des Lebens nicht unbedingt ängstlicher sind als gesunde Menschen. Real gefährliche Situationen werden nicht gemieden, sondern oft noch mit Vorliebe aufgesucht. Dies wird als „kontraphobisches Verhalten" bezeichnet. So findet man oft unter den Agoraphobikern leichtsinnige Motorradfahrer oder wagemutige Bergsteiger, begeisterte Ultraleichtflieger oder furchtlose Fallschirmspringer. Dies liegt daran, wie später gezeigt wird, dass Angst vor realen Gefahren und phobische, unrealistische Angst streng getrennt werden müssen.

Es gibt keine Hinweise dafür, dass besonders diejenigen Menschen eine Agoraphobie entwickeln, die einmal traumatische Erfahrungen in engen Räumen gemacht hatten (wie z.B. längere Zeit in einem Fahrstuhl stecken zu bleiben).

Rolle des Begleiters

Fast immer berichten Agoraphobiker, dass sie in den beschriebenen Situationen weniger Angst haben, wenn sie in Begleitung sind. Dieser Begleiter muss nicht unbedingt ein Erwachsener sein (denn es geht nicht darum, dass der Erwachsene notfalls einen Angreifer in die Flucht schlagen könnte), sondern es kann auch z.B. ein zwölfjähriger Sohn sein, denn als Hauptsache wird angesehen, dass der Begleiter im Notfall Hilfe herbeiholen könnte. Dies führt oft dazu, dass die Ehefrau oder der Ehemann den Patienten zur Arbeit bringen oder auf Behördengängen, bei Arztbesuchen oder in anderen Situationen begleiten muss. Angst vor dem Alleinsein ist daher auch ein typisches Merkmal bei Agoraphobikern. Abwesenheiten des Ehemannes oder der Ehefrau werden angstvoll durchlebt. Allerdings scheint auch ein Begleiter kaum vor Panikattacken zu schützen: 38–55% der Panikattacken treten in Anwesenheit eines Begleiters auf (de Beurs et al., 1994; Lelliott et al., 1989).

Antizipatorische Angst

Unter *antizipatorischer Angst (Erwartungsangst)* versteht man die Angst, eine erneute Panikattacke zu bekommen. Manche Patienten haben nur selten Panikattacken, leiden aber unter der ständigen Angst, es könnte sie demnächst eine Panikattacke überfallen. Gerade bei Patienten, die nicht unter Agoraphobie leiden, sondern unter unerwarteten Panikattacken, wird durch diese ständige „Angst vor der Angst" die Lebensqualität erheblich eingeschränkt.

Inanspruchnahme medizinischer Dienste

Die Patienten werten ihre Symptome oft als Ausdruck einer körperlichen Erkrankung. Herzrasen, unregelmäßiger Herzschlag, Schmerzen in der Herzgegend, Brustenge und Luftnot werden so z.B. als Zeichen eines Herzinfarkts gedeutet. Schwindel, Ohnmachts- und Benommenheitsgefühle werden als Zeichen einer Gehirnerkrankung, z.B. eines Schlafanfalls oder eines Gehirntumors interpretiert.

Daher suchen die Patienten oft notfallmäßig medizinische Einrichtungen auf. So mancher Panikpatient hat schon eine Blaulichtfahrt in das Krankenhaus hinter sich. Trotz der Versicherung, dass keine organische Krankheit[3] vorliegt, lassen sich manche Patienten immer wieder komplett medizinisch untersuchen.

---

[3]Wie später in diesem Buch gezeigt wird, kann für die Panikstörung die Trennung in „psychisch" und „organisch" nicht mehr streng aufrechterhalten werden, da neben psychogenen auch neurobiologische Faktoren in der Ätiologie der Angsterkrankung eine Rolle spielen.

Verglichen mit anderen psychiatrischen Störungen suchten Panikpatienten am häufigsten Allgemeinmediziner auf (Klerman et al., 1991). Nach Regier et al. (1993) gaben 59 % der Patienten mit einer Panikstörung an, wegen ihrer Angsterkrankung medizinische Dienste in Anspruch zu nehmen. Nach Markowitz et al. (1989) hatten 42 % der Patienten in dem Jahr vor der Untersuchung eine Notaufnahme aufgesucht. In einer Untersuchung von Amering et al. (1997) nahmen die Hälfte aller Panikpatienten bereits nach ihrer ersten Panikattacke ärztliche Hilfe in Anspruch.

Unterdiagnostizierung

Die Patienten lassen sich daher von Allgemeinärzten, Internisten, Neurologen, HNO-Ärzten, Orthopäden oder andere Fachärzten untersuchen. Die Erkennungsrate ist hier nicht sehr hoch: in einer Untersuchung von Amering et al. (1997) wurde nur in 5,6 % der Fälle als Diagnose die Möglichkeit einer Panikattacke erwähnt; in weiteren 6,9 % wurde unspezifisch „Angst" diagnostiziert. 26,4 % der Patienten erhielten die „kränkende und verwirrende Auskunft" (Amering), dass sie „nichts" hätten.

In einer anderen Untersuchung wurden Allgemeinärzten eine Fallvignette mit einer Panikstörung präsentiert. Nur die Hälfte der Ärzte schlug eine Vorstellung bei einem Psychiater vor. Am häufigsten wurde die Abklärung der Schilddrüse (70 %) oder einer kardiovaskulären Erkrankung vorgeschlagen (Aikens et al., 1998).

Die Tabelle 4 enthält die häufigsten Vermutungsdiagnosen, die zu einer Überweisung zum falschen Facharzt führten. Selbstverständlich müssen vor der Diagnose einer Panikstörung andere Erkrankungen ausgeschlossen werden. Wird aber hier kein Befund erhoben, so ist die Abklärung durch einen psychiatrischen Facharzt in den meisten Fällen zu empfehlen.

Tabelle 4. Häufige Vermutungsdiagnosen bei Panikstörung

Fachrichtung	Vermutete Diagnose
Innere Medizin	Schilddrüsenerkrankung, hoher Blutdruck, Angina pectoris
Neurologie	Multiple Sklerose, Epilepsie
HNO	paroxysmaler Lagerungsschwindel, Morbus Ménière
Orthopädie	degenerative Veränderungen der HWS

Durch Fehldiagnosen kommt es zu unnötigen medizinischen Maßnahmen (Katon et al., 1992). Klerman et al. (1993) schätzen z.B., dass in den USA im Jahr 90 Millionen US-$ allein für überflüssige Angiographien bei Panikpatienten ausgegeben werden. Bei der Angiographie handelt es sich um eine invasive, risikobehaftete Untersuchung, die bei einer guten klinischen Anamnese und zusätzlichen Labor- und EKG-Untersuchungen unnötig wäre.

Mit zunehmender Zahl von Facharztvorstellungen steigt die Chance, dass bei den Patienten dann eines Tages doch kleinere Gesundheitsstörungen gefunden werden. Werden dann diese Gesundheitsstörungen objektiv belegt, z.B. leichte degenerative Veränderungen an der Wirbelsäule, greifen diese Patienten diesen Befund immer wieder auf und führen ihre Symptome darauf zurück. Werden dann noch entsprechende Maßnahmen angewendet, wie z.B. das „Einrenken" der Wirbelsäule, fühlt sich der Patient erst recht bestätigt.

Einer psychiatrischen Ursache der Erkrankung stehen viele Patienten zunächst ablehnend gegenüber. Diese Patienten verweigern manchmal die Vorstellung bei einem Psychiater oder lehnen eine Psychotherapie oder Psychopharmakotherapie ab. Selbst nach einer monatelangen Behandlung durch einen Psychiater zweifeln die Panikpatienten noch daran, dass sie bei der richtigen Fachrichtung sind, auch wenn die psychiatrischen Behandlung zu einem Rückgang der Beschwerden geführt hat.

Aber auch Patienten, die bereits Einsicht in die psychiatrische Genese der Krankheit gewonnen haben, befürchten dennoch zu Unrecht, dass Panikattacken zu körperlichen Schäden führen können: das Herzrasen könne zum Herzinfarkt, die befürchtete Ohnmacht könnte zu Stürzen mit Verletzungen führen.

Die Panikattacken verlaufen bei den Patienten nicht immer gleichförmig, sondern variabel. Das kann heißen, dass bei einer Panikattacke Schwindel- und Ohnmachtsgefühle im Vordergrund stehen, bei der nächsten dagegen Herzrasen und linksthorakale Schmerzen. Die Patienten interpretieren dann manchmal diese verschiedenartigen Erscheinungsformen der Panikattacke als grundsätzlich verschiedene, von einander unabhängige Krankheitszustände. Wenn dann die Einsicht gewonnen wurde, dass die erste Art von Panikattacken nicht auf einer körperlichen Krankheit beruht, führt der Patient den zweiten, etwas anderen Zustand trotzdem wieder auf eine körperliche Erkrankung zurück. Dies kann bereits erreichte Therapieerfolge wieder zunichte machen.

Wegen der Vermutung, dass eine Herzerkrankung oder eine andere schwerwiegende Gesundheitsstörung vorliegen könnte, schonen sich die Patienten oft, ziehen sich von sportlichen Aktivitäten zurück oder bemühen sich um Krankschreibungen (Broocks et al., 1997).

Persönlichkeitsmerkmale von Panikpatienten

Nicht selten findet man unter den Panikpatienten ordentliche, gewissenhafte Menschen, die dem Behandler die Arbeit nicht schwermachen, da sie im Vergleich zu anderen psychiatrischen Patienten Termine oder Behandlungsabsprachen einhalten, freundlich und kooperativ sind und sich nach einer erfolgreichen Behandlung recht dankbar zeigen. Übermäßiges Pflichtbewusstsein im Beruf mit der Neigung zum Perfektionismus ist nicht selten.

Es gibt allerdings verblüffend, dass nur relativ wenige Untersuchungen mit der Persönlichkeit von Panikpatienten beschäftigen. Shear et al. (1993) beobachteten folgende Persönlichkeitszüge bei Panikpatienten: Abhängigkeit, Vermeidung,

Furchtsamkeit, Neurotizismus, Introversion und mangelnde Durchsetzungsfähig-keit. Mavissakalian und Hamann (1986) untersuchten Patienten mit Agoraphobie und Panikattacken mit dem DSM-III auf das Vorliegen von Achse-II-Persönlich-keitsstörungen. Nur 27 % erfüllten die Diagnose einer Persönlichkeitsstörung. Unter diesen traten abhängige, vermeidende und histrionische Persönlichkeiten gehäuft auf.

Interessant ist vor allem die Frage, ob Panikpatienten in symptomfreien Zeiten ein bestimmtes Persönlichkeitsprofil aufweisen. Bei Panikpatienten fand sich auch nach der Remission der Symptome im Vergleich zu gesunden Kontrollen eine Persönlichkeit, die von stärkerer interpersoneller Abhängigkeit und gering-erer emotionaler Stärke geprägt war (Reich et al., 1987a). Besonders bei Patien-ten mit ausgeprägter phobischer Vermeidung fand sich häufig eine anhängige Persönlichkeit (Reich et al., 1987b).

Subtypen der Panikstörung

Vielfach wurde zu denken gegeben, dass die DSM-/ICD-Definitionen des Panik-syndroms vielleicht kein einheitliches Krankheitsbild beschreiben, sondern mehrere Krankheitsentitäten zusammenfassen, die nur bei oberflächlicher Betrachtung als zusammengehörig erscheinen. Dies ist nicht abwegig, denn die Symptome der Panikattacke sind ja eine recht unspezifische Reaktion des Körpers. Bevor der Begriff „Panikstörung" eingeführt wurde, wurden drei Syndrome häufig diagnostiziert, die mit dem Paniksyndrom in Verbindung gebracht werden können:

– „Herzneurose". Bei diesem Syndrom klagen die Patienten über Symptome, die an Angina-pectoris-Anfälle erinnern: Herzrasen, Herzklopfen, unregelmäßiger Herzschlag, linksthorakale Schmerzen und Angst, am Herztod zu sterben. Dieses Syndrom wurde von da Costa (1871) bereits im letzten Jahrhundert beschrieben.
– „Hyperventilation" (Kerr et al., 1937). Bei diesem Syndrom klagen die Patienten über Luftnot, Parästhesien und die Angst zu ersticken. Die Hyperventilation kann zu Tetanie mit Pfötchenstellung der Hände führen.
– „Phobischer Schwankschwindel". Wahrscheinlich eine der häufigsten Ursa-chen für Schwindel ist eine Panikstörung (Frommberger et al., 1993).

Diese Syndrome werden heute unter dem Paniksyndrom subsumiert. Manche Autoren verweisen jedoch darauf, dass die Panikstörung heterogene Symptom-bilder umfassen kann (Lelliott und Bass, 1990; Maier et al., 1991; Marks, 1987). In mehreren Untersuchungen zeichnete sich konsistent eine Subgruppe von Panikpatienten ab, bei denen respiratorische bzw. kardiorespiratorische Symptome vorwiegen.

In einer großen Stichprobe von 1168 Panikpatienten wurden die Symptomato-logie der Panikattacken mit multivariaten statistischen Verfahren untersucht

(Briggs et al., 1993). Die Analyse der 14 Symptome der Panikattacken mit Hilfe der Faktoren- und Clusteranalyse ergab zwei stabile Symptombilder, die sich voneinander abgrenzen lassen: einerseits Patienten mit einem vorherrschenden „respiratorischen Syndrom" (Kurzatmigkeit, Erstickungsgefühl, Enge oder Schmerzen in der Brust, Parästhesien und Angst zu sterben) und andererseits eine Gruppe, bei denen diese Symptome nicht im Vordergrund standen. Interessanterweise unterschieden sich diese beiden Gruppen darin, dass die „respiratorische" Gruppe mehr zu spontanen Panikattacken neigte und außerdem mehr von einer Behandlung mit Imipramin profitierte, während die andere Gruppe durch Alprazolam stärker gebessert wurde.

Auch in einer anderen Studie wurde die Faktorenstruktur der Panik-Symptomatologie untersucht (de Beurs et al., 1994). Einer von drei gefundenen Faktoren war die Dimension „Erstickungsgefühle" (Angst zu sterben, Brustschmerz, Luftnot, und Erstickungsgefühle). In einer weiteren Untersuchung einer kleinen Stichprobe konnte Aronson (1987) allerdings keine Subgruppen der Panikstörung abgrenzen.

Im Rahmen einer großen Multicentre-Studie untersuchten wir an einer großen Stichprobe mit 322 Panikpatienten aus 6 Ländern die Symptomatologie der Panikattacken (Bandelow et al., 1996a). Es wurde eine latente Faktordimension gefunden, die wir als „kardiorespiratorisches Syndrom" bezeichneten – mit den Symptomen Angst zu sterben, Druck oder Schmerzen in der Brust, Luftnot, Parästhesien und Erstickungsgefühlen. Patienten mit vier oder mehr „kardiorespiratorischen" Symptomen (etwa die Hälfte der Stichprobe) neigten dazu, mehr spontane Panikattacken zu haben als die übrigen Patienten; allerdings war dieser Unterschied nur knapp nicht signifikant (p = 0,0597). Die Zahl der situativ gebundenen Panikattacken war signifikant geringer als bei den übrigen Patienten.

In diesem Zusammenhang ist die False-suffocation-Hypothese von Donald F. Klein interessant. Diese Theorie, die ausführlich auf S. 149 dargestellt wird, geht davon aus, dass im Körper ein CO_2-Konzentrationsmelder existiert, der bei Panikpatienten überempfindlich reagiert und einen „falschen Erstickungsalarm" ausgibt. Möglicherweise gilt diese Theorie nur für die Subgruppe der Patienten mit respiratorischen Symptomen.

Panik als multikulturelles Phänomen

Phänomene, die der Panikstörung ähneln, können in anderen Ländern ein kulturspezifische Ausprägung annehmen.

In Indonesien und Indien oder bei Chinesen in Südostasien kommt es bei Männern zu einem Symptombild namens „Koro" (auch Jinjin bemar, Suk yeong, Suo-yang, oder „Kattaow" = kleine Schildkröte). Es handelt sich dabei um Angstattacken, bei denen die Männer befürchten, dass der Penis plötzlich immer kleiner wird und im Abdomen verschwindet, wobei ein tödlicher Ausgang befürchtet wird (Chowdhury, 1993). Die übrige Symptomatik ähnelt einer Panikattacke. Bei Frauen ist dieses Syndrom seltener; sie befürchten, dass ihre Brustwarzen oder Schamlippen einschrumpfen könnten.

Bei den Eskimos ist die „Kajak-Angst" weit verbreitet. Sie befällt Robbenjäger, wenn sie allein mit ihrem Boot auf dem Meer fahren. Besonders an Tagen mit ruhiger See und sonnigem Wetter kommt es zu der Angst, nicht mehr zurückfahren zu können, sich zu verirren oder zu ertrinken. Die beschriebenen Symptome ähneln einer Panikattacke (Katschnig und Amering, 1990).

In statistischen Erhebungen, die in vielen Ländern der Erde durchgeführt wurden, stellte sich heraus, dass die Prävalenzzahlen für die Panikstörung, wie sie nach DSM-definiert wird, in den verschiedensten Kulturen ähnlich sind. Katschnig und Amering (1990) fanden in einer Übersicht über epidemiologische Studien vergleichbare Lebenszeitprävalenzraten von 1,2–3,0 % in den USA (in ganz unterschiedlichen Gebieten wie z.B. Baltimore, Los Angeles oder Puerto Rico), Großbritannien, Italien und Deutschland. Otakpor (1987) schätze die Prävalenz für Nigeria auf 3 %.

Angesichts der Häufigkeit und der weltweiten Verbreitung der Panikstörung ist es erstaunlich, dass die Erkrankung oft als eine Art „Modeerscheinung" aufgefasst wird. Die Tatsache, dass heute in verschiedenen Kulturen ähnliche Prävalenzzahlen gemeldet werden, spricht eher dagegen, dass es sich bei der Panikstörung um eine stark von der Kultur abhängige Krankheit handelt.

Sprachliche Unterschiede

Im Deutschen werden die Begriffe Angst und Furcht nicht so genau auseinandergehalten wie in anderen Sprachen (Tabelle 5). Unter dem lateinischen Wort *anxietas* (Angst) versteht man mehr eine unbestimmte, frei flottierende Angst, wohingegen *pavor* (Furcht) sich auf ein konkretes Objekt erstreckt. Während man im Englischen nur sagen könnte „fear of dying", aber nicht „anxiety of dying", ist es im Deutschen möglich, „Angst vor dem Sterben" zu sagen. Die Worte Angst und Furcht werden im Deutschen im Gegensatz zu den meisten anderen europäischen Sprachen fast synonym gebraucht, wobei Angst häufiger verwendet wird als Furcht. Die Unterscheidung zwischen *anxietas* und *pavor* ist jedoch für einen Angstforscher relevant. Im Folgenden wird trotzdem aus

Tabelle 5. Ausdrücke für Angst und Furcht in verschiedenen Sprachen

Deutsch	Angst	Furcht
Englisch	anxiety	fear
Französisch	anxieté	peur
Griechisch	ἀγωνία	φόβος
Italienisch	nsietà	paura
Lateinisch	anxietas	pavor
Russisch	страх	боязнь
Spanisch	angustía	miedo, temor

Gründen der sprachlichen Einbürgerung meist das Wort Angst gebraucht, wenn eigentlich Furcht gemeint ist.

Zusammenfassung: Symptomatik

Im Vordergrund der Symptomatik einer Panikstörung stehen rezidivierende Panikattacken mit den körperlichen Ausdrucksformen der Angst (wie z.B. Herzrasen, Schwitzen, Zittern, Atemnot, Brustschmerz, Schwindel, Derealisation, Parästhesien oder Angst zu sterben). Die Attacken können aus heiterem Himmel auftreten oder aber in bestimmten gefürchteten Situationen wie engen Räumen, Menschenmengen, öffentlichen Verkehrsmitteln oder Alleinsein. Die Agoraphobie führt zu Vermeidungsverhalten und damit zu erheblichen Einschränkungen in der Lebensqualität. Die Symptomatik einer Panikstörung wird aber außerdem auch durch antizipatorische Angst (Angst, eine neue Panikattacke zu bekommen) charakterisiert. Das scheinbar grundlose Auftreten der Panikattacken führt zu Befürchtungen, an einer körperlichen Krankheit zu leiden. Häufig werden daher medizinische Dienste in Anspruch genommen. Da die Patienten zunächst oft eine organmedizinische Abklärung anstreben, werden viele Fälle erst spät diagnostiziert und einer spezifischen psychiatrischen Behandlung zugeführt. Als Subtyp der Panikstörung lässt sich eine Gruppe von Patienten abgrenzen, die unter vorwiegend kardiorespiratorischen Syndromen leiden. Die Panikstörung scheint weltweit ein ubiquitäres Phänomen und nur innerhalb von gewissen Grenzen von der jeweiligen Kultur abhängig zu sein.

Prävalenz

Häufigkeit der Panikstörung

Angststörungen gehören zu den häufigsten psychiatrischen Erkrankungen. Nach den Ergebnissen von Studien in den USA und Deutschland leiden 6,9–8,9 % aller Menschen einmal in ihrem Leben unter Panikstörung und Agoraphobie (Tabelle 6).

Tabelle 6. Lebenszeit- und 6/12-Monate-Prävalenz der Panikstörung und Agoraphobie

	Studie	Lebenszeitprävalenz	6/12-Monate-Prävalenz
Alle Angststörungen	NCS	24,9 %	17,2 % (12 Monate)
	ECA	15,1 %	9,1 % (6 Monate)
	MFS	13,9 %	8,1 % (6 Monate)
Panikstörung mit oder ohne Agoraphobie	NCS	3,5 %	2,3 % (12 Monate)
	ECA	2,1 %	0,9 % (6 Monate)
	MFS	2,4 %	1,1 % (6 Monate)
Agoraphobie ohne Panikstörung	NCS	5,3 %	2,8 % (12 Monate)
	ECA	4,8 %	3,4 % (6 Monate)
	MFS	5,7 %	3,6 % (6 Monate)

NCS = National Comorbidity Survey (Kessler et al., 1994); ECA = Epidemiological Catchment Area (Regier et al., 1988); MFS = Münchner Follow-up-Studie (Wittchen et al., 1992).

Die Panikstörung scheint sich über alle sozialen und Einkommenschichten gleichmäßig zu verteilen (Klerman et al., 1993) und ein multikulturell auftretendes Phänomen zu sein, wie die Prävalenzzahlen in internationalen Studien zeigen (Katschnig und Amering, 1990; Klerman et al., 1993).

Untersucht man die Klientel von Allgemeinarztpraxen – also alle Patienten, unabhängig davon, mit welchem Beschwerdebild sie den Arzt aufgesucht haben –, so findet sich eine Prävalenz der Panikstörung von 0,9–1,7 % und für die Agoraphobie 1,5–1,6 % (Maier et al., 1996).

Viele Menschen haben sporadische Panikattacken, ohne dass die Kriterien für eine Panikstörung erfüllt sind. In einer repräsentativen Stichprobe von 1306 Personen wurde eine Lebenszeitprävalenz von 3,8 % für die Panikstörung, 5,6 % für Panikattacken, and 2,2 % für „limitierte Panikattacken" (Panikattacken mit weniger als 4 Symptomen nach DSM-IV) festgestellt (Katerndahl und Realini, 1993).

Nach einer Untersuchung von Bandelow (1995) haben 60,4% der Patienten eine Panikstörung mit Agoraphobie, 28,9% eine Panikstörung ohne Agoraphobie und 10,7% eine Agoraphobie ohne Panikstörung.

Die Panikstörung mit oder ohne Agoraphobie tritt in 69% bei Frauen und 31% bei Männern auf (Kessler et al., 1994). Die möglichen Gründe für eine erhöhte Häufigkeit werden auf S. 165 diskutiert.

Die Abb. 6 zeigt die Altersverteilung bei 513 Patienten mit Panikstörung und Agoraphobie, die sich in unserer Angstambulanz vorstellten. In diese Stichprobe wurden nur Personen ab dem 18. Lebensjahr eingeschlossen. Zwischen dem 20. und 40. Lebensjahr findet sich eine Häufung. Ab dem 50. Lebensjahr kommt es zu einem Abfall, allerdings mit einem kleinen Peak kurz vor dem 60. Lebensjahr. Zu beachten ist, dass es sich hier nicht nur um neuaufgetretene Panikerkrankungen handelte, sondern um alle Arten von Arztkontakten.

Im Kindesalter ist eine echte Panikstörung selten zu beobachten. Trennungs- und Schulängste sind dagegen sehr häufig. Es wird daher angenommen, dass Trennungsangst in einigen Fällen der Vorläufer einer späteren Panikstörung ist (siehe S. 69).

Bei Kindern vor der Pubertät scheint die Panikstörung sehr selten zu sein. Für diesen Altersbereich fehlen epidemiologische Untersuchungen. Ein Überblick über Panikattacken bei Kindern findet sich bei Ollendick et al. (1993). In einer Untersuchung wurden 343 erwachsene Panikpatienten und 560 ihrer erwachsenen Verwandten retrospektiv auf das Vorliegen einer Panikstörung vor dem 13. Lebensjahr untersucht (Klein et al., 1992). Nur 1% der Befragten gaben dies an. Für den Altersbereich 12–19 existiert eine repräsentative Umfrage unter 388 High-School-Schülern; hier fand sich eine Lebenszeitprävalenz von 4,7% (Zgourides und Warren, 1988). Aus diesen Untersuchungen könnte man schließen, dass es mit dem Beginn der Pubertät zu einer Zunahme der Fälle von Panikerkrankungen kommt.

Gibt es eine Zunahme von Panikerkrankungen?

„Immer mehr Menschen leiden unter Panikattacken...“ – so oder ähnlich beginnen zahlreiche Zeitungsartikel. In der Laienpresse wird vermutet, es handele sich dabei um eine „neue Volkskrankheit“. Als Grund hierfür wird oft angegeben, die heutige Zeit sei „hektisch“ und mit mehr Stress verbunden als frühere Zeiten. Ganz abgesehen davon, dass z.B. vor 40 Jahren die Menschen in Deutschland sehr viel länger arbeiten mussten, einer starken Umweltverschmutzung ausgesetzt waren, die Zahl der Autounfälle doppelt so hoch war und das Risiko eines Atomkrieges ständig im Raum stand, ist die Frage interessant, ob es tatsächlich eine Zunahme von Angsterkrankungen gegeben hat.

Es gibt zwar keine epidemiologischen Studien, die diese Frage beantworten könnten, denn Daten aus früheren Erhebungen sind wegen der Verwendung anderer Diagnosesysteme nicht unmittelbar vergleichbar. Wheeler et al. (1950) berichteten über eine Prävalenz von 5% für die „neurozirkulatorische Asthenie“,

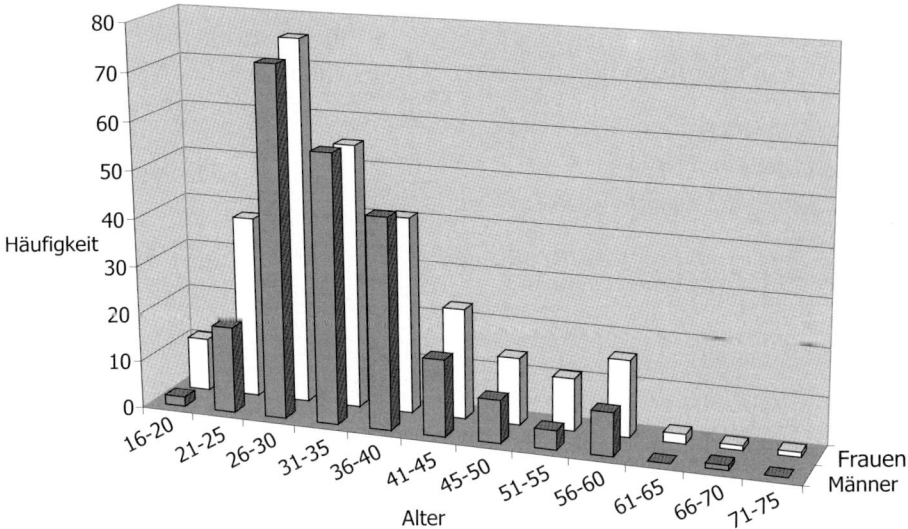

Abb. 6. Altersverteilung bei 513 Patienten mit Panikstörung und Agoraphobie, die sich in einer Angstambulanz zur Behandlung meldeten

einer Krankheitsentität, die nach Beschreibung der Autoren der Panikstörung recht nahe kommt. Diese Prozentzahl ist mit den heutigen Prävalenzzahlen vergleichbar (siehe S. 31). Für eine generelle Zunahme der Erkrankungsfälle gibt es also keinen empirischen Anhalt. Die vermehrte Aufmerksamkeit für Panikerkrankungen ist eventuell lediglich darauf zurückzuführen, dass das Syndrom genauer definiert und gegenüber anderen „Angstneurosen" abgegrenzt wurde. Die Behandlungsmöglichkeiten des Syndroms haben sich zudem gebessert: nachdem für die Panikstörung pharmakologische und psychotherapeutische Therapiemöglichkeiten gefunden wurden, erscheint es jetzt nicht mehr sinnvoll, die Panikstörung im weiten Feld der neurotischen Störungen „untergehen" zu lassen. Die neue Einteilung der Angststörungen hat sich somit für die betroffenen Patienten als vorteilhaft erwiesen.

Prominente Angstpatienten

Charles Darwin (1809–1882) hatte wahrscheinlich eine Panikstörung (Barloon und Noyes, 1997). Mit 28 Jahren bekam er unerklärliche Anfälle mit Herzklopfen, Luftnot („air fatigues"), Zittern, Weinen, Todesangst, gastrointestinalen Beschwerden, Benommenheit („head swimming") und Depersonalisation („treading on air and vision"). Er entwickelte eine schwere Agoraphobie mit Meidung von Festen oder Reisen und großer Angst vor dem Alleinsein.

Auch zahlreiche andere Prominente litten oder leiden unter Angststörungen, wie eine Liste zeigt, die im Internet kursiert (Tabelle 7).

Treten Angststörungen bei talentierten Schriftstellern, Sängern, Schauspielern, Buchautoren oder Komponisten gehäuft auf? Zu dieser Frage gibt es kaum wissenschaftliches Material. Beim Studium der Biographien prominenter Künstler fällt allerdings immer wieder auf, dass neben anderen psychischen Problemen auch häufig über Angstsymptome berichtet wird.

Tabelle 7. Auszug aus einer Liste mit prominenten Angstpatienten, die im Internet kursiert

Dies ist eine Liste berühmter Leute, die einmal unter einer Angststörung litten

Sir Laurence Olivier (Schauspieler)
Emily Dickinson (Dichterin)
Sam Shepard (Dramatiker)
Isaac Asimov (Buchautor)
Alfred Lord Tennyson (Dichter)
Charlotte Brontë (Buchautor)
John Steinbeck (Buchautor)
Robert Burns (Dichter)
Charles Schultz (Comiczeichner)
Nikola Tesla (Erfinder)
Sigmund Freud (Psychiater)
Sir Isaac Newton (Wissenschaftler)
Charles Darwin (Wissenschaftler)
Abraham Lincoln (US-Präsident)
Edvard Munch (Maler)

Eine der eindrücklichsten künstlerischen Darstellungen der Angst stammt von dem norwegischen Maler Edvard Munch (1863–1944), der allerdings nicht nur unter Ängsten, sondern auch unter Depressionen, Psychosen und Alkoholabhängigkeit litt (Abb. 7, S. 94).

Zusammenfassung: Prävalenz

6,9–8,9% aller Menschen leiden einmal in ihrem Leben unter Panikstörung oder Agoraphobie. Für die 6-Monatsprävalenz werden Häufigkeiten von 4,3–4,7% angegeben. Zwei Drittel der Fälle treten bei Frauen auf. Für eine allgemeine Zunahme der Fälle von Panikerkrankungen gibt es keine Hinweise.

Differenzialdiagnose

Internistische oder neurologische Krankheitsbilder

Die Panikstörung muss gegenüber einer Reihe von körperlichen Krankheitsbildern abgegrenzt werden (Bowen, 1983; Raj und Sheehan, 1987). Die Tabelle 8 zeigt Syndrome, die differenzialdiagnostisch abgeklärt werden sollten bzw. zu Fehldiagnosen (in beide Richtungen) führen können. Die Tabelle 9 enthält Vorschläge zur Routinediagnostik bei Verdacht auf Vorliegen einer Panikstörung.

Oft unterstützen Panikpatienten alle Maßnahmen, die zur Entdeckung einer körperlichen Ursache ihrer Symptomatik führen könnten – in der (meist ungerechtfertigten) Annahme, dass die gefundene Störung dann leichter behandelt werden könnte.

Tabelle 8. Differenzialdiagnostische Abgrenzung der Panikstörung gegenüber körperlichen Erkrankungen

Differenzialdiagnose	Symptome, die zu einer Verwechslung Anlass geben können	Differenzialdiagnostisch verwertbare Symptome bzw. Untersuchungen
Hypoglykämie	Tachykardie, Tremor, Angst, Schwitzen, Schwindel, Magenbeschwerden	Labortests
Hyperthyreose	Angst, Tachykardie, Herzklopfen, Schwitzen, Atemnot, Durchfall	Labortests
Hyperkaliämie	unregelmäßiger Herzschlag, Parästhesien	Labortests
Hypokalziämie	periorale Parästhesien, Karpopedalspasmen, gastrointestinale Störungen, Laryngospasmus	Labortests
Akute intermittierende Porphyrie	gastrointestinale Störungen, Parästhesien, Tachykardie, Erregungszustände, Depression	Watson-Schwartz-Test
Insulinom	Zittern, Schwitzen, Synkopen, Verwirrtheit	Labortests
Karzinoid	Durchfall, asthmaartige Anfälle	5-Hydroxyindolessigsäure

Tabelle 8. Fortsetzung

Differenzialdiagnose	Symptome, die zu einer Verwechslung Anlass geben können	Differenzialdiagnostisch verwertbare Symptome bzw. Untersuchungen
Phäochromozytom	Tachykardie, Hypertonie, Tremor, Kopfschmerz, Schwitzen, Hitzewallungen	Vanillinmandelsäure im Urin
Lungenerkrankungen	Atemnot, Erstickungsgefühl, Schmerzen, Druck oder Enge in der Brust	Internistische Untersuchung, Röntgen, usw.
Synkope	Schwindel, Ohnmachtsgefühl, Übelkeit	24-Std.-RR-Messung
Kardiale Arrhythmien	unregelmäßiger Herzschlag	EKG
Angina pectoris	retrosternales Druckgefühl und Schmerzen, Ausstrahlung in den Arm, Angst, Atemnot, Schwächegefühl	EKG, Nitrogabe
Myokardinfarkt	retrosternale Schmerzen, Ausstrahlung in den Arm, Vernichtungsgefühl, Unruhe, Angst, Atemnot, Übelkeit, Erbrechen, Schwächegefühl, Schwitzen	EKG, Labor
Periphere Vestibularisstörung	Schwindel, Benommenheit, Übelkeit, Erbrechen, Angst	Prüfung des Vestibularis
Benigner paroxysmaler Lagerungsschwindel	Schwindel	Nystagmusprüfung
Komplex-partielle Anfälle	Angst, Derealisation, Depersonalisation, Schwitzen, Erröten, Dyspnoe, Hyperventilation, Tachykardie, Übelkeit	siehe Tabelle 19, S.154
Migraine (accompagnée)	Kopfdruck, Sehstörungen, Parästhesien	schwere Kopfschmerzen, Lichtscheu, Flimmerskotome nicht typisch für Panikstörung
Multiple Sklerose	Schwindel, Parästhesien	Liquor, NMR, evozierte Potenziale
China-Restaurant-Syndrom (Glutamatintoxikation?)	Schwitzen, Herzsensationen, Armschmerz mit Lähmungsgefühl, Kopfdruck, Schwäche	Anamnese

Tabelle 9. Routinediagnostik bei Verdacht auf Vorliegen einer Panikstörung

Internistische Untersuchung	Klinische Untersuchung, RR, Puls, Labor, EKG, Belastungs-EKG, ggf. 24-Std.-RR, ggf. 24-Std.-EKG
Neurologische Untersuchung	Klinische Untersuchung, EEG, ggf. MRT, ggf. Liquorpunktion, ggf. Doppler-Untersuchung
HNO-ärztliche Untersuchung	Ausschluss einer peripheren Ursache eines Schwindels
Psychiatrische Untersuchung	Ausschluss anderer psychiatrischer Erkankungen

Andere psychiatrische Störungen

Die Panikstörung muss auch von anderen psychiatrischen Diagnosen abgegrenzt werden. Eine Übersicht findet sich in Tabelle 10. Dabei ist zu beachten, dass andere psychische Syndrome auch gleichzeitig neben einer Panikstörung bestehen können (Komorbidität) oder die Folge einer Panikstörung sein können (s.u.).

Tabelle 10. Differenzialdiagnostische Abgrenzung der Panikstörung gegenüber psychischen Erkrankungen

Differenzialdiagnose	Symptome, die zu einer Verwechslung Anlass geben können	Differenzialdiagnostisch verwertbare Symptome bzw. Untersuchungen
Generalisierte Angststörung	Angstsymptome	bei generalisierter Angststörung Angst nicht anfallsartig; selten Agoraphobie
Soziale Phobie (soziale Angststörung)	Panikattacken, Furcht vor Menschenansammlungen	bei sozialer Phobie Panikattacken an soziale Situationen gebunden; Angst vor negativer Beurteilung
Somatisierungsstörung	Befürchtung körperlicher Krankheiten	bei somatoformer Störung keine Panikattacken, keine Agoraphobie
Hypochondrische Störung	Befürchtung einer körperlichen Krankheit	bei hypochondrischer Störung keine Panikattacken, keine Agoraphobie
Affektive Störungen (z.B. Depression)	Angstsymptome, Unruhe, Konzentrationsstörungen	bei reiner Panikstörung selten Interessenlosigkeit, Schlafstörung, Antriebsmangel, Appetitlosigkeit, Gewichtsverlust, Suizidgedanken
Anpassungsstörungen (z.B. posttraumatische Belastungsstörung, PTBS)	Angstsymptome, Panikattacken	bei PTBS belastendes Ereignis in der Anamnese, Flashbacks, Alpträume; selten Agoraphobie
Emotional instabile Persönlichkeitsstörung („Borderline-Persönlichkeitsstörung")	Panikattacken, Agoraphobie, Substanzmissbrauch	bei Borderline-Persönlichkeitsstörung Impulskontrollstörung, Autoaggression u.a.
Psychosen (z.B. Schizophrenie)	Angstattacken, Angst in Menschenansammlungen	bei Psychose paranoide Befürchtungen, akustische Halluzinationen, Negativsymptomatik u.a.
Organisch bedingte psychische Störungen (z.B. Alzheimer-Demenz)	Angstattacken	bei organisch bedingten psychischen Störungen Desorientierung, kognitive Störungen
Störungen durch illegale Drogen		
Amphetamine	Unruhe, Angst, Hypertonie	Optische und akustische Halluzination, Anamnese, Drogenscreening
Cannabis	Tachykardie, Mundtrockenheit, Hypertonie, psychomotorische Unruhe, Angst, Derealisation	Anamnese, Drogenscreening

Tabelle 10. Fortsetzung

Differenzialdiagnose	Symptome, die zu einer Verwechslung Anlass geben können	Differenzialdiagnostisch verwertbare Symptome bzw. Untersuchungen
Ecstasy	Panikattacken, Tachykardie, Depressionen	Anamnese, Drogenscreening
LSD	Panikattacken, Derealisation	Anamnese, Drogenscreening
Entzugssyndrome		
Alkoholentzug	Tremor, Tachykardie, Hypertonie, kalter Schweiß	Anamnese, ev. Foetor alcoholicus
Opiatentzug	Unruhe, Parästhesien, abdominelle Krämpfe, Blutdruckanstieg	Anamnese, Drogenscreening, Rhinorrhoe, Gänsehaut, Mydriasis, „tobender Darm", Muskelschmerzen, Temperaturanstieg
Benzodiazepinentzug	Angst, Unruhe, Tremor, Tachykardie	Anamnese, pharmakol. Screening, optische Wahrnehmungsstörungen, Hyperakusis

Generalisierte Angststörung

Bei der generalisierten Angststörung tritt die Angst nicht attackenförmig auf. Symptome wie Herzrasen, gastrointestinale Beschwerden, Zittern, Schwindel, Schreckhaftigkeit, Reizbarkeit u.a. können in wechselnder Kombination den ganzen Tag über bestehen. Im Vordergrund steht hier die „frei flottierende Angst" – d.h. die Patienten wissen nicht, wovor sie Angst haben; sie haben „vor allem und jedem Angst". Auch Besorgnisse, dass den Verwandten (meist den Ehepartnern oder Kindern) etwas zustoßen könnte, sind charakteristisch für die generalisierte Angststörung. Eine gleichzeitig bestehende Agoraphobie ist bei der generalisierten Angststörung eher selten. Eine generalisierte Angststörung tritt im Durchschnitt früher auf (mit ca. 23 Jahren, Anderson et al., 1984) als eine Panikstörung (ca. 29 Jahre, Bandelow et al., 1996a).

Diese Angsterkrankung hat eine große Nähe zur Depression und ist manchmal schwer von dieser abzugrenzen. Die nosologische Entität „generalisierte Angststörung" ist daher noch umstritten.

Soziale Angststörung (soziale Phobie)

Charakteristisch für die soziale Phobie ist die Angst, von anderen Menschen negativ bewertet zu werden. Dabei haben die Betroffenen Angst, sich dumm, peinlich, ungeschickt oder unsicher zu verhalten: in der Schule beim Schreiben an der Tafel, in Prüfungen, bei Vorstellungsgesprächen, bei Behördengängen, beim Geldabheben in der Bank, beim Halten einer Rede oder beim Umgang mit dem anderen Geschlecht. Die Befürchtung, abwertend beurteilt zu werden, ist wie bei anderen Phobien meist unbegründet oder übertrieben. Die Angst der Patienten äußert sich in körperlichen Symptomen (Amies et al., 1983): Herzrasen, -klopfen, Zittern, Schwitzen, Muskelverspannungen, flaues Gefühl im Magen, Mundtrockenheit, Hitzewallungen oder Kälteschauer, Kopfdruck, Erröten, sowie Harn- oder Stuhldrang. Diese Angstsymptome können sich zu einer Panikattacke steigern, wie sie man von Patienten mit einer Panikstörung kennt. Die Patienten befürchten außerdem, dass man ihnen die Angstsymptome wie Erröten, Schwitzen oder Zittern ansehen könnte. Direkter Blickkontakt wird als belastend empfunden. Die Patienten beginnen, soziale Situationen wie Parties, Versammlungen u.a. zu vermeiden. Einschränkungen der Bewegungsfreiheit oder Isolation sind die Folge.

Im Gegensatz zu Panikpatienten, die häufig eine körperliche Erkrankung als Ursache ihrer Symptome vermuten, weiß der Patient mit Sozialphobie meist genau, wovor er Angst hat – nämlich vor der kritischen Betrachtung durch andere Menschen. Die Panikattacken, die von Patienten mit Sozialphobie geschildert werden, sind im Vergleich zur Panikstörung meist weniger dramatisch und gehen nicht mit Vernichtungsangst einher.

Patienten mit Agoraphobie haben Angst in Menschenansammlungen. Das gilt aber für größere, anonyme Menschenmengen (z.B. in Kaufhäusern oder öffentlichen Verkehrsmitteln). Patienten mit Sozialphobie meiden solche Situationen nicht, haben dagegen aber in kleineren, überschaubaren Menschenmengen Angst, z.B. auch bei Bekannten, Verwandten oder Arbeitskollegen. Ein Beispiel hierfür ist das Kaffeetrinken im Verwandtenkreis.

Auch hinsichtlich des Erkrankungsbeginns unterscheiden sich die Sozialphobie und die Panikstörung: die Sozialphobie beginnt in Durchschnitt bereits mit 12 Jahren (Schneier et al., 1991), während Patienten mit einer Panikstörung über einen Beginn mit durchschnittlich 29 Jahren berichten (Bandelow et al., 1996a). Dies kann auch als ein Hinweis dafür angesehen werden, dass nicht alle Angststörungen als Ausdruck einer allgemeinen Angstneurose zu sehen sind, sondern dass allein schon das Ersterkrankungsalter eine Unterscheidung rechtfertigt.

Somatoforme Störungen

Zwischen der Panikstörung und den somatoformen Störungen (Somatisierungsstörung oder hypochondrische Störung) bestehen Überschneidungen (siehe auch Hypochondrische Symptome, S. 47). Wie auch die Patienten mit Somatisierungsstörung oder Hypochondrie befürchten Patienten mit einer Panikstörung häufig das Vorliegen einer ernsthaften körperlichen Erkrankung. Die Panikpatienten lassen sich jedoch durch medizinische oder physiologische

Erklärung meist leichter beruhigen. Patienten mit einer Somatisierungsstörung leiden unter häufig wechselnden Beschwerden, die mal das eine, mal das andere Körperteil oder Organsystem betreffen. Von Patienten mit einer hypochondrischen Störung unterscheiden sich die Panikpatienten darin, dass sie nicht unter einer unveränderbaren Überzeugung leiden, von einer körperlichen Krankheit befallen zu sein (Barsky et al., 1994). Eine Psychogenese ihrer Symptome wird von den Patienten mit einer Somatisierungsstörung und noch stärker von denjenigen mit einer hypochondrischen Störung meist vehement abgestritten.

Depression

Bei Patienten mit ängstlich-agitierten Depressionen kann manchmal das im Vordergrund stehende Syndrom aus Panikattacken bestehen und auch mit agoraphobischen Symptomen einhergehen. Öfter findet man bei ängstlich-depressiven Patienten jedoch eher das Symptombild einer generalisierten Angststörung. Die Unterscheidung zu einer reinen Angststörung kann anhand der übrigen Symptome einer Depression vorgenommen werden: eine ausgeprägt niedergeschlagene Stimmung, Suizidgedanken, Appetitlosigkeit, pessimistische Zukunftsperspektiven sind nicht charakteristisch für eine Panikstörung.

Manchmal kann schon das Alter des Patienten einen Hinweis geben. Wenn z.B. eine 65-jährige Frau über erstmalig auftretende Panikattacken klagt, so sollte primär an das Vorliegen einer Depression gedacht werden, da eine Panikstörung in diesem Alter kaum neu auftritt.

Andererseits können ständige Panikattacken den Patienten so zermürben und demoralisieren, dass eine „sekundäre Depression" entsteht. Daher ist eine genaue Anamnese erforderlich, bei der auch die Reihenfolge des Auftretens depressiver und ängstlicher Symptome entscheidend ist. Im Gespräch mit dem Patienten frage ich: „Wenn ich zaubern könnte und ihre Panikattacken wären weg – wäre dann auch Ihre niedergeschlagene Stimmung weg?". Wenn der Patient dies bejaht, kann eine sekundäre Depression vermutet werden. Diese sekundäre Depression würde sich mit einer erfolgreichen Behandlung der Panikstörung gleichzeitig bessern.

Dennoch ist die Unterscheidung zwischen Depression und Angststörung nicht immer einfach. Dies hat auch Konsequenzen für die Behandlung: zwar wirken Antidepressiva in beiden Fällen; bei einer reinen Benzodiazepinbehandlung würde sich jedoch eine Depression nicht bessern.

Depressionen und Panikattacken können auch als komorbide Syndrome auftreten. Dieser Fall wird im Kapitel S. 43 ausführlich behandelt.

Anpassungsstörungen

Nach belastenden Ereignissen, wie z.B. Autounfällen, Todesfällen in der Verwandtschaft, Überfällen, Kriegsereignissen, u.a. kann es Symptombildern kommen, die früher als „reaktive Depression", heute als „Anpassungsstörungen" bezeichnet werden. Diese werden unterteilt in die akute Belastungsreaktion und die posttraumatische Belastungsstörung.

Charakteristisch für eine „posttraumatische Belastungsstörung" sind zum einen Zeichen einer Depression, zum anderen auch Angstsyndrome. Nach einem schweren Autounfall kann sich dies in großer Angst vor Autofahrten äußern. Es können aber auch neben anderen Symptomen wie Alpträumen oder „Flashbacks" (Erinnerungen an das Unfallereignis) auch spontane Panikattacken auftreten. Die im Rahmen von posttraumatischen Belastungsstörungen auftretenden Ängste sind oft schwerer zu behandeln als eine reine Panikstörung.

Emotional instabile Persönlichkeitsstörung („Borderline"-Störung)

Panikattacken und Agoraphobie können auch im Rahmen einer sogenannten emotional instabilen Persönlichkeitsstörung („Borderline-Störung[4]") auftreten. Auch andere Phobien, Zwangssymptome oder dissoziative Phänomene gehören zum bunten, oft wechselnden Bild dieser Erkrankung. Zur Differenzialdiagnose können die zahlreichen anderen für die emotional instabilen Persönlichkeit typischen Symptome herangezogen werden. Dazu gehören Impulskontrollstörungen (mit Aggressivität, Kriminalität, dissozialem Verhalten, launenhafter Stimmung, Ausbildungsabbrüchen), Suchtentwicklung (z.B. Politoxikomanie), eingeschränkte Fähigkeit zur Selbstkritik, Egoismus, Neigung zu intensiven, aber unbeständigen Beziehungen, Nähe/Distanzkonflikten, sexuellen Identitätsstörungen, chronischen „Leeregefühlen", Depression, Suizidalität, selbstverletzendem Verhalten (z.B. Unterarmschnittwunden), Narzismus („Underground-Chic", künstlerische Tätigkeit) sowie vorübergehenden paranoiden oder dissoziativen Symptomen.

Die Panikattacken, die neben zahlreichen anderen Angstsymptomen bei Patienten mit einer emotional instabilen Persönlichkeitsstörung auftreten, stellen also oft nur einen kleinen Ausschnitt der vielfältigen Symptomatik dar. Manchmal können sie aber auch vorübergehend im Vordergrund der Symptomatik stehen. Die Behandlung ist meist schwieriger als bei Patienten mit einer reinen Panikstörung.

Psychosen (z.B. Schizophrenie)

Psychotische Ängste können bei den Betroffenen ein panikähnliches Bild hervorrufen. Während einer floriden Psychose ist die Differenzialdiagnose meist nicht

---

[4] Die Bezeichnung „Borderline"-Störung basiert auf der Annahme, dass es sich bei diesem Krankheitsbild um einen Übergang zwischen den Neurosen und Psychosen handle. Diese Auffassung ist angesichts der wenigen Gemeinsamkeiten, die schizophrene und andere psychotische Erkrankungen mit der emotional instabilen Persönlichkeitsstörung hinsichtlich ihrer Symptomatik und Hypothesen zur Ätiologie haben, heute nicht mehr gerechtfertigt. Dennoch wird der Begriff weiter häufig verwendet.

schwer, da die charakteristischen anderen Symptome einer Psychose wie parano-
ide Ideen oder akustische Halluzinationen nicht mit einer Panikstörung vereinbar
sind. Wenn solche Angstsyndrome allerdings im Rahmen des Prodromalstadi-
ums einer Psychose auftreten, ist eine Verwechslung manchmal möglich.

Organisch bedingte psychische Störungen (z.B. Alzheimer-Demenz)

Auch bei hirnorganisch bedingten Psychosyndromen (z.B. bei einer Demenz vom
Alzheimer-Typ) kann es zu Panikattacken kommen. Zur Unterscheidung dienen
andere Symptome, wie z.B. zeitliche und örtliche Desorientiertheit, Gedächtnis-
störungen u.a. Symptome, die nicht für eine Panikstörung charakteristisch sind.

Störungen durch illegale Drogen (z.B. Ecstasy, Cannabis, LSD, Amphetamine)

Die Einnahme von Drogen kann zu panikähnlichen Symptomen führen (Tabelle
10). Vor allem durch Marijuana- bzw. Haschisch-Konsum können bei Patienten
mit einer Panikstörung Attacken ausgelöst werden (Seibyl et al., 1990; Ströhle
et al., 1998b; Szuster et al., 1988).

Entzugssyndrome (z.B. Alkohol-, Opiat-, Benzodiazepinentzug)

Alkohol-, Opiat- und Benzodiazepinentzugssyndrome können dem Bild einer
Angststörung ähneln. Beim Benzodiazepinentzug muss die „rebound anxiety" von
Entzugssyndromen unterschieden werden. Damit ist gemeint, dass nach einem
abrupten Absetzen einer Benzodiazepinmedikation eine vorbestehende Angstsymptomatik heftiger aufflammen kann als vor der Behandlung. Bei einem Wiederauftreten von Angstsymptomen nach dem Absetzen kann es sich aber auch um eine
Wiederkehr der bisher unterdrückten Symptomatik handeln. Weiterhin können echte
Entzugssymptome auftreten: bei schweren Entzugssyndromen kommt es zusätzlich
zu Symptomen wie Hyperakusis, Farbensehen oder generalisierten Krampfanfällen.

Zusammenfassung: Differenzialdiagnose

Vor der Diagnose einer Panikstörung sollten internistische, neurologische und
andere körperliche Krankheitsbilder differenzialdiagnostisch abgegrenzt werden.
Zu den psychiatrischen Differenzialdiagnosen gehören die generalisierte und
die soziale Angststörung, somatoforme Störungen, Depressionen, Anpassungsstörungen, die emotional instabile Persönlichkeitsstörung, Psychosen, organisch
bedingte psychische Störungen und Substanzmissbrauch.

Komorbidität und Komplikationen

Da Patienten mit Panikstörung in den psychiatrischen Kliniken selten stationär aufgenommen werden und sie somit in Statistiken über die Lebensqualität psychiatrischer Patienten oft nicht berücksichtigt werden, wird oft unterschätzt, wie sehr die betroffenen Patienten in ihrem täglichen Leben eingeschränkt werden. Epidemiologische Daten zeigen, dass bei Patienten mit einer Panikstörung vermehrt Alkohol- und Drogenmissbrauch, Suizid, schlechte soziale und partnerschaftliche Situation, finanzielle Abhängigkeit und eine Überbeanspruchung medizinischer Dienste vorkommen (Johnson et al., 1990; Leon et al., 1995; Markowitz et al., 1989; Weissman, 1991). Insgesamt sind jedoch Patienten mit einer Panikstörung durch ihre Symptomatik in der Regel weniger beeinträchtigt als schizophrene oder depressive Patienten.

Angst- und Zwangsstörungen

Überschneidungen der Panikstörung mit anderen Angststörungen sind häufig, z.B. mit spezifischer Phobie (Starcevic und Bogojevic, 1997), sozialer Phobie (Fyer et al., 1996), mit generalisierter Angststörung (Ball et al., 1995; Starcevic et al., 1994) oder mit Zwangsstörungen (Starcevic et al., 1992). In einer epidemiologischen Stichprobe waren, über die Lebenszeit betrachtet, nur 20 % der Panikstörungen und 48 % der Phobien „reine" Erkrankungen (Wittchen et al., 1991). Allerdings geht diese Überschneidung nicht so weit, dass man nicht bei den meisten Patienten eine im Vordergrund stehende Angststörung abgrenzen kann.

Komorbidität mit Depression

Depressive Syndrome bei Patienten mit Panikstörung sind keine Seltenheit. Für die Lebenszeitprävalenz von Depressionen bei Panikstörung werden Prozentsätze von 52 %–68 % genannt (Breier et al., 1984; Lépine et al., 1993; Stein et al., 1990). Die Punktprävalenzen variieren zwischen 30 und 38 % (Buller et al., 1986; Lesser et al., 1989; Sanderson et al., 1990; Stein et al., 1989b). Umgekehrt wurden hohe Lebenszeitprävalenzen (10–59 %) von Panikerkrankungen bei Patienten mit bipolaren oder unipolaren affektiven Störungen beobachtet (Coryell et al., 1992; Davidson et al., 1987; Leckman et al., 1983; Sanderson et al., 1990).

Patienten mit Panik und Depression haben in der Regel eine schwerere Symptomatik als Patienten mit nur einer der beiden Störungen (Andrade et al., 1994; Breier et al., 1984; Coryell et al., 1988; Grunhaus et al., 1994). Beide Erkrankungen haben einen früheren Krankheitsbeginn bei Komorbidität als wenn sie allein auftreten (Andrade et al., 1996; Grunhaus et al., 1994).

Hypothesen zum Zusammenhang von Depression und Angst

Das Phänomen der Komorbidität von Depression und Panik war Gegenstand von Hypothesen zur Ätiologie psychiatrischer Krankheiten. Folgende Theorien werden diskutiert:

Panikstörung und Depression sind identische Störungen („Kontinuum-Hypothese")

Panikstörung und Depression könnten zwei Syndromkomplexe darstellen, die einen gemeinsamen zugrunde liegenden pathogenetischen Prozess haben, wobei sich die Ausprägungen von Angst und Depression bei den einzelnen Patienten verschiedenartig darstellen (Andrews, 1996). Nach diesem Modell haben „neurotische" Patienten einen allgemeinen Vulnerabilitätsfaktor, der sie für alle neurotischen Krankheiten prädisponiert. Diese Vulnerabilität kann bei einer Person zu Panik, bei einer anderen zu Depression und bei einer dritten zu einer Mischform führen. Wenn diese Theorie zutreffen würde, würde dies die Klassifikationssysteme DSM und ICD in Frage stellen, die suggerieren, dass diese Erkrankungen in den meisten Fällen gut unterschieden werden können.

Durch Familienstudien kann überprüft werden, welches Komorbiditätsmodell am besten zutrifft. Da Panikstörung und Depression beide familiär übertragen werden, würden beim Zutreffen der „Kontinuum-Hypothese" erhöhte Raten der Störung bei den Verwandten der Patienten mit der anderen Störung gefunden werden. In den meisten Studien traten in den Familien von reinen Panikpatienten andere psychiatrische Störungen nicht häufiger auf (Coryell et al., 1988; Crowe et al., 1983; Noyes et al., 1986; Pauls et al., 1979). In zwei Studien wurde ein erhöhtes Risiko für Depressionen in den Familien von reinen Panikpatienten gefunden (Maier et al., 1993; Weissman et al., 1993). Die Verwandten von Patienten mit reinen Depressionen zeigten kein erhöhtes Risiko für eine Panikstörung (Goldstein et al., 1994). Eine Studie unterteilte Patienten in solche mit Panikstörung mit sekundärer Depression und Depressive mit sekundären Panikattacken. Wenn Panikattacken nur innerhalb von depressiven Episoden auftraten, waren sie nicht mit einem erhöhten Risiko für eine familiäre Übertragung einer Angststörung verbunden. Umgekehrt war das Risiko für eine Depression bei den Patienten mit sekundärer Depression bei Panikstörung nicht erhöht (Coryell et al., 1988). Nach diesen Familienstudien kann eigentlich die „Kontinuum-Hypothese" nicht mehr aufrecht erhalten werden.

Auch ein Zwillingsuntersuchung spricht gegen die „Kontinuum-Hypothese". Das Verhältnis zwischen Depression, Depression mit Angststörung und reiner Angststörung wurde bei 177 Zwillingspaaren untersucht (Tørgersen, 1990). Nach dieser Studie zeigte sich zwar ein Zusammenhang zwischen gemischter Depression und Angststörung einerseits und Depression auf der anderen Seite, aber nicht zwischen diesen beiden Syndromen und reinen Angststörungen.

Einige neurobiologische Befunde sprechen dafür, dass sich Panikpatienten und Depressive unterscheiden. Die Spiegel des Serotonin-Metaboliten 5-Hydroxyindolessigsäure (5-HIES) waren bei Patienten mit Panikstörung normal (Eriksson et al., 1991) und bei Depressiven reduziert (Åsberg et al., 1984). Die Serotonin-Rezeptorbindung und die Serotoninaufnahme in Thrombozyten war bei Depressiven reduziert (Arango et al., 1990; Coppen und Doogan, 1988; Mann et al., 1986); bei Panikpatienten waren die Befunde widersprüchlich (siehe S. 115). Die Prolaktin-Response nach L-Tryptophan war bei Depressiven abgeschwächt (Heninger et al., 1984), aber bei Patienten mit Panikstörung normal (Charney und Heninger, 1986b).

Die Bestimmung der Noradrenalinplasmaspiegel ergab bei Patienten mit Panikstörung unterschiedliche Befunde mit erhöhten (Braune et al., 1994; Cameron et al., 1984; Nesse et al., 1984) und normalen Werten (Cameron et al., 1987; Cameron et al., 1990; Pohl et al., 1987; Schneider et al., 1987; Villacres et al., 1987). Bei Depressionen wurden normale Werte gefunden (Maj et al., 1984).

Verschiedene Untersuchungen zeigen Störungen der Hypothalamus-Hypophysen-Nebennierenrindenachse (HPA-Achse) bei Patienten mit Panikstörung und Depressiven. Die Ruhewerte bei Panikpatienten waren zum Teil erhöht, zum Teil normal befundet worden (siehe S. 137). Bei Depressiven wurden erhöhte Werte gefunden (Carroll et al., 1976). Das freie Cortisol im Urin bei Panikpatienten war unterschiedlich beurteilt worden (siehe S. 137). Bei Depressiven fand sich eine Erhöhung (Rosenbaum et al., 1983; Roy et al., 1988b).

Stimulationstests der HPA-Achse (Brambilla et al., 1992; Holsboer et al., 1987; Roy-Byrne et al., 1986c) zeigten bei Panikpatienten im Vergleich zu normalen Kontrollen eine abgeschwächte ACTH-Reaktion nach Verabreichung von Corticotropin-releasing hormone (CRH). In einer Studie war die Reaktion normal (Rapaport et al., 1989). Bei Depressionen wurde eine abgeschwächte ACTH-Reaktion gezeigt (Amsterdam et al., 1987; Gold et al., 1986). Die Cortisolfreisetzung nach CRH war bei Panikpatienten erniedrigt (Brambilla et al., 1992; Roy-Byrne et al., 1986c) oder normal (Holsboer et al., 1987; Rapaport et al., 1989). Im Gegensatz dazu war die Reaktion bei Depressiven verstärkt (Roy et al., 1988a).

Der Dexamethason-Suppressionstest (DST) zeigte bei Depressiven in vielen Studien Normabweichungen. Er ist aber nicht spezifisch genug, um als Depressionsmarker verwendet zu werden (Arana et al., 1985; Carroll et al., 1976; Insel und Goodwin, 1983). Bei Panikpatienten war die Reaktion in einigen Studien normal (Cameron und Nesse, 1988; Curtis et al., 1982; Lieberman et al., 1983; Sheehan et al., 1983a); in anderen wurde aber wie bei Depressiven eine Nonsuppression gezeigt (Avery et al., 1985; Brambilla et al., 1992; Coryell und Noyes,

1988; Goldstein et al., 1987; Judd et al., 1987; Westberg et al., 1991). Wie die geschilderten Befunde deutlich machen, konnte allerdings bisher kein biologischer Marker gefunden werden, der eine klare Unterscheidung zwischen Panikstörung und Depression möglich macht.

Die meisten Antidepressiva (trizyklische Antidepressiva, selektive Serotoninwiederaufnahmehemmer und MAO-Hemmer) sind nicht nur bei Depressionen, sondern auch bei der Panikstörung wirksam (siehe Kapitel Medikamentöse Therapie, S. 227). Lediglich für ein Antidepressivum, Bupropion, das über das Dopaminsystem wirkt, konnte kein Effekt bei der Panikstörung nachgewiesen werden (Sheehan et al., 1983b).

Benzodiazepine, die bei der Panikstörung wirksam sind, wirken jedoch nicht antidepressiv.

Eine Behandlungsmethode, die bei depressiven Patienten häufig wirksam ist, ist der Schlafentzug. Diese Methode, bei der die Patienten die ganze Nacht wach bleiben müssen, führte in einer Studie mit 12 Panikpatienten nicht zu einer Besserung. 40 % der Patienten berichteten sogar über eine Verschlechterung der Angstsymptome. Dies konnte auch nicht auf eine epileptisches Geschehen zurückgeführt werden, das durch Schlafentzug provoziert wurde, da die EEG-Befunde normal waren (Roy-Byrne et al., 1986b).

Das komorbide Syndrom ist eine dritte Krankheit

Nach dieser Hypothese ist die Mischung aus Panik und Depression eine dritte Krankheit, die sich von den anderen beiden abgrenzen lässt.

Wenn bei einem Patienten Panikattacken und Depression zeitlich unabhängig von einander auftreten, spricht das für eine erhöhte Vulnerabilität für das Auftreten beider Erkrankungen, aber gegen das Vorliegen einer „dritten Erkrankung" und gegen die Subformen „Panikstörung mit zusätzlichen depressiven Symptomen" bzw. „ängstliche Depression". In einigen Untersuchungen fanden sich tatsächlich zahlreiche Patienten, bei denen Panik und Depression zeitlich unabhängig voneinander auftraten (Breier et al., 1985).

Zufälliges Zusammentreffen beider Erkrankungen

Da Panikstörung und Depression beides keine seltenen Erkrankung sind, wäre theoretisch ein Zusammentreffen beider Erkrankungen per Zufall möglich. Diese Möglichkeit kann jedoch schon durch epidemiologische Untersuchungen ausgeschlossen werden: das gleichzeitige Auftreten von Panik und Depression trat 11mal häufiger auf als per Zufall erwartet werden könnte (Andrade et al., 1994).

In den Familien von komorbiden Patienten traten Panikstörung und Depression zusammen häufiger auf als durch Zufall erwartet werden könnte (Goldstein et al., 1994; Leckman et al., 1983; Leckman et al., 1985; Weissman et al., 1993) – was gegen ein zufälliges Zusammentreffen zweier Erkrankungen spricht.

Sekundäre Depression als Folge der Demoralisierung durch Panikattacken

Depressive Syndrome bei Panikpatienten können eine verständliche Reaktion auf ständig auftretende Panikattacken und die Einschränkung der Lebensqualität sein. In solchen Fällen müsste eine erfolgreiche Therapie der Panikattacken auch zu einer Besserung der Depression führen. Nicht alle Fälle einer zusätzlichen depressiven Symptomatik können durch eine *sekundäre Depression* erklärt werden. Folgende Häufigkeiten wurden in der Literatur für primäre vs. sekundäre Depression genannt: 33 % vs. 46 % (Breier et al., 1984), 5 % vs. 18 % (Uhde et al., 1985), 27 % vs. 38 % (Buller et al., 1986) und 33 % vs. 38 % (Stein et al., 1989b).

Ängstliche Depression

Nicht selten treten Depressionen in Form eines ängstlich-agitierten Symptombildes auf. Dabei können auch Panikattacken auftreten. Diese Fälle müssten allerdings leicht von einer reinen Angststörung abgrenzbar sein, wenn typisch depressive Symptome wie Suizidgedanken, Appetitlosigkeit, pessimistische Zukunftsperspektiven, depressiver Wahn u.a. vorliegen.

Suizidalität

Nicht nur die häufig gleichzeitig bestehende Depression, sondern auch die durch immer wiederkehrenden Panikattacken auftretende Demoralisierung wird als Ursache erhöhter Suizidraten bei Patienten mit einer Panikstörung angesehen.

Cox et al. (1994) registrierten bei 31 % der Panikpatienten Suizidideen. Lépine et al. (1993) fanden sogar bei 42 % von 100 Panikpatienten Suizidversuche in der Vorgeschichte; allerdings hatte diese Stichprobe eine hohe Komorbiditätsrate mit Depressionen und Alkoholabusus. Berücksichtigt man die Komorbidität mit Depressionen, so waren auch bei Panikpatienten ohne Depression eine erhöhte Rate von Suizidversuchen (7%) im Vergleich zu Personen ohne psychiatrische Erkrankung (1 %) feststellbar (Johnson et al., 1990). Martin et al. (1985) dagegen fanden bei Patienten mit Angststörungen keine erhöhte Mortalität. Eine Metaanalyse über vollendete Suizidversuche bei den verschiedenen psychischen Störungen fand eine Suizidrate, die im Vergleich zur Gesamtbevölkerung 10fach erhöht ist (zum Vergleich: bei Depressionen 20,4fach)(Harris und Barraclough, 1997). Henriksson et al. (1996) untersuchten alle 1397 Suizide, die in Finnland in einem Jahr aufgetreten waren und identifizierten retrospektiv unter den Opfern 1,2 % Patienten mit einer Panikstörung.

Hypochondrische Symptome

Hypochondrische Züge sind bei zahlreichen Panikpatienten anzutreffen, ohne dass dann schon eine „hypochondrische Störung" vorliegt, die durch die unkorrigierbare Überzeugung, an einer körperlichen Erkrankung zu leiden, bestimmt wird (vgl. S. 39). Vorwiegend wird das Vorliegen einer Herzerkrankung, aber auch einer Lungenerkrankung, eines Gehirntumors oder einer anderen Krebserkrankung befürchtet. In schweren Fällen kann sogar eine Vergiftungsangst auftreten, die dann schwer von einer psychotischen Störung abgrenzbar ist.

Überlappungen zwischen Panikstörung und Hypochondrie wurden in einer Untersuchung mit 100 Patienten mit Panikstörung gefunden. Bei 25 dieser Patienten bestand eine Komorbidität mit einer Hypochondrie. Die übrigen Patienten ohne Komorbidität (n = 75) wurden mit 51 Patienten mit hypochondrischer Störung ohne Panikstörung verglichen. Im Vergleich zu den Patienten mit Hypochondrie waren die Panikpatienten weniger hypochondrisch, zeigten weniger Somatisierung, waren geringer in ihrer Lebensqualität eingeschränkt, zufriedener mit der medizinischen Behandlung und wurden von ihren Ärzten als weniger hilfeabweisend oder fordernd beschrieben (Barsky et al., 1994). Die Autoren werteten die Befunde als Beleg für eine ausreichend klare Abtrennung von Panikstörung und Hypochondrie.

Persönlichkeitsstörungen

Mavissakalian und Hamann (1986) untersuchten Patienten mit Agoraphobie und Panikattacken mit dem DSM-III auf das Vorliegen von Achse-II-Persönlichkeitsstörungen. Davon erfüllten 27 % die Diagnose einer Persönlichkeitsstörung, wobei abhängige, vermeidende und histrionische Persönlichkeiten am häufigsten waren. Pollack et al. (1992) fanden bei Patienten mit einer gleichzeitig bestehenden Persönlichkeitsstörung häufiger das Vorliegen einer Angststörung in der Kindheit, das gleichzeitige Bestehen von andere Angststörungen oder Depressionen sowie einen chronischen, nicht-remittierenden Verlauf. Das gleichzeitige Vorliegen einer Persönlichkeitsstörung kann den Behandlungsverlauf negativ beeinflussen (Reich, 1988).

Alkoholmissbrauch

> *Wein gemischt mit einer gleichen Menge Wasser*
> *vertreibt Angst und Schrecken*
>
> Hippokrates

> *Das Überich ist in Alkohol löslich*
>
> Sigmund Freud

Alkohol wird seit Jahrtausenden benutzt, um Stress und Angst zu bekämpfen. Es liegt daher nahe, dass Panikpatienten versuchen, ihre Ängste mit Alkohol zu „behandeln". Durch eine langjährige Alkoholabhängigkeit kann die früher bestehende Angststörung maskiert werden und sogar völlig in Vergessenheit geraten. Oft kommt während einer stationären Entzugsbehandlung nach dem Abklingen des Entzugsdelirs eine Angsterkrankung zum Vorschein. Solche

Patienten sind nach einer Alkoholentzugsbehandlung stark rückfallgefährdet, wenn die zugrunde liegende Störung nicht behandelt wird (Brown et al., 1991).

In einer Stichprobe von Bowen et al. (1984) litten 44 % der Patienten mit Alkoholmissbrauch unter einer Angststörung. In anderen Studien wurden bei Patienten, die zum Alkoholentzug stationär aufgenommen worden waren, für eine Panikstörung geringere Prävalenzraten von 2–21 % gefunden, wobei in der Studie mit der 21 %-Rate nur weibliche Alkoholpatienten untersucht wurden (Cowley, 1992).

In Stichproben von Panikpatienten, die sich in Kliniken zur Angstbehandlung befanden, wurden 7–28 % Alkoholabhängige gefunden (Cowley, 1992).

Suizidversuche sind bei denjenigen Panikpatienten häufiger, bei denen auch eine Alkoholabhängigkeit besteht (Lépine et al., 1993).

Mehrere Hypothesen versuchen, diese statistischen Zusammenhänge zwischen Alkoholmissbrauch und Angststörungen zu begründen:

1. Da Alkohol anxiolytisch wirkt, ist die hohe Prävalenzrate von Alkohol-abhängigkeit bei Angstpatienten ein Ausdruck eines untauglichen Versuchs, die Angststörung zu bekämpfen
2. Es wurde angenommen, dass die Vulnerabilität für Alkoholismus und Angst-störungen überlappt (el Guebaly et al., 1992). Bei den Verwandten von Panikpatienten besteht ein erhöhtes Risiko für Alkoholabhängigkeit (Harris et al., 1983; Maier et al., 1993)
3. Alkoholabhängigkeit und Panikstörung könnten eine gemeinsame Ursache haben, nämlich traumatische Erfahrungen in der Kindheit (Pribor und Dinwiddie, 1992)

Insgesamt muss man wohl davon ausgehen, dass die große Überschneidung zwischen Alkoholmissbrauch und Panikerkrankung auf einem Zusammenspiel mehrerer interagierender Faktoren beruht.

Gibt es ein „allgemeines neurotisches Syndrom"?

Andrews et al. (1990) waren der Ansicht, dass die Panikstörung ein Ausdruck eines „allgemeinen neurotischen Syndroms" sei und dass prädisponierende Persönlichkeitsfaktoren die beste Erklärung für die Entstehung der neurotischen Symptome liefern können. Neurotische Patienten haben nach Ansicht der Autoren belastende Lebensereignisse in der Anamnese und hohe Scores auf Neurotizismus-Skalen. Je höher die Werte seien, desto höher sei die Anzahl der möglichen Diagnosen, die bei den Patienten zutreffen. Als Konsequenz sollte gezogen werden, dass nicht nur die Besserung der Symptome, sondern auch der Vulnerabilitätsfaktoren eine zentrale Rolle in der Behandlung der Störungen sein sollte. Die These vom allgemeinen neurotischen Syndrom wird dadurch begründet, dass es

- zwischen den verschiedenen Angststörungen, Depressionen, Dysthymien und anderen psychischen Krankheitsbildern starke Überschneidungen gibt
- keine neurobiologischen Marker gibt, die spezifisch für die einzelnen Erkrankungen sind
- Depressionen und Angststörungen mit Antidepressiva behandelbar sind.

Bei näherer Betrachtung scheint es aber doch sinnvoll, die verschiedenen Krankheitsbilder von einander abzugrenzen. Dafür sprechen folgende Gründe:

- Die Symptomatik lässt sich in vielen Fällen gut abgrenzen, und fast immer lässt sich eine im Vordergrund stehende Erkrankung bestimmen
- unterschiedliche Merkmale wie z.B. das Ersterkrankungsalter sprechen für eine Unterscheidbarkeit der Störungen (so beginnt z.B. eine soziale Angststörung mit ca. 12, eine Panikstörung mit 29 Jahren)
- Genetische Studien zeigen eine gewisse Spezifität der familiären Übertragung (siehe S. 44)
- Mit zunehmendem Wissen über die einzelnen Störungen kristallisieren sich Differenzialindikationen in der psychopharmakologischen und psychotherapeutischen Behandlung der einzelnen Störungen heraus.

Zusammenfassung: Komorbidität

Epidemiologische Daten zeigen, dass bei Patienten mit einer Panikstörung vermehrt Alkohol- und Drogenmissbrauch, Suizidversuche, eine schlechte soziale und partnerschaftliche Situation, finanzielle Abhängigkeit und eine Überbeanspruchung medizinischer Dienste beobachtet werden. Überschneidungen gibt es mit anderen Angststörungen, Depression und Suizidalität, hypochondrischen Syndromen, Persönlichkeitsstörungen und Alkoholabhängigkeit.

Die Komorbidität von Panikstörung und Depression ist häufig. Die Ätiologie des gleichzeitigen Auftretens beider Syndrome bleibt unklar. Eine Hypothese, die ein zufälliges Zusammentreffen beider Syndrome fordert, kann durch statistische Überlegungen ausgeschlossen werden. Familien- und Zwillingsstudien unterstützen nicht eine Hypothese, die eine „dritte Störung", also eine Mischung aus Panikstörung und Depression, fordert. Auch die „Kontinuum-Hypothese", nach der fließende Übergänge zwischen beiden Krankheitsbildern bestehen, kann nicht mehr aufrecht erhalten werden. Hinweise aus neurobiologischer Forschung und Wirksamkeitsstudien zeigen, dass möglicherweise eine gemeinsame Vulnerabilität bei beiden Syndromen besteht. Insgesamt scheinen aber beide Krankheitsbilder klar abgegrenzt zu sein. Die meisten für die Behandlung von Depression zur Verfügung stehenden Medikamente helfen auch bei einer Panikstörung.

Es wurde zum Teil in Zweifel gezogen, dass es sich bei der Panikstörung um eine abgrenzbare Krankheitsentität handelt. Psychopathologische, epidemiologische und genetische Betrachtungen sprechen jedoch für eine Abgrenzbarkeit des Syndroms gegenüber anderen Krankheitsbildern.

Verlauf

Der Verlauf der Erkrankung ist oft „schubförmig". Es wechseln sich ca. 3–6 Monate dauernde Episoden mit häufigen Panikattacken und starker Agoraphobie mit symptomarmen oder -freien Zeiten ab. Bei manchen Patienten kommt es nur zu ein oder zwei Schüben mit Abständen von mehreren Jahren, bei anderen kehren die Schübe regelmäßig wieder.

Das durchschnittliche Alter bei Krankheitsbeginn betrug in unserer Stichprobe 28,9 Jahre (Tabelle 11). Andere Autoren berichten ähnliche Zahlen: 29 Jahre bei Breier et al. (1986) und 26,3 Jahre bei Crowe et al. (1983). Die maximale Ausprägung scheint sich um das 36. Lebensjahr einzustellen, denn in den meisten Behandlungsstudien bewegte sich das Durchschnittsalter der Patienten, die sich zur Behandlung meldeten, in diesem Bereich (in unserer Stichprobe 36,1 Jahre).

Tabelle 11. Charakteristika der Panikstörung

Diagnosen [a]:	
Panikstörung mit Agoraphobie	60,4 %
Panikstörung ohne Agoraphobie	28,9 %
Agoraphobie ohne Panikstörung	10,7 %
	100,0 %
Durchschnittliche Anzahl von Panikattacken pro Woche [b]	3,9 (Bereich 1–20)
Anteil situativer Attacken [b]	40,7 %
Anteil spontaner Attacken	59,3 %
	100,0 %
Durchschnittliche Dauer einer Panikattacke (Minuten) [b]	33,7
Durchschnittliches Alter bei Beginn der Panikstörung [b]	28,9
Durchschnittliches Alter bei Beginn der Agoraphobie [b]	29,5
Geschlechtsunterschied: Anteil Frauen [b]	57 %[a]–59 %

Quellen: [a] Bandelow (1995), 235 Patienten; [b] Bandelow et al. (1996a), 322 Patienten.

Da sich selten Patienten über 50 Jahren wegen einer Panikstörung in Behandlung begeben, kann angenommen werden, dass die Angsterkrankung sich mit zunehmendem Alter verliert, also eine Spontanremission stattfindet. Dadurch unterscheidet sich die Panikstörung von anderen Erkrankungen, wie z.B. Depressionen. Die Altersverteilung aus einer Stichprobe von 513 Panikpatienten wird in der Abb. 6 (S. 33) dargestellt. Hier zeigt sich ein deutlicher Abfall im 4. und 5. Lebensjahrzehnt.

Der Verlauf einer Panikstörung ist nicht selten chronisch (Breier et al., 1986; Wittchen et al., 1989); das heißt, dass ein Großteil der Patienten über viele Jahre immer wieder unter den Symptomen leidet und sich in Behandlung begeben muss.

Es ist jedoch schwierig festzustellen, welchen Verlauf eine Panikstörung ohne eine Behandlung über das ganze Leben nehmen würde, da ein Vergleich von unbehandelten mit behandelten Kollektiven entweder methodologisch oder ethisch problematisch wäre. Würde man einfach eine Stichprobe älterer Patienten, die in den letzten 20 Jahren nicht behandelt worden sind, mit anderen, die in dieser Zeit eine *lege-artis*-Therapie erhalten haben, vergleichen, würde das Ergebnis wenig aussagen, da ja keine Randomisierung stattgefunden hatte und wahrscheinlich die schwerer Kranken eher behandelt wurden als die leichteren Fälle. Prospektive Untersuchungen verbieten sich aus ethischen Gründen, da man ja Patienten nicht jahrelang unbehandelt lassen könnte.

Untersuchungen aus der Zeit vor der Einführung der Antidepressiva oder Benzodiazepine können nur ungenaue Hinweise auf den naturalistischen Verlauf der Panikstörung liefern, da die heutige Definition der Panikstörung damals noch nicht existierte. Eine relativ gut verwertbare Untersuchung aus früherer Zeit ist die Studie von Wheeler et al. (1950). Die Autoren untersuchten Patienten mit „neurozirkulatorischer Asthenie". Bei einer Katamnese nach durchschnittlich 20 Jahren war nur bei 12 % der Patienten eine Remission eingetreten; eine mäßige oder schwere Behinderung durch die Erkrankung war andererseits jedoch nur bei 15 % der Patienten feststellbar (siehe S. 3).

Eine spätere Analyse von 6 Follow-up-Studien ergab, dass 41–59 % der Patienten nach 1–20 Jahren noch nicht als gebessert eingestuft werden konnten (Marks und Lader, 1973).

Untersuchungen aus den 80 und 90er Jahren konnten zeigen, dass der langfristige Verlauf bei vielen Patienten heute nicht mehr so ungünstig ist. Dabei handelte es sich um mehrere Nachuntersuchungen von Patienten, die in einer kontrollierten Medikamentenstudie behandelt worden waren. In einem Follow-up nach einem Jahr waren 43 % der Panikpatienten remittiert (Maier und Buller, 1988). In einer anderen Studie, die nur 28 Patienten umfasste, wurden Patienten, die eine Kombination aus medikamentöser und psychotherapeutischer Behandlung erhalten hatten, nach 1–5 Jahren nachuntersucht. Die Hälfte erhielt keine Medikamente mehr. Insgesamt war bei der Gesamtstichprobe eine Besserung eingetreten, unabhängig davon, ob die Patienten weiter Imipramin erhielten. Die Besserungen waren auch unabhängig von der nicht–medikamentösen Behandlung im Follow-up-Intervall (Nagy et al., 1993). Noyes et al. (1989) untersuchten Patienten 1–4 Jahre nach einer Behandlung mit einem trizyklischen Antidepressivum. 80 % der Patienten zeigten noch Symptome, aber weniger als 50 % hatten Panikattacken und weniger als 40 % agoraphobes Vermeidungsverhalten.

In einer Übersicht über 16 prospektive Studien fanden Roy-Byrne und Cowley (1995), dass im Durchschnitt 46 % der Patienten (Bereich: 17–70 %) bei Follow-up-Untersuchungen noch unter Panikattacken und 69 % (Bereich: 36–82 %) noch unter Agoraphobie litten.

Katschnig et al. (1995) untersuchten 367 Patienten, die an zwei Studien teilgenommen hatten, bei denen das Benzodiazepin Alprazolam und Placebo bzw. Alprazolam, Imipramin und Placebo gegeben worden waren, im Durchschnitt 4 Jahre nach Beendigung dieser Studien. Vier Gruppen wurden unterschieden:

- Bei 18,6 % besserte sich die Panikstörung in der klinischen Studie nicht und nahm einen schweren chronischen Verlauf
- Bei 26,4 % besserte sich die Panikstörung in der klinischen Studie nicht komplett, bestand noch bis zur Follow-up-Untersuchung und hatte einen fluktuierenden Verlauf
- 24 % hatten einen schubförmigen Verlauf mit gesunden Intervallen
- 31 % waren und blieben komplett gebessert.

Da es sich aber bei diesen letzteren Untersuchungen um Patienten handelte, die in einer Behandlungsstudie therapiert worden waren (und zwar in den meisten Fällen erfolgreich), kann aus diesen Ergebnissen nicht ohne weiteres auf den Verlauf bei unbehandelten Patienten geschlossen werden. Die meisten Patienten hatten ja im Verlauf der Studie die Möglichkeit zu lernen, dass ihre Erkrankung behandelbar ist. Außerdem kann die Regression zum Mittelwert eine Rolle spielen (siehe S. 185). Wahrscheinlich wurden auch die meisten dieser Patienten unsystematisch weiterbehandelt.

Trotzdem kann aufgrund dieser Studien und auch aufgrund der Altersverteilung der Patienten, die sich zur Behandlung melden, angenommen werden, dass der natürliche Verlauf der Panikstörung günstig sein kann und dass es häufige Spontanremissionen gibt.

Zusammenfassung: Verlauf

Die Panikattacken treten im Mittel im Alter von 26–29 Jahren auf, die Agoraphobie im Durchschnitt ein halbes Jahr später. Die fachärztliche bzw. psychologische Behandlung beginnt bei den meisten Patienten im Alter von ca. 36 Jahren. Im 4.–5. Lebensjahrzehnt kommt es meist zu einer Abnahme der Symptomatik. Der Verlauf der Erkrankung ist oft „schubförmig" mit symptomfreien Intervallen.

Kritik am „Panik"-Konzept

Nicht alle Behandler von Angsterkrankungen akzeptieren das Konzept der „Panikstörung". Die Einführung des Begriffs „Panic disorder" bei der Neueinteilung der Angststörungen im DSM (APA, 1980) ist nicht unkritisiert geblieben. In folgenden Punkten wurde das Konzept teilweise zu Unrecht angegriffen (vgl. z.B. Tölle, 1991, S. 80):

- *Die Entstehungsbedingung der Angstneurosen sei bekannt (sie basiere nämlich auf Fehlentwicklungen aufgrund ungelöster Konflikte); eine „ätiologiefreie" Einteilung der Angststörungen sei somit nicht gerechtfertigt.* – Dazu ist zu sagen, dass die Ätiologie der Angststörungen heute weniger gut geklärt zu sein scheint als noch vor 20 Jahren. Heute wird eine multifaktorielle Genese angenommen, die im Kapitel „Integrative Hypothese zur Entstehung von Angst und Panik" ausführlich besprochen wird (siehe S. 166). Bis die genauen ätiologischen Zusammenhänge aufgeklärt sind, erscheint die neutrale, syndromale Einteilung nach DSM und ICD weiterhin sinnvoll.
- *Die syndromale Einteilung berücksichtige lediglich die klinischen Symptome, nicht die zugrundeliegenden innerpsychischen Konflikte; dies solle suggerieren, dass eine Behandlung der Symptome auch gleichzeitig den Konflikt beseitige.* – Die Entstehung der Angststörung durch innerpsychische Konflikte bedarf noch eines wissenschaftlichen Belegs und kommt sicherlich nicht als alleinige Ursache in Frage. Es gibt ferner zur Zeit keinen Grund anzunehmen, dass die Lebensqualität der Patienten durch die Symptombeseitigung nicht ebenso gut gebessert wird als durch andere Maßnahmen, wie z.B. eine Konfliktaufdeckung.
- *Bei Neurosen könne es zu einer Symptomverschiebung kommen; eine symptomatische Behandlung könne daher nicht zu einer grundlegenden Besserung der Symptomatik führen.* – Für das Phänomen der „Symptomverschiebung" gibt es keine wissenschaftlichen Belege (Gelder und Marks, 1966; Marks, 1987). Auch wird sie im klinischen Alltag praktisch nicht beobachtet.
- *Bei der „Panikstörung" handele es sich um eine Modediagnose, deren Zweck es sei, zu neuen Medikamenten die dazu passende Diagnose zu erfinden. Hand schreibt (1990, 1991): „Diese Klassifikation resultierte aus einer über Jahre mit außergewöhnlichem finanziellen Aufwand betriebenen Psychopharmakaforschung vor allem in den USA."* Hier ist zu entgegnen, dass es, wie der geschichtliche Überblick (S. 3) zeigt, zu allen Zeiten Panikattacken gegeben hat.

Das Einzige, was neu ist, ist der Begriff und die dazugehörige Definition. Durch die genauere Abgrenzung des Symptombildes, die durch die Einführung im DSM-III erfolgte, wurde das Erkennen des Krankheitsbildes gefördert. Die neue Einteilung förderte außerdem zahlreiche Untersuchungen zur Behandlung des Krankheitsbildes und führte damit zu einer deutlich verbesserten Lebensqualität der Patienten.

– *Es gebe zu viele Überschneidungen zwischen den verschiedenen Angststörungen oder mit anderen psychiatrischen Erkrankungen, so dass die Abgrenzung eines „Paniksyndroms" nicht valide erscheint.* – Siehe hierzu das Kapitel Komorbidität und Komplikationen, S. 43.

Ätiologie der Panikstörung

Hypothesen zu den möglichen Ursachen von psychischer Erkrankungen werden bereits seit über 100 Jahren kontrovers diskutiert. Die Panikstörung ist davon nicht ausgenommen. Unzählige, sich teilweise gegenseitig ausschließende Hypothesen wurden formuliert – ein Zeichen dafür, dass die Ursachen der Angststörungen komplex zu sein scheinen und nicht mit einfachen Modellen wie zum Beispiel der Verursachung einer Gelbsucht durch eine Hepatitis-B-Virus-Infektion zu erklären sind.

Die Aufklärung der Ursachen dieser häufigen Erkrankung hat eine große Relevanz, da sich hieraus Rückschlüsse auf die notwendige Therapie ableiten. Im Folgenden werden die derzeitigen Hypothesen zur Ätiologie der Panikstörung nebeneinander gestellt.

Untersuchungen zur Wirksamkeit von Behandlungsmethoden werden häufig in der Diskussion über die Ätiologie der Panikstörung herangezogen. Die Effizienz einer lerntheoretisch fundierten Behandlung wird manchmal als Ausdruck der Richtigkeit der Lerntheorie angeführt; die Wirksamkeit von Imipramin als Beweis eines neurobiologischen Erklärungsmodells der Panikstörung gewertet. Diese Vereinfachungen sind nicht ganz unproblematisch: aus der Wirksamkeit einer psychotherapeutischen Maßnahme kann ebenso wenig zwingend auf eine rein psychische Ursache einer Erkrankung geschlossen werden wie aus der Wirkung eines Psychopharmakons auf eine biologisch begründete Ursache. Es ist ja z.B. auch denkbar, dass einerseits eine rein psychisch verursachte Störung auch durch Medikamente gebessert wird – z.B. eine Trauerreaktion durch Benzodiazepine –, oder aber eine rein organisch bedingte Erkrankung durch eine Psychotherapie gebessert wird; als Beispiel sei die Verhaltenstherapie bei Oligophrenen erwähnt.

Kognitive und Lerntheorien

Ein wichtiges Modell zur Entstehung der Panikstörung ist das auf Lerntheorien basierende kognitive Modell. Gute Erfolge der Expositionsbehandlung und der kognitiven Therapie werden zur Bestätigung dieses Modells angeführt (siehe S. 200).

Entstehung der Agoraphobie

Die Zwei-Faktoren-Theorie von O. H. Mowrer (1947) war das früheste verhaltenstheoretische Modell zur Erklärung agoraphoben Vermeidungsverhaltens. Der erste Faktor entspricht der *klassischen*, der zweite Faktor der *operanten Konditionierung*.

Ein unkonditionierter Stimulus (z.B. ein Stromschlag) verursacht eine unkonditionierte Reaktion (z.B. Schmerz oder Angst). Die Angst wirkt dann als primärer Trieb und verstärkt das Vermeidungsverhalten. Stimuli, die häufig dem unkonditionierten Stimulus vorangehen, werden zu konditionierten Stimuli (*klassische Konditionierung*). Konditionierte Stimuli dienen als Signale eines drohenden unkonditionierten Stimulus und verursachen die konditionierte Reaktion, die Angst. Eine Reduktion der Angst durch erfolgreiche Vermeidung verstärkt das Fluchtverhalten (*operante Konditionierung*).

Dieses Modell kann jedoch kaum den Phobien zugrundegelegt werden, da es voraussetzt, dass ein traumatisches Erlebnis einen ursprünglich neutralen Reiz mit einer Angstreaktion assoziiert hat (klassische Konditionierung). Demnach dürfte sich eine Agoraphobie nur bei Menschen entwickeln, die bereits ein traumatisches Erlebnis in einer entsprechenden Situation hatten, sei es, dass sie als Kind in einer Menschenmenge verloren gingen, im Krieg verschüttet wurden oder längere Zeit in einem stecken gebliebenen Fahrstuhl eingesperrt waren und unter Durst und Hunger litten. Solche Ereignisse werden allerdings praktisch nie von den Patienten als Auslöser ihrer Agoraphobie berichtet. Ganz im Gegenteil werden eher harmlose Stimuli fälschlicherweise mit Angst assoziiert. Es sind praktisch immer objektiv ungefährliche Situationen oder Orte, wie Konzertveranstaltungen oder Fahrstühle, die relativ unabhängig von der Kultur agoraphobe Ängste auslösen.

Ein Beispiel:

Ein Mann hat viel starken Kaffee getrunken und betritt später einen Fahrstuhl. Es kommt – bedingt durch den Kaffee – zu Herzrasen. Dieses Herzrasen ist dem Mann unerklärlich. Die Sorge wegen des unerklärlichen Symptoms führt zu Angst; diese Angst führt zu weiteren Symptomen wie Zittern und Schwitzen. Diese Symptome wiederum verstärken die Angst weiter, und es kommt zu zusätzlichen Symptomen, bis schließlich innerhalb von Minuten eine vollständige Panikattacke entsteht. Der Mann assoziiert fälschlicherweise nicht den Kaffee mit seinen körperlichen Symptomen, sondern den Fahrstuhl, und meidet in der Zukunft Fahrstühle.

Nach der Zwei-Faktoren-Theorie müsste Angst eher mit tatsächlich gefährlichen Situationen oder Objekten (z.B. Autofahren, Steckdosen) assoziiert werden. Daher wurde nach der „Preparedness-Theorie" von Seligman (1971) angenommen, dass bestimmte Reiz-Reaktions-Verbindungen leichter gelernt werden, weil die Angst vor diesen typischen Situationen biologisch vorbereitet, also instinktmäßig vorprogrammiert ist.

Beck et al. (1985b) halten inadäquate kognitive Schemata für die Entwicklung von unrealistischen und übertriebenen Ängsten verantwortlich. Grundlage dieser Fehlattributionen sei eine Persistenz latenter Ängste aus der

Kindheit. Agoraphobiker haben vor allem in Situationen Angst, in denen auch kleine Kinder Angst haben, Erwachsene aber nicht: In einem Kaufhaus befürchtet ein Kind angesichts der vielen Menschen, seine Mutter aus den Augen zu verlieren; das Überqueren einer breiten Straße wird mit Recht als gefährlich empfunden; vor dem Einschlafen haben Kinder Angst, die Mutter könnte nicht nur aus dem Zimmer gehen, sondern ganz weggehen. Viele kleine Kinder haben Angst vor dem Friseur, vor Staubsaugern, vor Tunneln oder vor Höhen. Manche der typischen agoraphoben Situationen sind tatsächlich bedrohlich für Kinder: sie könnten z.B. in einer Menschenansammlung verloren gehen oder niedergetreten werden. Im Erwachsenenalter haben sie ihre Begründung allerdings verloren.

Hier findet sich eine Schwäche des Modells: die typischen agoraphoben Situationen können nämlich auch gänzlich anders interpretiert werden: Es sind Situationen, in denen im Falle des Auftretens einer Panikattacke die Anforderung ärztlicher Hilfe schwer möglich wäre (z.B. im Flugzeug) oder peinliches Aufsehen erregt würde (z.B. im Theater). Die unrealistischen agoraphoben Ängste sind somit nicht als Persistenz früherer realistischer Befürchtungen zu interpretieren, sondern als mehr oder weniger logische Konsequenz der Krankheitsbefürchtung. Damit wären agoraphobe Ängste als *Folge* von unerwarteten Panikattacken zu sehen; die Erkrankung müsste demnach mit spontanen Panikattacken beginnen.

Für ätiologische Überlegungen ist es daher wichtig, ob Panikattacken oder Agoraphobie zuerst auftreten. Biologisch-psychiatrisch orientierte Autoren wie Klein (1987) vertreten den Standpunkt, dass spontane Panikattacken zuerst auftreten und sich erst später eine Agoraphobie entwickelt. Verhaltenstherapeutisch orientierte Autoren (z.B. Beck et al., 1985a; Marks und Mathews, 1987) gehen davon aus, dass sich Panikattacken als Folge einer Agoraphobie einstellen. Dieser Streit spiegelt sich auch in der DSM- bzw. ICD-Einteilung der Panikstörung wieder: Im amerikanischen DSM wird der Panikstörung der Vorrang gegeben, im europäischen ICD der Agoraphobie (siehe S. 11). Statistische Untersuchungen sprechen allerdings klar dafür, dass spontane Panikattacken zuerst auftreten und sich erst nach Monaten eine Agoraphobie entwickelt. In einer Stichprobe von 235 Patienten unserer Angstambulanz zeigte sich, dass eine Agoraphobie ohne Panikstörung eher selten ist (Tabelle 11). Außerdem gaben die Patienten einer anderen Studie (n = 322) an, dass die Agoraphobie im Durchschnitt ein halbes Jahr nach dem Beginn der Panikstörung aufgetreten war (Bandelow et al., 1996a). Auch in einer anderen Untersuchung mit 57 Panikpatienten begann die Agoraphobie in der überwiegenden Anzahl der Fälle nach der ersten Panikattacke (Lelliott et al., 1989). Diese Ergebnisse unterstützen die Theorie, dass spontane Panikattacken der Agoraphobie vorausgehen und sie bedingen.

Entstehung spontaner Panikattacken

Auch das Auftreten spontaner Panikattacken (ohne Agoraphobie) konnte durch die klassische Verhaltenstheorie nicht gut erklärt werden. Für diese Patienten wurde das „kognitive" bzw. „psychophysiologische Modell" der Panikstörung formuliert (Clark, 1986; siehe auch Margraf und Schneider, 1989).

Panikattacken entstehen danach durch katastrophische Fehlinterpretationen bestimmter körperlicher Empfindungen (z.B. Herzklopfen, Kurzatmigkeit, Schwindel). Dabei werden die körperliche Symptome als viel gefährlicher eingeschätzt als sie wirklich sind (z.B. Herzklopfen wird als Vorbote eines Herzinfarkts interpretiert). Von der Andeutung eines leichten Gefühls von Atemlosigkeit wird über Luftnot bis zur Befürchtung des Erstickungstodes weiterphantasiert.

Äußere Stimuli, die solche Ereignisse auslösen, können ein Supermarkt sein – z.B. bei einem Agoraphobiker, der vor kurzem eine Panikattacke in einem Supermarkt hatte. Genauso können interne Stimuli wie Körperempfindungen, Gedanken oder Vorstellungen Panikattacken auslösen. Wenn diese Stimuli als Bedrohung wahrgenommen werden, entsteht ein Zustand der ängstlichen Vorwegnahme. Diese Angst vor einer Katastrophe führt zu weiteren Angstsymptomen, die sich durch Rückkoppelungsmechanismen zum Panikanfall steigern („positive Rückkoppelung").

Dieses Modell kann nicht nur für Panikattacken angewendet werden, die aus einer Periode verstärkter Angst bzw. durch antizipatorische Angst in einer gefürchteten Situation entstehen, sondern auch für solche Attacken, die „aus heiterem Himmel" entstehen. Wenn Panikattacken nicht aus einer Situation verstärkter Angst entstehen, kann der Auslöser die Wahrnehmung einer Körperempfindung sein, die durch einen völlig anderen emotionalen Zustand ausgelöst wurde (z.B. Erregung, Ärger) oder durch ein harmloses Ereignis wie das plötzliche Aufstehen aus der sitzenden Position (Schwindel), Anstrengung (Kurzatmigkeit, Herzklopfen) oder Kaffeetrinken (Herzklopfen). Den Patienten ist es nachher nicht mehr möglich, die Attacke dem ursprünglich auslösenden Ereignis zuzuordnen, und gibt an, die Attacke sei „aus heiterem Himmel" entstanden.

Es fällt auf, dass Patienten oft berichten, dass eine Panikattacke völlig unerwartet aufgetreten sei, obwohl sie sich gerade in einer Situation befanden, die recht typisch für das Auftreten von Panikattacken ist, z.B. in einem Kaufhaus. Erst wenn die Patienten im Laufe der Zeit häufiger Panikattacken haben, können sie genau angeben, in welchen Situationen diese bei ihnen typischerweise auftreten. Verhaltenstheoretisch orientierte Autoren bezweifeln, dass es überhaupt „spontane" Panikattacken gibt, also solche, die ohne einen psychologischen Kontext auftreten, und vertreten die Ansicht, dass *alle* Panikattacken getriggert sind, – nicht nur durch bestimmte äußere Situationen (z.B. ein Ehestreit oder durch das Betreten eine Kaufhauses), sondern durch Gedanken, Bilder oder Gefühle (Beck, 1988; Clark, 1988).

Diese Annahme kann aber kaum überprüft werden und wird auch durch klinische Erfahrungen nicht bestätigt. Oft berichten die Patienten, dass sie die Panikattacken aus der Ruhe heraus bekommen – auf dem Sofa sitzend, „nichts Böses denkend" oder beim Zubettgehen. Viele Patienten können auch bei hartnäckiger Befragung für ihre Panikattacken keinen psychosozialen Auslöser angeben. Gerade die Tatsache, dass die Angstsymptome grundlos, „aus heiterem Himmel" auftreten, machen sie ja für den Patienten bedrohlich. Es wäre vielleicht sogar einfacher für den Patienten, wenn er seine Panikattacke auf eine ärgerliches Gespräch mit der Ehefrau zurückführen könnte. Panikattacken treten häufig in Situationen auf, wie man sie sich unverfänglicher nicht vorstellen könnte (zum Beispiel beim Anschauen der Werbung im Fernsehen). Selbstverständlich kann man immer mit etwas Phantasie einen Grund konstruieren, warum es gerade in dieser Situation zur Attacke kam. Zwar können Panikattacken manchmal auch durch einen Streit oder durch die Mitteilung einer schlechten Nachricht ausgelöst werden; dies ist jedoch eher die Ausnahme. Ein weiteres Problem mit dem obigen Modell ist, dass Panikpatienten Attacken eher bei Anstrengung als in Ruhe bekommen müssten, da ja Anstrengung zu Herzklopfen und Luftnot führen könnte und dies als Trigger wirken könnte. Ganz im Gegenteil berichten die Patienten, dass es bei anstrengenden Arbeiten oder bei sportlicher Betätigung praktisch nie zu Attacken kommt, sondern eher in Ruhe. Auch positive Ereignisse wie ein kleiner Lottogewinn müssten demnach zu Panikattacken führen, was praktisch nie der Fall ist.

Vielleicht räumt man mehr Widersprüche aus, wenn man die Möglichkeit in Betracht zieht, dass Panikattacken völlig ohne einen psychosozialen Reiz entstehen können. Ein Befund ist in diesem Zusammenhang wesentlich: Panikattacken können direkt aus dem Schlaf heraus entstehen, und zwar nicht in der Traumphase, sondern ohne irgendeinen Schlüsselreiz (siehe S. 18).

Wie wird nun erklärt, dass der Circulus vitiosus der Panikattacke bei manchen Menschen entsteht, bei anderen nicht? Das Auftreten einer oder mehrerer Panikattacken führt ja nicht in der Regel, sondern nur im Ausnahmefall zur Entwicklung einer Panikstörung. Nur bei 3–20 % der Personen, die einmal im Leben eine Panikattacke erlitten hatten, entsteht später eine Panikstörung (Norton et al., 1986; Barlow und Shear, 1988). Daher werden in neueren kognitiven Modellen individuelle Prädispositionen angenommen: neurobiologische bzw. psychologische Diathesen (Aufmerksamkeitszuwendung auf Gefahrenreize, kognitive Stile usw.).

Ein weiteres Problem des ursprünglichen kognitiven Modells war, dass genetische und biologische Einflüsse sowie die Bedeutung traumatischer Kindheitserfahrungen nicht ausreichend berücksichtigt wurden. Ein neueres kognitiv-behaviorales Modell (Barlow, 1997) integrierte daher zahlreiche Befunde der letzten Jahre und geht davon aus, dass es eine *biologische* und eine *psychologische* Vulnerabilität gibt, die das Auftreten einer Panikstörung fördert.

Kognitiv-behaviorales Modell nach Barlow

Die biologische Vulnerabilität kann nach diesem Modell in einem genetisch bedingten, labilen oder überreaktiven autonomen Nervensystem bestehen, wobei bestimmte Neurotransmitter eine Rolle spielen. Die psychologische Vulnerabilität kann in einer extremen Sensibilität für die Annahme einer möglichen körperlichen Krankheit bestehen. Die übertriebene Angst vor körperlichen Symptomen kann nicht willkürlich gesteuert werden. Dabei spielt die Unkontrollierbarkeit und Unvorhersagbarkeit späterer möglicher gefährlicher Lebensereignisse eine Rolle.

Ursache dieser psychologischen Vulnerabilität könnten Erziehungsstile sein, bei denen die Kinder keine Chance bekommen, geeignete Copingstrategien zu erlernen oder ein Gespür für die Kontrollierbarkeit bestimmter Lebensereignisse zu entwickeln.

Panikattacken treten manchmal im Zusammenhang mit belastenden Lebensereignissen auf. Dabei kommt es zu einem Teufelskreis, wobei einzelne Symptome eine drohende Panikattacke ankündigen können. Gutartige körperliche Symptome werden angstvoll empfunden. Angst wiederum löst weitere körperliche Symptome aus. Die erste Panikattacke kann als ein „falscher Alarm" gesehen werden, da es sich bei ihr um einen Angstzustand handelt, der zur falschen Zeit oder in der falschen Situation ausgelöst wird. Dieser falsche Alarm wird jedoch bald mit internen körperlichen Stimuli assoziiert, was jetzt zu „erlernten (konditionierten) Alarmen" führt.

Ein Teil der Panikpatienten entwickelt dann agoraphobisches Vermeidungsverhalten als Copingstrategie gegen unerwartete und erwartete Panikattacken.

Dieses erweiterte kognitive Modell lässt sich relativ gut in die „Integrative Hypothese zur Pathogenese von Panikattacken und Agoraphobie" (S. 169) einbinden, die allerdings noch weitergehende Annahmen macht.

Empirische Befunde

Neben den indirekten Belegen aus Behandlungsstudien (siehe S. 200) gibt es auch Befunde aus der Grundlagenforschung zur Unterstützung der kognitiven Theorie zur Entstehung von Panikattacken.

Ehlers et al. (1988) suggerierten einem Patienten durch falsche Rückmeldung, dass seine Herzfrequenz plötzlich gestiegen sei und konnten so eine Panikattacke auslösen. Panikpatienten zeigten im Vergleich zu Gesunden eine Veränderung des expliziten, aber nicht des impliziten Gedächtnisses, insofern, dass sie ein besseres Erinnerungsvermögen für Stimuli, die mit körperlicher Bedrohung assoziiert waren, hatten. (Becker et al., 1994; Becker et al., 1999; Lundh et al., 1997).

Um das kognitive Modell von Clark zu bestätigen, untersuchten Rachman et al. (1987), ob zwischen den körperlichen Empfindungen und den entsprechenden Kognitionen logische Verbindungen bestanden, d.h. ob zum Beispiel Herzklopfen eher mit der Befürchtung eines Herzinfarkts, Schwindel dagegen eher mit der Befürchtung, in Ohnmacht zu fallen verbunden wurde. Solche logischen Verbindungen wurden zwar beobachtet, aber seltener als erwartet.

Diese Versuche sprechen dafür, dass nicht die tatsächlichen physiologischen Veränderungen, sondern die übertriebene Interpretation einer tatsächlich nur geringen Änderung entscheidend für die Entstehung der Panikattacke ist (siehe auch „Physiologische Korrelate", S. 18).

Wie wirkt Verhaltenstherapie?

Seit dem Ende der sechziger Jahre wurde versucht, Panikstörungen mit in-vivo-Exposition zu behandeln (Agras et al., 1968). Das zugrundeliegende theoretische Modell beruht auf der Annahme, dass phobische Vermeidung mit einer klassisch-konditionierten Angstauslösung assoziiert ist. Durch Konfrontation mit den Angst auslösenden Situation kommt es zur Habituation oder Löschung, so dass nicht nur das Vermeidungsverhalten, sondern auch die konditionierte Angstreaktion eliminiert wird. Allerdings wurde diese Erklärung später als zu vereinfachend angesehen (Barlow, 1997). Zwar kam es bei vielen Patienten (60–70 %) zu einer deutlichen Besserung, aber nur wenige Patienten konnten als „geheilt" angesehen werden, so dass man annehmen kann, dass zwar die Vermeidung gebessert wurde, nicht aber die konditionierte Angst.

Auf eine mögliche Erklärung der Wirkweise der Verhaltenstherapie wird in einem integrativen Modell zur Pathogenese der Panikstörung (S. 169) eingegangen.

Zusammenfassung: kognitive Theorien

Kognitiv-behaviorale Theorien können einen Beitrag zur Erklärung der Entstehung von Panikattacken und Agoraphobie liefern. Es wird angenommen, dass kognitive und Gedächtnis-Prozesse auf dem Boden einer biologischen und psychologischen Vulnerabilität zu einer Fehlinterpretation externer und interner Stimuli führen.

Modelllernen

Eine Panikstörung tritt familiär gehäuft auf. Dies muss nicht zwingend genetisch bedingt sein, sondern könnte auch auf Modelllernen beruhen (Bandura, 1971). Die Beobachtung von Panikattacken und agoraphoben Vermeidungsstrategien bei den Eltern könnte das spätere Verhalten der Kinder prägen.

Kinder von agoraphobischen Eltern berichten mehr über Angst als Kinder von gesunden Eltern (Capps et al., 1996). Umgekehrt war bei Eltern von Kindern mit „behavioural inhibition" das Risiko für eine Angststörung erhöht (Rosenbaum et al., 1991). Unter „behavioural inhibition" versteht man Persönlichkeitseigenschaften von Kindern, die bei Konfrontation mit ungewohnter Umgebung oder Leistungsanforderungen mit Rückzug und verstärktem autonomen Arousal reagieren.

Das Modelllernen ist allerdings nur für den unmittelbaren zeitlichen Zusammenhang nachgewiesen. Eine Panikstörung beginnt im Durchschnitt mit 29 Jahren. Wie kann man erklären, dass die Beobachtung von Ängstlichkeit, Panikattacken und Vermeidungsverhalten bei den Eltern erst viele Jahre später, wenn die Kinder das Elternhaus meist schon verlassen haben, zu einer Nachahmung führt? Diese Fragen sind ungeklärt. Eine familiäre Übertragung auf genetischem Wege ist besser belegt, z.B. durch Zwillingsstudien (s.u.).

Milieufaktoren der ersten Lebensjahre – frühkindliche Traumata, Erziehungsstile der Eltern

Häufig wird in der Ätiologiediskussion eingebracht, dass psychische Störungen durch traumatische Erlebnisse in den entscheidenden ersten Lebensjahren verursacht werden (Breuer und Freud, 1957). Vor allem die Untersuchungen von Bowlby richteten die Aufmerksamkeit auf frühkindliche Trennungen von den Eltern, die für die Entstehung von Depressionen und Angstzuständen verantwortlich gemacht wurden (Bowlby, 1973); siehe auch Paykel et al. (1969). Andrews und Tennant (1978) argumentierten allerdings, dass der Einfluss von Lebensereignissen bei Depressionen nur 10 % der Varianz erklärten und somit relativ klein ist.

Die Einflussfaktoren der ersten Lebensjahre, die im Zusammenhang mit der späteren Entwicklung einer psychischen Störung diskutiert werden, müssen zunächst grob unterschieden werden in schwerwiegende Traumata (wie z.B. dem Tod der Mutter im 1. Lebensjahr), oder aber bestimmte Verhaltensweisen oder Erziehungsstile der Eltern (wie „Vernachlässigung" oder „Überfürsorglichkeit").

Die Klärung dieser Frage ist von gewisser Bedeutung: Könnte man z.B. nachweisen, dass Angststörungen oder andere psychische Störungen im Kindesalter durch bestimmte Verhaltensweisen oder Erziehungsstile der Eltern verursacht werden, so könnte man für die Kindererziehung Empfehlungen ausgeben, um die Entwicklung späterer Angststörungen zu vermeiden. Aber auch für die Diskussion über die Wirksamkeit von Psychotherapiemethoden hätte diese Frage Bedeutung. Eine Psychotherapiemethode, die auf der Kompensation früh erfahrener Traumata beruht, kann nur erfolgreich sein, wenn diese Traumata einen erheblichen Anteil an der Entstehung der Erkrankung haben. Gerade die Panikstörung ist in diesem Zusammenhang von großer Bedeutung, da Freud seine Theorien über frühe Traumata als Ursache der Neurosen aufgrund der Beobachtung einiger Patienten entwickelte, die man heute als Panikstörung diagnostizieren würde (Breuer und Freud, 1957). Außerdem machen die Angststörungen einen großen Teil derjenigen Patienten aus, die sich in eine Psychotherapie begeben.

Nun ergeben sich methodische Probleme. Diejenigen, die die Theorie aufgebracht haben, dass frühkindliche Traumata spätere psychische Störungen bedingen, haben in der Regel keine statistischen Untersuchungen gemacht, sondern aus individuellen Fallschilderungen auf die Grundgesamtheit geschlossen. Dies ist nicht nur durch Nachlässigkeit zu erklären, sondern dadurch, dass vor ca. 80–100 Jahren die Methoden der Statistik noch in den Kinderschuhen steckten und das auf Statistiken basierende wissenschaftliche Vorgehen noch nicht weit verbreitet war.

Um zu beweisen, dass ein Ereignis in den ersten 5–6 Lebensjahren, z.B. eine Scheidung der Eltern, sich viele Jahre später in einer Angststörung manifestiert, muss man zahlreiche Patienten mit dieser Angststörung zu zurückliegenden

Ereignissen befragen, aber auch eine ebenso große Kontrollgruppe, die diese Angststörung mit Sicherheit nicht haben oder jemals in ihrem Leben hatten. Es könnte sonst ja sein, dass z.B. Scheidungen der Eltern in den ersten Lebensjahren in dieser Kontrollgruppe ebenso häufig vorkamen wie in der Patientengruppe. Panikpatienten, die an solchen Untersuchungen teilnehmen, sind im Durchschnitt ca. 36 Jahre alt. Sie müssen sich also an über 30 Jahre zurückliegende Ereignisse erinnern bzw. auf die Erzählungen ihrer Eltern verlassen. Schwerwiegende Ereignisse wie Tod des Vater werden sicher in den meisten Fällen verlässlich mit genauen Datumsangaben wiedergegeben werden, andere Lebensereignisse wie die psychische Erkrankung der Mutter sicher weniger genau.

Ein weiteres Problem ist, dass in manchen Fällen familiäre Einflüsse nicht sicher von traumatischen Einflüssen zu trennen sind. Wenn über eine Häufung traumatischer Kindheitserlebnisse bei Angstpatienten berichtet wird, muss beachtet werden, dass gerade diese Ereignisse möglicherweise mit der familiären Häufung psychischer Erkrankungen zusammenhängen. So berichte Faravelli (1985) in seiner Untersuchung zur Häufung traumatischer Ereignisse über Trennungserlebnisse einiger Patienten im Kindesalter, die durch die Einweisung eines Elternteils in eine psychiatrische Klinik entstanden sind.

Wenn von Panikpatienten häufiger Trennungen von den Eltern berichtet werden, könnte dies daran liegen, dass sie tatsächlich häufiger von den Eltern getrennt wurden. Wenn aber die Panikstörung auf einer ererbten Angstsensitivität beruht, die auch mit einer stärkeren Empfindlichkeit für Trennungserlebnisse einhergeht, könnte es natürlich auch sein, dass Panikpatienten nicht wirklich häufiger als alle anderen von ihren Eltern getrennt wurden, sondern einfach Trennungen negativer wahrgenommen haben und schlechtere Erinnerungen damit verknüpfen. Unter diesen methodischen Vorbehalten sollen die Befunde zu diesen Themen dargestellt werden.

Frühkindliche Traumata

Es fällt auf, dass sich die Theorien zum Verhältnis zwischen frühkindlichen Traumata und der späteren Entwicklung von Angststörungen Jahrzehnte lang halten konnten, ohne dass empirische Untersuchungen zu ihrer Bestätigung vorlagen. Erst in den 80er Jahren wurden die ersten kontrollierten Untersuchungen durchgeführt, die die Vermutungen zur Rolle früher Traumata teilweise bestätigten. Diese Studien waren von der Stichprobengröße nicht ausreichend, um verlässliche statistische Aussagen zu machen.

In zwei Studien wurden 31 Agoraphobiker (Faravelli et al., 1985) bzw. 44 Panikpatienten (Horesh et al., 1997) untersucht. Beide Untersuchungen zeigten retrospektiv mehr Berichte über traumatische Kindheitserlebnisse bei den Panikpatienten als bei den gesunden Kontrollen. In zwei anderen Studien (David et al., 1995; Stein et al., 1996) wurden 38 bzw. 40 Panikpatienten untersucht; die Ergebnisse wurden aber nur für die Gesamtstichproben aus verschiedenen Angststörungen berichtet, aber nicht gesondert für die Panikpatienten. Auch hier ergaben sich häufigere traumatische Kindheitsereignisse und höhere Raten für sexuellen Missbrauch. Servant und Parquet (1994) untersuchten 157 Panikpatienten und fanden eine relativ hohe Rate von 34 % der Patienten, die schwerwiegende Verlusterlebnisse vor dem 15. Lebensjahr erfahren hatten. In dieser Studie fehlte allerdings der Kontrollgruppenvergleich.

Zwei Studien beschränkten sich auf traumatische Ereignisse wie Tod oder Trennung der Eltern, ohne andere mögliche Traumata zu berücksichtigen. In einer dieser Studien wurden Personen mit Panikattacken oder Agoraphobie in einer Umfrage ermittelt (es handelte sich also nicht um Patienten, die sich zur Behandlung gemeldet hatten). Bei diesen Personen fand sich häufiger der Tod der Mutter oder eine Trennung von den Eltern in der Kindheit als bei Kontrollpersonen (Tweed et al., 1989). In einer anderen Bevölkerungsstichprobe mit weiblichen Zwillingen wurden ebenfalls Personen mit einer Panikstörung identifiziert; hier fand sich eine Assoziation mit Tod des Vaters und Trennung von der Mutter, aber nicht Trennung vom Vater (Kendler et al., 1992a). Insgesamt war jedoch diese Assoziation relativ unbedeutend, denn der Verlust der Eltern erklärte nur 4,9 % der Gesamtvarianz der „Neigung" zu Panikstörung und 19,9 % der Tendenz dieser Störung zum gleichzeitigen Auftreten bei Geschwistern. Auch in einer weiteren Untersuchung mit derselben Stichprobe waren nach Kendlers Ansicht psychosoziale Faktoren in der Kindheit deutlich weniger mit einer späteren Agoraphobie assoziiert als Vererbungsfaktoren. Der Verlust eines Elternteils erklärte nur 1,5–5,1 % der Varianz, während eine vererbte „Neigung zu Phobien" 30–40 % erklärte (Kendler et al., 1992b).

Die vorliegenden Untersuchungen zu dieser Fragestellung waren also methodisch unzureichend, da entweder zuwenig Personen untersucht worden waren oder es sich nicht um klinische Panikpatienten handelte. Es ist eigentlich erstaunlich, dass der wichtigen Frage, inwieweit frühe Belastungsfaktoren eine spätere Panikstörung mit verursachen können, nie wissenschaftlich exakt nachgegangen worden war.

Zur Frage des Einflusses frühkindlicher Traumatisierungen führten wir daher die erste kontrollierte Studie durch, die eine ausreichend große Stichprobe verwendete (Bandelow et al., 2001b). 115 Panikpatienten und 124 gesunde Kontrollpersonen wurden retrospektiv mit einem umfangreichen Fragebogen mit 203 Fragen zu frühkindlichen Traumata untersucht. Neben frühen traumatischen Erlebnissen wurden die Probanden auch zum Erziehungsverhalten ihrer Eltern, dem familiären Vorkommen von Angsterkrankungen, Geburtrisiken usw. befragt.

Insgesamt ergab sich bei den Patienten eine größere Häufigkeit von traumatischen Kindheitserlebnissen. Auf einer 0–9-Punkte-Skala für schwerwiegende Traumata hatten die Panikpatienten einen signifikant höheren Mittelwert von 1,31 (SD 1,21) als gesunde Kontrollpersonen (0,52; SD 0,80; $p < 0,0001$). Nur 31,3 % der Panikpatienten, aber 62,9 % der Kontrollpersonen gaben an, kein schwerwiegendes Trauma erlebt zu haben. Folgende Ereignisse wurden signifikant häufiger von den Patienten als von den Kontrollpersonen berichtet:

– Tod des Vaters
– Trennung von den Eltern durch Aufwachsen bei Verwandten

Tabelle 12. Frühe Traumata bei Panikpatienten und gesunden Kontrollpersonen bis zum 15. Lebensjahr: einige Beispiele (Bandelow et al., 2001b). Fisher's exact test bzw. Wilcoxon-Mann-Whitney-Test. *n.s.* = nicht signifikant

	Patienten	Kontrollpersonen	
Belastungsfaktor	Mittelwert (SD), oder Anzahl n (%)	Mittelwert (SD), oder Anzahl n (%)	p
Tod der Mutter n (%)	6 (5,2 %)	6 (4,8 %)	p = 1,0 (n.s.)
Längerer Aufenthalt der Mutter im Krankenhaus n (%)	38 (33,6 %)	34 (27,4 %)	p = 0,29 (n.s.)
Tod des Vaters n (%)	17 (14,8 %)	7 (5,7 %)	p = 0,019
Längerer Aufenthalt des Vaters im Krankenhaus n (%)	52 (45,2 %)	34 (27,4 %)	p = 0,004
Im Heim aufgewachsen n (%)	1 (0,9 %)	1 (0,8 %)	p = 1,0 (n.s.)
Adoptiert/Pflegekind n (%)	7 (6,1 %)	3 (2,4 %)	p = 0,2 (n.s.)
Vorwiegend nicht bei den Eltern aufgewachsen (z.B. bei Tante, Großeltern) n (%)	23 (20,0 %)	6 (4,8 %)	p < 0,0003
Eheprobleme der Eltern, 0–4-Skala, Mittelwert (SD)	1,84 (SD 1,6)	1,22 (SD 1,4)	p = 0,002
Trennung der Eltern n (%)	18 (15,7 %)	17 (11,4 %)	p = 0,72 (n.s.)
Anzahl der Geschwister	2,3 (SD 2,2)	1,7 (SD 1,5)	p = 0,025
Einzelkind n (%)	17 (14,8 %)	13 (10,5 %)	p = 0,34 (n.s.)
Schwerwiegende Krankheit	12 (10,4 %)	4 (3,2 %)	p = 0,036
Behinderung n (%)	15 (13,0 %)	10 (8,1 %)	p = 0,014
Arbeitslosigkeit des Vaters n (%)	10 (8,7 %)	3 (2,4 %)	p = 0,033
Arbeitslosigkeit der Mutter n (%)	13 (11,3 %)	37 (29,8 %)	p = 0,001
Vater schlug Kinder n (%)	68 (59,1 %)	41 (33,1 %)	p < 0,001
Mutter schlug Kinder n (%)	68 (59,1 %)	46 (37,1 %)	p = 0,001
Vater gewalttätig gegen Mutter n (%)	27 (23,5 %)	5 (4,0 %)	p < 0,001
Mittlerer bis sehr schwerer Alkoholmissbrauch des Vaters n (%)	68 (59,1 %)	36 (29,0 %)	p = 0,001
Mittlerer bis sehr schwerer Alkoholmissbrauch der Mutter n (%)	48 (41,7 %)	21 (29,0 %)	p = 0,001
Sexuelle Belästigung durch Erwachsenen (nicht genital) n (%)	21 (18,4 %)	7 (5,6 %)	p = 0,002
Sexueller Missbrauch durch Erwachsenen (genital)	11 (9,7 %)	2 (2,4 %)	p = 0,045

– Länger dauernde Erkrankungen der Patienten in der Kindheit
– Alkoholmissbrauch der Eltern
– Gewaltanwendung in der Familie
– Sexuelle Belästigung bzw. Missbrauch (s.u.)

Einige der Ergebnisse sind in Tabelle 12 aufgeführt.

Eine solche Untersuchung ist natürlich nicht unproblematisch, da die Daten retrospektiv erhoben worden waren und die Ereignisse ja meist viele Jahre zurücklagen. Außerdem könnte es auch zu systematischen Verzerrungen kommen: Die Patienten könnten ja bestimmte belastende Ereignisse „verdrängt" haben oder umgekehrt übertrieben haben, weil sie vielleicht „sensibler" als normale

Personen sind. Auch darf man nicht vergessen, dass Menschen mit einer lange bestehenden Angsterkrankung sich ja immer wieder Gedanken darüber machen, wodurch ihre Erkrankung verursacht worden sein kann. Vielleicht haben sie in der Zeitung gelesen, dass psychische Erkrankungen durch solche belastenden Ereignisse entstehen, oder sie haben wegen der Bearbeitung der Kindheit in einer Psychotherapie ihre Aufmerksamkeit stärker auf solche Ereignisse gerichtet als dies Gesunde tun würden.

Dennoch gewinnt man den Eindruck, dass traumatische Kindheitserlebnisse in nicht unerheblichem Maße mit einer späteren Panikstörung assoziiert sind.

Aber auch ein anderer Punkt wird durch diese Untersuchung klar: Ein Drittel der Patienten gaben an, kein außergewöhnlich belastendes Ereignis erlebt zu haben. Bei diesen Patienten müssen also andere Faktoren für die Entstehung der Angststörung angeschuldigt werden.

Mehrere Studien verglichen Panikpatienten mit anderen diagnostischen Gruppen und fanden keine Unterschiede zu Patienten mit einer generalisierten Angststörung (Raskin et al., 1982), einer sozialen Angststörung (Coryell et al., 1983), Phobien (Zitrin und Ross, 1988) oder Depressionen (Coryell et al., 1983). Nur Tørgersen (1986) fanden bei Patienten mit einer generalisierten Angststörung mehr traumatische Ereignisse als bei Panikpatienten.

Sexueller Missbrauch

In seinem Beispiel „Katharina" (S. 78) postulierte Freud, dass die Erinnerung an ein sexuelles Trauma Angstattacken hervorrufen kann. In mehreren Studien wurde von den Patienten häufiger über sexuellen Missbrauch berichtet als von gesunden Kontrollpersonen (David et al., 1995; Pribor und Dinwiddie, 1992; Stein et al., 1996; Walker et al., 1992). Auch in unserer eigenen Studie (Bandelow et al., 2001b) kamen wir zu dem beunruhigenden Ergebnis, dass sexuelle Belästigungen und sexueller Missbrauch deutlich häufiger von Panikpatienten berichtet wurden (Tabelle 12).

Wie spezifisch ist der Zusammenhang zwischen einem sexuellen Missbrauch in der Kindheit und einer Panikstörung? Kendler et al. (2000) untersuchten 1411 weibliche Zwillinge, von denen 30,3 % angaben, im Kindesalter sexuell belästigt oder missbraucht worden zu sein. Für alle 6 psychiatrische Erkrankungen, die untersucht worden waren (Panikstörung, generalisierte Angststörung, Depression, Bulimie, Alkohol- und Drogenabhängigkeit) wurde ein erhöhtes Erkrankungsrisiko festgestellt, wobei der Zusammenhang zwischen sexuellem Missbrauch und späterer Psychopathologie besonders bei den Suchterkrankungen ausgeprägt waren. Das Erkrankungsrisiko für die Panikstörung entsprach dem für generalisierte Angststörung oder Depression. Ein methodisches Problem bei diesen Zusammenhangsuntersuchungen ist, dass sexueller Missbrauch manchmal ein Ausdruck einer allgemein gestörten Familienstruktur ist (Fergusson et al., 1996a; Fergusson et al., 1996b; Mullen et al., 1993; Rind et al., 1998). So könnte der Zusammenhang zwischen sexuellem Missbrauch und späterer Psychopathologie allein auf diese gestörte Familienstruktur zurückzuführen sein. Kendler et al. (2000) partialisierten diesen Einfluss heraus, wonach sich der Zusammenhang bei den Suchterkrankungen relativierte, bei der Panikstörung allerdings noch deutlicher herausschälte: die korrigierte Odds Ratio betrug 1,99; das heißt, dass Personen, die sexuellen Missbrauch erfahren haben, eine doppelt so hohe Chance haben, eine Panikstörung zu bekommen wie nicht missbrauchte Personen.

Bedeutung des Lebensalters, in dem das Trauma stattfand

Freuds Ansicht war, dass die Grundsteine für eine Neurose in den ersten Lebensjahren gelegt wurden:

„Es scheint, dass Neurosen nur in der ersten Kindheit (bis zum 6. Lebensjahr) erworben werden, wenn auch ihre Symptome erst viel später zum Vorschein kommen mögen." (Freud, 1970, S. 32)

„Die ersten Lebensjahre sind entscheidend" – diese Ansicht zum Einfluss traumatischer Kindheitserlebnisse ist weit verbreitet. Aber kann dies für Patienten mit einer Panikstörung nachgewiesen werden? Tennant et al. (1982) fanden keine Verbindung zwischen Trennungserlebnissen bis zum 4. Lebensjahr und späteren Angststörungen (s.o.). Trennungen im Alter von 5–10 (Krankheit der Eltern, Eheprobleme) waren mit späteren Depressionen assoziiert, nicht aber mit Angstsyndromen. Auch spätere Trennungen im Alter 11–15 waren mit allgemeiner psychischer Morbidität assoziiert (Tennant et al., 1982). In der oben erwähnten Untersuchung von Faravelli et al. (1985), bei der mehr Traumata bei Panikpatienten als bei Kontrollen gefunden wurden, unterschieden sich nur die Ereignisse in den Lebensjahren 4–15 signifikant, nicht aber die der ersten 4 Lebensjahre. In unserer eigenen Untersuchung teilten wir die traumatischen Ereignisse nach dem Lebensalter in drei Gruppen ein (0–5, 6–10 und 11–15). Wir konnten nicht feststellen, dass in einer der drei Altersgruppen besonders große Diskrepanzen zwischen dem Ereignissen in der Patienten- und in der Kontrollgruppe feststellbar waren (Bandelow et al., 2001b).
Insgesamt gibt es also zumindest für die Panikstörung keinen Hinweis darauf, dass die ersten Lebensjahre entscheidend sind.

Separationsangst

Es konnte gezeigt werden, dass Patienten mit einer Panikstörung häufiger als gesunde Kontrollpersonen retrospektiv über Trennungsängste in ihrer Kindheit berichteten. Die Trennungsangst kann sich auch in Schulverweigerung äußern. Das Phänomen der Trennungsangst hat für die Überlegungen zur Pathogenese der Panikstörung eine gewisse Relevanz.
Im Jahre 1964 beobachtete Donald F. Klein, dass 16 von 32 Patienten mit Agoraphobie während ihrer Kindheit unter Separationsangst gelitten hatten

(Klein, 1964). Auch in anderen Studien ohne Kontrollgruppenvergleich wurden von 18–54 % der Patienten Separationsangst während der Kindheit berichtet (Breier et al., 1986; Gruppo Italiano Disturbi d'Ansia, 1989; Lipsitz et al., 1994; Perugi et al., 1988; Pollack et al., 1996a). In mehreren kontrollierten Studien wurde bei Panikpatienten eine signifikant höhere Inzidenz von Trennungsangst während der Kindheit als bei einer gesunden Vergleichsgruppe (Aronson und Logue, 1987; Ayuso et al., 1989; Balon et al., 1989; Seguí et al., 1998; Silove et al., 1993) bzw. als bei chirurgischen Patienten (Battaglia et al., 1995a; Battaglia et al., 1995b) gefunden. Insgesamt scheint die Rate bei schwerer erkrankten Patienten höher zu sein, z.B. bei gleichzeitig bestehender Agoraphobie oder anderer psychischer Erkrankungen (Ayuso et al., 1989; Deltito et al., 1986; Lipsitz et al., 1994; Perugi et al., 1988; Pollack et al., 1996a; Seguí et al., 1998).

Separationsangst scheint jedoch nicht für Panikstörung spezifisch zu sein. Vergleichbar hohe Raten wurden bei Patienten mit folgenden Diagnosen angetroffen: Depressionen und Dysthymie (Seguí et al., 1998; Yeragani et al., 1989b), generalisierter Angststörung (Raskin et al., 1982; Seguí et al., 1998; Silove et al., 1993), sozialer Phobie (Lipsitz et al., 1994; Seguí et al., 1998), Zwangsstörung (Lipsitz et al., 1994) oder spezifischer Phobie (Thyer et al., 1985; Thyer et al., 1986). (Gittelman und Klein, 1984) vergleichen Panikpatienten mit spezifischer Phobie und fanden nur bei Frauen höhere Raten. Zitrin und Ross (1988) fanden auch nur bei weiblichen Panikpatienten eine höhere Rate als weiblichen Sozialphobikern.

Alle diese Daten wurden retrospektiv gewonnen. Es fehlen longitudinale Erhebungen, bei denen Kinder mit Trennungsangst bis in die Zeit nachverfolgt wurden, in der eine Panikstörung meist manifest wird (ca. 28 Jahre).

Zusammenfassend kann gesagt werden, dass (mindestens) ein Viertel der Panikpatienten retrospektiv über Trennungsangst in der Kindheit berichten, dass dies signifikant mehr ist als bei Kontrollpersonen, sich aber wahrscheinlich nicht in der Häufigkeit von anderen psychischen Störungen unterscheidet.

Ursache der Trennungsangst

Da Patienten mit einer Panikstörung auch häufiger über tatsächliche Trennungserlebnisse berichteten (siehe Abschnitt „Frühkindliche Traumata", S. 65), liegt es nahe, die Tatsache, dass einer Panikstörung im Erwachsenenalter eine Trennungsangst im Kindesalter vorhergeht, auf tatsächliche Trennungen von den Bezugspersonen zurückzuführen.

Eine andere Möglichkeit wäre, dass die Panikstörung nicht durch Trennungserlebnisse ausgelöst wird, sondern lediglich ein früher Ausdruck einer erhöhten Angstsensitivität der Patienten und damit ein Vorgänger der späteren Panikstörung ist.

Psychoanalytische, aber auch manche Lerntheorien gehen davon aus, dass Trennungsangst als Folge von tatsächlichen Trennungserlebnissen erlernt wurde. Separationsangst wurde psychoanalytisch als Folge des Mangels an oraler Befriedigung (Ernährung) gedeutet. Ähnlich wird die Separationsangst in der

Lerntheorie erklärt: der unkonditionierte Stimulus ist die Ernährung, die unkonditionierte Reaktion ist lustvolle Erfüllung der instinktiven Bedürfnisse. Der konditionierte Stimulus ist die Anwesenheit der Mutter, die der oralen Befriedigung (Fütterung) vorausgeht bzw. mit dieser assoziiert ist.

Die Arbeiten von Bowlby (1973) lassen jedoch vermuten, dass Separationsangst nicht erlernt wird, sondern einem angeborenen Kontrollmechanismus entspringt. Tiere, die früh von ihrer Mutter getrennt wurden, bevor sie Gelegenheit hatten zu erlernen, dass der Verlust der Mutter den Verlust der Ernährung bedeutet, zeigen dennoch – instinktiv – Angstverhalten. Welpen äußern sich bereits nach der ersten Trennung von der Mutter mit Fieptönen. Auch Harlows Versuche zur Prägung zeigten, dass die Separationsangst nicht mit dem Verlust des Ernährers in Verbindung gebracht werden muss: ein Affe, der auf ein mit Fell überzogenes Drahtgestell geprägt worden war, zeigte beim Entfernen des Gestells Separationsangst (Harlow und Zimmermann, 1959).

Verschiedene Autoren hatten zwar an der gleichen Stichprobe einerseits tatsächliche Separationstraumata und anderseits Separationsangst untersucht, aber nicht den korrelativen Zusammenhang zwischen beiden Phänomenen errechnet (Breier et al., 1986; Klein, 1964; Raskin et al., 1982).

In einer eigenen Studie untersuchten wir bei 115 Panikpatienten und 124 gesunden Kontrollpersonen den Zusammenhang zwischen tatsächlichen Separationstraumata und Separationsangst im Kindesalter (Bandelow et al., 2001a). Beide Gruppen wurden retrospektiv mit einem umfangreichen Fragebogen hinsichtlich realer Trennungsangst in ihrer Kindheit befragt; außerdem wurden tatsächliche Trennungserlebnisse (Trennung von den Eltern durch Tod, lange Krankenhausaufenthalte, Scheidung usw.) erfragt. Die Patienten berichteten über signifikant häufigere tatsächliche Trennungserlebnisse. 83,9 % der Kontrollen, aber nur 40 % der Patienten hatten überhaupt kein Trennungserlebnisse berichtet.

Auch berichteten die Patienten signifikant häufiger über Separationsangst in der Kindheit: 22,6 % der Patienten, aber nur 4,8 % der Kontrollen erfüllten retrospektiv die DSM-IV- und ICD-10-Kriteria.

Wurde jetzt aber der Zusammenhang zwischen tatsächlichen Trennungserlebnissen und Separationsangst hergestellt, ergab sich überraschenderweise, dass die Maße für Separationsangst (DSM-IV- und ICD-10-Kriteria) für Patienten mit oder ohne tatsächliche Trennungserlebnisse nicht unterschiedlich waren. Außerdem lagen die Korrelationen zwischen DSM-IV- und ICD-10-Kriteria und dem Trennungserlebnis-Score fast exakt bei Null. Das heißt mit anderen Worten, dass es einerseits Patienten gab, die echte Trennungserlebnisse hatten, und andere, die in ihrer Kindheit unter Trennungsangst gelitten hatten, dass aber diese beiden Gruppen nicht miteinander zu tun hatten. Eher scheint es so zu sein, wie Donald F. Klein schon früh vermutete, dass Trennungsangst in der Kindheit eher ein Anzeichen einer Angstsensitivität zu sein scheint. Diese Angstsensititivität kann angeboren, gegebenenfalls auch vererbt sein.

Für einen familiären Zusammenhang zwischen Separationsangst und Panikstörung sprechen einige Befunde. Weissman et al. (1984) und Martin et al. (1999) beobachteten stärkere Separations- bzw. Schulangst bei Kindern von Eltern, die eine Panikstörung hatten. Deltito und Hahn (1993) beschrieben eine Familie über drei Generationen, in der sich Schulangst im Kindesalter und eine Panikstörung im Erwachsenenalter gezeigt hatte. Alle 13 blutsverwandten Mitglieder der Familie waren betroffen.

Wahrnehmung der elterlichen Erziehungsstile und Persönlichkeitseigenschaften

Methodologisch noch kritischer als die Befunde zu frühkindlichen Traumata sind Angaben über Erziehungsstile oder Persönlichkeitseigenschaften der Eltern zu werten. Eine Angabe wie „mein Bruder wurde mir immer vorgezogen" unterliegt einer sehr viel stärkeren Subjektivität als eine Angabe wie „meine Mutter starb am 4.2.1963". Es könnte theoretisch so sein, dass Panikpatienten und Kontrollpersonen zwar im Durchschnitt eine ähnliche Erziehung genossen haben und sich lediglich in ihrer Wahrnehmung unterscheiden. Panikpatienten könnten sich also eher als ungerecht, lieblos oder überfürsorglich behandelt fühlen, ohne dass dies tatsächlich der Fall war. Grund für einen solchen systematischen Fehler könnte sein, dass bestimmte Eigenschaften mit der Angststörung assoziiert sind, die die Patienten sensibel gegenüber interpersonellen Interaktionen wie zum Beispiel Zurückweisung machen. Noch allgemeiner gesehen, könnten Personen mit psychischen Problemen dazu neigen, die Ursache in der Vergangenheit suchen – möglicherweise stimuliert durch entsprechende Zeitungsartikel oder auch durch eine Psychotherapie, die das Interaktionsverhalten der Eltern bearbeitet. Auch ist die Möglichkeit nicht von der Hand zu weisen, dass bei einer familiären Übertragung der Panikstörung wegen der bei einem Elternteil bestehenden Angststörung die Fähigkeit, sich fürsorglich um die Kinder zu kümmern, reduziert sein kann.

In der psychoanalytischen Literatur spielen Erziehungsstile eine herausragende Rolle (siehe Abschnitt „Elterliche Interaktions- oder Erziehungsstile", S. 79). Mehrere kontrollierte Studien, die mit geringen Patientenzahlen durchgeführt worden waren, fanden zwar oft signifikante Unterschiede zwischen den Angaben von Patienten und Kontrollpersonen hinsichtlich des elterlichen Interaktionsverhaltens; die Untersuchungen sind jedoch in Bezug auf die Frage, welcher Erziehungsstil nun unterschiedlich war, nicht konsistent. In einer Studie mit 32 Panikpatienten beschrieben Panikpatienten ihre Eltern als weniger Liebe gebend und gleichzeitig überbehütend als Kontrollpersonen (Faravelli et al., 1991). In einer anderen Studie mit 40 Agoraphobiepatienten fehlte nach Angaben der Patienten beiden Eltern emotionale Wärme, und die Mütter wurden als abweisend geschildert (Arrindell et al., 1983). In einer weiteren Untersuchung wurden die Eltern von Panikpatienten als überbehütend eingeschätzt (Arrindell et al., 1989). In einer kleinen Untersuchung mit neun Patienten ohne Kontrollgruppe wurden die Eltern als zornig, furchteinflößend, kritisierend und kontrollierend beschrieben (Shear et al., 1993).

Auch in unserer Stichprobe ergaben sich zwischen den 115 Patienten und den 124 Kontrollpersonen Unterschiede: Die Patienten beschrieben ihre Mütter im

Vergleich zu Kontrollen eher als streng, jähzornig, charakterschwach und wenig fürsorglich. Die Väter wurden als jähzornig, dominant, überbehütend, charakterschwach und wenig fürsorglich beschrieben (Bandelow et al., 2001b).

Zusammenfassung: Milieufaktoren der ersten Lebensjahre – frühkindliche Traumata, Erziehungsstile der Eltern

Frühe Theorien über eine Assoziation zwischen Kindheitstraumata (Trennung von den Eltern, sexueller Missbrauch) und späterer Panikstörung konnten durch neuere Studien bestätigt werden. Traumatische Ereignisse können aber nicht als alleinige Ursache der Angststörung angesehen werden. Kein Beleg findet sich für die Vermutung, dass Traumata in den ersten fünf Jahren bedeutsamer sind als negative Erfahrungen in der späteren Kindheit. Die bei Panikpatienten häufig beobachtete Trennungsangst in der Schulzeit ist wahrscheinlich nicht auf tatsächliche Trennungserlebnisse, sondern eher auf eine bestehende Angstsensitivität zurückzuführen. Panikpatienten beschreiben das Interaktionsverhalten und die Erziehungsstile ihrer Eltern insgesamt ungünstiger als gesunde Kontrollpersonen; insgesamt scheint aber der Beitrag der Erziehung zur Ätiologie der Panikstörung gering zu sein. Wegen methodologischer Probleme dürfen retrospektive Erhebungen nicht unkritisch betrachtet werden.

Life events

Neben den frühkindlichen Traumatisierungen wurden auch traumatische „life events" (belastende Lebensereignisse, wie Ehescheidungen oder Todesfälle in der Verwandtschaft) unmittelbar vor Beginn der Panikstörung als Verursachungsfaktor angesehen.

Vier Untersuchungen zu diesem Thema wurden ohne Kontrollgruppe durchgeführt: Klein (1964) hatte bei 16 seiner 32 Patienten beobachtet, dass der ersten Krankheitsepisode eine drohende oder tatsächliche Trennung oder der Tod einer vertrauten Person vorausgegangen war. Bei 17 Patienten fanden Raskin et al. (1982) in 9 Fällen Trennungserlebnisse vor dem Ausbruch der Krankheit. Breier et al. (1986) fanden bei 38 von 60 Patienten in den sechs Monaten vor der Erkrankung belastende Lebensereignisse (meistens drohende oder tatsächliche Trennungen von wichtigen Bezugspersonen). Nach einer Befragung von 58 Agoraphobikern gingen dem Beginn der Agoraphobie häufig belastende Lebensereignisse voraus, am häufigsten interpersonelle Konflikte (Last et al., 1984).

Zwei Studien verglichen Panikpatienten mit einer Kontrollgruppe. Roy-Byrne et al. (1986a) verglichen 44 Panikpatienten mit 44 gesunden Kontrollpersonen. Bei den Patienten fanden sich im Jahr vor dem Krankheitsausbruch signifikant mehr life events (die außerdem eine höhere Bedrohlichkeit aufwiesen). Faravelli et al. (1985) verglichen 23 Patienten mit 23 Kontrollen. Auch hier waren life events in den letzten 12 Monaten vor Beginn der ersten Episode im Vergleich zu den Kontrollen erhöht. Zu bedenken bleibt bei solchen Untersuchungen, dass belastende Lebensereignisse von Panikpatienten subjektiv als belastender empfunden werden als von Kontrollpersonen (Roy-Byrne et al., 1986a).

Partnerschaftsprobleme bei Panikpatienten

Die meisten Panikpatienten bezeichnen ihre Ehe als unproblematisch. Dies könnte zwei Dinge bedeuten: zum einen, dass sie dazu neigen, eheliche Probleme zu bagatellisieren, oder aber, dass tatsächlich keine erheblichen Differenzen bestehen, z.B. weil die Patienten Konflikten aus dem Wege gehen, weil sie sich wegen ihrer Ängste von ihrem Partner abhängig fühlen oder, einfach, weil die Beziehungen wirklich gut sind.

Es fällt auf, dass Panikpatienten manchmal ohne Not an problematischen Beziehungen festhalten, da sie die manchmal unbegründete Angst haben, keinen anderen Partner zu finden und dann allein sein zu müssen. So wird ein trinkender oder prügelnder Ehemann nicht verlassen, selbst wenn er objektiv sicher kein Sicherheit bietender Lebenspartner ist. Daher verwundert es nicht, dass Episoden mit gehäuften Panikattacken manchmal durch drohende oder vollzogene Trennungen vom Lebenspartner ausgelöst werden.

Willi (1972) untersuchte die Paarbeziehungen von 23 Angstneurotikern aus psychoanalytischer Sicht und konstatierte, dass die zugrundeliegenden Ehekonflikte (Kommunikations- und Sexualstörungen) meist verdrängt werden und die Spannung über das Symptom ausgetragen werde. Die Ergebnisse wurden jedoch nicht mit einer Kontrollgruppe verglichen. Drei kontrollierte Studien fanden keinen Unterschied zu gesunden Kontrollen. In einem Vergleich von weiblichen Agoraphobikern und gesunden Frauen wurden praktisch keine Unterschiede in der ehelichen Interaktion festgestellt, sowohl zwei Jahre vor Erkrankungsbeginn (retrospektive Daten) als auch zum aktuellen Untersuchungszeitpunkt (Buglass et al., 1977). In einem anderen Vergleich mit Gesunden wurde ebenfalls keine Störung der Eheanpassung gefunden (Fisher und Wilson, 1985). Arrindell und Emmelkamp (1986) verglichen Paarbeziehungen von Agoraphobikerinnen mit denen von Gesunden in ungestörten Partnerschaften und Gesunden in Konfliktbeziehungen (Paare, die eine Partnerschaftsberatung aufsuchten) und fanden, dass die Beziehungen der Agoraphobiepatienten am ehesten mit den ungestörten Paarbeziehungen Gesunder vergleichbar waren. Pyke und Roberts (1987) fanden dagegen einen Hinweis für gestörte Paarbeziehungen. In dieser Studie ergab sich, dass sich Agoraphobikerinnen signifikant weniger durch ihre Männer unterstützt fühlen als gesunde Frauen. Peter et al. (1998) verglichen das Paarbeziehungen von Agoraphobikerinnen mit nichtpsychiatrischen Kontrollgruppen. Die Partner der Agoraphobiker zeigten auffallend wenige negative, aber auch wenige positive Interaktionselemente.

In den meisten kontrollierten Studien zu diesem Thema fanden sich keine signifikanten Korrelationen zwischen den Agoraphobiewerten bei Therapiebeginn und den erhobenen Testwerten für Ehezufriedenheit oder eheliche Anpassung (siehe Übersicht bei Peter, 2000).

Zusammenfassung: Life events

Emotional belastende Lebensereignisse, z.B. interpersonelle Konflikte, können eine Panikerkrankung auslösen oder zu einer Exazerbation der Krankheitssymptome führen. Ein methodologisches Problem bei der Untersuchung dieses Zusammenhanges ist allerdings, dass belastende Lebensereignisse von Panikpatienten subjektiv als belastender empfunden werden als von Kontrollpersonen. Die Befunde zu Paarbeziehungen von Patienten mit einer Panikstörung sind inkonsistent.

Psychoanalytische Theorien

Historisch gesehen waren die ersten Theorien zur Entstehung von Angst die psychoanalytischen Theorien von Freud.

Die Freudschen Angsttheorien

Freud unterschied zwei Hauptgruppen von Neurosen: die „Aktualneurosen" (Neurasthenie, Angstneurosen und Hypochondrie) sowie die „Psychoneurosen". Die Psychoneurosen unterteilte er weiterhin in „Übertragungsneurosen" (Angsthysterie, Konversionshysterie und Zwänge) und „narzisstische Neurosen". Für die Aktualneurosen vermutete er eine somatische, für die Psychoneurosen eine psychogene Ursache. Bei den Angstneurosen unterschied er verschiedene Erscheinungsbilder: eine akute Form mit „frei flottierender Angst" (modern ausgedrückt: Panikstörung), ein chronischer Angstzustand (modern: generalisierte Angst) sowie die „phobische Neurose" (hierunter fallen die Agoraphobie, aber auch andere Phobien). Er hielt den Angstanfall für „physiologisch begründet", ordnete die Angstneurose den Aktualneurosen zu und hielt sie damit durch die Psychoanalyse nicht behandelbar.

Freud nahm übrigens bei den Angstneurosen zunächst auch eine „hereditäre Belastung" an; eine Ansicht, die er in späteren Arbeiten relativierte. Auch „banale Schädlichkeiten" (allgemeine, aktuelle Lebensbelastung, chronische Anstrengungen), aber vor allem sexuelle Probleme sah er als Ursache der Angstneurosen an.

Im Laufe seines Lebens veränderte Freud seine Theorien zur Angstentstehung mehrfach. Freuds erste, „biologische" Angsttheorie ging davon aus, dass unterdrückte (meist sexuelle) Energie bei ungenügender Entladung in Angst umgeformt werde: „Unterdrückte – ‚verdrängte' – Triebregungen, meist sexueller

Natur, werden in Angst umgewandelt" (Freud, 1895a, S. 334). Im Gegensatz zu den hysterischen und traumatischen Neurosen nahm er an, dass die Angstneurose nicht aus einem früher akquirierten Trauma resultiere, sondern eine Folge der aktuellen Erregung sei, die keine psychische Ableitung zulasse („Dampfkesseltheorie"). Die bei der Angstneurose auftretende Angst sei völlig anders zu erklären und habe ihren Mechanismus „in der Ablenkung der somatischen Sexualerregung vom psychischen und einer dadurch verursachten abnormen Verwendung diese Erregung" (Freud, 1895a).

Mitte der zwanziger Jahre gab Freud diese Theorie auf und entwickelte eine neue Sichtweise der Angst (Freud, 1926). Die zweite „psychologische" Angsttheorie besagte, dass Angst einerseits als Reaktion auf ein Trauma, andererseits als Reaktion auf eine äußere Gefahr entsteht, wobei sich angsterregende Triebsituationen auf äußere, zwischenmenschliche Gefahrensituationen zurückführen lassen. Angst wird ausgelöst, wenn die Triebwünsche des Es zu Tage treten und vom Überich mit Bestrafung bedroht werden. „Triebregungen, die als verboten erlebt werden, erzeugen Angst. Diese Angst setzt den Prozess der Unterdrückung – ‚Verdrängung' – dieser Regungen in Gang" (Freud, 1926, S. 134).

Der Begriff der „Signalangst" wurde 1926 eingeführt, deren Funktion es ist, Abwehrmechanismen zu mobilisieren, um zu verhindern, dass die Angst traumatisch wird. Im Unterschied zur unmittelbaren Angst soll die Signalangst das Auftreten einer überwältigenden, intensiven Angst verhindern. Scheitern Abwehrmechanismen wie Verdrängung oder Verschiebung, so wird Angst entweder als „frei-flottierende Angst" oder in Form von Angstanfällen erlebt.

Im Unterschied zur ersten Angsttheorie findet jetzt die Angst nicht im „Es", sondern im „Ich" statt. Angst werde nicht durch Verdrängung erzeugt, sondern sei die Ursache der Verdrängung.

In einer seiner späteren Theorien nahm Freud eine überwiegend sexuelle Ätiologie der Angstneurose an, die bei männlichen und weiblichen Individuen getrennt zu betrachten sei. Bei neuvermählten Frauen könne die Angstneurose durch die mangelnde Befriedigung bei einer Potenzminderung des Partners bzw. beim Coitus interruptus entstehen. Bei Männern komme neben der Angst bei Abstinenz und im Brautstande ebenfalls dem Coitus interruptus eine besondere Bedeutung zu (siehe Kohl, 1996).

Die Verursachung von Angststörungen aus heutiger psychoanalytischer Sicht

Die heutige psychoanalytische Literatur ist nicht einheitlich, was die Erklärung von Panikerkrankungen angeht (Bassler, im Druck, a). Dies mag daran liegen, dass sich psychoanalytisch orientierte Behandler weniger für die klinischen Symptome als für die diesen Symptomen zugrundeliegenden Phantasien und Konflikte interessierten und so die seit Ende der 70er Jahre des vorigen Jahrhunderts entwickelte Nomenklatur für Angststörungen zunächst nicht anerkannten.

Vereinfachend können folgende ätiologischen Modelle unterschieden werden, die in der psychoanalytischen Literatur als Verursachungsfaktoren genannt werden:

1. Eine Verursachung durch traumatische Kindheitserlebnisse (vor allem Separationserlebnisse z.B. Trennung von der Mutter in den frühen Kindheitsjahren; Bowlby, 1973)
2. Eine Verursachung durch sexuellen Missbrauch in der Kindheit oder Adoleszenz (Freud, 1952)
3. Eine Verursachung durch bestimmte elterliche Interaktionsstile (wie z.B. eine vernachlässigende oder überprotektive Mutter; König, 1996; Shear et al., 1993)
4. Die Verursachung durch aktuelle Lebenssituationen (z.B. Ehekonflikte; Willi, 1972; Willi, 1976)

Spätere psychoanalytischen Theorien lösten sich von der ersten Freudschen Angsttheorie und nahmen generell eine konfliktbedingte Neurose an. Richter und Beckmann (1973) beschäftigten sich mit der „Herzneurose", deren Symptomatik wahrscheinlich mit der heutigen Panikstörung weitgehend übereinstimmt. Sie unterschieden zwischen Patienten mit einem A-Profil (offenes Ausleben der Herzphobie mit starker Regression und Abhängigkeit von der Familie) und einem B-Profil (kontraphobische Abwehr von Todesängsten durch Unabhängigkeitsstreben, Leistungsorientierung und Wagemut). Eine Herzphobie werde oft durch den Tod einer wichtigen Bezugsperson ausgelöst. Richter und Beckmann wandten sich gegen Freuds Ansicht, die Angstneurose entstehe nicht aus psychischen Konflikten, wie die Zwangsneurose oder die Hysterie, sondern sei das direkte Resultat eines gestörten Ablaufs körperlicher Sexualerregung. Sie waren der Auffassung, dass es sich bei dem Krankheitsbild nicht um eine organische „Aktualneurose", sondern um eine einwandfrei konfliktbedingte Neurose handele. Der Kernkonflikt zeige die Merkmale eines frühen prägenitalen Entwicklungsniveaus. Danach klammern sich die Patienten in ihrer Phantasie an eine die Mutter repräsentierende Figur. Andererseits wollen sie diese Symbiose gleichzeitig zerreißen, sich von der „Umklammerung der bösen Tyrannin" befreien.

Hoffmann und Hochapfel (1999) und Bassler (im Druck, a) beschreiben zwei grundsätzliche Modelle zur Entstehung von Panikattacken, das *Konfliktmodell* und das *Defizitmodell*. Das Defizitmodell entspricht der Verursachung durch traumatische Entwicklungsschäden, durch grobe Vernachlässigung emotionaler Basisbedürfnisse oder durch sexuellen Missbrauch. Für das Konfliktmodell werden keine entsprechenden Annahmen zu Verursachung gemacht.

Das Konfliktmodell

Nach diesem Modell hat sich in der Kindheit ein intrapsychischer Konflikt ausgebildet, der dem Individuum zunächst nicht bewusst ist. Dieser Konflikt besteht zwischen Triebstrebungen und dem „Gewissen", das diese Triebregungen als verwerflich bewertet. Später im Leben gibt es eine auslösende Situation, deren

Bedeutung dem Patienten nicht in ihrer Tragweite bewusst ist. Dabei kann es sich um eine „Versuchungs-" oder „Versagens-" Situation handeln. Diese Situation reaktualisiert den alten Konflikt, der dann aus infantiler Perspektive erlebt wird („Regression"). Es kommt zu manifester Angst. Diese Angst wiederum verursacht Abwehrmaßnahmen, die das Ziel haben, den angstauslösenden Konflikt vollständig zu verdrängen. Bei überstarken Konflikten misslingt dies. Es kommt zur „neurotischen Symptombildung", bei der es sich um eine Mischung aus den abgewehrten verpönten Triebstrebungen und den Abwehrmechanismen handelt. Die Symptombildung hat die Aufgabe, Angst zu reduzieren (z.B. eine Vermeidungshandlung) – „Symptom reduziert Angst". Genügt nun auch die Symptombildung nicht, bricht heftige, ungerichtete Angst in Form einer Panikattacke aus.

Ein Problem des Modells ist, dass keine Hypothesen aufgestellt wurden, warum sich bei einigen Menschen diese überstarken Konflikte ausbilden und bei anderen nicht. Sind es genetisch verankerte Prädispositionen? Sind es ungünstige elterliche Erziehungsstile? Sind es auch traumatische Kindheitserfahrungen, wie im Defizitmodell? Kann sexueller Missbrauch eine Ursache der Konflikte zwischen den Triebregungen des Es und den Verboten des Überichs sein?

Traumatische Kindheitserlebnisse (Defizitmodell)

Die Theorie, dass Angststörungen vor allem auf traumatische Kindheitserlebnisse zurückzuführen sind, geht vorwiegend auf Bowlby (1973; 1977) zurück. Lange wurde nicht systematisch untersucht, ob Panikpatienten sich wirklich von Normalpersonen unterscheiden, was das Vorliegen traumatischer Kindheitserlebnisse angeht. Nach neueren Erkenntnissen, die im Kapitel Frühkindliche Traumata (S. 65) ausführlich dargestellt werden, scheinen diese Faktoren eine Rolle zu spielen. Wie dort aber weiterhin dargestellt wird, gilt dies nicht für alle Patienten. Andere prädisponierende Faktoren sind wahrscheinlich für das Entstehen der Erkrankung erforderlich.

Sexueller Missbrauch

Sexuelle Belästigung, Missbrauch und Inzest wurden in der psychoanalytischen Theorie immer wieder mit der Pathogenese der Angstneurosen in Verbindung gebracht. Freud illustriert dies an einem Beispiel („Katharina", Freud, 1952, pp. 184–95): Freud unternahm eine Wanderung in die Hohe Tauern, um „sich von den Neurosen zu erholen" und wurde in einem Gasthaus von der Wirtstochter angesprochen. Die 18-jährige Katharina schilderte Freud typische Panikattacken:

„Ich hab' so Atemnot, nicht immer, aber manchmal packt's mich so, dass ich glaub, ich erstick'...Dann legt's sich zuerst wie ein Druck auf meine Augen, der Kopf wird so schwer und sausen tut's, nicht auszuhalten, und schwindlich bin ich, daß ich glaub, ich fall' um, und dann preßt's mir die Brust zusammen, dass ich keinen Atem krieg'...Den Hals schnürt's mir zusammen, als ob ich ersticken sollt...Ich glaub' immer, ich muss jetzt sterben."

Später schildert sie, wie sie im Alter von 16 Jahren ihren Vater[5] beim Sexualakt mit ihrer Cousine beobachtete und daraufhin Panikattacken entwickelte:

„Ich schau hinein, das Zimmer war ziemlich dunkel, aber da seh ich den Onkel und die Franziska, und er liegt auf ihr." – „Nun?" – Ich bin gleich weg vom Fenster, hab' mich an die Mauer angelehnt, hab' die Atemnot bekommen, die ich seitdem hab', die Sinne sind mir vergangen, die Augen hat es mir zugedrückt und im Kopf hat es gehämmert und gebraust."

Später stellte sich auch heraus, dass der Vater auch ihr selbst im Alter von 14 nachgestellt hatte und sie unsittlich berührt hatte. Nachdem sich Katharina der Mutter offenbart hatte, kam es zum Streit zwischen den Eltern und schließlich zur Scheidung. Der Vater gab ihr die Schuld am Scheitern der Ehe.

Mehrere retrospektive Untersuchungen, die im Kapitel „Sexueller Missbrauch" (S. 68) ausführlich diskutiert werden, zeigen, dass bei Panikpatienten solche Traumatisierungen häufiger geschildert werden als bei Normalpersonen.

Elterliche Interaktions- oder Erziehungsstile

Da doch einige Panikpatienten aus intakten Familien stammen und keine schwerwiegenden Traumatisierungen erlebt haben, wurde angenommen, dass bestimmte elterliche Verhaltensweisen eine Angststörung mitbedingen können. Bereits Adler sah die Ursachen der neurotischen Entwicklung einerseits in einer „Organminderwertigkeit", andererseits als Folgen der Verwöhnung oder als „Folgen der Vernachlässigung" oder „Folgen einer autoritären und hasserfüllten Unterdrückung" in der Erziehung an.

Da sich Angstpatienten nach klinischen Beobachtungen auf Schutz und Geborgenheit angewiesen fühlen, Angst vor dem Alleinsein haben, sehr stark auf Trennungen wie z.B. Ehescheidungen reagieren und nach einer stabilen Partnerschaft streben, wurde vermutet, dass die Ursache einer Panikstörung in instabilen Bindungen in der Kindheit liegen.

Beziehungserfahrungen schlagen sich nach der psychoanalytischen Theorie in sogenannten Objekt- und Selbstrepräsentanzen nieder. Mit „Objekt" ist z.B. die Mutter gemeint. Eine unsichere Objektrepräsentanz kann nach der psychoanalytischen Theorie auch eine unsichere Selbstrepräsentanz, also ein vermindertes Selbstwertgefühl verursachen. Lässt die Mutter ihr Kind wiederholt unempathisch allein, wenn es bei der Exploration der Umgebung in Nöte kommt, kann Alleinsein als bedrohlich empfunden werden (Bassler, im Druck, a).

So sei zu erklären, dass Angstpatienten sich häufig von ihren Ehepartnern, Freunden usw. bei Einkäufen, Behördengängen begleiten lassen (Allerdings scheint auch ein Begleiter kaum vor Panikattacken zu schützen: 38 %–55 % der Panikattacken treten in Anwesenheit eines Begleiters auf; de Beurs et al., 1994;

---

[5] Um das Wiedererkennen der tatsächlichen Personen zu vermeiden, hatte Freud zunächst den Vater als „Onkel" bezeichnet und dies viele Jahre später korrigiert.

Lelliott et al., 1989). Kennzeichnend sei auch, dass bei Angstpatienten die Funktion des Objekts nicht nur von Menschen, sondern auch von Gegenständen, wie einem Talisman, einer „Schmusedecke" (Bassler, im Druck, a), einem Angstmedikament (Schlierf, 1994) oder sogar von einem Fahrrad übernommen werden kann. Streeck berichtet über einen Lehrer, der seine agoraphobische Angst, auf der Straße zu gehen, dadurch reduzierte, in dem er sein Fahrrad neben sich herschob (zitiert bei König, 1996). Dies wurde so interpretiert, dass das Fahrrad ein „steuerndes Objekt" ist, denn „man können ja ein Fahrrad nicht einfach fallen lassen, um seinen Impulsen zu folgen".

Solche „Übergangsobjekte" sollen die Loslösung von der Mutter erleichtern. Findet man ein solches Übergangsobjekt bei einem Patienten, sei dies ein Zeichen für eine anhaltende, starke infantile Abhängigkeit von Schutz gebenden Personen.

Die genannten Beispiele könnten allerdings viel banaler erklärt werden, wenn man die ständige Angst von Panikpatienten, an einer notfallmäßig behandlungsbedürftigen körperlichen Erkrankung zu leiden, berücksichtigt: die begleitende Ehefrau könnte im befürchteten Notfall Hilfe herbeiholen, die Benzodiazepintablette könnte die Angst erfolgreich bekämpfen, der Lehrer könnte im Falle einer beunruhigenden Gesundheitsstörung mit dem Fahrrad schneller einen Arzt aufsuchen.

Der Psychoanalytiker Karl König sieht eine der wesentlichen Ursachen einer Phobie im Erziehungsverhalten der Mutter („phobogene Mutter"). Er unterscheidet zwei Arten von Müttern, deren Verhalten zum Kind eine spätere Phobie auslösen können (König, 1996, S. 20 und 24):

„Die Mutter vom Typ A („anklammernd") warnt das Kind ständig vor Gefahren, so dass es nicht lernt, damit umzugehen. Triebimpulse dürfen nur unter dem Schutz der Dauerkontrolle der Mutter voll ausgelebt werden; auch werden die eigenständigen Handlungen des Kindes häufig von ängstlichen Reaktionen des Kindes begleitet. Die Mutter vom Typ D („distanziert") geht wenig mit dem Kind um, überlässt es sich selbst, erwartet aber die gleichen Entwicklungsfortschritte wie von einem Kind, das normale Interaktionsmöglichkeiten in der Interaktion mit der Mutter hatte. Gründe für das distanzierte Verhalten können ökonomische Gründe, eine latente Ablehnung des Kindes, eine schizoide Kontaktstörung oder ehrgeizige Interessen außerhalb der Familie sein (König, 1996)."

Shear et al. (1993) entwickelten eine psychodynamische Theorie zur Entstehung der Panikstörung, die auf den Krankengeschichten von 9 Panikpatienten beruhte und zusätzlich Daten aus der Säuglings- und Tierforschung, aber auch neurobiologische Erkenntnisse integriert. Nach dieser Theorie besteht bei Panikpatienten eine angeborene neurophysiologische Prädisposition zur Ängstlichkeit, die zu Störungen der Objektbeziehungen und zur Persistenz von Abhängigkeits-Unabhängigkeitskonflikten führt. Hierdurch kommt es bei den Patienten zu dem Gefühl, in der Falle zu sein, nicht entkommen zu können, zu ersticken oder hilflos zu sein. Die Patienten erinnerten ihre Eltern als streng, furchterregend, kritisch und kontrollierend. Sich selbst beschrieben sie in der Kindheit als furchtsam, scheu, nervös. Einige Panikpatienten seien empfindlich in Bezug auf Trennung und verlassen sich zu sehr auf andere; andere wiederum befürchten, „erdrückt" zu werden und sind zu stark auf ihre Unabhängigkeit fixiert. Bei beiden seien die Objektbeziehungen durch schwache Repräsentationen des Selbst und durch starke Repräsentationen anderer bestimmt. Die Vermeidung unvertrauter Situationen führe dazu, dass die Individuen wenig Gelegenheit haben, Bedrohungen adäquat einzuschätzen, um die optimal angepassten Abwehr – und Copingstrategien zu entwickeln. Die Abwehrstrategien bleiben unreif und konzentrieren sich auf das Problem, eine erträgliche Distanz zu starken anderen Persönlichkeiten aufrechtzuerhalten (nicht zu nah und nicht zu fern).

Die Folgen bestimmter elterlicher Interaktions- oder Erziehungsstile sind wegen der höheren Subjektivität der Daten weniger gut wissenschaftlich zu überprüfen als der Einfluss einer massiven Traumatisierung (z.B. Tod der Mutter, sexueller Missbrauch), da sie einem systematischen Fehler unterliegen können.

Die empirischen Befunde zur Bedeutung von elterlichen Interaktions- und Erziehungsstilen wurden auf S. 72 referiert. Durch mehrere Untersuchungen konnten hinsichtlich der Interaktionsstile Unterschiede zwischen Panikpatienten und gesunden Kontrollpersonen bestätigt werden. Im Vergleich zu anderen Faktoren scheint aber diesen Interaktionsstilen eine geringere Bedeutung zuzukommen (siehe Abschnitt „Welcher Risikofaktor hat welchen Anteil an der Entstehung einer Panikstörung?", S. 88).

Aktuelle belastende Lebenssituationen

Auch aktuelle belastende Lebenssituationen werden mit einer angstneurotischen Entwicklung in Verbindung gebracht. Willi (1976) schildert z.B. eine Patientin mit einer „Herzneurose", bei der die Angstsymptomatik als verbal nicht mehr zu verhandelnder Protest der passiv-gefügigen Frau gegenüber dem Herrschaftsverhalten der Frau interpretiert wird.

Empirische Daten zu der Bedeutung aktueller belastender Situationen werden im Kapitel „Life events", S. 73 erläutert.

Unterscheidung von Angstneurose und Phobie hinsichtlich der Entstehung

Die Entstehung der Angstneurose wurde nach Freud im prägenitalen Entwicklungsniveau, die Angsthysterien und Phobien auf der genitalen Niveau angesiedelt. Die Angststörung ohne Panikattacken wird als eine frühere Störung und damit als die schwerere Form angesehen (Tress et al., 1995). Diese grundsätzliche Unterscheidung der Angstneurose und der Phobie hinsichtlich ihrer Entstehungsgeschichte ist problematisch. Da zwei Drittel der Panikpatienten im späteren Verlauf der Krankheit eine Agoraphobie entwickeln, andererseits Agoraphobiker häufig aber auch spontane Panikattacken haben, ist diese Unterscheidung nicht zu rechtfertigen. Außerdem sind diejenigen Fälle, in denen eine Agoraphobie auftritt, als die schwereren Fälle anzusehen (Buller et al., 1986) und nicht umgekehrt.

Kritik am Krankheitsmodell der Psychoanalyse

Das mittlerweile ca. 90 Jahre alte Modell der Psychoanalyse zur Ätiologie der Angstneurose sieht sich zunehmender Kritik ausgesetzt. Dafür werden immer wieder die folgenden Gründe genannt:

1. Die Theorie entziehe sich einer angemessenen wissenschaftlichen Über- prüfung. Die Erklärungsmodelle beruhen auf „metaphysischen", modellhaften Annahmen (wie z.B. das „Unterbewusstsein" oder das „Überich"). Sie seien nicht beweisbar, aber auch nicht widerlegbar. Wie kann man feststellen, ob es ein Überich gibt und ob das Ich und das Es tatsächlich miteinander im Konflikt liegen (Levy, 1963)?
2. Die genauen Definitionen der Diagnoseschemata DSM-IV und ICD-10 wurden von psychoanalytisch orientierten Ärzten und Psychologen lange nicht aner- kannt. Alternativ verwendeten Begriffe wie „Angstneurose" „Angsthysterie", „Herzphobie" waren nicht exakt definiert, so dass allgemeingültige Schlussfol- gerungen über die Krankheitsentstehung aus der psychoanalytischen Literatur schwer herauszufiltern sind.
3. Oft wurden die Erkenntnisse zur Psychodynamik der Angststörungen nur an kleinen Kollektiven gewonnen. So basieren die Überlegungen von Richter und Beckmann (1973) auf der Untersuchung von 35 Patienten; Mentzos gibt in seinem Buch an, dass die Erfahrungen seiner Arbeitsgruppe mit mehreren Mit- arbeitern zwar auf über 100 Interviews, aber auf nur 25 längere Behandlungen von Angstpatienten zurückgehen, von denen vielleicht nur ein Teil unter einer Panikstörung litten (Mentzos, 1994). Milrod und Shear (1991) berichteten über 35 psychodynamische Therapien bei Patienten mit Panikstörung, die sie aber nicht selbst behandelt, sondern anhand der Literatur zusammengestellt hatten. Daher ist nicht auszuschließen, dass möglicherweise Einzelbeobach- tungen generalisiert wurden. So hielt sich z.B. jahrelang die Ansicht „Unter Herzphobikern findet man vermehrt Einzelkinder" (Bräutigam und Christian, 1985; Hoffmann und Hochapfel, 1999); die erste wissenschaftliche Überprü- fung dieser Hypothese ergab, dass die Geschwisterzahl bei Panikpatienten signifikant größer war als in den Familien von Gesunden; die Zahl der Einzel- kinder unterschied sich nicht signifikant (Tabelle 12, S. 67).
4. Jeder Patient wird als individueller Fall betrachtet. So kann es sein, dass bei einem Patienten eine frühe Trennung vom Vater, bei einem anderen das distanzierte, gefühlskalte Verhalten der Mutter gegenüber dem Kind und bei einer weiteren Patientin ein Partnerschaftsproblematik als Erklärung herangezogen wird. Wegen des weitgehenden Verzichts auf die Darstellung statistischer Untersuchungen in der psychoanalytischen Literatur wird nicht klar, welche dieser Erklärungen bei einem Großteil der Patienten zutreffen und welche vielleicht nur in ein oder zwei beschriebenen Fällen.
5. Es fehlen Hypothesen, wie die geforderte Entstehung der Angstneurosen aus verdrängten sexuellen oder aggressiven Impulsen mit der angenommenen

Verursachung durch frühkindliche Traumata oder falsche Erziehungsstile zusammenhängt.

6. Obwohl Freud schon früh eine hereditäre Belastungen und eine organische Mitbeteiligung bei den Angstneurosen angenommen hatte (Freud, 1895b), werden diese möglichen mitverursachenden Faktoren in der psychoanalytischen Literatur kaum beachtet.

7. Selbst wenn unbewusste Konflikte aus der Kindheit die Hauptursache einer Angststörung wären, kann noch nicht zwingend angenommen werden, dass diese Konflikte 20–40 Jahre später ausschließlich durch Gespräche wieder aufgelöst werden können. Ohne den kontrollierten Nachweis der Wirksamkeit psychodynamischer Therapien, die auf der Aufdeckung der geforderten zugrundeliegenden Triebkonflikte basieren (siehe S. 217) fällt es schwer, die Hypothesen zu ihrer Entstehung zu akzeptieren.

Aber auch die positiven Aspekte der psychodynamischen Vorgehensweise sollten nicht unerwähnt bleiben. Die Beachtung unbewusster Vorgänge ist für ätiologische ebenso wie für therapeutische Überlegungen von großer Bedeutung. Die individuelle Betrachtungsweise wird vor allem denjenigen Patienten gerecht, bei denen nicht reine Krankheitsbilder, sondern zahlreiche Komorbiditäten bestehen. Die umfassende Beurteilung des Patienten unter Beachtung seiner Lebensgeschichte, seiner gegenwärtigen Lebenssituation und seiner Beziehungskonstellationen bietet Vorteile gegenüber dem rein symptomorientierten Vorgehen.

Insgesamt kann dennoch die psychoanalytische Theorie zu den Angststörungen heute nicht mehr als abgerundetes, allumfassendes, alle Unklarheiten erklärendes Theoriesystem akzeptiert werden. Die Überlegungen zur Ätiologie umfassen nur einen Ausschnitt aus den zahlreichen Möglichkeiten zur Angstentstehung. Die Theorien zur Behandlung verlieren wegen der bisher fehlenden Nachweise der Wirksamkeit einer reinen psychoanalytischen Therapie ohne verhaltenstherapeutische Elemente ihre Grundlage.

Trotz dieser Kritik soll nicht der immense positive Einfluss der Psychoanalyse auf die Entwicklung der Psychiatrie und der Psychotherapie vergessen werden. Die heutigen Erkenntnisse zur Ätiologie und Behandlung der Angststörungen wären ohne die Stimulation durch die Theorien Freuds undenkbar.

Zusammenfassung: psychoanalytische Theorien

Psychoanalytische Theorien erklären die Entstehung von Angst durch intrapsychische Konflikte, frühe oder aktuelle traumatische Erfahrungen oder elterliche Interaktionsstile. Diese Theorien können jedoch heute wegen ihrer Inkonsistenz, der fehlenden wissenschaftlichen Überprüfbarkeit und der fehlenden Integration anderer, besser abgesicherter Theorien keine zentrale Rolle bei der Erklärung pathologischer Angst mehr einnehmen.

Genetische Studien

Die Frage, ob eine Panikstörung vererbt werden kann, kann mit verschiedenen Methoden untersucht werden. In einer *Familienstudie* werden die Blutsverwandten von Patienten mit einer Panikstörung auf das Vorliegen der gleichen Erkrankung untersucht. In einer *Zwillingsstudie* wird das gemeinsame Vorliegen der Panikstörung bei beiden Zwillingen untersucht (Konkordanz), und zwar, indem die Prävalenz bei ein- und zweieiigen Zwillingen verglichen wird. Bei einer *Adoptionsstudie* werden Zwillinge untersucht, die kurz nach ihrer Geburt getrennt wurden und in unterschiedlichen Familien aufwuchsen, verglichen, um die genetischen und die Umwelteinflüsse zu trennen. Weiterhin gibt es molekulargenetische Untersuchungen: hier unterscheidet man zwischen Kopplungsuntersuchungen und Assoziationsuntersuchungen. Bei *Kopplungsuntersuchungen* wird das gemeinsame Auftreten genetischer Marker der Panikstörung bei Familienmitgliedern untersucht. Bei einer *Assoziationsuntersuchung* wird die Häufigkeit des Auftretens eines genetischen Markers in einer Stichprobe erkrankter Personen mit der Häufigkeit bei gesunden Personen verglichen.

Vererbungstheorien werden mit neurobiologischen Hypothesen in Zusammenhang gebracht, in dem Sinne, dass die vermuteten neurobiologische Störungen als wahrscheinlich genetisch bedingt angesehen werden.

Familienstudien

In zahlreichen Familienstudien wurde regelmäßig ein erhöhtes Erkrankungsrisiko bei den Verwandten von Panikpatienten festgestellt (Battaglia et al., 1995a; Battaglia et al., 1995b; Capps et al., 1996; Cloninger et al., 1981; Coryell et al., 1988; Crowe et al., 1983; Goldstein et al., 1994; Leckman et al., 1983; Leckman et al., 1985; Maier et al., 1993; Noyes et al., 1986; Pauls et al., 1979; Weissman et al., 1993). Während in der Bevölkerung für eine Panikstörung ein Risiko von 3,5 % angenommen werden kann, betrug dieses Risiko für die Verwandten von Panikpatienten in diesen Familienstudien 7,9–21,7 % (Eaton et al., 1994).

In sogenannten „family history studies" werden im Gegensatz zu „family studies" die Verwandten nicht direkt interviewt, sondern die Daten der Verwandten von den Patienten erfragt. Die erstere Methode wird als weniger reliabel angesehen (Andreasen et al., 1977). Allerdings wurden auch in denjenigen Studien höhere Auftretenswahrscheinlichkeiten für Panikstörungen bei Verwandten von Panikpatienten gefunden, die mit Direktinterviews vergleichbar waren (11,8–18 %) (Crowe, 1999).

Es stellt sich die Frage, wie spezifisch die familiäre Übertragung von Angststörungen ist. Ist bei Verwandten von Panikpatienten nur das Risiko für Panikstörung mit oder ohne Agoraphobie erhöht, oder auch für andere Angststörungen wie die generalisierte Angststörung oder die soziale Phobie? Die vorhandenen Untersuchungen stützen nicht die Annahme eines generellen neurotischen

Syndroms, das von manchen Autoren vorgeschlagen wurde (z.B. Andrews, 1996; Tyrer et al., 1992). Die spezifische Phobie, die soziale Phobie und die generalisierte Angststörung scheinen genetisch unabhängig von der Panikstörung zu sein (Crowe, 1999).

Einige Autoren nehmen an, dass sich die familiäre Disposition für Panikstörung mit einer Disposition für Depressionen überschneidet. In einigen Untersuchungen fand man ein gehäuftes Auftreten von affektiven Störungen bei den Verwandten von Patienten mit Panikstörung und Agoraphobie (Bowen und Kohout, 1979; Leckman et al., 1983; Munjack und Moss, 1981). Insgesamt stützen die Familiendaten jedoch diese Hypothese nicht. Andere Autoren fanden keine erhöhte Häufigkeit von Depressionen bei den Verwandten von Panikpatienten (Crowe et al., 1983; Goldstein et al., 1994; Maier et al., 1995; Weissman et al., 1993).

Die Eltern von Kindern mit Verhaltens- und Angststörungen hatten signifikant mehr Angststörungen als die Eltern von unauffälligen Kindern (Rosenbaum et al., 1992). Eine Panikstörung der Eltern geht mit einem erhöhten Risiko für Separationsangst oder anderen Angststörungen der Kinder einher (Biederman et al., 2001).

Bei den Familienuntersuchungen muss allerdings noch ein methodisches Problem beachtet werden: da Panikpatienten sensitiver bezüglich der Wahrnehmung von Ängsten sind, könnten sie möglicherweise eher als gesunde Personen Ängste bei ihren Verwandten registrieren und berichten. Ein solches Phänomen konnte gezeigt werden, wenn Panikpatienten und Gesunde über enge Freunde berichteten, die unter einer Panikstörung litten (Brown, 1994).

Zwillingsstudien

Die oben genannten Familienstudien machen zwar eine genetische Übertragung schon recht wahrscheinlich. Wenn allerdings in einer Familie Angststörungen gehäuft auftreten, muss dies nicht unbedingt auf Vererbung beruhen, sondern könnte auch eine Folge des Modelllernens sein (s. S. 63). Nur durch Zwillingsstudien kann letztendlich der Nachweis erbracht werden, dass eine familiäre Häufung auf Vererbung beruht. Wenn Zwillinge in der gleichen Familie aufwachsen, kann immer noch ein Erziehungsfaktor oder Modelllernen für die Verursachung herangezogen werden. Daher sind besonders Zwillingsuntersuchungen interessant, bei denen ein Zwilling adoptiert wurde und in einer anderen Familie aufwuchs. Auch hier kann kritisch eingewendet werden, dass der Grund der Weggabe eines Kindes häufig eine sozial schwierige Situation ist. Auch kann der wegadoptierte Zwilling dadurch traumatisiert werden, dass er der leiblichen Mutter weggenommen wird. Andererseits könnte der in der Familie verbleibende Zwilling darunter leiden, dass er weiter den problematischen Einflüssen seiner Ursprungsfamilie ausgesetzt ist. Wenn eine frühkindliche Traumatisierung Angststörungen fördert, dann hätten beide Zwillinge in dieser Situation einen Grund für die Entwicklung einer Angststörungen, wobei allerdings die Gründe völlig unterschiedlich sind.

Tabelle 13. Konkordanzraten für Panikstörung bei eineiigen und zweieiigen Zwillingen

Autoren	Monozygote Zwillinge	Dizygote Zwillinge
Tørgersen, 1983	31,0 %	0 %
Skre et al., 1993	41,7 %	16,7 %
Perna et al., 1997	73,0 %	0 %
Kendler et al., 1993	23,9 %	10,7 %

Adoptionsstudien zur Panikstörung existieren nicht. Sehr aufschlussreich sind dagegen Untersuchungen, die mono- und dizygote Zwillinge verglichen. Hierbei wird untersucht, ob bei Zwillingen mit einer Panikstörung der andere Zwilling auch eine Panikstörung hat (*Konkordanz*). Alle Studien, die die Konkordanzraten für Panikstörung bei eineiigen und zweieiigen Zwillingen untersuchten, fanden signifikant höhere Raten bei den eineiigen Zwillingen (Tabelle 13). Trotz der hohen Varianz dieser Studien ist dies ist als relativ sicherer Hinweis für einen genetischen Beitrag zur Ätiologie der Panikstörung zu werten.

In den Studien von Kendler et al. (1992a; 1992b) wurden über 1000 Zwillingspaare untersucht. Die Autoren fanden einen größeren Einfluss einer vererbten „Neigung zu Phobien" (30–40 % der erklärten Varianz) als durch den Verlust eines Elternteils (durch Tod oder Trennung; 1,5–5,1 % der Varianz).

Stein et al. (1999) vermuteten das Vorhandensein eines Angstsensitivitätsfaktors, der sich in einer Untersuchung mit bei 179 monozygote und 158 dizygote Zwillingspaaren als unifaktorielles Konstrukt zu 45 % als vererbbar herausstellte.

Pauls et al. (1980) analysierten 19 Stammbäume von Patienten mit einer Panikstörung. Nach Ansicht der Autoren wiesen die Ergebnisse auf ein autosomal-dominantes Gen mit einer Allel-Frequenz von 0,014 hin. Dieses Modell schätzt das Lebenszeitrisiko für die Bevölkerung auf 2 %, also nahe bei den tatsächlich beobachteten 3,5 %.

Vieland et al. (1993) führten eine Segregationsanalyse über 30 Stammbäume von Panikpatienten durch. Sie fanden sowohl Hinweise für ein autosomal-dominantes als auch für ein autosomal-rezessives Modell. Diese Werte konnten in einer davon unabhängigen Stichprobe von 72 Stammbäumen repliziert werden (Vieland et al., 1996). Auch diese Daten waren sowohl mit einem dominanten oder rezessiven Modell vereinbar.

Bei Frauen kommt eine Panikstörung 2–2,5-mal häufiger vor. Crowe et al. (1983) testete ein single-locus- und ein multifaktorielles Modell. Das am besten passende single-locus-Modell sagte ein Erkrankungsgen mit einer Alllelfrequenz von 0,05 und eine Penetranz von 45,5 % bei Frauen und 24,6 % bei Männern vorher. Hieraus konnte eine Prävalenz einer Panikstörung von 4,5 % bei Frauen und 2,5 % bei Männern geschätzt werden. Diese Erwartungen entsprechen den tatsächlich beobachteten Prävalenzraten von 5,0 % bei Frauen und 2,0 % bei Männern (Kessler et al., 1994).

Kopplungsuntersuchungen

Bei *Kopplungsuntersuchungen* wird das gemeinsame Auftreten genetischer Marker der Panikstörung bei Familienmitgliedern untersucht. Als Maß der Kopplung gilt der sogenannte „lod score", wobei ein lod score > 3 als Beweis für eine Kopplung angesehen wird. Eine zufällige Kosegregation ist in diesem Fall mit eine Wahrscheinlichkeit von mehr als 1:1000 ausgeschlossen. Die Sensitivität von Kopplungsuntersuchungen ist so jedoch zu gering, wenn sogenannte Suszeptibilitätsgene gesucht werden. Dies ist bei komplexen Erkrankungen notwendig, bei denen einzelne Gene nur einen kleinen Beitrag zur Verursachung der Erkrankung leisten.

Bisher wurde eine einzige Untersuchung des kompletten menschlichen Genoms, also aller Chromosomen, durchgeführt. Dabei wurden 23 Familien mit einer starken Häufigkeit von Panikerkrankungen untersucht. Kein lod score überschritt dabei allerdings 2,0 (Knowles et al., 1998).

Assoziationsuntersuchungen

Von einer Assoziation spricht man, wenn ein genetischer Marker bei Patienten mit einer Panikstörung häufiger auftritt als bei gesunden Personen. Die Methode hat eine hohe Sensitivität, d.h. dass auch Gene, die nur einen sehr kleinen Beitrag zur Entstehung der Erkrankung leisten, gefunden werden können. Andererseits ist die Spezifität gering, d.h., dass es leicht zu falsch-positiven Befunden kommen kann. Man untersucht sogenannte Kandidatengene. Damit ist gemeint, dass z.B. wegen der Wirksamkeit der Serotoninwiederaufnahmehemmer bei Panikstörung eine Störung des Serotoninwiederaufnahmetransporters vermutet wird, die sich eventuell in einem Polymorphismus des Serotonin-Transporter-Gens bemerkbar macht. Als „Kandidaten" kommen alle Gene in Frage, die an neurobiologischen Systemen beteiligt sind, bei denen bei Panikpatienten eine Dysfunktion vermutet wird (siehe Kapitel Neuroanatomie der Angst, S. 93).

Für das Serotonin-Transporter-Gen wurde keine Assoziation gefunden (Deckert et al., 1997; Hamilton et al., 1999; Ishiguro et al., 1997; Lesch et al., 1996), obwohl bei Patienten mit ängstlichen Persönlichkeitszügen eine solche Assoziation vermutet worden war (Jorm et al., 1998; Katsuragi et al., 1999; Ohara et al., 1998a). Serotonin wird durch Catechol-O-Methyltransferase (COMT) abgebaut. Es fand sich kein Unterschied zwischen Panikpatienten und Kontrollen bezüglich dieses Polymorphismus (Ohara et al., 1998b). Keine Assoziation fand sich auch hinsichtlich des α_{2A}-Adrenozeptor-Gens (Ohara et al., 2000). Wegen der Wirkung der MAO-Hemmer bei Panikstörung wurde weiterhin das Monoaminoxidase-A-Gen untersucht. Von Deckert et al. (1999) wurde hier eine Assoziation gefunden, nicht aber von Hamilton et al. (2000).

Wegen der Wirkung der Benzodiazepine wurde das γ-Aminobuttersäure-A (GABA$_A$) Rezeptor-Untereinheits-Gen untersucht, ohne dass eine Assoziation gefunden wurde (Crowe et al., 1997; Schmidt et al., 1993). Durch Cholezystokinin können Panikattacken ausgelöst werden. (Kato et al., 1996) fanden keine Assoziation für das Cholecystokinin-B (CCK_B)-Rezeptor-Gen, während Wang et al. (1998) und Kennedy et al. (1999) einen Unterschied zwischen Panikpatienten von Kontrollen fanden. Das Adenosin-A_{2A}-Rezeptor-Gen war ebenfalls ein Kandidat; Befunde hierzu waren jedoch negativ (Deckert et al., 1998). Ebenso ohne Befund verliefen Untersuchungen des Dopamin-D_4-Rezeptors und des Dopamin-Transporters (Hamilton et al., 2000).

Zusammenfassung: genetische Faktoren

Die Panikstörung tritt familiär gehäuft auf; ein genetischer Faktor ist wahrscheinlich. Die beschriebenen Untersuchungen zeigen aber auch, dass genetische Faktoren allein nicht für die Krankheitsentstehung verantwortlich sein können.

Welcher Risikofaktor hat welchen Anteil an der Entstehung einer Panikstörung?

Wenn verschiedene Faktoren wie Traumata, Erziehungsstile und Genetik mit der Entstehung einer Angststörung assoziiert sind, wäre es interessant zu wissen, zu welchem Anteil die jeweiligen Risikofaktoren zur Ätiologie beitragen. Das Problem ist, dass sich viele Risikofaktoren nicht sauber trennen lassen. Ein alkoholkranker Vater könnte zum Beispiel gegenüber seiner Familie gewalttätig werden. Wenn dann eine Assoziation mit der Panikstörung des Kindes festgestellt wird, kann nicht mit Sicherheit gesagt werden, ob primär die Gewalttätigkeit oder primär der Alkoholmissbrauch an der Entstehung der Angsterkrankung schuld ist. Es könnte aber theoretisch auch der Fall sein, dass gar kein direkter Zusammenhang zwischen Gewalt bzw. Alkohol einerseits und Panikstörung andererseits besteht: vielleicht hat der Vater getrunken, weil er damit seine eigene Angsterkrankung behandeln wollte, und das Kind hat die Angsterkrankung genetisch übertragen bekommen. Zusammenhänge bzw. Korrelationen dürfen nicht mit Kausalität verwechselt werden.

Mit Hilfe eines komplizierten statistischen Verfahrens, der logistischen Regression, kann errechnet werden, welche Risikofaktoren direkt mit einer späteren Panikstörung assoziiert und welche nur indirekt korreliert sind. Die Daten unserer oben erwähnten Untersuchung zu Risikofaktoren (Bandelow et al., 2001b; siehe S. 64) wurden einer logistischen Regression unterworfen (Tabelle 14), um zu ermitteln, welcher der untersuchten Faktoren, in diesem Fall schwere traumatische Kindheitserfahrungen, ungünstiges elterliches Interaktionsverhalten, Geburtsrisiken (wie perinatale Asphyxie, niedriges Geburtsgewicht usw.), und familiäre Faktoren (Vorhandensein von Verwandten 1. Grades mit einer Panikstörung), direkt das Kriterium, nämlich Zugehörigkeit zu der Gruppe der Panikpatienten oder Kontrollpersonen vorhersagen kann. Nach diesem Modell

Tabelle 14. Logistische Regression. Das Kriterium ist das Vorhandensein einer Panikstörung.

Variable	Odds Ratio	p
Schwere traumatische Kindheitserfahrungen	1,58	0,009
Ungünstiges elterliches Interaktionsverhalten	1,05	0,003
Geburtsrisiken	0,85	0,38 (n.s.)
Verwandte 1. Grades mit einer Panikstörung	4,25	0,008

Odds Ratio: Maß für die Risikoerhöhung. *n.s.* = nicht signifikant.

hatten familiäre Panikstörungen den stärksten Einfluss. Die „Odds Ratio" betrug 4,25; d.h. das Vorliegen einer Panikstörung bei Verwandten 1. Grades erhöhte das Risiko, ebenfalls an einer Panikstörung zu erkranken, über vierfach. Deutlich geringer wirkten sich schwere traumatische Kindheitserfahrungen aus. Der Einfluss eines ungünstigen elterlichen Interaktionsverhaltens war signifikant, aber vom Ausmaß vernachlässigbar. Geburtsrisiken hatten keinen Einfluss.

Neurobiologische Hypothesen

> „Die Mängel unserer Beschreibung würden wahrscheinlich verschwinden, wenn wir anstatt der psychologischen Termini schon die physiologischen oder chemischen einsetzen könnten.... Die Biologie ist wahrlich ein Reich der unbegrenzten Möglichkeiten, wir haben die überraschendsten Aufklärungen von ihr zu erwarten und können nicht erraten, welche Antwort sie auf die von uns gestellten Fragen einige Jahrzehnte später geben würde. Vielleicht gerade solche, durch die unser ganzer künstlicher Bau von Hypothesen umgeblasen wird."
> Sigmund Freud (1920, S. 53)

Einleitung

Eine Fülle von Untersuchungen beschäftigt sich mit einer eventuellen neurobiologischen Ursache der Panikstörung. Trotz detaillierter Erkenntnisse über die Hirnstrukturen, die pathologische Angst vermitteln, besteht heute immer noch kein Konsens über die Natur oder Lokalisation von Strukturen, die die Panikstörung auslösen. Auf mehreren Wegen kann man Erkenntnisse darüber gewinnen, welche neurobiologischen Veränderungen zu einer Panikstörung führen könnten. Aus folgenden Quellen können Rückschlüsse über die Bedeutung neurobiologischer Faktoren bei der Angstauslösung gezogen werden:

- Tierversuche
- Vergleiche neurobiologischer Parameter zwischen Panikpatienten und gesunden Kontrollpersonen (z.B. Untersuchung des Cortisols im Blut)

– die Wirksamkeit bestimmter Medikamente, deren Wirkmechanismus bekannt
  ist, bei einer Panikstörung
– bildgebende Verfahren.

Man sucht nach einer Struktur im Gehirn, deren Fehlfunktion die Panikstörung
bedingt, also den „Locus panicus". Die Suche nach einer solchen dysfunktionalen
Struktur gleicht zunächst bei oberflächlicher Betrachtung der Aufgabe, in einem
Kraftfahrzeug nach einer bestimmten Störung zu suchen. Ein Kraftfahrzeug-
mechaniker würde nach einem defekten Bauteil oder Kabelstrang fahnden, mit dem
Ziel, das fehlerhafte Teil auszutauschen. Er würde die Störung gerne sehr genau
lokalisieren wollen, um nur genau das Teil austauschen zu müssen, das gestört
ist. Geht man von einem vereinfachten „Auto"-Modell aus, so würde man auf
der Suche nach der defekten Struktur z.B. nach einem *Hirngebiet* suchen, wie
z.B. dem „periaquäduktalen Grau" oder der „rechten Amygdala". Man könnte
aber auch bestimmte *Bahnen* verantwortlich machen, z.B. „die serotonergen
Bahnen von den Raphekernen". Bei der Suche nach der Ursache des Morbus
Parkinson ist man zum Beispiel fündig geworden und identifizierte eine Degene-
ration der Substantia nigra als Ursache der Erkrankung. Würde man eine solche
defekte Struktur bei Panikpatienten finden, so könnte man diese natürlich nicht
wie bei einem Auto austauschen. Dennoch würde die genaue Identifikation
der gestörten Hirnstruktur die Wissenschaft weiterbringen. Eine gezielte medikamentöse Therapie könnte dann eventuell leichter entwickelt werden. Möglicherweise könnte man Medikamente entwickeln, die genau diejenige Struktur
beeinflussen, die gestört ist, andere Strukturen, die nur Nebenwirkungen auslösen
würden, aber nicht. Ein Beispiel hierfür wäre die L-Dopa-Therapie des
M. Parkinson. Handelte es sich bei der dysfunktionalen Struktur dagegen um
eine Leitungsbahn, so könnte man diese eventuell gezielt medikamentös durch
Verbsserung der Funktion des von dieser Bahn verwendeten Neurotransmitters
behandeln. Entfernt könnte man bei sehr schweren Fällen sogar an eine stereo-
taktische Operation einer gestörten Hirnstruktur denken, wie sie bei manchen
schweren Zwangserkrankungen oder Epilepsien durchgeführt wurde.
   Natürlich gibt es wesentliche Unterschiede zum „Auto-Modell", ganz abgesehen davon dass die menschliche Seele nicht mit einem Kraftfahrzeug vergleichbar
ist. Wie kann man zum Beispiel erklären, dass eine Panikstörung in den späteren
Lebensjahren meist verschwindet, oder dass sie sich unter Placebotherapie oder
durch bestimmte Psychotherapien bessert? Die gesuchte Struktur kann wohl
nicht unwiderruflich defekt sein wie ein durchgebrannter Transistor.
   Das Aufspüren der defekten Struktur wird angesichts der Komplexität
des Gehirns nicht einfach sein. Man könnte aus der Wirksamkeit serotonerg wir-
kender Medikamente darauf schließen, dass die Störung serotonerger Bahnen die
Ursache einer Panikstörung ist. Dieser Schluss ist jedoch nicht zwingend. Ein
Beispiel dafür, warum dies nicht so einfach ist, ist die Behandlung des Morbus
Parkinson mit Anticholinergika: aus dem Erfolg einer solchen Behandlung
könnte man fälschlicherweise schließen, dass bei der Parkinson'schen Erkrankung das *cholinerge System* gestört ist. In Wahrheit ist jedoch das *dopaminerge*

System gestört. Da das dopaminerge und cholinerge System in einem Gleichgewicht stehen müssen, führt die Abschwächung des cholinergen Systems durch die Gabe von Anticholinergika zur einer Wiederherstellung des Gleichgewichts und so zu einer Besserung der Parkinsonsymptome. Bei den Angststörungen könnte zum Beispiel das Serotoninsystem gestört sein; es könnte aber auch ebenso gut ein ganz anderes ZNS-System defekt sein. Serotonerge Medikamente könnten dadurch wirken, dass sie dieses andere, bisher unbekannte System indirekt durch eine Veränderung eines gestörten Gleichgewichts zugunsten des Serotoninsystems beeinflussen.

In den nächsten Kapiteln werden zahlreiche Befunde aufgezählt, die Unterschiede zwischen Panikpatienten und gesunden Kontrollen zeigten. Es darf bei keiner dieser Untersuchungen voreilig der Schluss gezogen werden, dass hier bereits die Grundursache der Panikstörung gefunden wurde: jede gefundene Störung eines Gehirnsystems kann indirekte Folge einer anderen zugrundeliegenden Störung sein. Alle Systeme des Gehirns hängen wie ein Mobile zusammen – der Anstoß eines Systems bringt alle anderen Systeme in Schwingungen.

Die Suche nach der defekten Struktur ist mühselig. Die Anfänge der neurobiologischen Angstforschung in den 60er Jahren glichen dem Versuch, eine Radio mit einem Hammer zu zerschlagen, das Kupfer herauszuschmelzen und daraus zu versuchen zu ermitteln, welche Nachrichten das Radio zuletzt übertragen hatte. Mit den Jahren wurden die neurobiologischen Methoden jedoch immer weiter verfeinert, so dass man ein zunehmend genaues Bild über die Neurobiologie der Angst gewinnt.

Trotz der genannten Schwierigkeiten soll in den folgenden Kapiteln versucht werden, das vorliegende Wissen über die Panikstörung und ihre möglichen neurobiologischen Ursachen darzustellen, zu ordnen und Vermutungen darüber anzustellen, welche der dargestellten Veränderungen am Wahrscheinlichsten erscheinen.

Reale Angst, konditionierte Angst und Phobien

Wenn Sie nachts auf der Straße einem Fremden begegnen, der ein langes Messer in der Hand hält, werden Sie rasch kombinieren, dass Sie in Gefahr sind. Die Hände schwitzen und zittern, der Mund ist trocken, die Nackenhaare sträuben sich. Sie überlegen sich, ob sie besser weglaufen oder einen Kampf mit dem Gegner aufnehmen müssen. Das Herz rast, weil es für eine mögliche Flucht warmlaufen muss, die Atemfrequenz wird erhöht, um genug Sauerstoff für das Weglaufen bereit zu stellen. Ihr Geruchssinn, das Hör- und Sehvermögen verbessert sich, die Pupillen erweitern sich. Wenn Sie sich später an den Vorfall erinnern, werden Sie sich an das Gesicht des Gegners bis ins Detail erinnern. Wenn Sie später an den Ort des Geschehens zurückkehren, wird es eventuell zu einem erneuten Aufflammen der Angstreaktion kommen oder Sie werden diesen Platz in Zukunft vermeiden.

Diese Symptome und Erscheinungen sind die gleichen, die in Tieren vorgehen, die unter Angst leiden. Vieles, was wir über die Neurobiologie der Angst wissen, ist in Tierexperimenten erforscht worden. Tiermodelle für psychische Störungen wurden allerdings immer problematisch angesehen. Eine Ratte kann keine Depression äußern oder über Halluzinationen klagen. Dennoch gibt es Tiermodelle auch für Depressionen und Psychosen, die bereits zur erfolgreichen Entwicklung neuer Antidepressiva und Antipsychotika geführt haben. Tiere können kokainabhängig gemacht werden, um die Gehirnbahnen zu erforschen, die bei einer Suchtentwicklung beteiligt sind.

Was Angsterkrankungen angeht, so ist klar, dass Furcht, Flucht, Vermeidungsverhalten und panikähnliche Reaktionen in der Tierwelt ubiquitär sind. Es braucht relativ wenig Intuition, sich vorzustellen, dass eine Ratte, die einen Käfig vermeidet, in dem ihr bereits früher ein aversiver Stimulus bereitete wurde, Ähnlichkeiten mit einem Patienten hat, der vermeidet, in ein Kaufhaus zu gehen, in dem er einmal eine Panikattacke erlitten hatte.

Viele der Erkenntnisse Entwicklung von Angst bei Versuchstieren beruhen auf dem Paradigma der konditionierten Furcht, das von Pavlov entwickelt wurde (Pavlov, 1927). In einem typischen Versuch wird einer Ratte ein Stimulus präsentiert – meistens ein Ton oder ein Lichtblitz (unkonditionierter Stimulus) – und gleichzeitig erhält sie einen leichten elektrischen Schlag (konditionierter Stimulus). Nach einigen Durchgängen reagiert die Ratte auf den konditionierten Stimulus mit den gleichen autonomen Reaktionen und Verhaltensweisen, auch wenn kein unkonditionierter Stimulus vorhanden ist.

Die Analogie zur konditionierten Furcht hat jedoch ihre Schwächen. Bei den Versuchstieren handelt es sich um Realängste (z.B. Angst vor einer anderen männlichen Ratte) oder aber um konditionierte Furcht (Angst vor einem elektrischen Schlag im Laborkäfig), während die Angst bei Menschen mit einer Panikstörung eine übertriebene oder unrealistische Angst ist. Aus den Tiermodellen können lediglich Rückschlüsse auf die Gehirnstrukturen gewonnen werden, die für Realängste bei Menschen zuständig sind, nicht aber unbedingt auch für spontane, scheinbar grundlos ablaufende Panikattacken. Auch die konditionierten Ängste von Tieren sind nicht einfach mit den phobischen Ängsten der Menschen vergleichbar. Die Panikstörung und andere Angststörungen entstehen nicht durch frühere Exposition mit aversiven Stimuli (im Gegensatz zur posttraumatischen Belastungsstörung). Eine Hyperventilation bekommt man in der Regel nicht, weil man früher eine reales Erstickungserlebnis hatte, wie z.B. einen Sauerstoffmangel beim Tauchen. Eine Agoraphobie entwickelt sich praktisch nie auf dem Boden einer früheren traumatischen Erfahrung (wie z.B. in einer Höhle verschüttet worden oder in einer Massenpanik verletzt worden zu sein). Kaum einer der zahlreichen Patienten, die unter Fahrstuhlangst leiden, gibt an, früher einmal längere Zeit in einem Fahrstuhl stecken geblieben zu sein.

Es gibt Gründe, anzunehmen, dass bei phobischen Ängsten andere Mechanismen ablaufen als bei Angst vor realen Gefahren. Phobische Ängste sind unrealistisch oder übertrieben und folgen nicht den Gesetzen der Logik. Die häufigste Phobie in Deutschland ist die Spinnenphobie – obwohl es in Deutschland nicht eine einzige Spinnenart gibt, die gefährlich oder zumindest unangenehm werden könnte. Angst im Fahrstuhl zu haben, ist wegen der relativen Sicherheit dieses Verkehrsmittels nicht angebracht, denn die Vorstellung, im Fahrstuhl könnte die Luft ausgehen, die von den Betroffenen immer wieder geäußert wird, lässt eine gewisse Unkenntnis über die Konstruktion von Fahrstühlen erkennen.

Menschen mit Phobien sind auch nicht allgemein ängstlich, sondern sind durchaus in der Lage, mit Fallschirmen abzuspringen, mit Motorrädern zu fahren oder mit Ultraleichtfliegern zu fliegen, der Fremdenlegion beizutreten oder in der Innenstadt von Johannesburg spazieren zu gehen. Es wäre zu einfach, dies mit „kontraphobischem Verhalten" zu erklären. Plausibler ist die Erklärung, dass Realangst und phobische Angst klar zu trennen und voneinander mehr oder weniger unabhängig sind.

Die Neuroanatomie der Angst

> „If the human brain were so simple that we could understand it, we would be so simple that we couldn't."
>
> Emerson Pugh, 1997

Das Gehirn ist wohl das unübersichtlichste Organ des Körpers. Im folgenden werden daher zunächst einmal die Hirnregionen beschrieben, die an der Entstehung von Angst beteiligt sind.

Redmond (1977) stimulierte bei Affen den Locus coeruleus; dies löste eine Angstreaktion aus. Die Entfernung des Locus coeruleus dagegen immunisierte die Tiere gegen Angst provozierende Situationen. Parkinson-Patienten mit einer Läsion des Locus coeruleus haben spontane Panikattacken (Schwab et al., 1951). Daher vermutete man zunächst den Ursprung der Angst im Locus coeruleus. Später wurden aber aufgrund von Erkenntnissen aus stereotaktischen Eingriffen bei Menschen noch andere Gebiete gefunden, deren Stimulation ebenfalls zu Angstgefühlen führt. Auch andere Gebiete könnten demnach auch als Ursprungsgebiet von Angstreaktionen in Frage kommen, z.B. die Amygdala, das periaquäduktale Grau (PAG), der mediale Hypothalamus oder der Nucleus solitarius (s.u.).

Zunächst folgt in den nächsten Kapiteln ein Überblick über die verschiedene Gehirn-Strukturen, die an der Auslösung von Angst beteiligt sein könnten. Die Erkenntnisse über diese Strukturen sind vorwiegend am Tiermodell gewonnen worden. Um herauszufinden, welche Funktionen die verschiedenen Systeme haben, hat man sogenannte Läsionsversuche durchgeführt. Dabei werden bei Tieren bestimmte Teile des Gehirns entfernt und dann beobachtet, welche Funktionsausfälle sich hierdurch ergaben. Klüver und Bucy (1938) entfernten bei z.B. Affen die Temporallappen und Hippocampi. Es kam zu kognitiven und Verhaltensstörungen wie optischer und taktiler Agnosie, oralen Stereotypien, Hypersexualität und Angstfreiheit. Auch bei Menschen, bei denen diese Gebiete durch Traumata, Tumoren oder andere Schädigungen in Mitleidenschaft gezogen worden waren, kam es zu Antriebslosigkeit, Essanfällen oder sexueller Triebenthemmung. Auch aus Gehirnverletzungen beim Menschen oder aus Erkenntnissen,

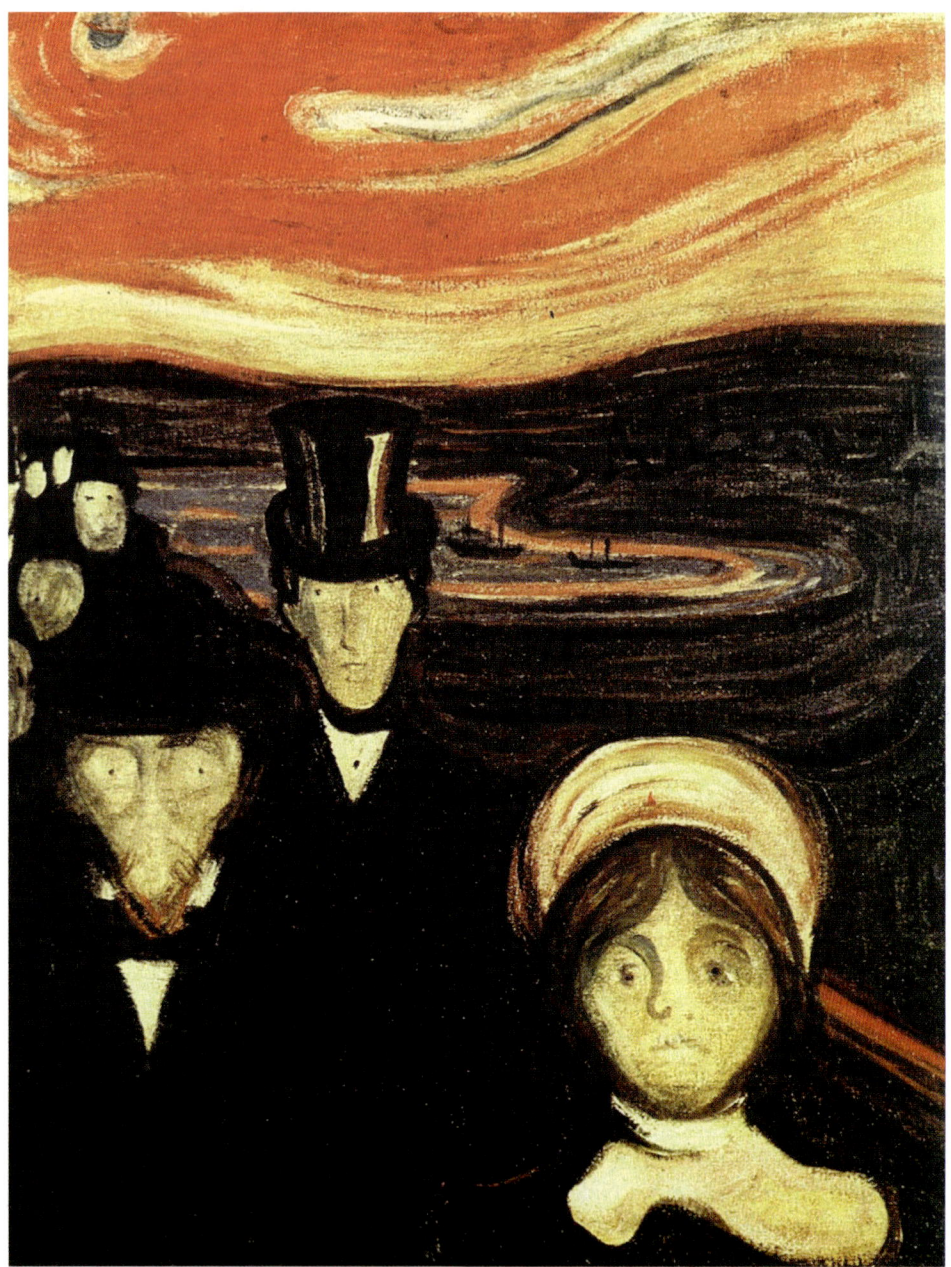

Abb. 7. „Angst" – Gemälde von Edvard Munch, 1894, Munch-museet, Oslo

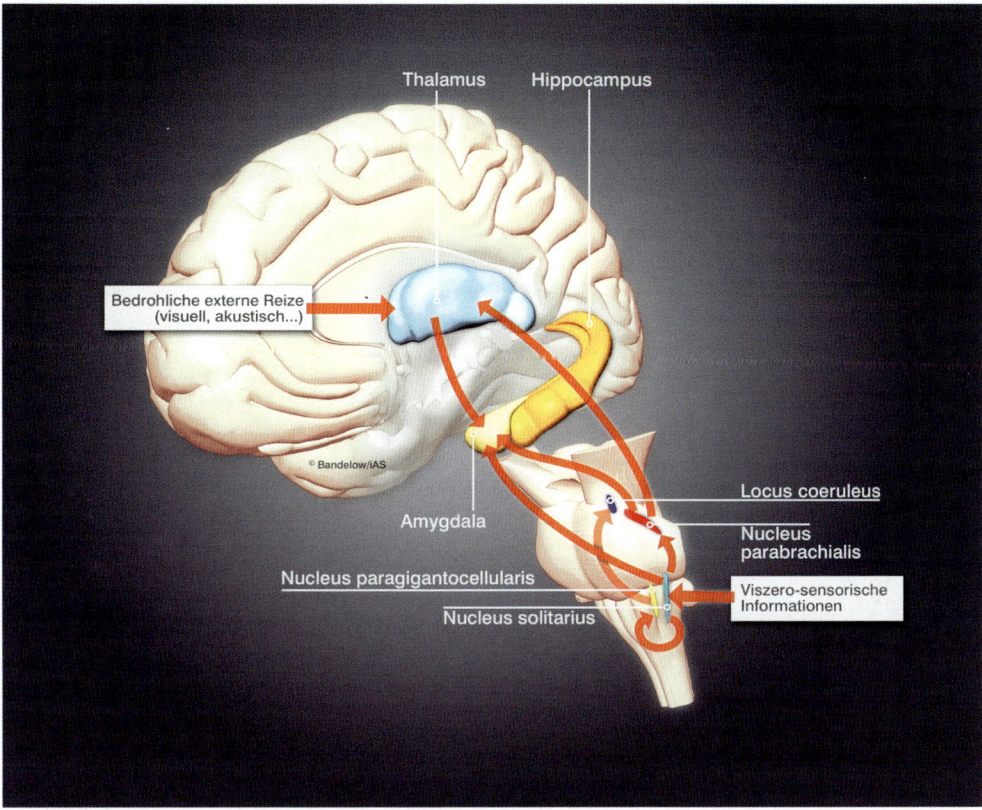

Abb. 8. Neuroanatomie der Angst. Die Amygdala nimmt eine zentrale Rolle in der Auslösung von Angst ein. Eine äußere Bedrohung wird wahrgenommen; die visuellen u.a. sensorischen Informationen werden über den Thalamus an die Amygdala weitergeleitet. Viszerosensorische Informationen (z.B. über den Zustand des kardiorespiratorischen Systems) erreichen die Amygdala über den Nucleus solitarius, den Nucleus parabrachialis und den Thalamus teilweise direkt, teilweise auf Umwegen. Auch der Locus coeruleus erhält viszerosensorische Informationen über den Nucleus solitarius und den Nucleus paragigantocellularis

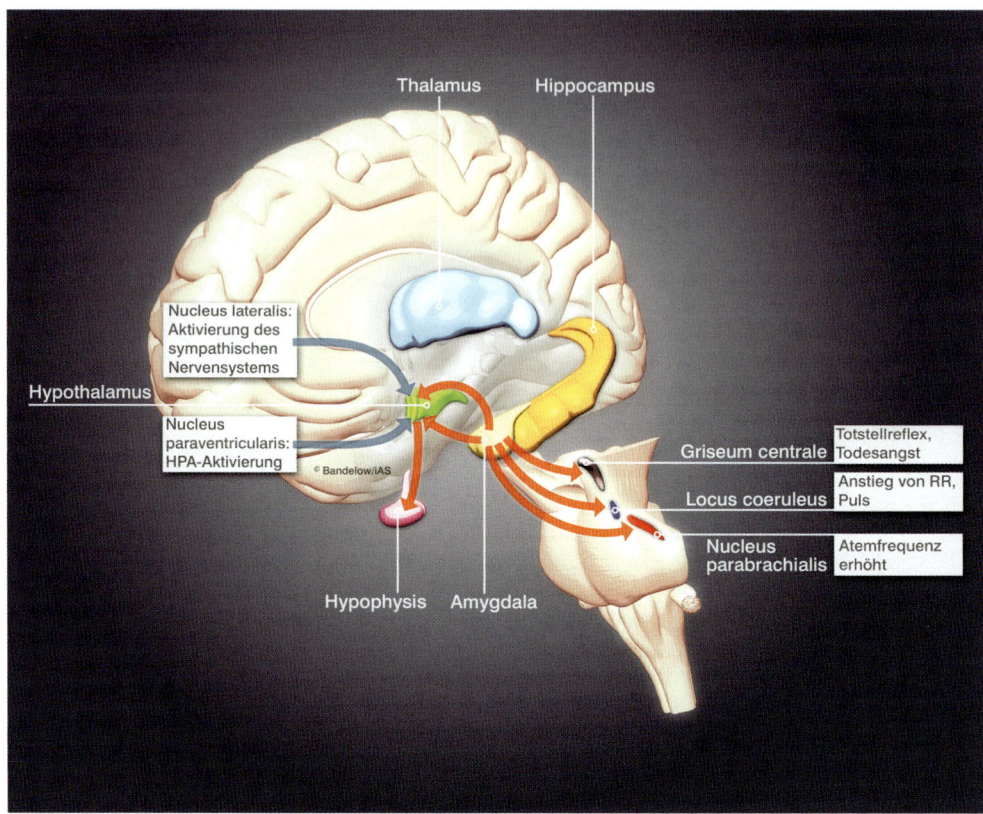

Abb. 9. Auslösung von Furcht- und Angstreaktionen. Von der Amygdala ausgehende Efferenzen lösen in Gebieten wie dem Nucleus lateralis und Nucleus paraventricularis des Hypothalamus, dem Locus coeruleus, dem Nucleus parabrachialis und dem periaquäduktalen Grau (Griseum centrale) Symptome aus, die einer Panikattacke entsprechen

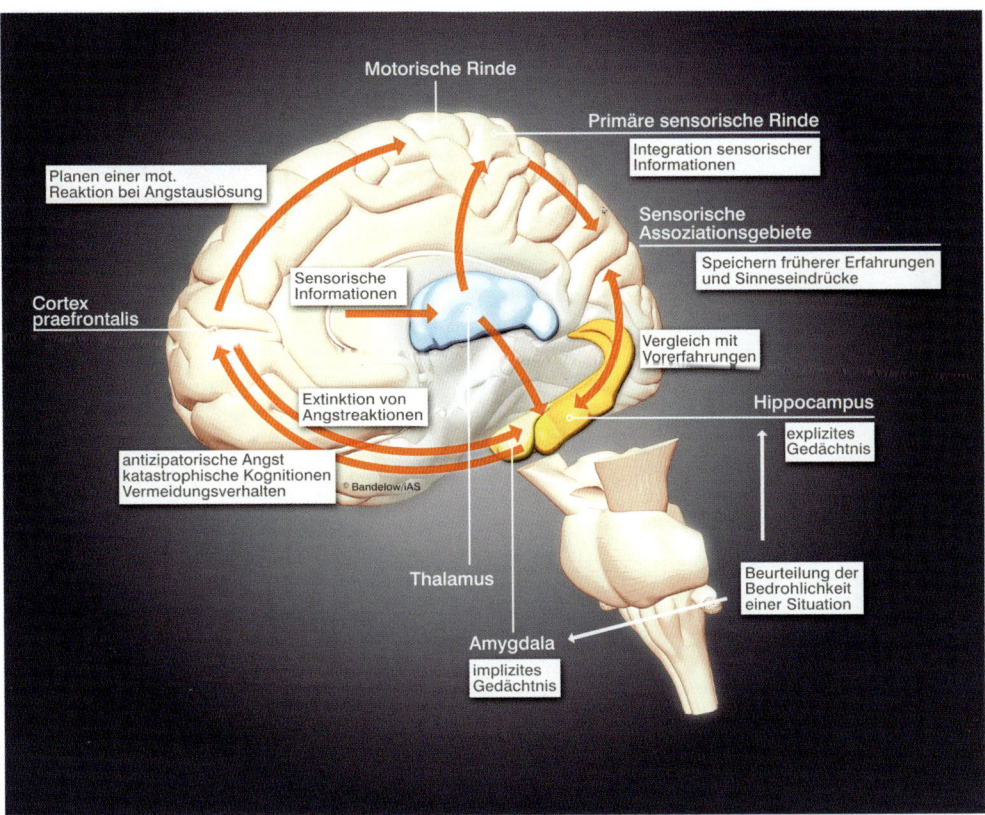

Abb. 10. Abgleichung einer Gefahrensituation mit früheren Sinneseindrücken und Gedächtnisinhalten. Eine wahrgenommene Situation oder ein interner Stimulus wird über den Thalamus zu den primären sensorischen Rindenfeldern weitergeleitet. Diese Information wird in den sekundären sensorischen Rindenfeldern (Assoziationsgebieten) integriert. Der Hippocampus bildet mit der Amygdala eine Gedächtniseinheit. Hier findet möglicherweise eine Fehlbewertung interner Stimuli statt. Der Hippocampus gleicht eine neue Situation mit in den Assoziationsgebieten gespeicherten Vorerfahrungen ab. Wenn eine harmlose Situation von diesem Gedächtnissystem fälschlicherweise als bedrohlich wahrgenommen wird, kommt es zu einer Panikattacke. Der präfrontale Cortex ist für das Planen einer motorischen Reaktion bei Gefahr zuständig. Einflüsse der Amygdala auf den präfrontalen Cortex führen zur Auslösung antizipatorischer Angst, zu katastrophisierenden Kognitionen und phobischem Vermeidungsverhalten. Umgekehrt können vom Cortex praefrontalis ausgehende Einflüsse auf die Amygdala zur Löschung (Extinktion) von Angstreaktionen führen

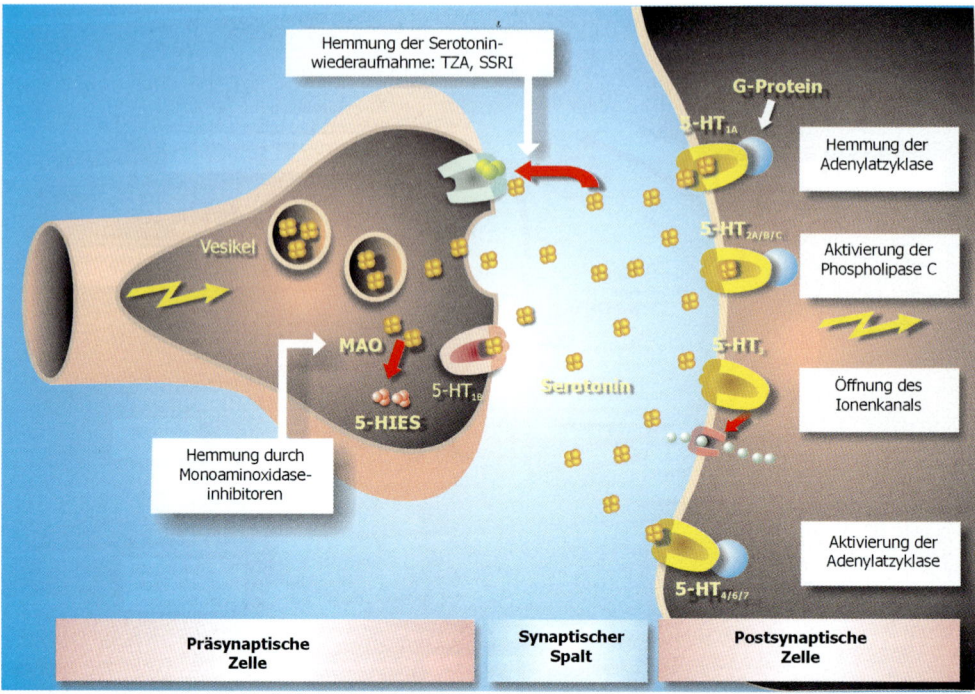

Abb. 11. Wirkung von Medikamenten, die den Serotoninstoffwechsel beeinflussen, an der Synapse. Der Neurotransmitter Serotonin (5-HT) ist in Vesikeln der präsynaptischen Zelle gespeichert. Durch elektrische Impulse wird Serotonin freigesetzt und in den synaptischen Spalt ausgeschüttet. An der postsynaptischen Seite befinden sich verschiedene Serotonin-Rezeptoren (5-HT$_{1A}$, 5-HT$_{2A/B/C}$, 5-HT$_{3/4/6/7}$). Durch Bindung der Serotonin-moleküle an diese Rezeptoren werden weitere Prozesse in die Wege geleitet: die Hemmung bzw. Aktivierung der Adenylatzyklase, die Aktivierung der Phospholipase C oder die Öffnung eines Ionenkanals. Die Aktivierung der Adenylatzyklase und Phospholipase setzt ihrerseits die Bildung von „second messengers" wie cAMP, Inositoltriphosphat oder Diazylglyzerin in Gang. Die verschiedenen Antidepressiva blockieren im unterschiedlichen Maße einige der postsynaptischen Rezeptoren. Nach „getaner Arbeit" wird das Serotonin zum kleineren Teil durch COMT (Catechoorthomethyltransferase) abgebaut, zum größeren Teil aber wieder in die präsynaptische Zelle aufgenommen. Diese Wiederaufnahme („reuptake") wird durch die meisten trizyklischen Antidepressiva (TZA) und durch die selektiven Serotoninwiederaufnahmehemmer (SSRI) gehemmt. Das wiederaufgenommene Serotonin wird durch das mitochondriale Enzym Monoaminoxidase zu 5-Hydroxyindolessigsäure (5-HIES) abgebaut. Durch Monoaminoxidasehemmer (MAOH) kann dieser Abbau reduziert werden; es steht somit mehr Serotonin zur Wiederaufnahme in die Vesikel bereit. In den Vesikeln ist Serotonin vor dem Abbau durch die MAO geschützt. Im Endeffekt haben also alle Antidepressiva die gleiche Wirkung: die Verfügbarkeit des Serotonins im synaptischen Spalt wird erhöht.
Der Vorgang wird durch die terminalen präsynaptischen 5-HT$_{1B}$-Autorezeptoren im Sinne einer Feedbackhemmung gesteuert.
Ähnliche Verhältnisse gelten für die Noradrenalinneuronen

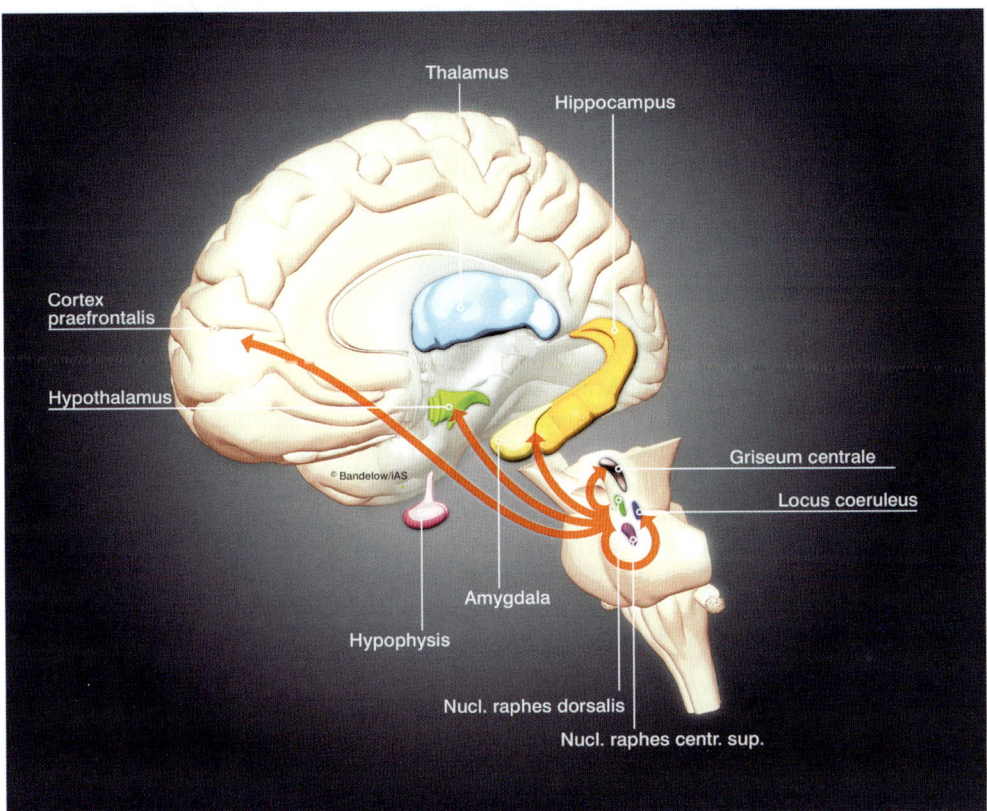

Abb. 12. Wirkung von Medikamenten, die den Serotoninstoffwechsel beeinflussen. Diese Medikamente, z.B. die selektiven Serotoninwiederaufnahmehemmer (SSRI) oder trizyklischen Antidepressiva (TZA), bewirken eine Verstärkung der Aktivität der serotonergen Raphe-Neuronen. Dadurch können sie im Locus coeruleus eine Abnahme von Puls und Blutdruck, im Griseum centrale eine Abnahme der Todesangst, im Hypothalamus eine Abnahme der HPA-Achsen-Aktivierung, und im Amygdala/Hippocampus-Gebiet eine Abschwächung exzitatorischer Einflüsse bewirken

die während stereotaktischen Eingriffen am Gehirn gewonnen wurden, konnten Rückschlüsse auf die an der Angstauslösung beteiligten Gebiete gewonnen werden. Diese Untersuchungen haben allerdings ihre Einschränkungen, da ja dabei nicht nur ein bestimmtes Hirnareal zerstört wird, sondern auch alle Bahnen, die durch das zerstörte Areal führten. Dennoch wurde eine Reihe von wertvollen Informationen durch solche Untersuchungen gewonnen.

Limbisches System

Das limbische System ist im Zusammenhang mit Angstphänomenen von großer Bedeutung. Der französische Arzt Pierre Paul Broca (1878) prägte den Ausdruck „le grande lobe limbique". Er beobachtete, dass bestimmte anatomische Strukturen einen Ring (limbus) innerhalb des Cortex bilden. Dieser Ring von Hirnwindungen umrandet den Balken, das Zwischenhirn und die Stammganglien. Anatomisch liegt das limbische System zwischen dem Neocortex, dem Hypothalamus-Hypophysen-System und dem sensorischen System.

Es herrscht Uneinigkeit darüber, welche Bestandteile dem limbischen System angehören. In der Regel werden die folgenden Gebiete hinzugerechnet (siehe Abb. 8, S. 95; Abb. 9, S. 96):

- Corpus amygdaloideum (Amygdala)
- Hippocampus
- Indusium griseum
- Area entorhinalis
- Gyrus cinguli
- Area septalis (Septum)
- Thalamus
- Hypothalamus

Die Funktion des limbischen Systems ist sehr komplex und bei weitem nicht vollständig aufgeklärt. Die Kontrolle der folgenden Systeme werden ihm zugeschrieben:

- Vegetatives System (Herzschlag, Atmung, Blutdruck)
- emotionales Verhalten (Triebe)
- emotionales und vegetatives Arousalsystem
- Bewusstsein (Hippocampus)
- Gedächtnis (Abspeicher- und Abrufvorgänge)

Nucleus solitarius (Nucleus tractus solitarii)

Der Nucleus solitarius in der Medulla oblongata (Abb. 8, S. 95) erhält Informationen von den Hirnnerven N. vagus, N. glossopharyngeus und N. facialis.

Dieser Kern, der nur unvollständig durch die Blut-Hirn-Schranke geschützt ist, erhält auch viszerosensorische Informationen (z.B. über p_H- oder Blutdruck-veränderungen) von den Pressorezeptoren im Sinus caroticus und über Chemorezeptoren der ventralen Medulla im oder in der Nähe des Nucleus para-gigantocellularis (NPGi). Der Nucleus solitarius leitet viszerosensorische Ein-flüsse an den Nucleus parabrachialis und kardiorespiratorische, viszerale und autonome Impulse über Bahnen der Medulla und des Rückenmarks weiter (Hsiao und Potter, 1990). Über den Nucleus paragigantocellularis werden visze-rosensorische Informationen an den Locus coeruleus weitervermittelt.

Die CCK_B-Rezeptoren, die weiter unten im Rahmen einer Cholezystokinin-Theorie zur Angst besprochen werden (S. 144), befinden sich möglicherweise im oder in der Nähe des Nucleus solitarius (Coplan und Lydiard, 1998).

Nucleus paragigantocellularis (NPGi)

Über den Nucleus paragigantocellularis (NPGi) in der rostralen ventrolateralen Medulla oblongata (Abb. 8) werden viszerosensorische Informationen vom Nucleus solitarius an den Locus coeruleus weitergeleitet. Der NPGi stellt eine der beiden Hauptafferenzen des Locus coeruleus dar und sendet dorthin über glutamaterge Rezeptoren einen exzitatorischen Input.

Nucleus parabrachialis

Der Nucleus parabrachialis in der Formatio reticularis (Abb. 8) erhält seine Informationen vom Nucleus solitarius. Er integriert viszerale, autonome und endokrine Funktionen und steuert den viszerosensorischen Input zur Amygdala (Coplan und Lydiard, 1998).

Nucleus interstitialis striae terminalis (NIST)

Die Stria terminalis zieht von der Amygdala im Schläfenlappen über den Thalamus zu den anterioren Hypothalamuskernen. Durch diese Faserzüge werden affektiv gefärbte Triebregungen übermittelt. Der Interstitialkern der Stria terminalis (NIST; engl.: bed nucleus of the stria terminalis) liegt in der Nähe der Amygdala. Der NIST kann dagegen eine wichtige Rolle in der Entstehung chronischer oder antizipatorischer Angst und der Erwartung negativer Ereignisse spielen (Davis, 1997). Der NIST ist auch an der Steuerung der HPA-Achse beteiligt. Ein guter Teil des Inputs vom Hippocampus und der Amygdala zum Nucleus paraventri-cularis des Hypothalamus, der die HPA-Achse steuert, verläuft über den NIST. Der NIST wirkt inhibitorisch auf den Nucleus paraventricularis, wobei diese

Funktion durch GABA gesteuert wird. Somit könnte der NIST den Angriffspunkt für die Wirkung der Benzodiazepine auf eine stressbedingte HPA-Achsen-Aktivität darstellen.

Area entorhinalis

Die Area entorhinalis (entorhinaler Cortex) im vorderen Gyrus hippocampi ist ein Teil des limbischen Systems. Inputs von allen sensorischen Systemen werden über die Area entorhinalis zum Hippocampus weitergeleitet. Auch olfaktorische Informationen gehen hier ein. Die Area entorhinalis hat eine Bedeutung beim Neuerwerb von Gedächtnisinhalten und beim Kontextlernen.

Amygdala (Corpus amygdaloideum)

Zum limbischen System gehört auch die Amygdala (Corpus amygdaloideum, Mandelkern), die direkt dem Hippocampus anliegt (Abb. 8, S. 95). Die Amygdala hat mehrere Kerne. Sie steht einerseits mit dem olfaktorischen System in Verbindung; die medialen und zentralen Anteile werden andererseits dem limbischen System zugerechnet. Für die Angstfunktionen ist der Nucleus centralis der Amygdala relevant.

Die Amygdala hat zahlreiche Funktionen (Tabelle 15). Die elektrische Stimulation der Amygdala führt bei Ratten zu ängstlichem Verhalten (Adamec, 1990). Die Entfernung der Amygdala bei Primaten führt zum Verlust der Angstreaktion (Klüver-Bucy-Syndrom)(Davis, 1997).

Bei Epilepsiepatienten konnte durch EEG-Ableitungen das zeitgleiche Auftreten von Angst und neuronaler Aktivität in limbischen Strukturen gezeigt werden (Devinsky et al., 1989; Gloor et al., 1982). Die elektrische Stimulation der

Tabelle 15. Funktionen der Amygdalae (Davis, 1997; Deakin und Graeff, 1991; LeDoux et al., 1990)

Riechen
Ernährung
Sexualverhalten
bei Reizung starke affektive Entladungen
Risikoeinschätzung bei Angst auslösenden Situationen
Verarbeitung emotionaler Prozesse; Stimuli werden mit
    emotionaler Bedeutung versehen
emotionale Erinnerungen
konditionierte Furcht bei aversiven Stimuli
Löschung konditionierter Furcht
Blutdrucksteigerung
Schreckreaktionen wie Mydriasis
erhöhter Muskeltonus

Amygdala bei nicht-bewusstlosen Patienten, die manchmal zur Diagnose der Temporallappenepilepsie durchgeführt wird, kann zu starken viszeralen und emotionalen Angstreaktionen führen, ähnlich wie sie im Rahmen einer Aura vor einem epileptischen Anfall auftreten (Fish et al., 1993). In manchen Fällen konnten Epilepsien durch eine Amygdalektomie behandelt werden (Kuhar, 1986) (siehe S. 153, Kapitel „Panikattacken und Epilepsie").
Die Amygdala hat folgende Afferenzen (Abb. 9, S. 96):

- Afferenzen, die direkt vom Thalamus oder nach Vorverarbeitung durch den zerebralen Kortex zum Nucleus lateralis, der wichtigsten Eingangsregion der Amygdala, führen. Die direkten Thalamus-Amygdala-Verbindungen, die den Kortex umgehen, können konditionierte Reaktionen hervorrufen, bevor der Angst auslösende Stimulus überhaupt bewusst wird (Charney und Bremner, 1999). Der rasche, direkte Weg über die Amygdala hat eine Schutzfunktion für das Individuum. Es ermöglicht eine reflexartige Reaktion, z.B. eine rasche Flucht, noch bevor ein Reiz bewusst wahrgenommen wurde. Hierbei handelt es sich um eine genetisch verankerte Reaktion.
- sensorische Eingänge vom Nucleus parabrachialis und Nucleus solitarius (visuelle, auditorische, taktile, kognitive Inputs sowie viszerosensorische Informationen über den aktuellen Zustand des kardiorespiratorischen Systems).
- Afferenzen vom Hippocampus. Der Hippocampus bildet mit der Amygdala zusammen eine Gedächtniseinheit (s.u.).
- Afferenzen vom präfrontalen Kortex. Supprimierende Einflüsse des präfrontalen Cortex auf die Amygdala können zur Löschung (Extinktion) von Angstreaktionen führen.

Die Amygdala hat außerdem zahlreiche Efferenzen (Tabelle 16; Abb. 9). Diese Efferenzen zu verschiedenen Gehirnregionen können viele der Symptome erklären, die während einer Panikattacke auftreten.

Hippocampus

Der Hippocampus (Cornu ammonis, Ammonshorn) ist ein Teil des limbischen Systems. Der Hippocampus ist der krampfbereiteste Teil des Gehirns (Abb. 8, S. 95). Tumoren oder andere Prozesse in der Nachbarschaft, die den Hippocampus selbst nicht zerstören, können zu psychomotorischen Anfälle (Dämmerattacken) führen, die mit Absencen, dreamy states, Depersonalisations- und Derealisationsphänomenen, Déjà-vu-Erlebnissen u.a. einhergehen. Diese Hirnregion spielt bei bestimmten Patienten eine Rolle, bei denen sowohl Panikattacken als auch epileptische Anfälle auftreten können (siehe S. 142).

Afferenzen von der Stria terminalis hemmen eine durch den Hippocampus veranlasste CRH-Freisetzung. Der Hypothalamus weist eine ausgesprochen hohe Dichte von Glukokortikoidrezeptoren auf (siehe S. 131). Er kontrolliert die CRH-Ausschüttungen des Nucleus paraventricularis des Hypothalamus.

Tabelle 16. Efferenzen vom Nucleus centralis der Amygdala (erweitert nach Davis, 1997; siehe Abb. 9)

Zielgebiete der Efferenzen	Angstreaktion
Nucleus lateralis des Hypothalamus	aktiviert das sympathische Nervensystem
Nucleus paraventricularis des Hypothalamus	HPA-Achsen-Aktivierung (vorwiegend Ausschüttung von CRH)
Nucleus dorsomedialis des Nervus vagus, Nucleus ambiguus	parasympathische Aktivierung, Herzrasen und Hyperventilation
Nucleus parabrachialis (Atmungsregulationszentrum in der Pons)	erhöhte Atemfrequenz, Dyspnoe, Hyperventilation
Locus coeruleus	erhöhte Noradrenalinausschüttung, Anstieg von Blutdruck, Herzfrequenz und Furchtverhaltensreaktionen
Area tegmentalis ventralis	Verhaltens-Arousal, EEG-Arousal, Vigilanzerhöhung
Nucleus reticularis pontis caudalis	verstärkte Schreckreaktion
Periaquäduktales Grau des Mittelhirns	motorische und Verhaltensreaktionen (Totstellreflex, Todesangst)
Extrapyramidales motorisches System	motorische Reaktionen nach Angst auslösenden Stimuli
Nervus trigeminus/Nervus facialis	ängstlicher Gesichtsausdruck

Außerdem hat er Verbindungen zum präfrontalen Cortex (Charney und Bremner, 1999).

Der Hippocampus ist bei der Auslösung von Angstreaktionen im Kontext von Stressereignissen beteiligt (Phillips und LeDoux, 1992a). Der Hippocampus bildet mit der Amygdala zusammen eine Gedächtniseinheit (Eichenbaum et al., 1992). Der Hippocampus vollzieht Speicher- und Abrufvorgänge im Gedächtnis. Dabei spielt er vor allem in der Bewertung der Bedeutung von Stressereignissen in Raum und Zeit eine Rolle (Squire und Zola Morgan, 1991). Während das *deklarative (explizite)* Gedächtnis im Hippocampus und im medialen Temporallappen angesiedelt ist, wird das *prozedurale (implizite)* Gedächtnis der Amygdala zugeordnet. Das deklarative Gedächtnis ist ein bewusstes Gedächtnis für Menschen, Gegenstände und Orte. Räumliches und zeitliches kontextbezogenes Lernen werden von ihm gesteuert. Das prozedurale (implizite) Gedächtnis ist unbewusst und wird nur bei Tätigkeiten, nicht aber beim bewussten Erinnern gebraucht.

Im Hippocampus werden eingehende Arousal-Informationen mit einer affektiven Qualität versehen (emotionale Bewertung). Der Hippocampus vergleicht einen Stimulus oder eine Situation mit bewussten Vorerfahrungen und Kognitionen, die im assoziativen Kortex abgespeichert sind und führt eine Beurteilung der Bedrohlichkeit oder Relevanz dieser Situation durch. Es wurde hypothetisiert, dass der Persistenz traumatischer Erinnerungen bei Angststörungen eine Dysfunktion des Hippocampus unterliegt (Bremner et al., 1995).

Im Rahmen der Furchtkonditionierung ist der Hippocampus für das Kontextlernen wichtig (siehe S. 168).

Die Amygdala (s.o.) vermittelt über direkte Afferenzen vom sensorischen Thalamus reflexive, kognitiv nicht bewertete, genetisch geprägte Reaktionen, die ein rasches Kampf- oder Fluchtverhalten ermöglichen können. Ein Beispiel: ein lauter Knall führt z.B. über die Amygdala zu einer Schreckreaktion. Der Hippo-campus vergleicht dieses Geräusch mit der bewussten Vorerfahrung, lediglich einen explodierenden China-Kracher gehört zu haben, und blockt so weitere unnötige Fluchtreaktionen ab. Die durch den Hippocampus vermittelten Reak-tionen sind von den im Laufe des Lebens erworbenen individuellen Vorerfahrung-en und der Bereitschaft, auf aktive Problemlösungsstrategien zurückzugreifen, abhängig. Hierbei zeigen deklarative im Gegensatz zu den nicht-deklarativen Gedächtnisfunktionen eine größere Flexibilität und die Möglichkeit, bewusst neue Erfahrungen zu verarbeiten. Der „schnelle" Weg über die Amygdala stellt dagegen eine wichtige Schutzfunktion dar. Er ermöglicht eine rasche Reaktion, z.B. eine Flucht, noch bevor der Reiz bewusst wahrgenommen wird („First shoot, then ask questions").

Corpora mamillaria

Das Corpus mamillare ist eine Teil des Papez-Neuronen-Kreises. Es ist mit dem Hippocampus verbunden. Es verbindet das limbische System mit vegetativen Steuerzentren (Hypothalamus, Hypophyse). Es ist bei affektiven Handlungen und Lernvorgängen beteiligt. Eine doppelseitige Schädigung führt zu einem amnestischen Syndrom mit Konfabulationen, ohne dass jedoch das Altgedächtnis geschädigt ist.

Septum

Die im Septum verum gelegenen Kerne sind in komplexe Funktionskreise zwischen Hypothalamus und Hippocampus eingebunden. Das Septum hat inhibitorische Einflüsse auf die HPA-Achse. Im Septum ist nach akutem Stress eine frühe Genexpression zu beobachten, so dass man annehmen kann, dass das Septum eine Rolle in der integrativen Interpretation und Verarbeitung von Stressreizen spielt (Herman et al., 1996).

Thalamus

Der Thalamus ist eine Relaisstation für sensorische Informationen auf dem Weg zur Großhirnrinde (Abb. 8, S. 95). Alle enterozeptiven und proprizeptiven Impulse von der Außen- und Innenwelt werden hier verschaltet. Informationen von der Seh- und Hörbahn und von den Rezeptoren der Haut und der inneren Organe werden hier durchgeleitet. Alle Erregungen müssen den Thalamus passieren, um bewusst zu werden. Empfindungen wie Kälte oder Schmerz gelangen im Thalamus zum Bewusstsein.

Hypothalamus

Der Hypothalamus ist ein Steuerzentrum vegetativer Prozesse (z.B. Atmung, Kreislauf, Sexualfunktionen u.a.; siehe Abb. 9, S. 96). Er kontrolliert endokrine Organe und das vegetative Nervensystem. Er hat folgende Afferenzen:

- Afferenzen vom Locus coeruleus stimulieren die Ausschüttung von Relasing-Hormonen (z.B. CRH, Corticotropin-releasing hormone)
- Afferenzen vom Gyrus cinguli und vom orbitofrontalen Cortex vermitteln einen Blutdruck-, Puls- und Cortisolanstieg
- Afferenzen vom Striatum, von der Amygdala und vom Interstitialkern der Stria terminalis (NIST) wirken bei Stress auf den lateralen Hypothalamus ein.
- serotonerge Neuronen vom Nucleus raphes dorsalis (Serotonin scheint komplexe Wirkungen auf die HPA-Achse zu haben, wobei inhibitorische und exzitatorische Wirkungen möglich sind)

Der Nucleus paraventricularis des Hypothalamus hat zwei Teile. In einem werden Vasopressin (Adiuretin) und Oxytocin gebildet; im Pars parvocellularis wird CRH produziert. Der Nucleus paraventricularis spielt eine wichtige Rolle bei kardiovaskulären und neuroendokrinen Reaktionen auf Stress. Diese Funktionen werden im Kapitel „Die Hypothalamus-Hypophysen-Nebennieren (HPA)-Achse", S. 131, ausführlich dargestellt.

Locus coeruleus

Das Gehirn besitzt nur ca. 15 000 noradrenerge Neuronen. Der Locus coeruleus, ein Kern im dorsolateralen Tegmentum der Pons, enthält etwa die Hälfte aller noradrenergen Neuronen des ZNS und produziert etwa 70 % des gesamten Noradrenalins im Gehirn (Abb. 8, S. 95; Abb. 9, S. 96). Redmond (1977) demonstrierte, dass eine Stimulation des Locus coeruleus bei Affen eine Angstreaktion auslöst. Die Entfernung des Locus coeruleus immunisierte die Tiere gegen angstprovozierende Situationen; außerdem kam es zu Fress- und Trinkanfällen. Die elektrische Stimulierung des Locus coeruleus bei einem Menschen führte allerdings nicht zu Panikattacken (Kaitin et al., 1986).

Der Locus coeruleus hat ein dichtes Netz von Efferenzen, aber nur wenige Afferenzen (Aston-Jones et al., 1986). Der Nucleus paragigantocellularis in der rostralen ventrolateralen Medulla oblongata erhält Stimuli vom Nucleus solitarius; dieser erhält einen viszerosensorischen Input über vagale Afferenzen. Der Nucleus paragigantocellularis sendet einen exzitatorischen Input über glutamatergen

Rezeptoren an den Locus coeruleus. Der Locus coeruleus sendet Projektionen zu den folgenden Zwischen- und Vorderhirnregionen, die mit Angst in Verbindung gebracht werden (Coplan und Lydiard, 1998):

– Amygdala
– Interstitialkern der Stria terminalis (NIST)
– Area entorhinalis
– periaquäduktales Grau
– Nucleus paraventricularis des Hypothalamus
– Thalamus
– Nucleus solitarius

Die präsynaptische Regulierung des Locus coeruleus geschieht durch multiple Einflüsse (Bourin et al., 1998):

– -α_2-Autorezeptoren
– Rezeptoren für endogene Opioide
– γ-Aminobuttersäure (GABA)
– Acetylcholin
– Serotonin
– Cortisol releasing hormone (CRH)
– Adrenalin
– Substanz P

Eine Aktivierung erfolgt auch durch zentrale oder periphere viszerosensorische oder chemorezeptorische Stimuli:

– respiratorische Stimuli (Hyperventilation, CO_2)
– chemische Stimuli (Bikarbonat, Laktat)
– β-Rezeptorstimulation
– hypersensitive Chemorezeptoren des Nucleus solitarius

Der Locus coeruleus ist ein strategischer Punkt, der Informationen von viszerosensorischen Afferenzen erhält und eine Reihe von Angst-relevanten neuronalen Strukturen beeinflusst, die für Orientierung, Aufmerksamkeit und Alarmreaktionen wichtig sind. Tierexperimentell konnten folgende Funktionen des Locus coeruleus nachgewiesen werden:

– Angstreaktionen bei elektrischer Stimulation
– Abschwächung von Angstreaktionen bei bilateraler Läsion
– verstärkte neuronale Aktivität bei Exposition gegenüber angstbesetzten Situationen
– Triggerung einer Corticotropin-Releasing-Hormone (CRH)-Ausschüttung im Hypothalamus
– Wachheit, Aufmerksamkeit

Nachdem durch die oben erwähnten Redmond-Versuche zunächst eine zentrale Rolle des Locus coeruleus in der Auslösung der Panik angenommen wurde, geht man heute davon aus, dass er wahrscheinlich nicht das efferente Glied in der

Panik-Kette ist. Manche Untersuchungen des noradrenergen Systems bei Panik-patienten sprechen dagegen. Z.B. tritt während respiratorisch provozierter oder spontaner Panikattacken keine Erhöhung des Noradrenalin-Metaboliten MHPG (Methoxy-4-Hydroxy-Phenylglycol) auf, und Yohimbin-induzierte Angst bessert sich nicht durch Gabe von Imipramin (siehe Noradrenalin, S. 122).

Periaquäduktales Grau (PAG)

Das periaquädukale Grau (auch Griseum centrale mesencephali, zentrales Höhlengrau, genannt) umgibt den Aquaeductus mesencephali (Abb. 9, S. 96). Zu seinen Funktionen gehören die Koordination der Hirnnervenkerne, die Schmerzunterdrückung sowie Angst- und Fluchtreaktionen. Die elektrische Stimulation des periaquäduktalen Graus (PAG) im Mittelhirn provoziert ein subjektives Gefühl der Todesangst. Nashold et al. (1974) berichteten:

„Es kommt zu starken Reaktionen bei den meisten Patienten. Furcht und Todesangst werden oft berichtet. Autonome Aktivierung, wie kontralaterale Piloerektion, Schwitzen, Tachykardie, Zunahme der Atemfrequenz, Erröten des Gesichts und Halses wurden beobachtet."

Man nimmt an, dass das PAG durch verschiedene unkonditionierte aversive Stimuli (z.B. Schmerz, Asphyxie, artspezifische Angstreize) aktiviert wird (Deakin und Graeff, 1991). Bei Tieren kommt es zu Arousal, Totstellreaktionen oder Flucht. Die „Kampf oder Flucht-Reaktion" wird daher mit dem PAG in Verbindung gebracht (Bandler und Shipley, 1994; Nashold et al., 1974). Auch spontane, unerwartete Panikattacken wurden mit einer Aktivierung des PAG erklärt (LeDoux et al., 1990). Das PAG wird durch serotonerge Bahnen vom Nucleus raphes dorsalis (DRN) gehemmt (Deakin und Graeff, 1991). Sollte sich herausstellen, dass Panikattacken im PAG entstehen, könnte erklärt werden, wie eine Verbesserung der Serotoninneurotransmission durch Medikamente eine Panik-störung bessert – nämlich über eine verstärkte Inhibition des PAG durch den DRN.

Das PAG wird außerdem durch den Locus coeruleus noradrenerg innerviert; auch diese Verbindung übt einen inhibitorischen Einfluss auf den PAG aus (Gray, 1988). Dies könnte die Wirkung noradrenerger Medikamente bei Panikattacken erklären. In den PAG-Zellen gibt es außerdem zahlreiche Benzodiazepinrezeptoren (Grove et al., 1997), die die Wirkung der Benzodiazepine erklären könnte.

Eine Dysfunktion des PAG könnte mit der False-suffocation-alarm-Hypothese (Klein, 1993) in Einklang gebracht werden und die Reaktionen während der Verabreichung von respiratorischen Panikogenen erklären (s.u.).

Peripheres vegetatives (autonomes) Nervensystem

Das autonome Nervensystem wird durch den Hypothalamus gesteuert. Eine kaudale Reizung des Hypothalamus führt zu *sympathischer* Aktivität, die auf

Leistung ausgerichtet ist und auf Stresssituation optimal vorbereiten soll. Die rostrale Reizung des Hypothalamus führt dagegen zu *parasympathischer* Aktivität, die auf Ruhe und Erholung ausgerichtet ist.

Sympathisches Nervensystem

Die Aktivierung des sympathischen Nervensystems führt zu folgenden Symptomen:

– Erhöhung des Blutdrucks
– Pulsbeschleunigung
– Schwitzen
– vermehrte Durchblutung der Skelettmuskulatur
– Entleerung der Blutdepots
– Verminderung der Eingeweide-Durchblutung
– Zunahme des Atemminutenvolumens
– Zunahme der Lungendurchblutung
– Blutzucker-Anstieg
– Hemmung der Peristaltik
– Harnretention
– vermehrte Adrenalinausschüttung
– Lidspaltenerweiterung
– Pupillenerweiterung
– Piloerektion

Die glatte Muskulatur der Eingeweide einschließlich Blase und Mastdarm wird gehemmt, alle übrigen System werden erregt.

Parasympathisches Nervensystem

Der N. vagus und die Nn. splanchnici sind die wesentlichen Projektionen des parasympathischen Nervensystems. Afferenzen zum N. vagus kommen vom lateralen Hypothalamus, vom Locus coeruleus und von der Amygdala. Die Innervation des parasympathischen Nervensystems wird für die viszeralen Symptome, die normalerweise mit Angst assoziiert sind, wie gastrointestinale oder urogenitale Beschwerden, verantwortlich gemacht.

Sensorische Assoziationsgebiete

Weitere Gebiete, die eine wichtige Rolle im Zusammenhang mit konditionierter Furcht und der Einschätzung der Bedrohlichkeit einer Situation spielen, sind die sensorischen Assoziationsgebiete (Charney und Bremner, 1999) (Abb. 10, S. 97). Die in den primär sensiblen bzw. sensorischen Rindenfeldern eingehenden Informationen werden in den sekundären Rindenfeldern (Assoziationsgebieten) miteinander integriert und mit früher gespeicherten Informationen (Erinnerungen) verglichen. Sie sind im Okzipitallappen (visuell), Temporallappen (auditorisch) und orbitofrontalen Cortex (olfaktorisch) lokalisiert. In bedrohlichen Situationen werden frühere Erfahrungen und Sinneseindrücke, die dort gespeichert sind, zum Vergleich herangezogen.

Präfrontaler Kortex

Die präfrontale Rinde ist bei Menschen deutlich größer ausgeprägt als bei Tieren. Eine unilaterale Schädigung hat keine gröberen Ausfälle zur Folge. Bei einer bilateralen Läsion kommt es allerdings zu Störungen des sozialen Verhaltens und der charakterlichen Fähigkeiten sowie zu einer Minderung des Antriebs und der intellektuellen Fähigkeiten.

Im Zusammenhang mit Angstreaktionen hat der präfrontale Cortex folgende Funktionen (Abb. 10, S. 97):

- Interpretation sensorischer multimodaler Eingänge
- Extinktion gelernter Angstreaktionen (supprimierender Einfluss des präfrontalen Kortex auf Amygdala)
- deklaratives und Arbeitsgedächtnis
- antizipatorische Phänomene
- Planen einer Reaktion bei Angstauslösung (Goldmann-Rakic, 1996)
- Der präfrontale Cortex hat Verbindungen zum präzentralen (motorischen) Cortex, der für die Reaktionen der Skelettmuskel auf bedrohliche Situationen verantwortlich ist, die das Überleben durch Flucht garantieren sollen.

Nuclei raphes

Von den Raphekerne (Nuclei raphes) in der Formatio reticularis sind die rostralen Nuclei (DRN, Nucleus raphes dorsalis und MRN, Nucleus raphes medianus (=Nucleus raphes centralis superior) im Zusammenhang mit der Angst von Bedeutung (Abb. 12, S. 99). Die Funktion dieser Kerne werden im Kapitel „Das Serotoninsystem", S. 111 beschrieben.

Die Neurochemie der Angst

Nach diesem Überblick über die anatomischen Strukturen, die bei der Steuerung von Angstphänomenen eine Rolle spielen, folgen nun Abschnitte über neurochemische Abläufe, die an der Auslösung von Angst beteiligt sein können. Erst im Kapitel „Hypothese zur Entstehung von Angst und Panik", S. 166 wird ein komplexes, umfassendes Modell der Angstentstehung entworfen. In den folgenden

Kapiteln werden zahlreiche neurochemischen Untersuchungen referiert, die auf der Suche nach möglichen Dysfunktionen bei Patienten mit einer Panikstörung durchgeführt wurden.

Serotonin

Das Serotoninsystem

Serotonin (5-Hydroxytryptamin, 5-HT) ist ein Indolderivat. Es gehört zu den biogenen Aminen. Es wird aus L-Tryptophan gebildet und durch Monoaminoxidasen und Aldehydoxidasen zu 5-Hydroxyindolessigsäure (5 HIES) abgebaut. Es kommt nicht nur im Zentralnervensystem, sondern auch in der Milz, in den argentaffinen Zellen des Darmes und der Lunge sowie in Thrombozyten und Mastzellen vor. Auch in der Peripherie wirkt es als Neurotransmitter. Dort ist es für die Peristaltik sowie für die Vasokonstriktion und Vasodilatation zuständig.

Das serotonerge System spielt bei mehreren Körperfunktionen wie Appetit, Energie, Schlaf, Stimmung und Libido eine Rolle. Verschiedene psychische und neurologische Störungen wurden mit Serotonindysfunktionen in Verbindung gebracht: Depressionen, Suizidalität, Impulsivität, Aggressivität, Angststörungen, Essstörungen, Schlafstörungen sowie Migräne.

Serotoninrezeptoren sind im ZNS weit verbreitet. Die Raphekerne (Nuclei raphes) in der Formatio reticularis haben die höchste Dichte von Serotoninneuronen im Gehirn und sind die wesentliche Quelle der Serotoninproduktion des Gehirns (Törk und Hornung, 1990). Zu den rostralen serotonergen Kernen gehören der dorsale und mediale Raphekern (DRN, Nucleus raphes dorsalis, und MRN, Nucleus raphes medianus = Nucleus raphes centralis superior).

Es gibt zahlreiche verschiedene Serotoninrezeptoren. Diese Rezeptoren und ihre Funktionen werden in Tabelle 17 aufgeführt. Sie befinden sich zum Teil *postsynaptisch*, wo sie der Serotonin-Neurotransmission dienen, und zum Teil *präsynaptisch*, wo sie im Rahmen einer Feedback-Hemmung die präsynaptische Serotoninausschüttung steuern. Bei diesen präsynaptischen Autorezeptoren unterscheidet man die *somatodendritischen*, die vorne am Zellkörper sitzen, und die *terminalen*, die am anderen Ende der Zelle vor dem synaptischen Spalt lokalisiert sind (Abb. 11, S. 98).

Die von den Raphekernen ausgehenden serotonergen Bahnen erreichen mit ihren Projektionen verschiedene Strukturen des limbischen Systems, des präfrontalen Kortex und des Hirnstamms, die mit der Verarbeitung von angstbesetzten Stimuli in Verbindung gebracht werden. Die höchsten Serotonin-Konzentrationen außerhalb der Raphekerne werden im Hippocampus, im Gyrus cinguli, den Amygdalae, im präfrontalen Cortex, der Substantia nigra, den Basalganglien, dem Hypothalamus und der Substantia innominata gefunden (Grove et al., 1997).

Eine Dysfunktion der Raphe-Neuronen wurde mit der Ätiopathogenese der Panikstörung in Verbindung gebracht. Nun ist aber erstens nicht klar, ob wirklich

Tabelle 17. Menschliche Serotoninrezeptoren (Hoyer und Martin, 1997; Kennett, 2001); ? = unbekannt. Siehe auch Abb. 11

Bezeichnung	Funktion	Lokalisation im ZNS
5-HT_{1A}	somatodendritische Autorezeptoren oder postsynaptisch	Hippocampus, Septum, Amygdala
5-HT_{1B}	terminale Autorezeptoren	Basalganglien, Striatum und frontaler Kortex
5-HT_{1D}	Autorezeptoren in der Raphe	Nucleus caudatus, Nucleus accumbens, Hippocampus, Cortex, dorsale Raphe und Locus coeruleus
5-HT_{1E}	? (wegen fehlender selektiver Liganden nicht bekannt)	Nucleus caudatus; geringer exprimiert in Amygdala, frontalem Kortex und Globus pallidus
5-HT_{1F}	? (wegen fehlender selektiver Liganden nicht bekannt)	dorsale Raphe, Hippocampus, Cortex, Striatum, Thalamus und Hypothalamus
5-HT_{2A}	postsynaptisch	Cortex, Claustrum und Basalganglien
5-HT_{2B}	postsynaptisch	Nur gering im Gehirn exprimiert
5-HT_{2C}	postsynaptisch	Plexus chorioideus; geringer exprimiert in Cortex, Hippocampus, Striatum und Substantia nigra
5-HT_3	postsynaptisch	Area postrema, Nucleus solitarius, Substantia gelatinosa, Hirnstammkerne; geringer exprimiert in Cortex, Hippocampus, Amygdala und Habenula
5-HT_{5A}		Cortex, Hippocampus, Habenula, Bulbus olfactorius und Cerebellum
5-HT_{5B}	? (nur Gensequenzen bekannt)	?
5-HT_6	postsynaptisch	Striatum, Amygdala, Nucleus accumbens, Hippocampus, Cortex und Tuberculum olfactorium
5-HT_7	postsynaptisch	Hypothalamus, Thalamus, Hirnstamm und Hippocampus

eine Dysfunktion des Serotoninsystems die eigentliche Ursache der Panikstörung ist. Wenn dies der Fall wäre, bleibt zweitens unklar, ob die Panikstörung auf einer Hyper- oder Hypoaktivität des 5-HT-Systems beruht.

Die aus Tierversuchen gewonnenen Erkenntnisse zum Serotoninsystem sind widersprüchlich. In manchen präklinischen Versuchen führte eine *Verstärkung*, in anderen eine *Abschwächung* der Serotoninfunktion zur Reduktion von Angst bzw. umgekehrt (Graeff, 1993).

Die folgenden Befunde sprechen dafür, dass eine *Verstärkung* der Serotonin-neurotransmission anxiogen wirken kann:

- Wise et al. (1972) fanden einen der ersten Hinweise für die Verbindung zwischen Serotonin und Angst. Sie beobachteten, dass die Injektion von Serotonin in die Ventrikel von Nagern die anxiolytische Wirkung der Benzodiazepine aufhob.
- Vokalisationen (Angstschreie) bei Tieren nach Separation von der Mutter werden als geeignetes Modell für die Panik- bzw. Separationsangst bei Menschen angesehen. Die Serotonin-Blockade mit Methysergid führte bei Tieren zu Verstärkung dieser Vokalisationen (Panksepp et al., 1980). Durch Medikamente, die über eine Serotoninwiederaufnahmehemmung bei Panikstörung wirken, wie Clomipramin oder Paroxetin, können diese Vokalisationen reduziert werden (Winslow und Insel, 1990).
- Die akute Gabe eines selektiven Serotoninwiederaufnahmehemmers (SSRI) per Mikrodialyse führt zu einer Erhöhung des extrazellulären Serotonins im Hypothalamus und Striatum (Perry und Fuller, 1992), im Hippocampus (Hjorth, 1993) sowie im Hirnstamm in den Raphekernen (Bel und Artigas, 1992). Die akute Erhöhung des Serotoninspiegels im Gehirn führte in den meisten Tierversuchen verstärkt zu Angst und Vermeidungsverhalten (Handley, 1995). Die Reduktion der Serotoninneurotransmission durch Tryptophandepletion führt umgekehrt nicht zu Panikattacken (Goddard et al., 1995).

Andere Untersuchungen kamen zum gegenteiligen Ergebnis, nämlich dass eine *reduzierte* Serotoninaktivität anxiolytisch wirken kann:

- Der 5-HT-Inhibitor p-Chlorophenylalanin reduzierte Angst bei Tieren (Pecknold, 1990).
- Wenn der Nucleus raphes medianus stimuliert wird, kommt es bei den Tieren zu „behavioural inhibition", einem Angstäquivalent. Dieser Effekt kann durch die Injektion von 5-HT in die Raphe (Thiebot et al., 1982) oder durch die Gabe von p-Chlorophenylalanin geblockt werden.
- Serotoninantagonisten und Läsionen am 5-HT-System können zu einer Abnahme von Verhaltenshemmungen bei Tieren führen (Tye et al., 1979), während die elektrische Stimulation zu einer Zunahme führt (Graeff und Silveira Filho, 1978).

Setzt man Versuchstiere unter Stress, kommt es zu Veränderungen der Serotoninfunktionen. Es kommt zu einer Zunahme des Serotonin-Turnovers im medialen präfrontalen Cortex, dem N. accumbens, den Amygdala und im lateralen Hypothalamus, wobei während konditionierter Angst hauptsächlich im medialen präfrontalen Cortex eine Ausschüttung stattfindet (Inoue et al., 1994). Chronische Elektroschocks, die zu Verhaltensänderungen im Sinne einer erlernten Hilflosigkeit führten, gingen mit einer verminderten Serotoninausschüttung im frontalen Cortex einher (Petty et al., 1992), wobei möglicherweise die Synthese nicht mehr der Anforderung nachkommt. Der stressinduzierte Serotoninabfall und

Tabelle 18. Im Zusammenhang mit der Angstauslösung wichtige Efferenzen der rostralen Nuclei raphes

Zielgebiet	Folge der Aktivität des Nucleus raphes dorsalis (DRN)	Folge der Aktivität des Nucleus raphes medianus (MRN)
Präfrontaler Kortex	– Verstärkung der konditionierten Furcht (Graeff et al., 1996) – Auslösung von antizipatorischer Angst, katastrophisierenden Kognitionen, Dysphorie und phobischem Vermeidungsverhalten (Grove et al., 1997).	
Amygdala	– stimulierend über 5-HT_2-Rezeptoren (anxiogen?) (Coplan und Lydiard, 1998; Törk und Hornung, 1990)	– Modulation des sensorischen Inputs am Nucleus lateralis, indem exzitatorische Inputs von glutamatergen thalamischen und kortikalen Bahnen inhibiert werden (Stutzmann und LeDoux, 1999)
Hippocampus	– stimulierend über 5-HT2-Rezeptoren (anxiogen?)	– Inhibition über 5-HT1A-Rezeptoren; Auflösung von Verbindungen zwischen früher gelernten Assoziationen mit aversiven Stimuli (Graeff, 1993).
Periaquäduktales Grau (PAG)	– inhibitorischer Einfluss auf im PAG ausgelöste Angstreaktion (Deakin und Graeff, 1991; Viana et al., 1997)	– Modulation von Furcht und antizipatorischer Angst und die mit Panik assoziierten autonomen Reaktionen (Grove et al., 1997)
Locus coeruleus	– Feuerungsrate herabgesetzt (Aston-Jones et al., 1991; Grove et al., 1997)	– Inhibition
Hypothalamus	– Reduktion der CRH-Ausschüttung im Hypothalamus (Brady et al., 1992)	
Striatum	– Modulation kognitiver und motorischer Verhaltenskomponenten und konditionierte Angst bei Vermeidungs- oder Fluchtreaktionen (Grove et al., 1997)	

Verhaltensstörungen können durch eine vorherige Gabe von trizyklischen Antidepressiva oder Benzodiazepinen verhindert werden (Petty et al., 1992).

Um die widersprüchlichen Wirkungen des Serotoninsystems aufzuklären, müssen die Funktionen der Raphekerne genauer betrachtet werden. Es muss in dieser Hinsicht zwischen dem dorsalen (DRN) und medialen Raphekern (MRN) unterschieden werden. Die rostralen Raphekerne haben wahrscheinlich teilweise gegensätzliche, teilweise übereinstimmende Funktionen bei der Auslösung von Panikattacken (Törk und Hornung, 1990).

Der DRN wird durch noradrenerge Innervation vom Locus coeruleus und vom Hypothalamus stimuliert. Neuronen von den Habenulae, die stark durch das limbische System innerviert sind, vermitteln inhibitorische Wirkungen auf den DRN über GABAerge Interneurone.

Der mediane Raphekern (MRN) erhält u.a. afferente Projektionen von

- den Habenulae
- dem lateralen Hypothalamus (inhibitorisch)
- vom Locus coeruleus (inhibitorisch)
- vom periaquäduktalen Grau (PAG)

Im Gegensatz zum DRN sind die MRN-Afferenzen vom lateralen Hypothalamus und dem Locus coeruleus scheinbar inhibitorisch. Der MRN wird daher während einer Periode mit hohem Arousal, autonomer Hyperaktivität oder Bedrohung inhibiert (Coplan und Lydiard, 1998). Der MRN spielt möglicherweise eine größere Rolle in der Modulation von Angst und deren körperlichen Substraten (und kann damit für Panikattacken oder antizipatorische Angst zuständig sein), während der DRN Kognitionen und motorische Verhaltensweisen steuert (und damit vielleicht katastrophische Kognitionen oder phobische Vermeidung beeinflusst).

Die Projektionen der Raphekerne und die daraus resultierenden Funktionen werden in Tabelle 18 dargestellt.

Untersuchungen bei Patienten mit Panikstörung

In zahlreichen Untersuchungen wurden die Serotoninfunktionen bei Panikpatienten und gesunden Kontrollpersonen verglichen. Wegen des relativ geringen Aufwandes der Untersuchung wurden häufig die peripheren biologischen Marker der Serotoninfunktion überprüft:

- In zwei Studien wurden bei Panikpatienten erniedrigte Serotoninspiegel im Plasma im Vergleich zu Kontrollen gefunden (Evans et al., 1985; Schneider et al., 1987).
- 5-Hydroxyindolessigsäure ist ein Abbauprodukt des Serotonins. Der Gehalt an 5-HIES im Liquor unterschied sich nicht zwischen Patienten und Kontrollen. Bei einigen wenigen Patienten kam es nach einer erfolgreichen medikamentösen Therapie mit Clomipramin oder Imipramin zu einer signifikanten Reduzierung der 5-HIES (Eriksson et al., 1991).
- Melatonin, das Produkt der Pinealis, wird aus Serotonin gebildet. Bei Panikpatienten wurde signifikant niedriger nächtliche Werte gefunden als bei gesunden Kontrollen (McIntyre et al., 1989).

Die Verhältnisse in den Thrombozyten, die auch Serotonin enthalten, wurden als hypothetisches Modell für die Funktion von Serotoninneuronen des ZNS verwendet (Johnson et al., 1995). Allerdings waren die Befunde inkonsistent:

- Die Serotonin-Konzentrationen in den Thrombozyten war normal (McIntyre et al., 1989).
- In 9 Studien zur $\{^3H\}$-Imipramin-Bindung in den Thrombozyten wurden bei 3 Studien eine verminderte Bindung und bei 6 Studien keine Unterschiede zwischen Panikpatienten und Kontrollen gefunden (Johnson et al., 1995). Die $\{^3H\}$-Paroxetin- und $\{^3H\}$-Imipramin-Bindung (B_{max}) in den Thrombozyten war in zwei Untersuchungen bei Panikpatienten signifikant niedriger; in der K_D ergaben sich keine Unterschiede (Faludi et al., 1994; Iny et al., 1994).
- Die Serotonin-induzierte Aggregation der Thrombozyten war bei Panikpatienten reduziert (Butler et al., 1992).
- Die $\{^3H\}$-Ketanserin-Bindung in den Thrombozyten als Maß für die Dichte von $5\text{-}HT_2$-Rezeptoren war erhöht (Butler et al., 1992).
- Die LSD-(Lysergsäurediäthylamid)-Bindung in den Thrombozyten war bei Patienten im Vergleich zu Kontrollen verringert (Norman et al., 1990).

Insgesamt sind also die Befunde zu der Serotoninfunktion in den Thrombozyten widersprüchlich. Letztendlich wurde das Thrombozyten-Paradigma zur Untersuchung von Serotoninfunktionen verlassen, da es wahrscheinlich nicht gut als Modell für die Verhältnisse im ZNS geeignet ist (Coplan et al., 1992a).

Wirkung von serotoninbeeinflussenden Medikamenten

Zahlreiche Medikamente, die die Serotonin-Neurotransmission verbessern, sind bei der Behandlung von Depressionen und Angststörungen wirksam. Dazu gehören selektive Serotoninwiederaufnahmehemmer, trizyklische Antidepressiva sowie MAO-Hemmer. Der Nettoeffekt der bei Depressionen wirksamen serotoninbeeinflussenden Medikamente ist wahrscheinlich eine Verstärkung der Serotonin-Neurotransmission. Für die Angststörungen werden grundsätzlich die gleichen Mechanismen vermutet.

Zahlreiche positive Studien mit diesen Medikamenten müssen als deutlicher Hinweis für die Bedeutsamkeit des Serotoninsystems für die Pathophysiologie der Panikstörung interpretiert werden. Die Studien mit diesen Medikamente werden ab S. 227 ausführlich dargestellt. Neben diesen Medikamenten wurden noch die Wirkung anderer Substanzen untersucht, die die Serotoninneurotransmission beeinflussen können. Teilweise haben diese Substanzen anxiogene Wirkungen. Die Untersuchungen mit diesen Substanzen werden im Folgenden aufgeführt; danach wird der mögliche Wirkmechanismus der Antidepressiva besprochen.

Serotoninvorstufen (Tryptophan oder 5-HTP)

Die Gabe der Serotoninvorstufen Tryptophan oder 5-Hydroxytryptophan (5-HTP) führte im wesentlichen weder zu abnormen Reaktionen noch zu Besserungen bei

Panikpatienten. Da Panikpatienten auf manche medikamentösen Behandlungen zunächst mit einer Verschlechterung der Angstsymptome, aber später mit eine Besserung nach 2–4 Wochen reagieren, wurde eine Theorie der Überempfindlichkeit postsynaptischer Serotoninrezeptoren gefordert (Kahn et al., 1988a; Kahn et al., 1988b):

– Danach müssten allerdings Panikpatienten nach Gabe der indirekten Serotoninagonisten Tryptophan oder 5-HTP (5-Hydroxytryptophan) mit Angst reagieren. Dies war jedoch nicht der Fall (Charney und Heninger, 1986b; Westenberg und den Boer, 1989a; Westenberg und den Boer, 1989b). Eine Tryptophan Depletion (Gabe einer tryptophanlosen Diät) führte bei unmedizierten Panikpatienten nicht zu Angst (Goddard et al., 1994).
– In einer Untersuchung von Kahn et al. (1987) wurden Clomipramin, 5-HTP und Placebo bei Angstpatienten (also nicht bei reinen Panikpatienten) gegeben. Während Clomipramin im Vergleich zu Placebo zu einer deutlichen Besserung führte, gab es unter 5-HTP nur eine moderate Besserung der Angstsymptome.
– die Gabe von Tryptophan erhöht die Prolaktinsekretion. Die Prolaktinsekretion nach Tryptophan unterschied sich nicht bei Panikpatienten und Kontrollpersonen (Charney und Heninger, 1986b).

Serotoninagonisten

Verschiedene Agonisten und Antagonisten an den Serotoninrezeptoren wurden untersucht.

Meta-Chlorophenylpiperazin:
Meta-Chlorophenylpiperazin (m-CPP) wurde wegen seiner Serotonin-agonistischen Eigenschaften bei Panikpatienten untersucht. m-CPP hat allerdings eine komplexe Neuropharmakologie: es ist nicht nur ein 5-HT_{1A}- und 5-HT_{2C}-Agonist, sondern auch ein 5-HT_{2A}-, 5-HT_3-Antagonist und ein α_2-Agonist. Insgesamt besteht allerdings die höchste Affinität zum 5-HT_{2C}-Rezeptor. Dennoch ist die Interpretation der mit dieser Substanz erhobenen Befunde schwierig.

– m-CPP wirkt anxiogen. In mehreren Studien war diese anxiogene Wirkung bei Panikpatienten stärker als bei Kontrollen (Broocks et al., 2000; Charney et al., 1987b; Kahn et al., 1988a; Kahn et al., 1988b; Klein et al., 1991).
– Die Befunde zu einer Cortisolausschüttung sind inkonsistent. Kahn et al. (1988a) fanden eine erhöhte Ausschüttung, Broocks et al. (2000) einen Trend zu einer höheren Ausschüttung, während Charney et al. (1987b) keinen Unterschied zu gesunden Kontrollen fanden.
– Die Ausschüttung von Prolaktin und Wachstumshormon nach m-CPP war zwischen Patienten und Kontrollen nicht verschieden (Charney et al., 1987b).

Ipsapiron:
Der 5-HT_{1A}-Agonist Ipsapiron führt bei Gesunden zu Hypothermie sowie zu Cortisol- und ACTH-Ausschüttung. Bei Panikpatienten war diese Reaktion in

einer Untersuchung abgeschwächt (Lesch et al., 1992); in einer anderen zeigte sich ebenfalls ein Trend für eine Abschwächung der Cortisol-Response (Broocks et al., 2000).

Buspiron:
Der 5-HT$_{1A}$-Agonist Buspiron war in mehreren Doppelblindstudien nicht bei der Panikstörung wirksam (siehe S. 245, Tabelle 40).

Gepiron:
Ein weiterer 5-HT$_{1A}$-Agonist, Gepiron, war in einer offenen Studie bei Panikstörung wirksam (siehe S. 245, Tabelle 40). Doppelblindstudien fehlen bisher.

Flesinoxan:
Der 5-HT$_{1A}$-Agonist Flesinoxan war in einer kleinen, offenen Pilotstudie sogar anxiogen; in einer Doppelblindstudie zeigte sich keine Besserung einer Panikstörung (siehe S. 245, Tabelle 40).

Fenfluramin:
Fenfluramin fördert die Serotoninausschüttung, blockiert die Serotoninwiederaufnahme und ist somit ein indirekter Serotoninagonist, der zu einer Serotoninfreisetzung führt. Das Medikament wird in den USA als Appetitzügler eingesetzt. Fenfluramin führte bei Panikpatienten zu stärkerer Angstauslösung und zu stärkeren Cortisol- und Prolaktinerhöhungen als bei Kontrollen (Apostolopoulos et al., 1993; Targum, 1990; Targum, 1992; Targum und Marshall, 1989). Die Prolaktin- und Cortisolausschüttung nach Fenfluramin zeigte keine Unterschiede zwischen Patienten und Kontrollen (Judd et al., 1994).

Serotoninantagonisten

Trazodon:
Das Antidepressvum Trazodon ist ein 5-HT$_2$-Antagonist. Ein Hauptmetabolit des Trazodons ist m-CPP (s.o.). Die therapeutischen Ergebnisse mit Trazodon waren widersprüchlich: Mavissakalian et al. (1987) konnten eine Wirkung bei Panikstörung zeigen, Charney et al. (1986) dagegen nicht.

Ritanserin:
Durch Gabe des 5-HT$_2$-Antagonisten Ritanserin kommt es nicht zu einer Besserung, sondern sogar zu einer Exazerbation mancher Symptome (den Boer und Westenberg, 1990). Als Ursache wurde eine Unterdrückung der Serotonin-Neurotransmission durch Stimulation der präsynaptischen 5-HT$_{1A}$-Rezeptoren angesehen.

Trizyklische Antidepressiva, Serotoninwiederaufnahmehemmer, MAO-Hemmer

Mehrere Medikamente, mit denen eine Panikstörung behandelt werden kann, inhibieren das Protein, das für den Rücktransport des Serotonins in das präsynaptische Neuron verantwortlich ist (Abb. 11). Dies erhöht die an den prä- und postsynaptischen Rezeptoren verfügbare Serotoninmenge und führt im Laufe der Zeit zu einer Verstärkung der gesamten serotonergen Neurotransmission im ZNS (Blier et al., 1987). Zu diesen Medikamenten gehören die trizyklischen Antidepressiva (TZA) oder die selektiven Serotoninwiederaufnahmehemmer (SSRI). Auch die MAO-Hemmer bewirken als Nettoeffekt eine Verstärkung der Serotonin Neurotransmission. Die Wirksamkeit dieser Medikamente bei der Panikstörung wird ausführlich ab S. 227 besprochen.

Serotonerge Projektionen kommen von den Raphekernen des Hirnstamms und projizieren ins gesamte ZNS (Törk und Hornung, 1990). Es gibt vier verschiedene Mechanismen, wie die *langfristige* Gabe von serotonerg wirksamen Medikamente bei einer Panikstörung wirken kann (Gorman et al., 2000)(siehe Wirkung von serotoninbeeinflussenden Medikamenten, S. 116 und Abb. 12, S. 99):

1. Die zum Locus coeruleus führenden serotonergen Neuronen sind generell inhibitorisch (Aston-Jones et al., 1991) und führen zu einer Abnahme der noradrenergen Aktivität. Behandlung mit Fluoxetin führte nach 12 Wochen zu verminderten Plasmaspiegeln des Noradrenalinmetaboliten MHPG (Coplan et al., 1997). Das heißt, dass die Verstärkung der serotonergen Neurotransmission sekundär zu einer Abnahme noradrenerger Aktivität führt. Dies kann zu einer Abnahme kardiovaskulärer Symptome wie Tachykardie oder Blutdruckerhöhung führen.
2. Projektionen der Raphe-Neuronen zum periaquäduktalen Grau (PAG) modifizieren das Kampf- oder Flucht-Verhalten bei Tieren. Die Stimulation des Nucleus raphes dorsalis führt zu einer starken Serotoninausschüttung in der dorsalen PAG-Region, was zu einer verminderten Aktivität des PAG führt (Viana et al., 1997). Dies stützt die Theorie von Deakin und Graeff (1991), dass serotonerge Projektionen von den dorsalen Raphekernen Kampf- oder Fluchtreaktionen durch ihren inhibitorischen Einfluss auf das PAG modulieren. Bei Panikpatienten könnte der Einfluss auf das PAG zu einer Abnahme der Todesangst führen.
3. Die chronische Behandlung von Ratten mit SSRI führt zu einer Reduktion der CRH-Ausschüttung im Hypothalamus (Brady et al., 1992). CRH ist ein Neurotransmitter im ZNS, der vermutlich anxiogen wirkt (siehe Kapitel „Die möglichen anxiogenen Eigenschaften von CRH", S. 135).
4. SSRI können auch einen direkten Effekt auf die Amygdala haben. Es gibt Projektionen direkt von den dorsalen und medialen Raphekernen zu den Amygdalae über das mediale Vorderhirnbündel (Törk und Hornung, 1990). Serotonin moduliert den sensorischen Input am N. lateralis der Amygdala,

indem exzitatorische Inputs von glutamatergen thalamischen und kortikalen Bahnen inhibiert werden (Stutzmann und LeDoux, 1999). Die Amygdala kann somit ein Hauptangriffspunkt der SSRI sein, indem eine Serotoninerhöhung exzitatorische Inputs vom Cortex und Thalamus, die die Amygdala aktivieren, abschwächt.

Ein mögliche Theorie zur Wirksamkeit der SSRI wäre also, dass SSRI die Aktivität von Hirnstammzentren verringern, die Inputs von der Amygdala erhalten und die für die autonomen und neuroendokrine Reaktionen während einer Panikattacke verantwortlich sind. Abgesehen von ihren psychischen Wirkungen können SSRI direkt die körperlichen Symptome während einer Panikattacke direkt beeinflussen wie z.B. Herzfrequenz, Blutdruck, Atemfrequenz oder Glukokortikoidausschüttung. Dies könnte zu einer sekundären Abnahme der antizipatorischen Angst führen, indem der Patient erkennt, dass die vermeintlich lebensbedrohlichen körperlichen Manifestationen der Panik blockiert werden.

Einige Fragen bezüglich der Wirkung der Serotonin beeinflussenden Medikamente sind allerdings noch nicht geklärt. Es ist noch unklar, warum die SSRI oder TZA ihre Wirkung erst nach 2–4 Wochen entfalten und es in den ersten Tagen der Behandlung bei Patienten mit einer Panikstörung sogar zu einer Verstärkung von Angst, Unruhe oder Nervosität kommt (dies ist bei Patienten mit einer Depression weniger stark ausgeprägt). Die serotoninwiederaufnahmehemmende Wirkung der SSRI beginnt bereits sofort nach der Einnahme. Sie kann daher nicht den eigentlichen Wirkmechanismus darstellen, sondern nur indirekt zu Adaptionsmechanismen führen, die die eigentliche Wirkung ausüben.

Kahn et al. (1988b) nahmen an, dass in der ersten Phase der Medikamenteneinnahme hypersensitive postsynaptische 5-HT-Rezeptoren durch die größere Konzentration von Serotonin im synaptischen Spalt stimuliert werden und so die Unruhe auslösen. In der zweiten Phase, so vermuteten sie, kommt es zu einer kompensatorischen Down-Regulation der postsynaptischen Rezeptoren (Palfreyman et al., 1986). Diese Theorie lässt jedoch Fragen offen. Studien mit den Serotoninvorläufern Tryptophan oder 5-Hydroxytryptophan zeigten, wie oben gezeigt wurde, kaum Unterschiede zwischen Panikpatienten und Kontrollpersonen. Ein weiteres Problem dieser Hypothese ist, dass eine akute 5-HT-Blockade zur einer drastischen Reduktion der Feuerungsrate der Raphe-Zellen führt (Blier et al., 1987), was eigentlich die Akkumulation von Serotonin im synaptischen Spalt verhindern müsste. Denkbar wäre allerdings, dass eine *Abnahme* der Feuerungsrate die Angsteffekte auslösen kann. Die akute systemische Anwendung von SSRI oder Clomipramin führt zu einer akuten Abnahme der Feuerungsrate der serotonergen Raphekerne (Hjorth, 1993; Willner, 1985). Die chronische SSRI-Gabe führt zunächst zu einer deutlichen Reduktion der spontanen Feuerungsrate des dorsalen Raphekerns, die sich dann aber nach 14 Tagen normalisierte (de Montigny et al., 1990). Dies wurde mit einer Down-Regulation der 5-HT_{1A}-Autorezeptoren erklärt, also als Adaptationsmechanismus nach ständig erhöhten 5-HT-Spiegeln.

Eine andere Möglichkeit wäre die folgende: Serotonin bindet sich an den präsynaptischen 5-HT1$_{B/D}$- und den somatodendritischen 5-HT$_{1A}$-Rezeptoren und reduziert dadurch die Feuerungsrate dieser Zellen und somit die weitere Serotoninfreisetzung. SSRI hemmen die Wiederaufnahme des Serotonins in die präsynaptische Zelle. Dadurch wird die Serotoninkonzentration im synaptischen Spalt erhöht. Dies führt wiederum zu einer Aktivierung der präsynaptischen inhibitorischen Rezeptoren und damit zu einer Abnahme der Feuerungsrate des serotonergen Neurons. Nach etwa 3 Wochen kommt es allerdings zu einer Zunahme der Feuerungsrate, weil die präsynaptischen und die somatodendritischen inhibitorischen Rezeptoren desensibilisiert worden sind (Nutt et al., 1999).

Eins scheint jedoch klar zu sein: damit SSRI ihre Wirkung ausüben können, muss an der Synapse Serotonin vorhanden sein. In einer Studie konnte gezeigt werden, dass die panikogene Wirkung des Benzodiazepinrezeptorantagonisten Flumazenil durch SSRI geblockt werden kann. Wenn aber durch eine tryptophan-arme Diät nicht genügend Serotonin an der Synapse vorhanden ist, kann die SSRI-Behandlung nicht mehr vor Flumazenil-induzierten Panikattacken schützen (Nutt et al., 1999).

Auch wegen der oben erwähnten unterschiedlichen, teilweise inhibitorischen, teilweise stimulierenden Wirkungen der serotonergen Raphekerne auf Hirn-strukturen, die mit der Auslösung von Angst in Verbindung gebracht werden, kann die genaue Wirkung serotonorger Medikamente noch nicht als geklärt angesehen werden. Diese Wirkung kann jedenfalls nicht auf die vereinfachende Formel gebracht werden „Die Panikstörung beruht auf einer verminderten 5-HT-Neurotransmission, die durch die Gabe von serotonergen Medikamenten normalisiert wird". Grove et al. (1997) schlagen stattdessen ein Modell vor, nach dem die Angststörung auf einer Störung der Regelungsfähigkeiten des Serotoninsystems beruht.

Panikattacken entstehen, wie weiter unten dargelegt wird, im sogenannten Angstnetzwerk von Gorman (siehe S. 171). Möglicherweise besteht die Haupt-wirkung der SSRI in einer Unterdrückung spontaner Panikattacken (Uhlenhuth et al., 2000). Die SSRI wirken nach der Theorie von Grove et al. (1997) auf einen Bestandteil dieses Angstnetzwerkes, nämlich die Verbindung von der Amygdala zum periaquäduktalen Grau. Dieses System ist demnach nicht in der Lage, Veränderungen nach unten oder oben homöostatisch zu kontrollieren. Nach einer Behandlung mit 5-HT-beeinflussenden Medikamenten wird diese Regelungsfähigkeit wiederhergestellt, wobei folgende Mechanismen vorstellbar sind:

1. SSRI erleichtern die Neurotransmission in den 5-HT-ausschüttende Neuronen vom Nucleus raphes medianus (MRN) und inhibieren so das Angstnetzwerk.
2. Eine Hyperaktivität des Nucleus raphes dorsalis (DRN) inhibiert das periaquä-duktale Grau (PAG). Diese Inhibition ist allerdings schwach, so dass immer wieder Panikattacken auftreten können, die also einer relativen Hypoaktivität des DRN entsprechen.

3. Eine Hyperaktivität des DRN verursacht antizipatorische Angst durch Projektionen zum Amygdala-Hippocampus-Gebiet sowie katastrophisierende Kognitionen und phobische Vermeidung durch Projektionen zum präfrontalen Kortex. Dies folgt der klinischen Beobachtung, dass manchmal antizipatorische Angst vor Panikattacken schützt.

4. Der DRN fluktuiert zwischen Hyper- und Hypoaktivität. Ein Beispiel für eine Hypoaktivität wäre das Auftreten von Panikattacken in Ruhe.

5. Die SSRI führen über den DRN zu einer stabilen Inhibition des PAG und verhindern so Panikattacken.

6. SSRI führen über den MRN zu einer Dämpfung der Hyperaktivität der von der ventralen Amygdala ausgehenden Efferenzen und reduzieren so antizipatorische Angst.

Zusammenfassung: Serotonin

Zusammenfassend kann gesagt werden, dass vor allem die gut nachgewiesene Wirkung von Antidepressiva, die die Serotoninneurotransmission beeinflussen, die Theorie einer Serotonindysfunktion bei Panikpatienten stützt. Das Thrombozyten-Serotonin kann nicht als Modell für die Verhältnisse im ZNS herangezogen werden. Die Gabe von Serotoninvorstufen führte im Wesentlichen nicht zu abnormen Reaktionen bei Panikpatienten. Studien mit Serotoninagonisten und -antagonisten können vorsichtig dahin interpretiert werden, dass eine Serotonindysfunktion bei Patienten mit einer Panikstörung vorliegt. Welche Funktionsstörung genau vorliegt, ist noch unklar.

Tierexperimente zeigen teilweise eine anxiolytische, teilweise eine anxiogene Wirkung der Serotoninsysteme – dies wäre mit einem differenzierten Modell von Grove zur Erklärung der Wirkung der SSRI vereinbar, das für den dorsalen und medialen Raphekern unterschiedliche Funktionen vorsieht.

Noradrenalin

Noradrenerge Neuronen befinden sich im Gehirn vorwiegend im Locus coeruleus Eine nähere Beschreibung der Funktionen des Locus coeruleus findet sich auf S. 101.

Erkenntnisse aus Tiermodellen

Es gibt Hinweise dafür, dass das noradrenerge System des Gehirns mit der Furchtkonditionierung in Zusammenhang gebracht werden kann (Charney und Deutch, 1996; Rasmussen et al., 1986). Verschiedenartige Stressreize können zu einer deutlichen Reaktion des noradrenergen Systems des Gehirns führen. Vor allem Stresssituationen, die im Tierversuch zu erlernter Hilflosigkeit führen, d.h. Immobilisation, Elektroschocks oder konditionierte Angst (Bremner et al., 1996a; 1996b), führen führt zu selektiven regionalen Anstiegen des Noradrenalin-Turnovers in den folgenden Gebieten:

− Locus coeruleus
− limbisches System (Hypothalamus, Hippocampus, Amygdala)
− zerebraler Cortex

Neutrale Stimuli, die bei Tieren mit einem Stromschlag kombiniert wurden (konditionierter Stimulus) verstärken den Noradrenalin-Metabolismus und führen zu Verhaltensänderungen, wie sie auch bei einem Stromschlag allein aufgetreten waren (Cassens et al., 1981).

Unterschiede zwischen Panikpatienten und Kontrollen

Einige Studien fanden Störungen der Noradrenalinfunktionen bei Patienten mit einer Panikstörung.

Basalwerte

Die Noradrenalin-Plasmawerte waren in einigen Studien bei Panikpatienten höher als bei Kontrollpersonen (Braune et al., 1994; Cameron et al., 1984; Nesse et al., 1984), in anderen Untersuchungen allerdings normal (Cameron et al., 1987; Cameron et al., 1990; Pohl et al., 1987; Schneider et al., 1987; Villacres et al., 1987) und in einer Untersuchung sogar reduziert (Middleton et al., 1994).

Übereinstimmend wurden in 4 Studien bei Panikpatienten im Vergleich zu Kontrollpersonen Erhöhungen der Urinausscheidung von Noradrenalin gefunden (Bandelow et al., 1997; Bandelow et al., 2000d; Dajas et al., 1986; Kuboki und Suematsu, 1992; Nesse et al., 1985). Allerdings ist das urinäre Noradrenalin ein schwacher Marker für die Noradrenalinverhältnisse im ZNS.

Untersuchungen zur Urinausscheidung des Noradrenalin-Metaboliten 3-Methoxy-4-Hydroxy-Phenylglycol (MHPG) ergaben inkonsistente Resultate: Im Plasma und im Liquor wurden normale MHPG-Werte gefunden (Gurguis et al., 1991; Pohl et al., 1987), ebenso im Liquor (Eriksson et al., 1991). Hamlin et al. (1983) fanden eine signifikant erniedrigte MHPG-Ausscheidung im Urin.

Eine Noradrenalininfusion führte bei Patienten mit Agoraphobie zu Panikattacken (Pyke und Greenberg, 1986).

Die Noradrenalin-induzierte Thrombozytenaggregation, die α_2-Rezeptorendichte in den Thrombozyten sowie die β-Rezeptorendichte in den Lymphozyten waren bei Panikpatienten im Vergleich zu gesunden Kontrollen erhöht. Bei den Patienten normalisierten sich diese Werte nicht durch eine Behandlung mit Clomipramin oder Lofepramin (Butler et al., 1992).

Imipramin

Imipramin, ein gemischter Noradrenalin- und Serotoninwiederaufnahmehemmer, der eine Panikstörung bessern kann, reduziert die Feuerungsrate des Locus coeruleus (Svensson und Usdin, 1978).

Clonidin

Das Medikament Clonidin, ein α_2-Rezeptoragonist, der noradrenerge Funktionen abschwächt, wird in der Hypertoniebehandlung eingesetzt. Es wurde zur Untersuchung noradrenerger Funktionen an Panikpatienten und gesunde Kontrollen verabreicht. Auch hier zeigten sich gewisse Hinweise für eine Noradrenalin-Dysfunktion bei Panikpatienten:

– Clonidin führte bei Panikpatienten zu signifikant stärkerer Abschwächung der Plasma-MHPG-Werte (Charney und Heninger, 1986a). Dies konnte in anderen Studien nicht bestätigt werden (Abelson et al., 1992; Coplan et al., 1995b; Johnson und Lydiard, 1995)
– Bei Panikpatienten kommt es – im Vergleich zu Kontrollen – nach Clonidin-Infusion zu einer abgeschwächten Wachstumshormon-Ausschüttung (Abelson et al., 1992; Charney und Heninger, 1986a; Coplan et al., 1995a; Nutt, 1989; Uhde et al., 1986)
– Clonidin wirkt nicht gegen Panikattacken (Uhde et al., 1989)

Charney und Mitarbeiter vermuteten aufgrund dieser Befunde, dass die Ursache der Panikstörung in einer Hypersensitivität der präsynaptischen α_2-Rezeptoren und/oder einer Hyposensitivität der hypothalamischen postsynaptischen α_2-Rezeptoren besteht. Demnach könnte durch das Versagen der Feedback-Hemmung die Noradrenalin-Neurotransmission verstärkt werden (Charney und Heninger, 1985; Charney et al., 1992).

Yohimbin

– Yohimbin, ein α_2-Rezeptorantagonist, kann eine Entladung des Locus coeruleus hervorrufen. In Versuchen, in denen Panikpatienten und gesunden Kontrollpersonen Yohimbin verabreicht wurde, zeigten sich Hinweise für eine Dysfunktion des noradrenergen Systems.
– Durch orale Yohimbingabe können Angstgefühle ausgelöst werden, und zwar bei Panikpatienten stärker als bei Kontrollen (Albus et al., 1992; Charney et al., 1984; Charney et al., 1987a; Gurguis und Uhde, 1990).
– Yohimbin erhöht bei Panikpatienten die Noradrenalinsekretion (Albus et al., 1992)
– Bei den Patienten, die nach Yohimbin Panikattacken bekamen, kam es in einer Studie zu signifikant höheren Anstiegen des Noradrenalin-Metaboliten MHPG im Plasma (Charney et al., 1987a). Diese MHPG-Erhöhung nach Yohimbin

konnte in anderen Studien allerdings nicht repliziert werden (Gorman et al., 1989b).

- Nach Yohimbin wurden höhere Cortisol-Spiegel festgestellt (Charney et al., 1987a)
- Nach Yohimbin zeigen Panikpatienten im Vergleich zu Kontrollen eine höhere Pulsfrequenz (Albus et al., 1992; Charney et al., 1987a) bzw. Variabilität der Pulsfrequenz (Yeragani et al., 1992), eine Erhöhung des systolischen Blutdrucks (Charney et al., 1987a) und eine erniedrigte Hauttemperatur (Albus et al., 1992)
- Vor und nach einer Behandlung mit Fluvoxamin oder Placebo wurden Yohimbin gegeben. Vor der Behandlung kam es dadurch bei den Fluvoxamin- und Placebo-Patienten zu Panikattacken. Nach der Fluvoxaminbehandlung war die Yohimbin-ausgelöste Angst im Gegensatz zu Placebo abgeschwächt (Goddard et al., 1993).
- eine Behandlung mit dem Benzodiazepin Alprazolam senkte bei Panikpatienten die basalen MHPG-Werte; der MHPG-Anstieg durch Yohimbin wurde dadurch abgeschwächt (Charney und Heninger, 1985).

Isoproterenol

Auch die periphere β-Aktivität wurde untersucht. Durch Isoproterenol, einen nicht-selektiven β-adrenergen Agonisten, der allerdings kaum die Blut-Hirn-Schranke durchquert, können ebenfalls Panikattacken ausgelöst werden (Rainey et al., 1984a; Rainey et al., 1984b).

In einer placebokontrollierten Studie wurde Isoproterenol infundiert. 66 % der Panikpatienten, aber nur 15 % der gesunden Kontrollpersonen erlitten Panikattacken (Pohl et al., 1988). Die Autoren vermuteten daher eine Hypersensitivität der β-Rezeptoren als Ursache der Panikstörung. Durch eine andere Arbeitsgruppe konnte dieser Befund nicht repliziert werden (Nesse et al., 1984); diese Autoren postulierten, dass periphere β-Rezeptoren bei Panikpatienten downreguliert sind – als Ausdruck einer adaptiven Response auf die verstärkte sympathische Aktivität während Panikattacken. Allerdings sind diese Daten schwer zu interpretieren, da Isoproterenol ausgeprägtes Herzklopfen verursacht, was zu sekundären kognitiven Effekten führen kann.

Laktatinfusion oder CO_2-Inhalation

Nach Provokation von Panikattacken durch Laktatinfusion (Carr et al., 1986; Pohl et al., 1987) oder CO_2 (Gorman und Uy, 1987) kam es nicht zu einem Anstieg des Noradrenalinmetaboliten MHPG.

Erkenntnisse aus klinischen Studien

Während bei Depressionen sowie Serotonin- als auch Noradrenalin-Wiederaufnahmehemmer wirksam zu sein scheinen, wurden bei der Panikstörung vorwiegend Serotoninwiederaufnahmehemmer (wie z.B. Paroxetin) oder Trizyklika mit gemischter Serotonin-Noradrenalin-Wiederaufnahmehemmung (z.B. Imipramin) untersucht. Diese Ergebnisse sind ausführlich auf S. 227 ff. referiert. Zwar war das relativ stark noradrenerg wirkende Desipramin in einer Pilotstudie bei Panikstörung wirksam, allerdings mit nur geringen Unterschieden zu Placebo (Lydiard et al., 1992a). Das trizyklische Antidepressivum Lofepramin, das in Desipramin umgewandelt wird, war ebenfalls in einer Doppelblindstudie besser wirksam als Placebo und unterschied sich nicht von Clomipramin (Fahy et al., 1992). Das relativ stark noradrenerg wirkende Maprotilin war dagegen in einer anderen Studie praktisch nicht wirksam (den Boer und Westenberg, 1988). Bisher war man wegen der widersprüchlichen bzw. unzureichenden Datenlage davon ausgegangen, dass ein Serotonin-Wiederaufnahmeeffekt für die Wirkung bei einer Panikstörung eine *conditio sine qua non* sei. Es fehlten allerdings Studien mit wirklich reinen Noradrenalin-Wiederaufnahmehemmern. Erst in jüngster Zeit wurde der selektive Noradrenalin-Wiederaufnahmehemmer Reboxetin untersucht. Er war in zwei Doppelblindstudien, die allerdings noch nicht publiziert wurden, wirksam (Schatzberg, 1999; Versiani, 2000). Daher muss wahrscheinlich die Hypothese, dass hauptsächlich die Beeinflussung des Serotoninsystems für eine Antipanikwirkung eines Medikaments erforderlich ist, verworfen werden. Weitere Untersuchungen mit selektiv noradrenerg wirkenden Medikamente sind notwendig.

Zusammenfassung: Noradrenalin

Zusammenfassend kann gesagt werden, dass es mehrere Hinweise für Störungen des noradrenergen Systems bei Patienten mit einer Panikstörung gibt. Bei den peripheren Parametern fällt eine konsistent beobachtete erhöhte nächtliche Noradrenalinausscheidung auf; andere Parameter waren weniger konsistent verändert. Untersuchungen mit dem α-Agonisten Clonidin und dem β-Agonisten Isoproterenol führten nicht zu einheitlichen Ergebnissen, während Versuche mit dem α-Antagonisten Yohimbin auf eine gestörte Funktionen des noradrenergen Systems schließen lassen. Neuere, vorläufige Behandlungsergebnisse lassen darauf schließen, dass auch Medikamente, die vorwiegend auf noradrenerge Systeme wirken, bei einer Panikstörung wirksam sind. Weitere klinische Untersuchungen, die die Wirksamkeit von noradrenerg wirkenden Medikamenten bei Panikerkrankungen untermauern, könnten möglicherweise die alleinige Serotoninhypothese angreifen.

Zusammenhänge zwischen dem noradrenergen und serotonergen System

Das noradrenerge und das serotonerge System sind auf vielfältige Weise verschaltet. Es gibt Hypothesen, nach denen eine „mangelhafte Zusammenarbeit" zwischen diesen Systemen eine Rolle bei der Auslösung der Erkrankung spielt. Folgende Befunde werden hierzu angeführt:

- Die Liquorkonzentrationen des Noradrenalin-Metaboliten MHPG und des Serotonin-Metaboliten 5-HIES korrelieren bei Gesunden hoch, nicht aber bei Panikpatienten (Coplan et al., 1997).
- Nach Behandlung von Panikpatienten mit dem SSRI Fluoxetin kam es zu einer Normalisierung eines vorher gestörten Metabolismus des Noradrenalin-Abbauprodukts MHPG (Coplan et al., 1997). In einer anderen Studie führte jedoch die erfolgreiche Behandlung mit dem SSRI Fluvoxamin nicht zu einer Abschwächung der bei Panikpatienten erhöhten basalen MHPG-Werte oder der MHPG-Response nach einem Yohimbin-Challenge, obwohl durch die Therapie die anxiogenen Effekte des Yohimbins abgeschwächt wurden (Goddard et al., 1993).

Adrenalin

In der Laienmeinung wird ein „gesteigerter Adrenalinspiegel" mit Aufregung in Verbindung gebracht. Adrenalin (Epinephrin) ist ein Hormon des Nebennieren-marks, das zu den Katecholaminen gehört. Es wird aus Tyrosin über Dopa, Dopamin und Noradrenalin synthetisiert. Bisher liegen nur wenige Befunde vor, die für eine Beteiligung des Adrenalins bei der Panikstörung sprechen:

- In einigen Studien wurden bei Panikpatienten normale Adrenalin-Ruhewerte gefunden (Braune et al., 1994; Cameron et al., 1987; Schneider et al., 1987). Andere Autoren fanden geringgradig erhöhte Werte bei Panikpatienten im Vergleich zu Kontrollen (Cameron et al., 1984; Nesse et al., 1984; Villacres et al., 1987).
- Die Adrenalin-Urinausscheidung waren bei Panikpatienten erhöht (Bandelow et al., 1997; Kuboki und Suematsu, 1992; Nesse et al., 1985).
- Die Infusion von Adrenalin führte bei Panikpatienten signifikant häufiger zu Panikattacken als Placeboinfusion (Veltman et al., 1996).
- Die Adrenalinwerte steigen nach Laktatinfusionen bei Panikpatienten und Kontrollpersonen allerdings gleichermaßen an (Carr et al., 1986).

Dopamin

Angst kann bei Versuchstieren im präfrontalen Cortex zu einem Dopamin-anstieg führen (Yoshioka et al., 1996). Akuter Stress erhöht die Dopamin-Ausschüttung in manchen Gehirnregionen. Vor allem der mediale präfrontale Cortex scheint besonders sensitiv für Stress zu sein, verglichen mit mesolimbi-schen und nigrostriatalen Dopamin-Systemen (Deutch und Young, 1995). Es gibt nur wenige Befunde zu einer Beteiligung des Dopaminsystems bei Angststörungen:

- Roy-Byrne et al. (1986d) fanden bei Panikpatienten einen im Vergleich zu Kontrollen erhöhten Plasmaspiegel des Dopamin-Metaboliten Homovanillinsäure (HVA). Eriksson et al. (1991) fanden keine Veränderung des HVA-Spiegels im Liquor.

– Nach Gabe des Dopamin-Agonisten Apomorphin kam es bei Panikpatienten nicht zu einem höheren Anstieg des Wachstumshormonspiegels als bei Kontrollen (Pichot et al., 1995).

Cholinerges System

Die Funktion des cholinergen Systems wurde bei Panikpatienten bisher nicht näher ausführlich untersucht. Manche Angstsymptome, wie Erbrechen, Harn- oder Stuhldrang lassen auf eine eventuelle Beteiligung des cholinergen Systems bei der Entstehung von Angst schließen. Der zentral wirksame Cholinesterase- hemmer Physostigmin kann – auch bei Gesunden – eine unspezifische Angst- reaktion auslösen (Janowsky und Risch, 1984; Risch et al., 1981). Mit dem nicht zentral wirkenden Cholinesterasehemmer Neostigmin kann diese Wirkung nicht ausgelöst werden.

Die Auslösung von Panikattacken durch CO_2 kann durch das Anticholinergicum Biperiden geblockt werden (Battaglia et al., 2001).

Koffein

Panikpatienten berichten häufig, dass der übermäßige Genuss von Kaffee, Tee und Cola bei ihnen Panikattacken auslösen kann (Boulenger et al., 1984; Breier et al., 1986). In einer Untersuchung von Aronson und Logue (1988) gaben 48 % der Patienten eine Kaffeeintoleranz an.

Methylxanthine wie Koffein oder Theophyllin haben eine ZNS-stimulierende Wirkung. In hohen Dosen kann Koffein Symptome wie Zittern, Angst und Reiz- barkeit auslösen. Diese stimulierenden Wirkungen der Methylxanthine korrelie- ren mit der Eigenschaft dieser Substanzen, die Bindung von Cyclohexyladenosin an Adenosinrezeptoren zu inhibieren. Daher wurde der Adenosinrezeptor mit der Panikstörung in Verbindung gebracht. Koffein inhibiert allerdings auch die Bindung von {^{3}H}-Imipramin an Benzodiazepinrezeptoren. Diese Wirkung ist allerdings schwächer ausgeprägt als die Adenosinrezeptorbindung (Boulenger et al., 1982). Bevor nicht ein selektiverer Adenosinrezeptor-Ligand gefunden wird, wird der Zusammenhang zwischen Panikstörung und Adenosinsystem offen bleiben. Denkbar wäre auch, dass Koffein lediglich zu einer unspezifischen Stimulation des Angstnetzwerkes führt (siehe S. 173).

Die Gabe von Koffein (10 mg/kg) löste bei Panikpatienten signifikant stärker psychische und körperliche Angstsymptome aus als bei Kontrollpersonen (Charney et al., 1985). Auch Klein et al. (1991) zeigten, dass Koffein bei Panikpatienten eher zu Panikattacken führen kann als bei Kontrollpersonen. Koffein löste bei Patienten und Kontrollpersonen gleichermaßen eine Erhöhung des Noradrenalin- Metaboliten MHPG aus.

Der Benzodiazepin/GABA-Rezeptor-Komplex

Die am raschesten anxiolytisch wirkenden Medikamente sind die Benzodiazepine (siehe S. 246). Die Benzodiazepine binden sich an den GABA-(γ-Aminobuttersäure)–Benzodiazepin-Rezeptorkomplex. GABA ist ein inhibitorischer Neurotransmitter, der an etwa einem Drittel der Gehirnsynapsen involviert ist. Dies erklärt, warum Benzodiazepine nicht nur anxiolytisch, sondern auch sedierend, schlafanstoßend und antikonvulsiv wirken. GABA/Benzodiazepinrezeptoren findet sich in den höchsten Konzentrationen in der grauen Substanz des Cortex. GABA ist der wichtigste inhibitorische Neurotransmitter des Gehirns. Neben den Benzodiazepinen binden auch Barbiturate und Alkohol an diesen Rezeptor.

Es gibt zwei Typen von GABA-Rezeptoren: $GABA_A$ und $GABA_B$. Eine Aktivierung des $GABA_A$-Rezeptors führt zu einer Öffnung des Chloridionenkanals. Die GABA-Wirkung wird durch Benzodiazepine verstärkt, indem die Frequenz der durch GABA ausgelösten Öffnung des Chloridionen-Kanals erhöht wird (Ashton, 1994). GABA-Rezeptoren finden sich in hoher Dichte in den folgenden Regionen (Coplan und Lydiard, 1998):

– Kortex
– basolateraler und lateraler Amygdalakern
– Locus coeruleus
– Hippocampus
– Kleinhirn

Die für Angst relevanten Benzodiazepinrezeptoren befinden sich vorwiegend im Hippocampus. GABA-Projektionen inhibieren serotonerge, nordrenerge und dopaminerge Bahnen sowie eine CRH-Überaktivierung.

Tierversuche

Mehrere Tierexperimente lassen darauf schließen, dass antagonistische Wirkungen am GABA-Benzodiazepinrezeptorkomplex Angst auslösen. Die Gabe von β-CCE, einem inversen Agonisten am Benzodiazepinrezeptor, führt bei Versuchtieren zu Verhaltensreaktionen, wie sie in die Angst- und Stresssituationen vorkommen (Braestrup et al., 1982). Der Betacarbolin-3-Carboxylsäureäthylester ist ein Benzodiazepinrezeptorantagonist, der bei Affen zu angstähnlichen Reaktionen führt (Ninan et al., 1982). Die Gabe des β-Carbolins FG 7142, eines inversen Agonisten am Benzodiazepinrezeptor, führt zu einer Zunahme der Glucoseverbrauchs in Angst-relevanten Gehirnstrukturen, wie dem lateralen septalen Nucleus, den Corpora mamillaria und den vorderen Thalamuskernen (Ableitner und Herz, 1987). Bei Tieren wirkt die direkte Applikation von Benzodiazepinen in die Amygdala anxiolytisch; dies kann durch Flumazenil abgeschwächt werden (Coplan und Lydiard, 1998).

Humanstudien

Wegen der anxiolytischen Wirkung der Benzodiazepine und einiger Befunde aus der Grundlagenforschung wurde die Ursache der Panikstörung direkt in den zentralen Benzodiazepinrezeptoren vermutet.

- Eine Subsensitivität der zentralen Benzodiazepinrezeptoren bei Panikpatienten wurde hypothetisiert, da Panikpatienten auf Diazepamgabe weniger sensitiv mit einer Veränderung sakkadischen Augenbewegungen bzw. mit einer Suppression der Noradrenalin- und Adrenalinspiegel und der Pulsfrequenz reagierten (Roy-Byrne et al., 1996; Roy-Byrne et al., 1990; Roy-Byrne et al., 1989).
- Ein inverser Agonist am Benzodiazepinrezeptor, das β-Carbolin FG 7142, löst schwere Angstanfälle aus (Dorow et al., 1983). Dies führte zu Hypothesen, dass eventuell ein endogener Ligand des Benzodiazepinrezeptors existiert, der ähnliche Eigenschaften hat wie FG 7142 und der eventuell Panikattacken auslösen kann. Ein weiterer Kandidat für diesen endogenen Liganden ist der Diazepam Binding Inhibitor (DBI), ein Neuropeptid, das im Gehirn und im Liquor gefunden wurde. Die DBI-Konzentration im Liquor war allerdings bei Panikpatienten normal (Payeur et al., 1992).
- Flumazenil ist ein Benzodiazepinrezeptorantagonist. Das Medikament wird zur Aufhebung der zentral dämpfenden Wirkung der Benzodiazepine (z.B. bei Überdosierungen) eingesetzt. In zwei Studien wurden nach Flumazenil im Vergleich zu Placebo bei Panikpatienten, nicht aber bei gesunden Kontrollpersonen subjektive Angstgefühle beobachtet (Nutt et al., 1990; Woods et al., 1991). In einer anderen Studie konnten keine anxiogene Wirkung von Flumazenil festgestellt werden (Ströhle et al., 1998a).
- Durch die Behandlung mit dem SSRI Paroxetin gebesserte Patienten bekamen nach Flumazenil keine Panikattacken (Nutt et al., 1999).
- Die Anzahl der peripheren Benzodiazepinrezeptoren (in den Thrombozyten) ist bei Panikpatienten reduziert (Marazziti et al., 1994).

Benzodiazepin-Rezeptorbindungsstudien mit bildgebenden Verfahren ergaben inkonsistente Befunde:

- Mit Hilfe von SPECT-Untersuchungen konnte bei Panikpatienten im Vergleich zu Kontrollen eine Reduktion der $\{^{123}I\}$-Iomazenil-Aufnahme im frontalen Cortex (Brandt et al., 1998; Kaschka et al., 1995; Kuikka et al., 1995; Schlegel et al., 1994), im linken Hippocampus (Bremner et al., 2000), im temporalen Cortex (Kaschka et al., 1995; Schlegel et al., 1994) und okzipitalen Cortex (Schlegel et al., 1994) gezeigt werden.
- Malizia et al. (1998) fanden mit Hilfe einer PET-Untersuchung mit $\{^{11}C\}$-Flumazenil bei Panikpatienten ein Reduktion der Bindungsstellen.

Es besteht möglicherweise eine Verbindung zwischen den Benzodiazepinrezeptoren und der HPA-Achse: Cortisol-Veränderungen bei Panikpatienten wurden unter Benzodiazepintherapie neutralisiert (Brambilla et al., 1992; Lopez et al., 1990; Roy-Byrne et al., 1991).

Auch wenn einige Befunde auf Veränderungen der Benzodiazepinrezeptoren bei Patienten mit einer Panikstörung schließen lassen, so ist es jedoch unwahrscheinlich, dass solche Veränderungen die direkte Ursache der Panikstörung sind. Da der Neurotransmitter GABA an etwa einem Drittel aller Synapsen im Gehirn beteiligt ist, müsste eine Abnormalität bei Panikpatienten auf eine selten im Gehirn vorkommende Untergruppe von Benzodiazepinrezeptoren beschränkt sein, da eine allgemeine Störung aller Benzodiazepinrezeptoren sich nicht nur in Panikattacken, sondern auch zu schweren Schlafstörungen, ständiger Unruhe oder häufigen Krampfanfällen führen müsste.

Die Hypothalamus-Hypophysen-Nebennieren (HPA)-Achse

Die Regulation der HPA-Achse

Im Jahre 1936 erschien Hans Selyes erster Bericht über allgemeine biologische Reaktionen auf verschiedenartige exogene Stimuli (Selye, 1998). 1956 schrieb Selye „The Stress of Life" ein Buch, in dem seine Jahrzehnte lange Arbeit über das „generelle Adaptationssyndrom" zusammengefasst wird. In diesem Buch wird der Zusammenhang zwischen der Hypothalamus-Hypophysen-Nebennieren (HPA)-Achse und Stressreaktionen beschrieben.

Die Rolle der HPA-Achse bei psychiatrischen Erkrankungen wurde allerdings erst relativ spät intensiv untersucht, obwohl die Verbindung zwischen Stress und psychischer Störung nahe lag. Dies begann, nachdem der Dexamethason-Suppressionstest entwickelt wurde (Carroll et al., 1981), der als spezifischer diagnostischer Test für Depressionen geplant war.

Hypothalamus, Hypophyphysenvorderlappen und Nebennierenrinde bilden einen Regelkreis (Abb. 13). Als Reaktion auf verschiedenartige Stimuli wird vom Hypothalamus Corticotropin Releasing Hormone (CRH) ausgeschüttet. CRH gelangt über das portale Gefäßsystem zur Hypophyse und führt zu einer Ausschüttung von ACTH (Adrenocorticotropes Hormon/Corticotropin), wodurch wiederum Cortisol aus der Nebennierenrinde ausgeschüttet wird. Dieser Cortisolausschüttung führt dann zu einer Inhibition der eigenen Aktivationskaskade auf der Hypothalamus-, aber auch auf der Hypophysenvorderlappen-Ebene.

Glukokortikoide (beim Menschen: Cortisol) spielten eine wichtige Rolle in der biologischen Reaktion eines Organismus auf Stress. Glukokortikoide sollen Systeme aktivieren, die in Gefahrensituationen ein Überleben gewährleisten, wobei Energie von denjenigen Systemen abgezogen wird, die in diesem Moment weniger wichtig sind. Dabei müssen die Glukokortikoide aber auch Stressreaktionen kontrollieren und gegebenenfalls inhibieren, da völlig ungesteuert ablaufende Stressreaktionen im ungünstigen Fall unökonomisch oder destruktiv sein können (Munck et al., 1984). In akuten Situationen ist die Ausschüttung sinnvoll; eine längerdauernde und gesteigerte Sekretion kann aber maladaptiv sein (Herman et al., 1996).

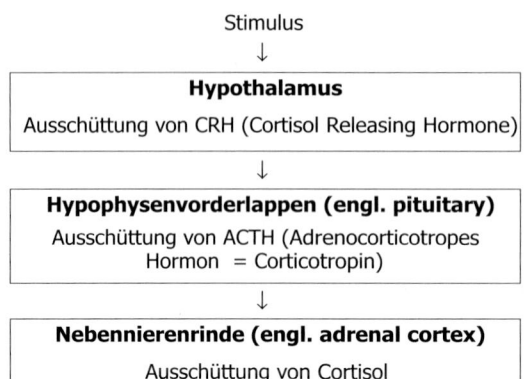

Abb. 13. Die Hypothalamus-Hypophysen-Nebennierenrindenachse (engl. hypothalamus-pituitary-adrenal axis; HPA axis)

Die zentrale Kontrolle über diese Kaskade hat ist in einer Neuronengruppe im Nucleus paraventricularis des Hypothalamus lokalisiert. Das hier ausgeschüttete CRH hat vielfältige Funktionen (Taylor und Fishman, 1988):

– Verstärkung der Aktivität des sympathischen Nervensystems
– Erhöhung des Blutzuckerspiegels
– Erhöhung des Sauerstoffverbrauchs
– Erhöhung der Herzauswurfleistung
– Verstärkung der Atemtätigkeit
– Verhaltensänderungen in Bezug auf Wachheit, Arousal und Angst
– Reduktion der gastrointestinalen Funktionen (Nahrungsaufnahme, Magensäureausschüttung)
– Inhibition der reproduktiven Funktion
– Suppression von LH (Luteinisierendes Hormon)
– Reduktion der sexuellen Aktivität
– Unterdrückung der Wachstumshormonausschüttung

Einflüsse auf den Nucleus paraventricularis des Hypothalamus

Der Nucleus paraventricularis im Hypothalamus, von dem aus die HPA-Achse gesteuert wird, wird durch folgende Systeme beeinflusst:

– durch Systeme des Hirnstamms (hauptsächlich noradrenerg, adrenerg oder serotonerg)
– durch endokrine Einflüsse
– aus Systemen des Vorderhirns sowie
– durch andere Kerne des Hypothalamus

1. Noradrenerge, adrenerge und serotonerge Einflüsse auf die HPA-Achse:
Der Locus coeruleus im Hirnstamm ist der wichtigste noradrenerge Nucleus des
Gehirns (siehe S. 101). Er ist für die Organisation des Arousals und der gerichteten
Aufmerksamkeit zuständig und hat eine Schlüsselrolle bei der Verarbeitung von
bedrohlichen Reizen aus der äußeren Welt, aber auch aus dem eigenen
Körper. Seine Stimulierung kann die HPA-Achse aktivieren. Diese Aktivierung
scheint über indirekte Bahnen abzulaufen, möglicherweise über Hirnareale, die
auf einem höheren Level Stressreize verarbeiten, z.B. dem präfrontalen Cortex,
dem Hippocampus und der Amygdala (Herman et al., 1996) (siehe Abb. 9).
    Die Verbindungen vom Locus coeruleus zu den CRH-enthaltenden Neuronen
des Nucleus paraventricularis des Hypothalamus sind indirekt. Noradrenalin
führt zu einem CRH-Anstieg im Nucleus paraventricularis. Bei chronisch
gestressten Tieren ist der Locus coeruleus wahrscheinlich für die Noradrenalin-
Ausschüttung im Nucleus paraventricularis verantwortlich (Pacak et al., 1995).
    Andere Hirnstammsysteme scheinen einen direkteren Einfluss auf das CRH-
System zu haben, und zwar über noradrenerge und adrenerge Verbindungen.
Auch serotonerge Neuronen von den dorsalen Nuclei raphes haben vielfältige
Verbindungen zum Nucleus paraventricularis. Serotonin scheint komplexe
Wirkungen auf die HPA-Achse zu haben, wobei inhibitorische und exzitatorische
Wirkungen möglich sind.

2. Endokrine Einflüsse auf die HPA-Achse:
Aus dem Blutsystem wird der Nucleus paraventricularis durch Zytokine beein-
flusst, die auch Kontakte zwischen dem ZNS und dem Immunsystem herstellen.
Peripher ausgeschüttete Peptide können ebenfalls den Nucleus paraventricularis
erreichen und Blutdruck, Flüssigkeits- und Elektrolytbalance bei einer HPA-
Achsen-Aktivierung regeln. Glukokortikoide aus dem Blut können wiederum in
einem selbstregulierenden Rückkoppelungsmechanismus eine Inhibierung der
HPA-Achse verursachen.

3. Einflüsse des Vorderhirns und des limbischen Systems auf die HPA-Achse:
Auch Systeme des Vorderhirns und das limbischen Stresssystem sind an der Regulierung der HPA-Achse beteiligt. Der Hippocampus scheint eine wichtige Rolle in
der HPA-Achsen-Regulierung und -Feedback-Hemmung zu spielen (Herman et al.,
1996). Da der Hippocampus an der Verarbeitung von Gedächtnisinhalten und
kognitiven Beurteilung komplexer Stimuli beteiligt ist, kann er durch seinen komplexen Einfluss auf die HPA-Achse einen Mechanismus zur Verfügung stellen,
durch den die Stressreaktion aufgrund früherer Erfahrungen und einer genauen
Bewertung einer komplexen Herausforderungsituation feinabgestimmt wird.
    Die Amygdala und der Interstitialkern der Stria terminalis (NIST) können
ebenfalls die HPA-Achse inhibieren oder aktivieren. Auch diese Strukturen sind
für die Bewertung von Stressstimuli zuständig.
    Die Amygdala spielt eine Rolle in der Auslösung einer Reaktion auf Stresssti-
muli, basierend auf einer emotionalen Bewertung. Sie spielt auch eine Rolle in

der Furchtkonditionierung, also dem Mechanismus, der Phobien zugrunde liegt. Die Verbindung zwischen Amygdala und Nucleus paraventricularis ist also für die emotionale Einflüsse auf die HPA-Achse zuständig. Interessanterweise ist die Verbindung zwischen Amygdala und niedrigeren Hirnzentren allein ausreichend für den Aufbau der Furchtkonditionierung, ohne dass kortikale Prozesse beteiligt sein müssen (LeDoux, 1994). Die Reaktion kann also stattfinden, ohne dass sie zum Bewusstsein kommen muss.

Auch der mediale präfrontale Cortex und das Septum haben inhibitorische Einflüsse auf die HPA-Achse. Beide Regionen zeigen nach akutem Stress eine frühe Genexpression, so dass man annehmen kann, dass sie eine Rolle in der integrativen Interpretation und Verarbeitung von Stressreizen spielen (Herman et al., 1996).

4. Einflüsse aus anderen Kernen des Hypothalamus:
Der Nucleus paraventricularis erhält weiterhin noch Inputs von anderen in der Nähe liegenden Kernen innerhalb des Hypothalamus. So könnte zum Beispiel der dorsomediale hypothalamische Nucleus für Angst und physiologische Reaktionen bei sozialen Interaktionen zuständig sein, aber auch für akute Stressreaktionen (Herman et al., 1996). Auch andere hypothalamische Zentren beeinflussen den Nucleus paraventricularis, wobei die Peptid-Neurotransmitter Arginin, Vasopressin, Neuropeptid Y, Opioid-Peptide, Somatostatin und Cholecystokinin beteiligt sind (Herman et al., 1996).

Vom Nucleus paraventricularis ausgehende Efferenzen

Vom Nucleus paraventricularis ausgehende Efferenzen können Wahrnehmung, Verhalten, Affekt und Kognitionen steuern. CRH ist ein wichtiger Neurotransmitter im Hirnstamm. CRH, ein Peptidhormon, kommt in Hirnregionen vor, die an der Regulation emotionaler Zustände beteiligt sind (Hypothalamus, Eminentia media, limbisches System, Mittelhirn, Hirnstamm) (Nieuwenhuys et al., 1991).

Während der Locus coeruleus einerseits den Nucleus paraventricularis beeinflusst, kann umgekehrt CRH den Locus coeruleus beeinflussen. CRH erhöht die Feuerungsrate des Locus coeruleus, was zu einer erhöhten Noradrenalinausschüttung in kortikalen und subkortikalen Gebieten führt (Curtis et al., 1997; Smagin et al., 1995). Der Locus coeruleus und die HPA-Achse sind möglicherweise in einer positiven Feedbackschleife verbunden, die die Stressreaktionen verstärken und feinabstimmen kann (Chrousos und Gold, 1992).

CRH-Neuronen innervieren auch die Raphe-Kerne und das ventrale Mesencephalon, wodurch serotonerge und dopaminerge Aktivitäten moduliert werden können (Austin et al., 1997). Inputs vom noradrenergen Locus coeruleus-Neuronen und serotonergen Raphe-Neuronen modulieren die Verarbeitung der eingehenden Information in limbischen bzw. Vorderhirn-Schaltkreisen, die Affekte, Lernen, Kognition und Gedächtnis steuern. Wenn ein Bewertungsprozess zu einer HPA-Achsen-Aktivierung führt, steigt der Glukokortikoidspiegel. Dies führt zu einer Sensibilisierung der limbischen und Vorderhirn-Region für aminerge Inputs des Hirnstamms, wobei diese Hirnstammzentren aktiviert werden (De Kloet et al., 1998). Möglicherweise kann sich durch diese Feed-backmechanismen eine Hypersensitivität für Stressstimuli entwickeln.

Durch den hier beschriebenen Schaltkreis können sensorische, emotionale und kognitive Inputs im Kontext früherer Erfahrungen bewertet werden. Er sorgt dafür, dass einerseits Hirnstammzentren möglicherweise lebenswichtige Informationen wie Atmungszustand oder Flüssigkeitsbalance rasch, direkt und mit hoher Priorität weitervermitteln können, andererseits aber auch dafür, dass Informationen weitervermittelt werden können, die zunächst verarbeitet werden müssen – indem ihre Relevanz beurteilt wird und dann die adäquate Reaktion gewählt wird (Herman et al., 1996).

Die möglichen anxiogenen Eigenschaften von CRH

CRH führt nicht nur zur Cortisolausschüttung, sondern ist auch ein Neurotransmitter im ZNS. Mehrere Befunde lassen darauf schließen, dass CRH anxiogen wirkt:

- Die Injektion von CRH in den Locus coeruleus (Butler et al., 1990) oder in das periaquäduktale Grau (Martins et al., 2000) bei Ratten wirkte anxiogen.
- Der CRH-Rezeptor $CRHR_1$ ist im Hypophysenvorderlappen, Neocortex, Hippocampus, Amygdala und im Kleinhirn häufig vertreten. Bei sogenannten knock-out-Mäusen, denen der CRH-Rezeptor $CRHR_1$ fehlt, ist die Nebennierenrinde atrophiert und die stressinduzierte ACTH- und Corticosteronausschüttung vermindert. Die Tiere sind weniger ängstlich als normale Mäuse (Timpl et al., 1998).
- Die Gabe des CRH-Antagonisten CP-154,526 führte bei Ratten zur Anxiolyse (Griebel et al., 1998).
- die intraventrikuläre Injektion des CRH-Antagonisten CRH9-41 (Aloisi et al., 1999) führte zu Anxiolyse (Aloisi et al., 1999); die Mikroinjektion in das periaquäduktale Grau bei Ratten hatte dagegen keine Auswirkungen auf das Angstniveau (Martins et al., 2000).
- Der Hippocampus ist wahrscheinlich für Gedächtnisprozesse zuständig, die im Zusammenhang mit der Furchtkonditionierung eine Rolle spielen (siehe S. 103). Auch die Kontrolle dieser Prozesse scheint von CRH beeinflusst zu werden. Injektion von CRH in den dorsalen Hippocampus führte bei Ratten zu einer Zunahme des Lernens im Rahmen eines Furchtkonditionierungsparadigmas. Dies wird wahrscheinlich durch den $CRHR_1$-Rezeptor vermittelt, denn durch den unspezifischen CRH-Antagonisten Astressin konnte dieser Effekt aufgehoben werden, nicht aber durch den selektiven $CRHR_2$-Rezeptor-Antagonisten Antisauvagin-30 (Radulovic et al., 1999).
- Die Stimulation von CRH-Rezeptoren im lateralen intermediären Septum schwächte die Furchtkonditionierung ab (Radulovic et al., 1999).

Wegen der offensichtlichen Beteiligung der CRH-Rezeptoren an der Auslösung von Angst wurde daher sogar überlegt, Angststörungen mit CRH-Antagonisten zu behandeln (Holsboer, 1999).

Einfluss von Stress auf die HPA-Achse

Die Auswirkungen von akutem und chronischen Stress auf die HPA-Achse

Akuter Stress führt zu einer CRH- und ACTH-Ausschüttung. Hohe Gluko-kortikoidspiegel führen zu einer Abnahme der Anzahl der Glukokortikoid-Rezeptoren im Hippocampus. Dies führt bei Ratten zu einer erhöhten Cortico-steronsekretion und „feedback resistance". Nach Beendigung des Stresses nehmen die Glukortikoidspiegel ab, die Rezeptorenanzahl nimmt zu und die feedback-Sensitivität normalisiert sich (Sapolsky und Plotsky, 1990).

Die Wirkungen von *chronischem Stress* auf die ACTH- und Corticosteron-Ausschüttung ist abhängig vom experimentellen Paradigma. Es wurde berichtet, dass eine Adaptation an chronischen Stress stattfindet, und zwar indem die ACTH- und Corticosteronspiegel im Vergleich zu den Spiegeln nach akutem Stress abnehmen (Kant et al., 1987). Andere Untersucher berichteten, dass die Corticosteron-Ausschüttung nach chronischem Stress zunimmt (Irwin et al., 1986). Außerdem gibt es Hinweise darauf, das frühere Stresserfahrungen bei nachfolgendem Stress zu einer verstärkten Corticosteron-Response führt (Dallman und Jones, 1973).

Es konnte gezeigt werden, dass Stressoren in frühen Lebensjahren tiefgreifende und langfristige Wirkungen auf die HPA-Achsen-Funktion haben. Werden Rattenwelpen *kurz* von ihrer Mutter getrennt, zeigen sie im Erwachsenenalter eine *reduzierte* emotionale und adrenokortikale Reaktivität, die für den Rest ihres Lebens bestehen blieb. *Längerdauernde* Separationen können jedoch die emotionale und adrenokortikale Reaktivität *verstärken* (Meaney et al., 1993). Pränataler Stress oder frühe Separation von der Mutter kann später in Stresssi-tuationen zu einer erhöhten Glucocorticoidausschüttung führen (Levine et al., 1993; Stanton et al., 1988). Bei Affen führten frühe Traumatisierungen Jahre später zu Verhaltensstörungen. Bei diesen Tieren fand man im Erwachsenenalter eine erhöhte CRH-Konzentration im Liquor (Coplan et al., 1996). Frühe postna-tale negative Erfahrungen verändern die Genexpression für CRH (Heim et al., 1997; Liu et al., 1997; Plotsky und Meaney, 1993). HPA-Änderungen, die durch frühe Entwicklungsstörungen entstanden, haben Ähnlichkeiten mit den Störungen, die bei traumatisierten oder depressiven Menschen gefunden (und die übrigens durch Antidepressiva gebessert werden konnten) (Heim et al., 1997).

Die Erhöhung der Glucocorticoide nach langer Separation hat bei Versuchstieren schädliche Auswirkungen auf den Hippocampus, die bei längerer Stresseinwir-kung irreversibel sind und zu einem Neuronenverlust führen (McEwen, 1999a; McEwen, 1999b). Längerdauernder Stress kann sich möglicherweise sogar in einer Schrumpfung des Hippocampus äußern. Bei Patienten mit posttraumatischer Belastungsstörung oder Depression war eine Volumenabnahme des Hippocampus festgestellt worden (Bremner et al., 2000; Bremner et al., 1997). Bei Panikpatienten fand man zwar eine beiderseitige Verminderung des Volumens des Temporallappens, während aber die Hippocampusvolumina nicht geringer waren als bei Gesunden (Vythilingam et al., 2000).

Diese Befunde könnten möglicherweise zumindestens im Ansatz erklären, warum Separationserlebnisse in der Kindheit das Auftreten einer Panikstörung im Erwachsenenalter zu begünstigen scheinen (siehe S. 65).

Die HPA-Achse bei Patienten mit einer Panikstörung

Cortisolfreisetzung wird als wichtiges physiologisches Korrelat der Angst angesehen (Cameron und Nesse, 1988). Cortisol scheint freigesetzt zu werden, wenn sich ein Individuum in einer Situation zu orientieren versucht, die als bedrohlich, unkontrollierbar, mehrdeutig oder neu erlebt wird (Hellhammer et al., 1988; Kirschbaum und Hellhammer, 1989a; Kirschbaum und Hellhammer, 1989b). Es wäre zu erwarten, dass bei Menschen, die unter ständig wiederkehrenden Angstattacken leiden, Veränderungen der HPA-Achse feststellbar sind. Untersuchungen der HPA-Achse bei Patienten mit Panikstörung erbrachten allerdings bisher teilweise kontroverse Ergebnisse.

Cortisol- Basalwert

Basal-Cortisol-Plasmawerte wurden bei Panikpatienten von einigen Autoren als normal befundet (Brambilla et al., 1992; Cameron et al., 1987; Liebowitz et al., 1985b; Roy-Byrne et al., 1991; Villacres et al., 1987; Woods et al., 1988a). Andere Arbeitsgruppen fanden allerdings erhöhte Basal-Plasma-Cortisol-Werte bei Panikpatienten (Goldstein et al., 1987; Nesse et al., 1984; Roy-Byrne et al., 1986c; Wedekind et al., 2000). Hollander et al. (1989) fanden erhöhte Plasma-Cortisol-Basalwerte nur bei einer Subgruppe der Panikpatienten, nämlich der Gruppe, die erst nach über 15 Minuten nach dem Beginn einer Laktatinfusion mit Panikattacken reagierten. Bei der Messung des Cortisoltagesprofiles bei Panikpatienten ergaben sich Erhöhungen im Vergleich zu Kontrollpersonen, die allerdings nur nachts statistisch signifikant waren (Abelson und Curtis, 1996). In dieser Untersuchung waren tagsüber nur bei Patienten, die aufgrund einer Klinikeinweisung gekommen waren, deutliche Erhöhungen festzustellen, während bei Patienten, die aufgrund einer Zeitungsannonce an der Untersuchung teilgenommen hatten (vermutlich die weniger kranken Patienten) sich nicht signifikant von Kontrollpersonen unterschieden.

Etwa 90 % des Cortisols ist an das Corticoid-Binding-Globulin (CBG) und Albumin gebunden. Das übrige Cortisol zirkuliert frei (Kirschbaum und Hellhammer, 1989b). Nur die freie Cortisol-Fraktion ist biologisch aktiv. Die Studien, die Cortisolbasalwerte untersuchten verwendeten jedoch die gesamte Fraktion (also das CBG-gebundene sowie das freie Cortisol). In einer eigenen

Untersuchung wurden die gesamte Fraktion, die freie Serumfraktion sowie das Saliva-Cortisol gemessen (Wedekind et al., 2000). Das Saliva-Cortisol korreliert hoch mit dem freien Cortisol. In dieser Untersuchung waren alle drei genannten Fraktionen erhöht; es ergaben sich außerdem befriedigende Korrelationen zwischen den drei Fraktionen.

Die freie Fraktion kann auch durch eine Messung der Cortisol-Harnausscheidung bestimmt werden. Uhde et al. (1988a) fanden keine Unterschiede in der Harnausscheidung des freien Urincortisols zwischen Panikpatienten und Kontrollen. In einer anderen Studie wurde beobachtet, dass das freie Cortisol im Urin (UFC) bei Patienten mit „komplizierter" Panikstörung erhöht war (damit waren Patienten mit Agoraphobie und sekundärer Depression gemeint), wenn sie mit Patienten mit unkomplizierter Panikstörung oder normalen Kontrollpersonen verglichen wurden (Lopez et al., 1990). In dieser Studie kam es außerdem bei den Patienten mit einer komplizierten Panikstörung, die mit Alprazolam oder Diazepam behandelt wurden, zu einer signifikanten Reduktion der UFC-Ausscheidung im Vergleich zu Beginn der Untersuchung. Bei Patienten mit unkomplizierter Panikstörung wurden keine Veränderungen gefunden. In einer anderen Untersuchung war das UFC bei Panikpatienten niedriger als bei depressiven Patienten, aber ebenso hoch wie bei schizophrenen Patienten oder Patienten mit posttraumatischer Belastungsstörung. In dieser Untersuchung wurden allerdings keine normalen Personen untersucht (Yehuda et al., 1993). In einer eigenen Untersuchung waren die nächtlichen freien Urincortisolwerte bei der Gesamtgruppe signifikant erhöht (Bandelow et al., 1997). In einer weiteren eigenen Untersuchung wurden in drei aufeinanderfolgenden Nächten und Tagen Cortisolmessungen im freien Urin (nachts) und Salivaproben (alle 2 Std. tagsüber) durchgeführt. Auf diese Weise kann der Tagesverlauf des freien Cortisols festgestellt werden. Die Erhöhung der nächtlichen UFC-Werte konnte repliziert werden (Bandelow et al., 2000d) (s.u.). Tagsüber waren die Salivawerte für Cortisol bei den Patienten zwar nummerisch höher, aber nicht statistisch signifikant. Bei einer Untergruppe mit höherem Schweregrad der Erkrankung (Panik- und Agoraphobieskala ≥ 22) war dagegen eine signifikante Erhöhung der Cortisolwerte feststellbar.

Zusammenfassend können diese teilweise inkonsistenten Befunde wie folgt erklärt werden: Bei Panikpatienten, vor allem bei denjenigen mit einem höheren Schweregrad, sind die Cortisolbasalwerte mäßiggradig erhöht, wobei der Unterschied vor allem nachts ausgeprägter zu sein scheint; außerdem scheint eine Erhöhung nur bei Patienten mit höherem Schweregrad vorzuliegen.

ACTH/CRH-Basalwerte

Die Basalwerte von ACTH (Adrenocorticotropes Hormon, Corticotropin) im Plasma waren bei Panikpatienten im Vergleich zu Kontrollen nicht erhöht (Brambilla et al., 1992; Gurguis et al., 1991). Die CRH-Werte im Liquor waren bei Panikpatienten nicht abnorm verändert (Fossey et al., 1996).

Auswirkungen von Panik-Provokationstests auf die HPA-Achse

Um die Stressaktivität des HPA-Systems bei Panikstörung zu untersuchen, wurden Panikattacken bei Patienten, die sich freiwillig zur Untersuchung gemeldet hatten, durch chemische Substanzen provoziert. Die Ergebnisse waren allerdings widersprüchlich.

Die Infusion von Natriumlaktat kann bei Panikpatienten Angstattacken auslösen (siehe S. 146). Laktatinfusionen führten jedoch in den meisten Studien nicht zu Erhöhungen von ACTH oder Cortisol (Carr et al., 1986; Gorman et al., 1989a; Levin et al., 1987; Ströhle et al., 1998a; Targum, 1992). In einer Studie von Liebowitz et al. (1985b) hatten Panikpatienten, die nach einer Laktatinfusion frühzeitig Panikattacken bekamen, minimal, aber signifikant höhere Cortisolwerte als Kontrollpersonen und als Panikpatienten, bei denen es nicht zu Panikattacken kam. Hollander et al. (1989) fanden sogar einen Abfall der Cortisol-Werte während Laktat-induzierter Panikattacken.

Es wurde diskutiert, dass Laktatinfusionen die Ausschüttung von ANH (atrial natriuretic hormone) durch Aktivierung der Herztätigkeit fördern, was seinerseits zu einer Unterdrückung der HPA-Achse führen könnte. Dies könnte die fehlende Cortisolausschüttung nach laktatinduzierter Panik in manchen Untersuchungen erklären (Kellner et al., 1995; Kellner et al., 1998). Eine andere mögliche Erklärung für eine fehlende Cortisolreaktion nach Laktatinfusion könnte sein, dass es bei Panikpatienten mit rezidivierenden Panikattacken zu Adaptationsprozessen kommt. Allerdings wäre dann bei der ersten Panikattacke im Leben nach Laktatinfusion eine entsprechende Cortisolreaktion zu fordern. Dies konnte allerdings in einer Untersuchung mit gesunden Versuchspersonen nicht gezeigt werden (Kellner und Wiedemann, 1998).

Auch mit CO_2-Inhalation können Panikattacken ausgelöst werden. CO_2 führte nicht zu signifikanten Cortisol-Anstiegen bei Panikpatienten (Gorman et al., 1989a; Gorman et al., 1988; Woods et al., 1988a).

Panikpatienten, die unter Yohimbin Panikattacken bekamen, zeigten dagegen signifikant größere Plasma-Cortisol-Anstiege als Kontrollpersonen (Charney et al., 1987a).

Der 5-HT-Agonist m-CPP (Meta-chlorophenylpiperazin) wirkt bei Panikpatienten und bei Kontrollpersonen anxiogen (Klein et al., 1991) und führt zu signifikanten Cortisolerhöhungen in beiden Gruppen (Charney et al., 1987b). Die Cortisolreaktion auf m-CPP-Gabe war bei Panikpatienten hoch negativ mit der Cortisolreaktion nach der Gabe des (indirekten) Noradrenalin-Agonisten Desipramin korreliert (Asnis et al., 1992). Fenfluramin, ein anderer Serotoninagonist, kann bei Panikpatienten Attacken auslösen. Die Cortisolanstiege waren bei den Patienten signifikant stärker als bei Kontrollen (Targum und Marshall, 1989).

Die orale Gabe des Adenosin-Antagonisten Koffein hat anxiogene Effekte (Klein et al., 1991). Die Koffeingabe erhöhte das Plasma-Cortisol nicht nur bei Panikpatienten, sondern auch bei Kontrollpersonen (Charney et al., 1985).

Spontane Panikattacken

Da sich möglicherweise chemisch provozierte Panikattacken von „natürlichen",
in der gewohnten Umgebung auftretenden Panikattacken unterscheiden, untersuchten Cameron et al. (1987) Panikpatienten, die einen venösen Katheter im
Arm liegen hatten, in einem Labor. Bei 4 von 8 untersuchten Patienten kam es
während des Untersuchungszeitraums zu insgesamt 9 spontanen Panikattacken.
Hier fanden sich geringfügige Plasma-Cortisol-Anstiege, die allerdings nicht
signifikant waren. Woods et al. (1987) exponierten 18 Panikpatienten phobischen Situationen. Patienten, die in diesen Situationen Panikattacken bekamen,
zeigten keine signifikante Erhöhung des freien Cortisols, wobei die Messung
wiederum durch einen liegenden Katheter vorgenommen wurde. Die Aussagekraft dieser beiden Studien ist allerdings eingeschränkt: eventuell vorhandene
Unterschiede waren möglicherweise wegen zu kleiner Fallzahl nicht signifikant.
Die Stressreaktion könnte außerdem in beiden Untersuchungen dadurch abgeschwächt worden sein, dass die Angst von Panikpatienten in Gegenwart eines
Begleiters schwindet, vor allem bei Anwesenheit von medizinischem Personal.
Der liegende intravenöse Katheter mag ein zusätzlicher Stressfaktor gewesen
sein, der die Unterschiede im Cortisolanstieg reduzierte.

Daher führten wir eine eigene Untersuchung durch, bei der Patienten mit einer
Panikstörung Speichelprobensets mitgegeben wurden, die sie beim Auftreten
„echter", unprovozierter Panikattacken in ihrer natürlichen Umgebung, d.h. zu
Hause oder unterwegs, anwenden sollten (Abb. 14). Die Cortisolwerte während
der Panikattacke wurden mit Ruhewerten verglichen, die 24 Stunden später erhoben wurden. Es zeigte sich ein signifikanter Cortisolanstieg während der Attacken,
wie er bei den meisten chemisch provozierten Panikattacken nicht beobachtet
wurde (Bandelow et al., 2000c).

HPA-Achsen-Stimulationstests

In HPA-Achsen-Stimulationstests konnten bei Panikpatienten Funktionsstörungen
nachgewiesen werden. Beispielsweise wurden nach Gabe von CRH signifikant
geringere Cortisol- und ACTH-Reaktionen im Vergleich zu Kontrollen gefunden
(Roy-Byrne et al., 1986c). Holsboer et al. (1992) fanden bei Panikpatienten nach
CRH eine verminderte ACTH-Reaktion, aber eine normale Cortisolfreisetzung.
In einer weiteren Untersuchung mit je 8 Patienten und Kontrollen wurden aller-
dings keine Unterschiede bezüglich der ACTH- und Cortisolreaktion gefunden
(Rapaport et al., 1989).

Der Dexamethasonsuppressionstest (DST), der bei depressiven Patienten oft
pathologisch ausfällt, war ursprünglich als „biologischer Marker" für Depressionen entwickelt worden. Es wurde gehofft, mit Hilfe dieses Tests die Diagnose
der Depression zu stützen. Nonsuppression nach Dexamethason scheint jedoch
kein für eine Depression spezifisches Merkmal zu sein, sondern findet sich bei
verschiedenen psychiatrischen Erkrankungen (Heuser et al., 1994). Einige Untersucher fanden bei Panikpatienten eine normale Reaktion auf den DST (Cameron

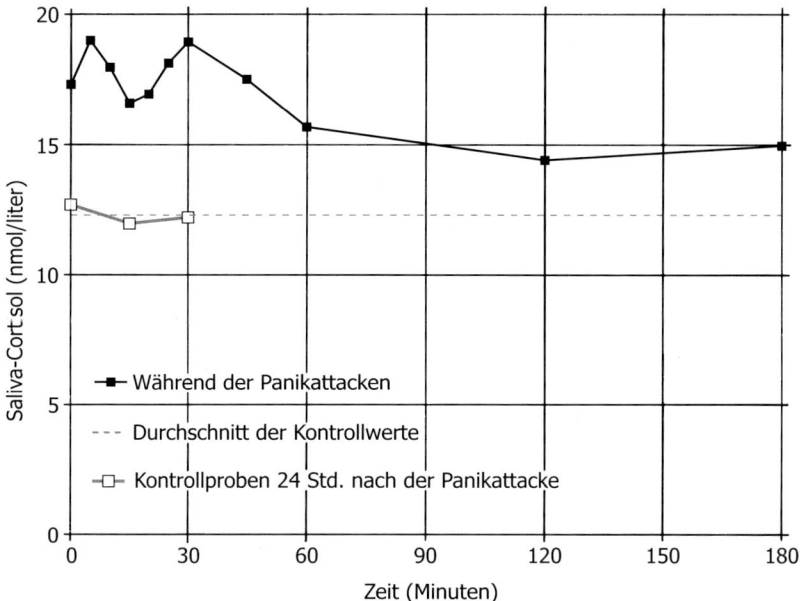

Abb. 14. Cortisol-Salivaspiegel sind während Panikattacken im Vergleich zu Kontroll-werten in Ruhe signifikant erhöht (24 Std. nach der Panikattacke) (Bandelow et al., 2000c)

und Nesse, 1988; Curtis et al., 1982; Lieberman et al., 1983; Sheehan et al., 1983a). In 5 Untersuchungen wurde eine Cortisol-Nonsuppression nach Dexa-methason bei zumindestens einigen Patienten gefunden (Avery et al., 1985; Brambilla et al., 1992; Coryell et al., 1989; Goldstein et al., 1987; Westberg et al., 1991). Bei einem Follow-up nach 2–4 Jahren hatten diejenigen Patienten, die eine DST-Nonsuppression gezeigt hatten, signifikant höhere Werte für Angst, Depression und andere Faktoren (Coryell et al., 1992); ein möglicher Hinweis darauf, dass es sich hierbei um dauerhafte Veränderungen handeln könnte.

Einfluss von Anxiolytika

In einer Studie kam es bei Patienten mit „komplizierter Panikstörung" (d.h. mit gleichzeitig bestehender Depression bzw. Agoraphobie), die mit den Benzodiaze-pinen Alprazolam oder Diazepam behandelt wurden, zu einer signifikanten Reduktion der Ausscheidung des freien Urin-Cortisols im Vergleich zu Beginn der Untersuchung, wie sie ja bei Panikpatienten gefunden wird. Bei Patienten mit unkomplizierter Panikstörung wurden keine Veränderungen gefunden (Lopez et al., 1990). Auch andere Autoren fanden nach Benzodiazepintherapie eine

Reversion des Cortisolshifts (Brambilla et al., 1992; Roy-Byrne et al., 1991). Auch die im 24-Stunden-Zyklus festgestellte Hypercortisolämie bei Panikpatienten konnte nach einer erfolgreichen Alprazolam-Behandlung normalisiert werden (Abelson et al., 1996).

Der Benzodiazepinantagonist Flumazenil veränderte die Plasmacortisolwerte bei Panikpatienten nicht (Woods et al., 1988a).

Die Behandlung mit dem selektiven Serotoninwiederaufnahmehemmer (SSRI) Fluvoxamin, der die Panikstörung bessern kann, oder dem selektiven 5-HT_2-Antagonisten Ritanserin führte nicht zu Veränderungen der Cortisol-Plasmakonzentrationen (den Boer und Westenberg, 1990). Durch weitere Untersuchungen sollte allerdings noch geklärt werden, ob z.B. die im 24-Stunden-Zyklus festgestellte Hypercortisolämie bei Panikpatienten (Abelson und Curtis, 1996; Bandelow et al., 2000d) durch eine SSRI-Behandlung normalisiert werden kann.

Zusammenfassung: Veränderungen der HPA-Achse

Bisherige Untersuchungen der HPA-Achse bei Patienten mit einer Panikstörung zeigten im Wesentlichen folgende Befunde:

- Cortisolbasalwerte scheinen besonders nachts im Vergleich zu gesunden Kontrollen erhöht zu sein.
- Tagsüber scheinen die Werte im Vergleich zu gesunden Kontrollen weniger deutlich erhöht zu sein, so dass der Unterschied nur bei schwerer kranken Patienten signifikant wird.
- Chemisch induzierte Panikattacken führen nur inkonsistent zu einer Aktivierung der HPA-Achse. Laktat und CO_2 führten wahrscheinlich nicht zu einer Cortisolerhöhung; m-CPP und Koffein führen bei Patienten und Kontrollpersonen gleichermaßen zu einer Erhöhung. Yohimbin und Fenfluramin führen bei Panikpatienten zu einer stärkeren Erhöhung als bei Kontrollpersonen.
- Durch eine erfolgreiche Behandlung mit Benzodiazepinen können die HPA-Achsen-Veränderungen normalisiert werden.

Aufzuklären ist noch, ob die Dysfunktion der HPA-Achse die Ursache der erhöhten Angstsensitivität bei Panikpatienten ist oder ob die beobachteten Veränderungen der HPA-Achse lediglich eine Folge der Störung eines anderen ZNS-Systems (z.B. des noradrenergen oder serotonergen Systems) sind.

Es gibt aber noch eine dritte Möglichkeit. Da zwischen der HPA-Achse und den Zentren des Gehirns, die mit Angstregulation in Verbindung gebracht werden, starke wechselseitige Beziehungen bestehen, besteht auch die Möglichkeit, dass die Ursache der Panikstörung in einer Störung der kybernetischen Regelkreise zwischen diesen System besteht.

Aufzuklären ist weiterhin, ob die beobachteten Veränderungen auf überdauernden Dysfunktionen (trait) beruhen, mit dem fluktuierenden Verlauf der

Symptomatik der Angststörung assoziiert sind oder als akute Stressreaktionen, z.B. auf rezidivierende Panikattacken, zu verstehen sind (state).

Testosteron

Unter Stress kommt es bei gesunden Personen zu einem Abfall der Testosteronwerte (Cameron und Nesse, 1988). Die nächtlichen Urinwerte für Testosteron waren bei Panikpatienten nicht verändert (Bandelow et al., 1997). Unter laktatinduzierten Panikattacken kam es zu einem Abfall (Appleby et al., 1981).

Veränderungen der weiblichen Hormone

Weibliche Hormone können psychische Befindlichkeiten beeinflussen. Östrogen scheint die Serotonin-Neurotransmission zu fördern. Dem Hormon wurden stimmungsaufhellende Eigenschaften zugeschrieben. Progesteron wurde dagegen häufig mit dysphorischen und stimmungsdestabilisierenden Effekten in Verbindung gebracht (Übersicht bei Pigott, 1999). Daher wurde untersucht, ob einerseits das prämenstuelle Syndrom oder aber die Schwangerschaft Einflüsse auf den Verlauf einer Panikstörung haben.

Nach klinischen Beobachtungen kann es im Rahmen des prämenstruellen Syndroms zu einer Exazerbation von Panikattacken kommen (Breier et al., 1986). Dies wurde in zwei kleinen prospektiven Studien nicht konsistent bestätigt (Cameron et al., 1988; Stein et al., 1989a). Zwar gaben die Frauen in retrospektiven Beurteilungen an, dass die Paniksymptome in der prämenstruellen Woche besonders ausgeprägt seien; in der prospektiven, täglichen Beurteilung zeigten sich dagegen geringere Fluktuationen. Die Anzahl kompletter Panikattacken war jedoch signifikant erhöht (Cameron et al., 1988).

Der Verlauf der Panikstörung vor, während und nach der Schwangerschaft wurde in einigen Studien untersucht. Dass die Schwangerschaft vor Panikattakken zu schützen scheint, wie vermutet wurde, konnte nicht eindeutig bestätigt werden. Cohen et al. (1994) untersuchten Patientinnen, die vor der Schwangerschaft Panikattacken hatten. 20 % hatten während der Schwangerschaft eine Exazerbation der Symptomatik; die übrigen zeigten keine Veränderungen. In einer Untersuchung von Northcott und Stein (1994) wurde bei 46 Frauen mit einer Panikstörung der Verlauf der Panikstörung vor, während und nach der Schwangerschaft untersucht. Während den Schwangerschaften kam es bei 43 % zu einer Verbesserung der Paniksymptome, bei 33 % zu einer Verschlechterung und bei 23 % zu keiner Veränderung. Bei 63 % kam es zu einer Verschlechterung in der post-partum-Periode. Sholomskas et al. (1993) untersuchten 64 Frauen mit Panikstörung, die Kinder geboren hatten. Bei 7 Frauen war ein post-partum-Beginn der Panikstörung (Beginn innerhalb von 12 Wochen nach der Geburt) feststellbar; dies war signifikant häufiger als nach dem Zufall zu erwarten war.

Ein post-partum-Beginn einer Panikstörung wurde auch in Fallberichten beschrieben (Kraus, 1989; Metz et al., 1988).

Cholezystokinin (CCK)

Cholezystokinin (CCK) ist ein Neuropeptid, das im zerebralen Cortex, in den Amygdala und im Hippocampus vorkommt, aber auch peripher im Gastrointestinaltrakt. Es kommt in verschiedenen molekularen Formen mit variabler Aminosäurenlänge vor. Das Oktapeptid (CCK-8) ist die häufigste Form. Es erfüllt die Kriterien eines Neurotransmitters, der wahrscheinlich exzitatorisch ist. Es wird in Nervenzellterminals und Zellkörpern synthetisiert und gespeichert, wird durch Depolarisation freigesetzt, hat spezielle Bindungsstellen und kann die Feuerungsrate von ZNS-Neuronen beeinflussen. CCK wurde im Zusammenhang mit Schizophrenie oder Schmerz untersucht. In den letzten Jahren wurde auch das Interesse an der Rolle von CCK im Bereich der Angststörungen geweckt. Die CCK-Rezeptoren befinden sich möglicherweise im oder in der Nähe des Nucleus solitarius (S. 100)(Coplan und Lydiard, 1998).

CCK kommt in angstrelevanten Hirnregionen vor, nämlich im zerebralen Cortex, in der Amygdala, dem Hippocampus, im periaquäduktalen Grau und den Raphe-Kernen. Es wird bei Stressreaktionen vermehrt freigesetzt (Kandel, 1999; Krystal et al., 1996).

Fragmente dieses Peptids, CCK-Oktapeptid (CCK-8) und CCK-Tetrapeptid (CCK-4) verursachen bei Ratten eine Erregung der tiefen pyramidalen Neuronen im Cortex und Hippocampus (Dodd und Kelly, 1979). Benzodiazepinrezeptoragonisten antagonisieren selektiv die CCK-induzierte Aktivierung der hippocampalen pyramidalen Neuronen (Bradwejn und de Montigny, 1984). Devazapid, eine CCK-A-Antagonist und L-365,260, ein CCK-B-Antagonist, haben bei Mäusen einen anxiolytischen Effekt (Hendrie et al., 1993).

CCK-4 induziert panikähnliche Symptome in Panikpatienten stärker als in Normalpersonen. In einer Untersuchung von Bradwejn et al. (1991) wurden 25 und 50 μg- Injektionen gegeben. Die durch CCK-4 ausgelösten Panikattacken ähneln sehr stark echten Panikattacken, wobei Übelkeit allerdings stärker auftritt als bei natürlichen Panikattacken. Wegen der kurzen Halbwertszeit der Substanz beträgt die Dauer einer solchen Panikattacke nur ca. 1–3 Minuten. Auch Pentagastrin, ein selektiver CCK-B-Rezeptor-Agonist, der mit Cholezystokinin 4 von 5 Aminosäuren gemeinsam hat, kann bei Panikpatienten ebenso wie bei gesunden Kontrollpersonen Angst auslösen (Abelson und Nesse, 1994).

Der anxiogene Effekt von CCK-4 kann durch Imipramin antagonisiert werden (Bradwejn und Koszycki, 1994; Bradwejn et al., 1991). Auch Propranolol antagonisiert diese Wirkung (Bradwejn und Koszycki, 1994). Nach einer Behandlung mit dem bei Panikstörung wirksamen Serotoninwiederaufnahmehemmer Citalopram war die Panikauslösung durch CCK-4 im Vergleich zu vor der Behandlung abgeschwächt (Shlik et al., 1997).

Die CCK-8-Konzentrationen in den Lymphozyten wurde bei Panikpatienten vor und nach einer Therapie mit dem Benzodiazepin Alprazolam gemessen. Nach der Behandlung waren die CCK-8-Werte niedriger als bei Kontrollpersonen (Brambilla et al., 1993).

Im Liquor von Panikpatienten fand sich eine abnorm niedrige CCK-Oktapeptid-Konzentration (Lydiard et al., 1992a).

Bei Tieren hatten CCK-Antagonisten anxiolytische Wirkungen (Harro et al., 1993). Die Behandlung von Patienten mit einer Panikstörung mit CCK-Antagonisten war jedoch nicht erfolgreich. Ob wohl die Vorbehandlung mit dem CCK-Antagonisten L-365 260 CCK-4-induzierte Panikattacken verhinderte (Bradwejn et al., 1991), zeigte sich in einer Doppelblindstudie mit L-365 260 bei Panikpatienten keine therapeutische Wirkung (Kramer et al., 1995). Auch der CCK$_B$-Antagonist CI-988 konnte CCK-induzierte Panikattacken bei gesunden Freiwilligen nicht abschwächen (Bradwejn et al., 1995) und war bei der Panikstörung nicht wirksam CI-988 (van Megen et al., 1997).

Bradwejn et al. (1991) vermuten eine Hypersensitivität der CCK-B-Rezeptoren als Ursache der Panikstörung. Möglicherweise führt aber CCK aber auch nur zu einer unspezifischen Angstreaktion, die zur einer Aktivierung des Angstnetzwerkes führt (siehe S. 171).

Neuropeptid Y

Neuropeptid Y ist ein Peptid, das mit dem noradrenergen System im ZNS in Verbindung gebracht wurde. Es kann bei zentraler Applikation in Tiermodellen anxiolytisch wirken. Die anxiogene Wirkung von CRH kann durch Neuropeptid Y aufgehoben werden (Britton et al., 2000). Boulenger et al. (1996) fanden bei Panikpatienten erhöhte Neuropeptid-Y-Spiegel.

Endogene Opioide

Im Locus coeruleus, dessen Beteiligung bei Angstphänomenen sicher ist, finden sich neben noradrenergen Neuronen auch zahlreiche Opioidrezeptoren. Eine der wesentlichen Folgen einer unkontrollierbaren Stresssituation ist eine Analgesie, die durch eine Freisetzung endogener Opioide im Hirnstamm entsteht (Madden et al., 1977). Nur wenige Untersuchungen beschäftigen sich mit der Bedeutung endogener Opioide für die Pathogenese der Panikstörung:

- um herauszufinden, ob endogene Opioide bei der Pathogenese der Panikstörung involviert sind, gaben Liebowitz et al. (1984b) Panikpatienten den Opiatantagonisten Naloxon parenteral. Hierdurch konnten keine Panikattacken ausgelöst werden. Auch die Response auf Laktat blieb nach Naloxon unverändert.
- Im Liquor von Alkoholikern, die gleichzeitig unter Panikattacken litten, fanden sich erhöhte β-Endorphinkonzentrationen (George et al., 1990).

– Die β-Endorphinwerte nach Laktatinfusion unterschieden sich nicht zwischen Panikpatienten und Kontrollen (den Boer et al., 1989).
– Die Gabe von 5-Hydroxytryptophan (5-HTP), nicht aber von Ritanserin oder Fluvoxamin erhöhte bei Panikpatienten die β-Endorphinkonzentrationen im Plasma (den Boer und Westenberg, 1990).
– Die β-Endorphin-Immunoreaktivität nach Laktatinfusionen bei Panikapatienten entspricht der Reaktion von Kontrollpersonen.

Schilddrüsenüberfunktion

Eine Schilddrüsenüberfunktion kann zu Symptomen wie Angst, Tachykardie, Herzklopfen, Schwitzen, Atemnot, Durchfall führen. Die Symptomatik ähnelt somit einer Angsterkrankung. Bei Panikpatienten kommt es daher oft zu Fehldiagnosen im Sinne einer Schilddrüsenstörung (siehe S. 35). Es existieren allerdings kaum Studien, in denen die Schilddrüsenfunktion bei Panikpatienten untersucht wurde. In einer Studie wurde eine höhere Frequenz von Schilddrüsenerkrankungen bei Panikpatienten festgestellt (Orenstein et al., 1988), wobei sich die Frage stellt, ob es in dieser retrospektiven Untersuchung nicht zu einer Fehldeutung einer Panikstörung als Schilddrüsenerkrankungen durch die Patienten gekommen sein kann.

Die Konzentration von Thyrotropin-Releasing Hormone (TRH) war bei Panikpatienten gegenüber Kontrollen nicht verändert (Fossey et al., 1993).

Natriumlaktat- und Natriumbikarbonat-induzierte Panikattacken

Pitts und McClure konnten 1967 zeigen, dass Infusionen mit Natriumlaktat[6] bei freiwilligen Panikpatienten Panikattacken auslösen können, nicht aber bei normalen Kontrollen. Dieser Befund war insofern ein Meilenstein in der Geschichte der Erforschung der Panikstörung, da zum ersten Mal ein „biologischer" Unterschied zwischen Panikpatienten und Kontrollpersonen gefunden wurde und diese Untersuchung eine Vielzahl weiterer Studien stimulierte, auf denen die Annahmen einer neurobiologischen Mitverursachung der Panikstörung beruhen.

Bei Patienten mit Angstneurosen war zuvor festgestellt worden, dass sie bei sportlichen Übungen mit exzessiver Laktat-(Milchsäure-) produktion reagierten. Gleichzeitig war es zu Angstsymptomen gekommen. Vierzehn Patienten mit Angstattacken und zehn normale Kontrollen wurden untersucht. Die Patienten erhielten doppelblind eine Lösung, die entweder aus Natriumlaktat, Natriumlaktat + Kalziumchlorid oder als Kontrollbedingung lediglich aus

---

[6] Natriumlaktat wird therapeutisch in der Ringerlösung (z.B. beim Leberkoma), als Stabilisator in pharmazeutischen Zubereitungen oder als Lebensmittelzusatz verwendet.

Glucose + Natriumchlorid bestand. Dreizehn der 14 Patienten, aber nur 2 der 10 Kontrollpersonen entwickelten Minuten nach der Beginn der Infusion der reinen Laktatlösung Angstsymptome. Diese Angst legt sich nach Beendigung der Infusion. Durch die Zugabe von Kalziumchlorid schwächte sich dieser Effekt ab.

Dieser Befund konnte mehrfach zuverlässig unter doppelblinden Bedingungen repliziert werden (Appleby et al., 1981; Dillon et al., 1987; Gorman und Uy, 1987; Liebowitz et al., 1984a; Liebowitz et al., 1985b; Papp et al., 1993a; Targum, 1990). In einer Untersuchung wurde allerdings kein Unterschied zwischen Panikpatienten und Kontrollen hinsichtlich der Angabe von Angstsymptomen beobachtet (Ehlers et al., 1986). Ehlers et al. (1986) und Margraf et al. (1986) kritisierten, dass bei den Untersuchungen zur Laktat-induzierten Panik kognitive Aspekte vernachlässigt worden seien und dass diese Untersuchungen keinen schlüssigen Beweis für eine neurobiologische Ursache der Panik liefern. Goetz et al. (1989) führte den negativen Befund von Ehlers et al. (1986) allerdings auf die Verwendung einer nicht-sensitiven psychometrischen Skala zurück. Um die möglichen ängstliche Erwartungshaltungen und kognitive Aspekte bei Patienten mit einer Panikstörung zu minimieren, die die Befunde bei der Laktat-induzierten Panik verzerren könnten, führten Koenigsberg et al. (1994) die Infusionen während des Schlafes durch. Es kam bei den Patienten, die Panikattacken erlitten, zu größeren Herzfrequenzzunahmen und zu stärkerer Sauerstoffsättigung als bei Kontrollpersonen.

Zahlreiche biometrische und neuroendokrine Parameter wurden während Laktat-Infusionen untersucht:

Der Anstieg der Herzfrequenz unterscheidet sich nicht zwischen Panikpatienten und Kontrollen (Ehlers et al., 1986; Gaffney et al., 1988; Yeragani et al., 1989a). Der Blutdruck stieg in zwei Untersuchungen bei den Patienten stärker an (Ehlers et al., 1986; Gaffney et al., 1988), in der anderen wurde kein Unterschied zwischen Patienten und Kontrollen gefunden (Yeragani et al., 1989a).

In den meisten Studien kam es nach Laktatinfusion nicht zu einem Anstieg von ACTH oder Cortisol (Carr et al., 1986; den Boer et al., 1989; Gorman et al., 1989a; Levin et al., 1987; Ströhle et al., 1998a; Targum, 1992). In einer Studie von Liebowitz et al. 1985b) kam es nur bei einer Untergruppe von Panikpatienten zu einem Cortisolanstieg. Hollander et al. 1989) fanden bei Patienten und Kontrollen sogar einen Abfall der Werte. Die möglichen Erklärungen zu diesem Befund werden auf S. 138 diskutiert.

Nach Laktatinfusion kommt es bei Panikpatienten nicht zu einem stärkeren Anstieg von Wachstumshormon (Carr et al., 1986).

Adrenalin und Noradrenalin steigen nach Laktatinfusionen bei Panikpatienten und Kontrollen gleichermaßen an (Carr et al., 1986). Der Spiegel des Noradrenalinmetaboliten MHPG wurde durch laktatinduzierte Panikattacken fällt bei Patienten und Kontrollen gleichermaßen ab (Carr et al., 1986) bzw. bleibt gleich (Pohl et al., 1987).

Die Gabe des Benzodiazepins Alprazolam verminderte die neuroendokrine Reaktion und die Angstauslösung nach Laktatgabe (Carr et al., 1986; Cowley et al., 1991).

Dager et al. (1994) untersuchten die Laktatkonzentration im Gehirn mit Hilfe der Magnetresonanzspektroskopie und fanden höhere Laktatwerte im Gehirn bei Patienten, die durch die Infusion Panikattacken erlitten. Die Laktatwerte waren bei Patienten höher als bei Kontrollpersonen, wie in Untersuchungen mit der Proton Echo-Planar Spectroscopic Imaging (PEPSI) -Technik herausgefunden wurde, ein Befund der sich nur durch neurovaskuläre Veränderungen bei Panikpatienten erklären lässt.

Andere Befunde zur Untersuchung von Panikpatienten nach Laktatinfusion mit bildgebenden Verfahren sind auf Seite S. 160 ff aufgeführt.

Es ist noch unklar, durch welchen Mechanismus Laktat Panikattacken auslösen kann. Verschiedene Theorien, die eine Beteiligung von CO_2, Hypokalziämie, Alkalose oder einen direkten Transport ins Gehirn vermuten, konnten wiederlegt werden (Coplan et al., 1992b; Coplan et al., 1992c; Dager et al., 1990; George et al., 1995; Gorman et al., 1989a). Eine Theorie basiert auf der Tatsache, dass eine systemische Alkalose zu einer Vasokonstriktion von Gehirngefäßen führt (Charney und Bremner, 1999). Dies kann eine zerebrale Ischämie verursachen, wodurch es zu einem Ansteigen des Laktat-/Pyruvat-Verhältnisses kommt. Auch in den medullären Chemorezeptoren kann dieses Verhältnis ansteigen. Nach der Theorie besteht bei Panikpatienten in dieser Region eine Dysfunktion, die in einer abnormalen Sensitivität für p_H-Veränderungen besteht; somit wird eine Panikattacke ausgelöst.

Eine zweite Theorie besagt, dass die panikogenen Effekte von Laktat durch die Induktion einer metabolischen Alkalose entstehen. Infundiertes Laktat wird zu Bikarbonat umgewandelt. Bikarbonat wird weiter zu CO_2 umgewandelt, das das ZNS erreichen kann. Durch eine direkte Stimulation der ventralen medullären Chemorezeptoren kommt es zu einer Hyperventilation. Eine Erhöhung der p_{CO2}-Konzentration im Gehirn kann eine Locus coeruleus-Aktivierung auslösen, die Panikattacken über eine zentrale noradrenerge Aktivierung auslösen können (Gorman et al., 1989a). Allerdings: auch das Isomer D-Laktat ist panikogen (Gorman et al., 1990), wird aber nicht zu CO_2 umgewandelt. Bei einem Vergleich von Laktat und Bikarbonat stellte sich heraus, dass Bikarbonat weniger anxiogen ist als Laktat (Gorman et al., 1989a). Daher kann eine Alkalose nicht als die alleinige Erklärung für die Panikentstehung herangezogen werden.

Möglicherweise kann die Panikauslösung durch Laktat durch eine unspezifische Stimulation des „Angstnetzwerkes" (s.u.) erklärt werden.

Untersuchungen mit anderen Diagnosegruppen ziehen die Spezifität der Panikauslösung durch Laktat in Frage. Die Laktatprovokation von Panikattacken ist auch bei Patienten mit posttraumatischer Belastungsstörung möglich (Jensen et al., 1997). Auch Patienten mit einer generalisierten Angststörung reagierten eher wie Panikpatienen als wie gesunde Kontrollpersonen (Cowley et al., 1988). Bei Patienten mit sozialer Phobie war die Laktatprovokation von Panikattacken allerdings nur in einem von 15 Patienten möglich (Liebowitz et al., 1985a).

Kohlendioxid-Inhalation und Hyperventilation

Auch eine p_{CO2}-Erhöhung (Hyperkapnie) kann Panikattacken provozieren. Durch Kohlendioxid-Inhalation werden bei Panikpatienten Attacken ausgelöst (Bellodi et al., 1998; Coplan et al., 1994; Gorman et al., 1984; Gorman et al., 1994; Welkowitz et al., 1999; Woods et al., 1988a). Dies kann entweder langsam durch eine Rückatmung einer 5–7 %-CO_2-Konzentration oder rasch durch eine 35 %ige CO_2-Inhalation geschehen. Eine 7 %-CO_2-Inhalation wirkt stärker anxiogen als 5 % (Gorman et al., 1994). Schon ein einziger Atemzug mit 35 % CO_2 kann eine Panikattacke bei 70 % der Panikpatienten und bei 10 % freiwilliger, gesunder Versuchspersonen auslösen (Griez et al., 1990).

Es ist noch unklar, wie die CO_2-Inhalation Panikattacken auslösen kann. Nach einer Theorie von Papp et al. (1993b) führen erhöhte CO_2-Werte zu einer Aktivierung der Nervus vagus, der über den Nucleus solitarius den Locus coeruleus stimuliert und Hyperventilation verursacht. Ein höheres Atemvolumen regelt den p_{CO2} herunter, was zu einer verstärkten respiratorischen Alkalose und Paniksymptomen führt. Hyperaktive Chemorezeptoren führen zu einer Hyperventilation, um den p_{CO2} niedrig zu halten. Diese Theorie ist mit Kleins „False suffocation alarm-Hypothese" vereinbar (siehe S. 142).

Die Panikauslösung durch CO_2 scheint nach bisherigen Befunden nicht ganz spezifisch für Patienten mit einer Panikstörung zu sein. CO_2-provozierte Panikattacken traten zwar bei Depression, Zwangsstörung, oder sozialer Phobie nicht häufiger auf als bei Kontrollpersonen (Griez et al., 1990; Kent et al., 2001; Papp et al., 1993b; Perna et al., 1995); die Rate bei Frauen mit einem prämenstruellen Syndrom war jedoch ebenso hoch wie bei Panikpatienten (Kent et al., 2001) und die physiologischen Veränderungen unterschieden sich nicht bei Panikpatienten, Depressiven und Frauen mit einem prämenstruellen Syndrom (Gorman et al., 2001).

Hyperventilation

Auch durch Hyperventilation normaler Raumluft können Panikattacken ausgelöst werden. Die anxiogene Wirkung ist jedoch schwächer als bei CO_2-Inhalation (Gorman et al., 1984; Gorman et al., 1994).

False suffocation alarm-Hypothese

Donald F. Klein formulierte eine die sogenannte False suffocation alarm-Hypothese (Hypothese des falschen Erstickungsalarms), die von einer Überempfindlichkeit der CO_2-Sensoren ausgeht (Klein, 1993). Ein physiologische Erstickungsmelder versorgt nach dieser Theorie das Erstickungsalarmsystem mit einem „falschen Alarm". Dies führt zu vermuteter Luftnot. Diese führt wiederum zu Hyperventilation, Panik und Fluchttendenz.

Folgende Belege führt Klein z.B. für seine Theorie an:

– Panikattacken unterscheiden sich von allgemeinen Angstreaktionen dadurch, dass Luftnot ein häufiges Symptom bei Panikattacken ist (z.B. 72 % bei Aronson und Logue, 1988), während dies aber nicht typisch für allgemeine Angstreaktionen ist. So berichteten Soldaten nach Kampfereignissen praktisch immer über Herzrasen und Zittern, aber nur zu 28 % über Luftnot (Cohen und White, 1951). Auch Patienten mit einer generalisierten Angststörung klagen seltener über Luftnot (Anderson et al., 1984).
– Bei Panikpatienten besteht ein „zu scharf eingestellter" Erstickungsalarmmelder.
– Panikpatienten (oder zumindestens eine Subgruppe der Panikpatienten sind „chronische Hyperventilierer", was durch die fehlerhafte p_{CO2}-Messungen entsteht.
– Normale Furcht bessert sich nicht durch Antidepressiva. Patienten, die eine wirksame Antipanikmedikation einnehmen, können trotzdem in akuten, echten Angstsituationen normale Angst empfinden (Nesse et al., 1986)
– Die Provokation von Panikattacken durch Laktat, Bikarbonat, 5 %-CO_2 und Isoproterenol kann zur Auslösung eines falschen Erstickungsalarms führen, während die Angst nach Yohimbin, Koffein, m-CPP eher normalen Angst- oder Notfallreaktionen entsprechen.
– Für das Vorhandensein eines speziellen Erstickungs-Detektors spricht die Existenz des sogenannten „Undine-Syndroms", des kongenitalen zentralen Hypoventilationssyndroms. Dies ist eine angeborene Störung, bei der die Säuglinge während des Schlafes plötzlich aufhören zu atmen, hypoxisch werden und sterben. Diese Kinder zeigen erstaunlicherweise keinen Erstickungsanzeichen, wenn sie in die Hypoxie kommen – ein Hinweis für das Fehlen eines Erstikkungs-Detektors. Diese seltene Erkrankung tritt überzufällig häufig zusammen mit dem Morbus Hirschsprung (Megakolon) auf, der durch ein Fehlen von serotonergen myenteralen Plexus-Ganglion-Zellen gekennzeichnet ist – ein Hinweis für eine gemeinsame Serotonin-Störung.
– Häufige Seufzer gelten als ein Merkmal der Neurosen. Dies könnte ein Zeichen einer chronischen Hyperventilation bei Panikpatienten sein.
– Gähnen ist ansteckend – eine bekannte Tatsache. Die Beobachtung, dass andere gähnen, könnte kognitiv als „Test" für eine Zunahme des CO_2-Gehalts der Atemluft interpretiert werden. Dieser Stimulus kann die Kognition „wahrscheinlich ist der Sauerstoffgehalt der Luft zu gering, wenn die anderen gähnen" auslösen, so dass man selbst auch automatisch gähnt, um zu hyperventilieren. Bei „neurotischen Patienten" seien Gähnen und Seufzen häufiger als bei Normalpersonen – nach Klein möglicherweise ein Zeichen für einen übersensitiven Erstickungsdetektor.
– Panikattacken können während der Entspannung und während des (Non-REM-) Schlafes auftreten, und zwar ohne das Vorhandensein von Gefahrenanzeichen oder -kognitionen. Beide Zustände gehen mit stark erhöhtem p_{CO2} einher (Gardner et al., 1986).
– In der prämenstruellen Phase kann es zu einer Exazerbation der Paniksymptomatik kommen (siehe Abschnitt Veränderungen der weiblichen Hormone,

S. 143). Dies könnte durch einen Abfall der Progesteronwerte kurz vor der Menstruation erklärt werden. Progesteron fördert die chronische Hyperventilation; die prämenstruelle Abschwächung dieses Effekts kann die Zunahme der Attacken erklären.

- In der Schwangerschaft kann es zu einer Abschwächung der Panikattacken kommen (siehe S. 143). Dies könnte mit Progesteronwirkung zusammenhängen, die eine Hyperventilation fördert.
- In der post-partum-Periode kann es zu einer Zunahme der Attacken kommen, was durch eine Zunahme des p_{CO_2} erklärt werden könnte.
- Es wurden Fälle einer Massenpanik berichtet, bei denen die falsche Annahme eines Sauerstoffmangels zu Panikattacken führte. Personen, die dabei andere beobachteten, wie sie unter „Erstickungsanfällen" litten, ließen sich davon „anstecken".
- Panikpatienten können signifikant schlechter die Luft anhalten als gesunde Personen (Asmundson und Stein, 1994).

Wenn auch Kleins Theorie bestimmte Schwächen hat, so ist sie möglicherweise in umfassendere Theorien zur Panikstörung integrierbar. Nach einer Hypothese von Coplan und Lydiard (1998) existiert eine „viszerosensorische Bahn", die den Nucleus solitarius, den Nucleus parabrachialis, den dorsalen motorischen Kern des Vagus, den Nucleus paraventricularis des Hypothalamus und das periaqäuduktale Grau (PAG) verbindet. Diese Bahn könnte besonders für diejenige Untergruppe der Panikpatienten relevant sein, die nach Laktat oder CO_2 Panikattacken bekommen und die nach Kleins Hypothese „chronische Hyperventilierer" sind. Diese Bahn wird durch kardiorespiratorische Stimuli aktiviert und führt im PAG zu einem Erstickungsalarm. Ein kritischer Stimulus, der zu einer Aktivierung dieser viszerosensorischen Bahn führen kann, ist eine akute Änderung des Blut-p_Hs. Der Säure-Basen-Haushalt scheint bei diesen Patienten gestört zu sein. Bikarbonat, DL-Natriumlaktat und D-Laktat verursachen eine metabolische Alkalose. Die normale Reaktion auf eine p_H-Erhöhung ist eine Reduktion der Atmung, eine Verstärkung der CO_2-Retention und die Normalisierung des p_H. Trotzdem hyperventilieren manche Patienten bei einer metabolischen Alkalose. Neuroimaging-Studien zeigten, dass eine Reduktion der arteriellen CO_2-Konzentration durch metabolische Alkalose (wie sie bei den genannten metabolischen Panikogenen auftritt), eine Vasokonstriktion bei Panikpatienten hervorruft (Dager und Swann, 1996). Diese Vasokonstriktion kann durch den dann entstehenden Sauerstoffmangel in bestimmten Hirnarealen eine parenchymale metabolische Azidose verursachen. Diese metabolische Azidose wird wie ein lebensbedrohlicher Stimulus wahrgenommen und kann erklären, warum Panikpatienten nach einer experimentell induzierten metabolischen Alkalose hyperventilieren. Paradoxerweise führt die Hyperventilation zu einer weiteren Abnahme des arteriellen CO_2, zu einer Zunahme der Vasokonstriktion und der metabolischen Azidose. Zu diesem Zeitpunkt kann die CO_2-Inhalation als therapeutisch angesehen werden – dies erklärt die Wirksamkeit der Rückatmung in eine Plastiktüte, die traditionell bei einer Hyperventilation praktiziert wird. Dies erklärt auch, warum CO_2 panikogene Eigenschaften hat.

Zwischen dem Karotiden-Körper und der Amygdala besteht eine Verbindung. Neuronen in den Amygdala und dem Hippocampus sind besonders empfindlich für „anoxische" Stimuli (Halgren et al., 1977), und Amygdala-Neuronen reagieren auf einen Input vom Karotidenkörper (Lee et al., 1993). Die Verbindungen zwischen dem Karotidenkörper und den Amygdala, die Empfindlichkeit der Amygdala selbst für Säure-Basen-Veränderungen und die nachgewiesen Fähigkeit der Nucleus centralis der Amygdala, das periaquäduktale Grau zu aktivieren, können das Substrat für Kleins „False suffocation alarm"-Theorie darstellen.

Eigentlich müsste dann allerdings die Hyperventilation selbst, die ja zu respiratorischer Alkalose und zerebraler Vasokonstriktion führt, praktisch immer Panikattacken auslösen. Dies ist aber nicht der Fall. Dies kann so erklärt werden, dass die experimentelle, freiwillige Hyperventilation der Kontrolle des freien Willens unterliegt. Die Steuerung durch kognitive Prozesse über Projektionen vom präfrontalen Kortex kann den hypokapnischen Effekt der freiwilligen Hyperventilation übertreffen und so die Chance einer Panikauslösung verringern (Coplan und Lydiard, 1998).

Zusammenfassung: Neurochemie der Angst

Auf der Suche nach möglichen biologischen Ursachen der Panikstörung wurden zahlreiche neurochemische Parameter untersucht. Nicht nur aus präklinischen Experimenten, sondern auch aus Vergleichen von Patienten mit einer Panikstörung mit gesunden Kontrollpersonen sowie aus der Wirksamkeit bestimmter Medikamente können Rückschlüsse auf neurobiologische Hintergründe der Panikerkrankung gezogen werden. Die Neurotransmitter Serotonin und Noradrenalin scheinen eine zentrale Rolle zu spielen. Die Bedeutung des dopaminergen cholinergen Systems sind in diesem Zusammenhang noch nicht ausreichend geklärt. Das Adenosinrezeptorsystem ist nicht genügend erforscht; die Auslösung von Panikattacken durch Koffein kann möglicherweise durch eine unspezifische Stimulation des „Angstnetzwerkes"(s.u.) erklärt werden. Allein aus der Wirkung der Benzodiazepine bei Angsterkrankungen kann nicht geschlossen werden, dass Veränderungen des GABA-Rezeptors ursächlich mit der Entstehung der Angsterkrankung zusammenhängen. Die Hypothalamus-Hypophysen-Nebennieren (HPA)-Achse ist auf vielfältige Weise mit dem Angstnetzwerk verknüpft; es ist noch nicht klar, ob die beobachteten Veränderungen dieses Systems bei Patienten mit einer Panikstörung ätiologisch bedeutsam oder lediglich eine Folge anderer neurobiologischer Veränderungen sind. Die Bedeutung männlicher und weiblicher Hormone ist nicht ausreichend geklärt, ebenso die Rolle verschiedener Neuropeptide (Cholezystokinin, Neuropeptid Y, Opioid-Peptide). Ein bedeutsamer Zusammenhang zwischen Schilddrüsenveränderungen und der Panikstörung ist unwahrscheinlich. Der Mechanismus der Auslösung von Panikattacken durch Laktatinfusionen ist noch nicht geklärt. Auch durch Kohlendioxid-Inhalation oder duch Hyperventilation sind Panikattacken auslösbar; dies muss im mit Zusammenhang mit der

„Falscher-Erstickungsalarm-Hypothese" gesehen werden, nach der ein über-empfindlicher „Erstickungsalarm-Detektor" als Ursache einer Panikstörung vermutet wird. Möglicherweise trifft diese Hypothese aber nur für einen Teil der Panikpatienten zu. Die Hypothese könnte aber auch in eine „allgemeine Falscher-Alarm-Hypothese" integriert werden, die sich nicht nur auf Erstik-kungsangst bezieht, sondern davon ausgeht, dass allgemein viszerosensorische Informationen im Angstnetzwerk fälschlicherweise als bedrohlich bewertet werden, wie weiter unten dargelegt wird (siehe S. 169).

Panikattacken und Epilepsie

Zahlreiche Untersuchungen beschäftigen sich mit dem Zusammenhang zwischen Panikattacken und Epilepsie.

Eine Verwechslung von Panikattacken und komplex-partiellen Anfällen ist möglich, da beide Krankheitsbilder mehrere Symptome gemeinsam haben (Tabelle 19). Eine differenzialdiagnostische Abklärung von Panikattacken und komplex-partiellen Anfällen erfordert eine sorgfältige Anamnese unter Einbezie-hung von Personen, die die eventuellen Anfälle beobachtet haben.

Bei der Untersuchung des Zusammenhangs zwischen Panikstörung, EEG-Veränderungen und Epilepsie ist allerdings zu beachten, dass EEG-Verände-rungen auch bei Personen ohne klinische Zeichen einer Epilepsie auftreten können und andererseits Patienten mit einer klinischen Epilepsie nicht selten keinerlei epilepsietypischen Veränderungen im EEG aufweisen. Während epi-lepsiespezifische Zeichen (z.B. spikes and waves) die Diagnose einer Epilepsie nahelegen, sind unspezifische EEG-Veränderungen nicht unbedingt als Beweis hierfür zu werten. Der Nachweis von Läsionen mit Hilfe von bildgebenden Verfahren könnte die Diagnose eines Anfallsleidens unterstützen. Prolaktin- und Kreatinkinasebestimmungen nach Anfällen können die Epilepsiediagnose bestätigen.

In einigen Fällen kann die Diagnose auch *ex juvantibus*, d.h. durch die Wirk-samkeit von Antidepressiva oder Antikonvulsiva, gestellt werden.

Obwohl die Panikstörung primär als ein psychiatrisches Krankheitsbild ange-sehen wird, wurde auch die Hypothese aufgestellt, dass es sich zumindestens bei einem Teil der Patienten bei Panikattacken um ein Anfallsäquivalent handeln kann, die möglicherweise auf einer Dysfunktion im Bereich des Temporallappens beruht.

Die Überschneidung von Panikattacken und Epilepsie wurde in einigen Studien untersucht. Es existiert eine repräsentativen epidemiologische Studie, in der 1630 Personen untersucht wurden (Pariente et al., 1991). 54 (3,3 %) davon hatten Panikattacken (Lebenszeitprävalenz), 14 hatten Epilepsie (0,9 %) und bei 3 Personen waren einmal im Leben Panikattacken und Epilepsie aufgetreten. Spitz (1991) konnte in ihrer Stichprobe von Epilepsiepatienten kein überzufälliges Auftreten von Panikattacken finden.

Tabelle 19. Unterscheidung zwischen Panikattacken und Krampfanfällen

Merkmal	Merkmale, die für eine Panikstörung sprechen	Merkmale, die bei beiden Syndromen auftreten können	Merkmale, die für eine Epilepsie sprechen
Symptomatik	Agoraphobie; Auslösung in typischen Situationen	Angst, Derealisation, Depersonalisation, Schwitzen, Erröten, Dyspnoe, Hyperventilation, Tachykardie, Enge in der Brust, Übelkeit, Parästhesien, Hitzewallungen, Kälteschauer	Bewusstseinsstörung oder -verlust Halluzinationen Gerichtete motorische Handlungen Sekundäre Generalisierung (tonisch-klonische Krämpfe, Zyanose, Urinabgang, Zungenbiss, Stürze mit Verletzungen)
Untersuchungen		unspezifische EEG-Veränderungen	spezifische EEG-Veränderungen, CK-, Prolaktin-Erhöhung
Wirksamkeit von Behandlungen	Besserung durch Antidepressiva oder Psychotherapie	Besserung durch Benzodiazepine (ev. auch durch Barbiturate) Besserung durch Valproat	Besserung durch Carbamazepin

EEG-Veränderungen bei Panikpatienten

In einigen Studien wurden Panikpatienten auf das Vorkommen epilepsietypischer Veränderungen untersucht. In einer Studie von Dantendorfer et al. (1996) zeigten Panikpatienten eine überzufällig erhöhte Rate von EEG-Veränderungen. Magnetresonanz-Tomographie (MRT)-Veränderungen, speziell im septohippocampalen Bereich, waren bei Panikpatienten häufiger als bei den Kontrollen, besonders bei den Patienten mit EEG-Veränderungen. Fontaine et al. (1990) fanden bei 40 % von 31 untersuchten Panikpatienten mit Hilfe des MRT Veränderungen der Temporallappen. Jabourian et al. (1992) verglich Panikpatienten mit Depressiven und fand bei den Panikpatienten viermal so häufig epileptiforme Veränderungen im 24-Stunden-EEG. Lepola et al. (1990b) untersuchten 55 Patienten mit Panikstörung mit EEG und Computertomographie (CT) und fanden keine epilepsiespezifischen Zeichen, aber eine slow-wave-Aktivität bei 24 %. Im CT wurden bei 20 % Veränderungen festgestellt. Stein und Uhde (1989) fanden nur bei 5 % ihrer Patienten unspezifische EEG-Veränderungen und bei keinem spezifische Veränderungen.

Einige Fallberichte beschäftigen sich mit Patienten, die Panikattacken und *spezifische* EEG-Veränderungen hatten, aber keine klinische Epilepsie. Weilburg et al. (1993) beobachteten fokale Paroxysmen mit sharp wave-Aktivität bei zwei Patienten, die zufällig während eines EEG-Monitoring atypische Panikattacken hatten. In einer späteren Studie untersuchten Weilburg et al. (1995) 15 Panikpatienten mit Hilfe eines ambulatorischen EEG-Gerätes. Sie konnten bei 5 Patienten paroxysmale EEG-Veränderungen während der Panikattacken feststellen. Edlund et al. (1987) beschrieb mehrere Patienten mit atypischen „Panikattacken", bei denen Aggressivität, Reizbarkeit, schwere Derealisation und sozialer Rückzug auftraten. Keiner dieser Patienten hatte eine eindeutige temporale Epilepsie; bei den meisten waren allerdings temporale EEG-Veränderungen zu beobachten. Bei einigen kam es unter Carbamazepin oder Alprazolam zu einer Besserung. McNamara und Fogel (1990) beschrieben 5 Patienten mit rezidivierenden Panikattacken, deren Symptome zwar die Diagnose von partiellen Anfällen nicht rechtfertigte, die sich aber unter einer antikonvulsiven Therapie besserten. Schüler und Kalb (1994) beschrieben einen Patienten mit Panikattacken, der eine epileptiforme Aktivität im Schlafentzugs-EEG zeigte. Während unter Imipramin keine Besserung eintrat, konnte Carbamazepin zur Remission führen. Lee et al. (1997) berichteten über eine Patientin mit Panikstörung und Agoraphobie, bei der die Panikattacken eine Folge einer Krampfaktivität waren, wie mit Hilfe eines Video-EEGs gezeigt werden konnte.

Schlafentzug kann bei depressiven Patienten zu einer Besserung führen. Bei Panikpatienten kam es nicht zu einer Besserung, sondern bei manchen Patienten sogar zu einer Verschlechterung, wobei allerdings die EEG-Befunde normal waren (Roy-Byrne et al., 1986b).

Epileptische Anfälle, die Panikattacken imitieren

Das Auftreten epileptisch bedingter Angst ohne konvulsive Symptome ist möglich, wobei es sich auch um das Auftreten einer isolierten Angstaura handeln kann.

Young et al. (1995) berichteten über 5 Patienten mit kurzen partiellen Anfällen, die Panikattacken imitierten. Zur Unterscheidung wurden folgende Merkmale herangezogen: die Krampfanfälle waren kürzer und stereotyper als Panikattacken; manche entwickelten sich zu komplex-partiellen Anfällen, und Aphasie und Dysmnesie (Fehlerinnerungen) traten während der Krampfanfälle auf. Alle dieser Patienten hatten mesotemporale Strukturläsionen. Das Schlafentzugs-EEG war bei zwei Patienten normal. Wegen unzureichender Besserung unter Antikonvulsiva wurde bei 4 Patienten eine partielle temporale Lobektomie vorgenommen. Drei dieser Patienten hatten danach keine Krampfanfälle mehr.

McNamara (1993) beschrieben 2 Patienten, bei denen zunächst eine Temporallappenepilepsie angenommen wurde, die auch Panikattacken verursachte, und bei denen später primär generalisierte Anfälle diagnostiziert wurden. Laidlaw und Khin Maung (1993) beschrieben eine Patientin, die über Symptome wie Herzklopfen, Hyperventilation, Benommenheit, Magenbeschwerden, Enge in der Brust, Übelkeit, Harndrang und Erstickungsgefühle klagte, zusätzlich aber einige für eine Panikstörung völlig untypische Symptome wie lautes Schreien oder tätliche Angriffe berichtete. Sie war zwei Jahre lang unter der Diagnose „Panikattacken" behandelt worden, bis ein EEG einen postiktalen Deltafokus rechts frontotemporal aufdeckte. Die Behandlung mit dem Antikonvulsivum Carbamazepin war erfolgreich. Auch Volkow et al. (1986) berichten über zwei Fälle, bei denen Patienten über panikähnliche Symptome klagten, als deren Ursache sich Herde in den linken Temorallappen herausstellten.

Gleichzeitiges Bestehen von Epilepsie und Panikattacken

Wenn Panikattacken und typische epileptische Anfälle bei einem Patienten abwechselnd auftreten, kann das Verhältnis zwischen beiden Erkrankungen unterschiedlich ausfallen.

- Panikattacken und epileptische Anfälle könnten unabhängig voneinander auftreten
- Panikattacken könnten ein Ausdruck der interiktalen Wesensveränderung sein
- zeitlich unabhängig voneinander auftretende Panikattacken und epileptische Anfälle könnten verschiedene Ausdrucksformen der gleichen Störung sein
- Panikattacken könnten die Aura vor einem komplex-partiellen Anfall darstellen
- Panikattacken könnten der Ausdruck einer realen begründeten Angst vor neuen epileptischen Anfällen sein

Angstepisoden gehören zu den häufigsten psychischen Symptomen, die bei Patienten mit partiellen Anfällen auftreten können, und zwar nicht nur im Rahmen einer Aura (Bingley, 1958; Silberman et al., 1985). Sie können vor, während und nach den epileptischen Anfällen vorkommen, aber auch ohne Zusammenhang mit epileptischen Symptomen. Diese Angstsymptome können möglicherweise dadurch erklärt werden, dass bei einer Temporallappenepilepsie Gebiete geschädigt sind, die an der Auslösung von Angstsymptomen beteiligt sind. Die elektrische Stimulation der Amygdala oder des Hippocampus führt zu Angstsymptomen. Einige Fallberichte unterstützen diese Hypothese:
    Gloor et al. (1982) untersuchten Patienten mit Temporallappenepilepsie, bei denen stereotaktische Explorationen der Temporallappen vorgenommen wurden. Angst war eines der häufigsten Symptome, das von den Patienten geschildert wurde. Wall et al. (1985) beschrieben einen Patienten mit Temporallappenanfällen und einer rechtsseitigen arteriovenösen Malformation, der Panikattacken entwickelte. Diese Panikattacken konnten durch Laktatinfusion induziert werden; die Behandlung mit Imipramin war erfolgreich. Alemayehu et al. (1995) beschrieben Panikattacken und Krampfanfälle bei zwei Patienten mit rechtsseitigen Parietallappen-Tumoren. Durch intrakranielles Monitoring konnte nachgewiesen werden, dass zwischen den Angstsymptomen und den

parietalen kortikalen Entladungen ein Zusammenhang bestand. Nach chirurgi-scher Resektion kam es zu einer vollständigen Besserung.

Weilburg et al. (1987) beschrieben drei Patienten, bei denen Panikattacken und Epilepsie gleichzeitig vorhanden waren. Bei einem stellten die Panikattacken die Aura eines komplex-partiellen Anfalls dar, bei einem anderen einen Ausdruck einer interiktalen Wesensveränderung, und bei einem dritten bestanden Panikat-tacken und Krampfanfälle unabhängig voneinander. Spitz (1991) berichteten über 8 Patienten, bei denen Panikattacken und Epilepsie gleichzeitig vorhanden waren. Dantendorfer et al. (1995) berichteten über 3 Patienten mit juveniler Epilepsie, die unter antikonvulsiver Behandlung jahrelang anfallsfrei waren und dann eine Panikstörung entwickelten. Die Erhöhung der Antikonvulsivadosis führte zu einer stabilen Remission der Panikstörung.

Wir untersuchten in unserer Ambulanz 7 Patienten, bei denen gleichzeitig eine Epilepsie und eine Panikstörung gesichert werden konnte (Bandelow et al., in Vorbereitung). Bei 5 dieser Patienten fand sich ein Herdhinweis. In vier Fällen zeigte sich ein linkstemporaler Thetafokus, in einem Fall ein linksfrontotempora-ler Thetafokus sowie rechtstemporalen spikes. Bei einem Patienten zeigte sich eine intermittierende Verlangsamung und vereinzelte spikes rechtstemporal. Ein Patient hatte einen unauffälligen EEG-Befund.

Fehldiagnosen

Wegen der Ähnlichkeit mancher Anfallsformen mit Panikattacken kann es gele-gentlich zu Fehldiagnosen kommen.

Coyle und Sterman (1986) untersuchten 350 Patienten, die in eine neuro-logische Ambulanz überwiesen worden waren. Bei 19 Patienten, die wegen des Verdachts auf Herdsymptomen eingewiesen wurden (darunter 3 mit Verdacht auf Epilepsie), wurde eine Panikstörung diagnostiziert. Snyder et al. (1994) untersuchten 20 Patienten mit nicht-epileptischen Krampfanfällen, die mit Hilfe eines Video-EEGs dokumentiert worden waren. Bei 14 dieser Patienten wurde eine Panikstörung diagnostiziert.

Wir identifizierten in unserem Patientengut zwei Patienten, bei denen eine Epilepsie sicher ausgeschlossen werden und eine Panikstörung diagnostiziert werden konnte. Einer dieser Patienten war mindestens 5 Jahre lang unter der Vermutungsdiagnose Epilepsie mit Primidon behandelt worden, ohne dass eine Besserung eintrat (Bandelow et al., in Vorbereitung).

Der umgekehrte Fall, nämlich dass epileptische Anfälle für Panikattacken gehalten werden, scheint seltener zu sein, kommt aber vor, wie der obige Fallbe-richt von Laidlaw und Khin Maung (1993) zeigt.

Bei Patienten, die epileptische Anfälle *und* Panikattacken haben, könnten die Panikattacken als unzureichend behandelte Krampfanfälle fehldiagnostiziert werden. Genton et al. (1995) berichteten über 4 solche Fälle. In solchen Fällen kann die Fehldiagnose zu unnötigen Dosiserhöhungen der Antikonvulsiva führen.

Wie diese Fälle zeigen, können solche Fehldiagnosen zu jahrelangen Behand-lungen mit den falschen Medikamenten führen.

Nichtepileptische Krampfanfälle

Als nicht-epileptische Anfälle werden Zustände bezeichnet, die epileptischen Krampfanfällen ähneln, aber nicht auf einer organischen Läsion beruhen. Alper et al. (1995) untersuchten in einem Epilepsiezentrum Patienten mit nicht-epileptischen Anfällen. 71 Patienten mit nicht-epileptischen Anfällen litten unter dissoziativen Anfällen, während bei den übrigen 21 Patienten am häufigsten Angststörungen diagnostiziert worden waren.

Unter dissoziativen Krampfanfällen (Konversionsanfällen, Pseudoanfällen) versteht man Zustände, die einem generalisierten epileptischen Krampfanfall sehr ähnlich sind, die aber nicht auf einer organischen Läsion beruhen. Urinabgang, Zungenbiss oder Stürze mit schweren Verletzungen sind bei diesen Anfällen praktisch nicht zu beobachten. Es besteht kein Bewusstseinsverlust; aber stupor- oder tranceähnliche Zustände sind möglich. Sie treten manchmal im Rahmen einer emotional instabilen Persönlichkeitsstörung auf. Solche Zustände können auch mit Panikattacken verwechselt werden (Bowman, 1998).

Konsequenzen für die Behandlung

Während Epilepsie mit Antikonvulsiva behandelt wird, kommt für eine Panikstörung am ehesten eine Behandlung mit einem Antidepressivum in Frage (siehe S. 227). Allerdings können Antidepressiva die Krampfschwelle senken. In Fällen, in denen die differenzialdiagnostische Abklärung Zweifel offenlässt, kommt auch eine Behandlung mit Benzodiazepinen in Frage, die beide Erkrankungen abdeckt (Weilburg et al., 1995).

Obwohl bei Patienten mit einer reinen Panikstörung Antikonvulsiva keine alternative Behandlungsmöglichkeit darzustellen scheinen (siehe S. 256), können manche Patienten von einer antikonvulsiven Behandlung profitieren (Dantendorfer et al., 1995; Schüler und Kalb, 1994).

Bei Patienten, bei denen beide Erkrankungen nachgewiesen sind, kann unter Umständen eine antikonvulsive Behandlung beide Zustände bessern (Weilburg et al., 1987; Windhaber et al., 1997). In anderen Fällen kann eine Kombination aus Antidepressiva und Antikonvulsiva indiziert sein.

Hinweise auf die mögliche neurobiologische Grundlagen der Panikstörung

Aus den Befunden mit Epilepsiepatienten, die unter Angst oder Panikattacken leiden, kann vieles über den Strukturen des Gehirns gelernt werden, die an der Auslösung von Angstphänomenen beteiligt sind.

Der Hippocampus ist die krampfbereiteste Struktur im Gehirn. In einem Drittel der Fälle sind Temporallappenanfälle auf Amygdala und Hippocampus beschränkt (Quesney, 1986). Angst ist das häufigste Symptom bei Temporallappenanfällen. Die oben geschilderten Fallberichte über Patienten mit Temporallappenepilepsie, bei denen Angstzustände beschrieben wurden, unterstützen die Hypothese, dass limbische Gebiete an der Auslösung von Panikattacken beteiligt sind, und zwar nicht nur bei den Panikattacken von Patienten, die gleichzeitig eine Epilepsie haben. Nach Erkenntnissen aus dem Tierversuch spielen Amygdala und Hippocampus eine herausragende Rolle bei der Auslösung von Angst (siehe S. 102). Im Gegensatz zu den Tieren können Epilepsiepatienten, bei denen zur präoperativen Diagnostik Elektroden implantiert werden, bei klarem Bewusstsein differenziert ihre Empfindungen beschreiben.

Möglicherweise handelt es sich bei den Panikpatienten, bei denen auch epileptische Aktivität nachgewiesen wurde, um eine Untergruppe mit einer pathophysiologischen Besonderheit. Es wäre denkbar, dass bei einigen Panikpatienten eine grobe Läsion vorliegt, die dann auch mit EEG- oder MRT-Veränderungen einhergeht, dass aber bei der Mehrzahl der Fälle einer Panikstörung lediglich eine *Überempfindlichkeit* (und keine *Läsion*) von Amygdala und Hippocampus vorliegt.

In diesem Zusammenhang ist eine Untersuchung interessant, die rechts- und linksseitige Foci miteinander verglich. Strauss et al. (1982) untersuchten Patienten mit Epilepsie. Iktale Furcht trat gleichermaßen bei rechts- und linksseitigen Temporallappen-Foci auf. Interiktale Furcht war bei linksseitigen Foci häufiger. Aus diesen Befunden könnte geschlossen werden, dass bei Panikpatienten die Angst ebenfalls wie bei epileptischen Patienten im Amygdala-Hippocampus-Bereich entsteht.

Zusammenfassung: Panikattacken und epileptische Anfälle

Zusammenfassend kann das Verhältnis zwischen Panikattacken und epileptischen Veränderungen so charakterisiert werden:

– Eine differenzialdiagnostische Abklärung beider Krankheitsbilder kann schwierig sein, da beide Krankheitsbilder mehrere Symptome gemeinsam haben.
– Bei Patienten mit einer Temporallappenepilepsie können häufig Angstsymptome und Panikattacken auftreten, die am ehesten eine gemeinsame Ursache in einer Läsion des Hippocampus oder der Amygdala haben. Diese Angstsymptome können vor, während und nach den epileptischen Anfällen oder aber unabhängig davon auftreten.
– Es erscheint unwahrscheinlich, dass Panikattacken generell als eine Art Anfallsäquivalent zu interpretieren sind.
– Nur bei einer Untergruppe von Panikpatienten scheinen die Panikattacken ihre Ursache in einer epileptiformen Entladung zu haben, ohne dass noch zusätzlich echte epileptische Anfälle auftreten. Diese Patienten können eventuell von einer antikonvulsiven Behandlung besser profitieren als von einer antidepressiven Therapie.
– Bei Patienten, bei denen epileptische Anfälle und Panikattacken auftreten, kann eine Kombination aus Antikonvulsiva und Antipanikmedikation indiziert sein.

– Das Auftreten von Angstsymptomen bei temporalen Foci kann Hinweise auf Hirnstrukturen geben, die an der Auslösung von Panikattacken beteiligt sind.

Bildgebende Verfahren

Auf der Suche nach der Ätiologie der Panikstörung wurden in den letzten Jahren vermehrt bildgebende Verfahren eingesetzt.

Ein Befund von Reiman et al. (1984) wurde zunächst als kleine Sensation angesehen. Bei einer Positronen-Emissions-Tomographie-Untersuchung (PET) wurde während laktatinduzierter Panikattacken ein vermindertes links/rechts-Verhältnis des parahippocampalen Blutflusses gefunden. Dementsprechend wurde eine erhöhte metabolische Aktivität in den Hirnregionen angenommen, die dem „septohippokampalen System von Gray" (Gray, 1988) entsprechen. Dieses System mit seinen noradrenergen und serotonergen Efferenzen vom Locus coeruleus wurde von Gray als neuroanatomisches Substrat der Angst angesehen. So meinte man, zum ersten Mal das Gebiet entdeckt zu haben, in dem Panikattacken entstehen, und ging auch davon aus, dass die dort gefundene Minderdurchblutung eine Hinweis für eine Schädigung dieses Gebiets sei.

Später wurde dieser Befund jedoch als Irrtum entlarvt: eine Nachanalyse ergab, dass die Untersucher das *Zähneknirschen* der ängstlichen Versuchspersonen, also extrazerebrale Signale, mitgemessen hatten (Drevets, 1992). Benkelfat et al. (1995) induzierten bei gesunden Versuchspersonen Angst mit Cholezystokinin-4-Infusionen und konnten zeigen, dass es dadurch zu einer Zunahme des *extrazerebralen* Blutflusses im Gebiet der A. temporalis superficialis kommt. Sie vermuteten daher, dass regionale Blutfluss-Anstiege, die in anderen Untersuchungen gemessen worden waren, zum Teil vaskulär oder muskulär bedingt sind.

Dieser Ernüchterung führte in der Folge zu einer Abnahme der Motivation zu weiteren Untersuchungen mit bildgebenden Verfahren bei Patienten mit einer Panikstörung, so dass zunächst bei dieser Erkrankung im Vergleich zu Depression, Schizophrenie oder Zwangsstörung relativ wenige Studien vorgelegt wurden. Erst in jüngster Zeit wurde zunehmend mehr Untersuchungen mit besserer Methodik durchgeführt.

Die Untersuchung der Gebiete, die für die Auslösung von Angst relevant sein könnten, ist allerdings von vornherein mit methodischen Schwierigkeiten behaftet. Es wäre z.B. sinnvoll, die Gebiete, die mit der Auslösung von Panikattacken in Verbindung gebracht werden, also Amygdala, Thalamus, periaquäduktales Grau, Nucleus parabrachialis, Locus coeruleus, Hypothalamus u.a. während einer Panikattacke mit bildgebenden Verfahren darzustellen. Obwohl die Amygdala einen nicht unerheblichen Teil des anterioren Temporallappens darstellt, ist sie klein und deshalb schwer mit PET -Kameras darzustellen. Außerdem kann man wegen der groben Auflösung des PET nicht zwischen kleineren Hirnstammkernen unterscheiden. Die funktionelle Kernspintomographie (fMRI) hat eine bessere

Auflösung; man kann mit ihr aber auch noch nicht tiefere subkortikale und Hirnstammstrukturen darstellen.

Ein weiteres Problem ist es, spontane Attacken zu erfassen – man kann ja die Patienten nicht mehrere Tage lang unter einen Scanner legen und auf eine Panikattacke warten. Daher muss ein Panikogen, also ein Mittel zu künstlichen Auslösung von Panikattacken eingesetzt werden, z.B. Laktat oder Cholezystokinin. Diese provozierten Panikattacken sind kürzer als normale Panikattacken, die ja auch meist nur einige Minuten andauern. Radiotracer wie $\{^{18}F\}$-Fluorodeoxyglucose (FDG), die den regionalen Gehirnmetabolismus quantifizieren können, können keine Ereignisse erfassen, die nur wenige Minuten dauern. Radiotracer wie $\{^{15}O\}$-H_2O könnten zwar den kurzen Zeitraum der Panikattacke erfassen, aber sie können nur den regionalen Blutfluss messen, nicht aber den Metabolismus, und es besteht keine Garantie, dass zwischen Metabolismus und Blutfluss eine hohe Korrelation besteht.

Ein drittes Problem ist, dass es während einer Panikattacke zu Hyperventilation und damit zu Hypokapnie und Vasokonstriktion kommen kann (Charney und Bremner, 1999). Dies könnte dann nicht zu der erwarteten Mehrdurchblutung, sondern auch zu einer Minderdurchblutung in bestimmten Hirnregionen führen. In einer Untersuchung kam es nach Laktatinfusion bei Kontrollpersonen und Panikpatienten, die keine Attacke bekamen, zu einer Erhöhung des zerebralen Blutflusses, während es bei Panikpatienten, die eine Attacke bekamen, zu einer Abnahme kam (Stewart et al., 1988b). Panikpatienten zeigten in einer anderen Untersuchung unter Hyperventilation mehr Vasokonstriktion als Kontrollpersonen (Ball und Shekhar, 1997).

Positronenemissionstomographie (PET)

PET-Studien bei gesunden Versuchspersonen zeigten in einem klassischen Konditionierungsexperiment eine Blutfluss-Zunahme in subkortikalen Strukturen, die mit der Auslösung von Angst in Verbindung gebracht werden (Thalamus, Hypothalamus, periaquäduktales Grau), außerdem im somatosensorischen und Assoziationskortex und im Gyrus cinguli (Fredrikson et al., 1995). Allerdings konnte keine Aktivierung der Amygdala in PET-Studien mit Gesunden während Furchtkonditionierungs-Versuchen festgestellt werden (Fredrikson et al., 1995; Furmark et al., 1997; Morris et al., 1996).

Zwei Studien untersuchten den basalen Blutfluss bei Patienten mit einer Panikstörung. In einer $\{^{18}FDG\}$-PET-Untersuchung wurde eine im Vergleich zu Kontrollen niedrigere metabolische Rate im linken Lobulus parietalis interior gefunden (Nordahl et al., 1990). In einer anderen Studie wurden 11 Panikpatienten mit 7 Kontrollen im PET verglichen. Bei den Patienten war der Blutfluss im posterioren temporalen, unteren parietalen und zerebellären Kortex bilateral vermindert (Malizia et al., 1998).

Um den Blutfluss während einer Panikattacke zu untersuchen, wurden Panikattacken bei Patienten durch Laktatinfusion ausgelöst. Trotz der Kritik an den

Untersuchungen von Reiman wegen möglicher Artefakte (s.o.) haben diese Studien dennoch wertvolle Erkenntnisse liefern können. In der ersten Studie von Reiman et al. (1984), war die Zunahme des parahippocampalen Blutflusses besonders stark bei Patienten ausgeprägt, die auf eine Laktat-Infusion mit Panik-attacken reagierten. Nach einer weiteren Studie, in der auch Patienten der ersten enthalten waren, wurde ein erhöhter Blutfluss im rechten Hippocampus ange-nommen (Reiman et al., 1986). In einer Nachfolgestudie wurden 17 Panikpa-tienten und 15 Kontrollen vor und nach Laktatinfusion verglichen. Nur die Patienten, die Panikattacken erlitten, wiesen beidseitige Blutflusszunahmen in den temporalen Polen, in Claustrum, Pallidum und Insula, in den Colliculi superiores sowie im linken Vermis auf.

In einer weiteren Studie führten Laktat-induzierte Panikattacken bilateral in den temporalen Polen, im insularen Cortex, Claustrum, lateralen Putamen, im oberen Colliculus, und im linken anterioren Kleinhirnwurm zu signifikant erhöhtem Blutdurchfluss (Reiman et al., 1989). In einem Überblick über PET-Studien resümierte Reiman (1997), dass

– Regionen des Thalamus und des medialen präfrontalen Cortex mit normalen Emotionen in Verbindung zu bringen sind,
– Assoziationsgebiete und der vordere Temporallappen bei Bewertungsprozessen eine Rolle spielen, bei denen enterozeptiven sensorischen Stimuli eine emotionale Bedeutung verliehen wird,
– dass die anteriore Inselregion bei Bewertungsprozessen eine Rolle spielen, bei denen potenziell bedrohliche kognitive und enterozeptive sensorische Informa-tion mit einer negativen emotionale Bedeutung ausgestattet werden, und dass
– der anteriore Gyrus cinguli, Kleinhirnwurm, das Mittelhirn und andere Gebiete an der Entstehung normaler und pathologischer Angst beteiligt sind.

Auch die Bindung an Benzodiazepinrezeptoren wurde untersucht. Malizia et al. (1998) verwendeten {^{11}C}Flumazenil-PET und fanden bei 7 Panikpatienten im ganzen Gehirn eine generelle Abnahme der Flumazenil-Bindung im Vergleich zu Kontrollen. Diese Veränderungen waren in der rechten Inselregion und im rechten orbito-frontalen Kortex besonders ausgeprägt.

SPECT (Single-Photon-Emission Computed Tomography)

Der Blutfluss nach Auslösung von Panikattacken mit Laktat oder Yohimbin wurde mit Hilfe der Single-Photon-Emission Computed Tomography (SPECT) untersucht. In einer Studie mit 99mTc-HM-PAO-SPECT wurden 7 laktatsensi-tive Panikpatienten und 5 Kontrollen verglichen (De Cristofaro et al., 1993). Bei den Patienten fand man im rechten orbito-frontalen Cortex einen verstärkten Blutfluss, weiterhin eine Blutflusszunahme im linken okzipitalen Kortex sowie eine bilaterale Abnahme im Hippocampus und den Amygdalae. Stewart et al. (1988a) untersuchten 10 Patienten mit Panikstörung und 5 gesunde Kontrollpersonen mit {^{133}Xe}-SPECT vor und nach einer Laktat- bzw. NaCl-Infusion. Sechs Patienten bekamen eine Panikattacke nach Laktatinfusion. Bei den Kontrollpersonen und den Panikpatienten, die keine Attacke bekamen, war der hemisphärische Blutfluss nach Laktat erhöht. Dies war bei den Patienten, die nach Laktat eine Panikattacke bekamen, nicht der Fall, – möglicherweise wegen einer Hyperventilation, die zu einer Abnahme des Blutflusses führt. Außerdem zeigten die Patienten, die eine Panikattacke hatten, eine Zunahme des Blutflusses im Okzipitallappen.

Nach Yohimbin-induzierter Angst kam es zu zerebraler Vasokonstriktion. Panikpatienten zeigten im Vergleich zu Kontrollen eine abgeschwächte Aktivierung des frontalen Cortex, gemessen an der Abnahme des HMPAO-SPECT-Signals (Woods et al., 1988b).

Vier Studien verwendeten die {^{123}I}-Iomazenil-SPECT zur Untersuchung der Benzodiazepin-Rezeptorbindung. Die vorliegenden Untersuchungen zeigen jedoch keine große Übereinstimmung hinsichtlich der Veränderungen der Iomazenil-Aufnahme gegenüber Kontrollen. In einer Untersuchung wurden 10 Panikpatienten mit 10 Epilepsie-Patienten verglichen; bei den Panikpatienten fand sich eine geringere Iomazenil-Aufnahme im frontalen, okzipitalen und temporalen Kortex (Schlegel et al., 1994). Kaschka et al. (1995) verglichen Patienten mit Panikstörung und gleichzeitig bestehender Depression mit Dysthymie-Patienten, die alle unter antidepressiver Medikation standen. Eine im Vergleich zu den Dysthymiepatienten verminderte Iomazenil-Bindung fand sich in beiden unteren lateralen Temporallappen, im linken medialen unteren Temporallappen und in beiden unteren Frontallappen. Kuikka et al. (1995) fanden beim Vergleich von 17 unmedizierten Panikpatienten und 17 gesunden Kontrollpersonen eine Zunahme des Iomazenil-Signals beidseitig im temporalen Cortex und im mittleren und unteren, rechten, lateralen, frontalen Gyrus. Brandt et al. (1998) verglichen 12 unmedizierte Panikpatienten und 9 Kontrollen. Im rechten supraorbitalen Cortex fand sich eine Zunahme der Iomazenilbindung.

Magnetresonanztomographie

Die Magnetresonanztomographie (MRT; Kernspintomographie) hat eine bessere Auflösung als die PET. Die Darstellung tieferer subkortikaler oder Hirnstamm-Strukturen wird allerdings durch Feldinhomogenitätsprobleme eingeschränkt. Dieses Problem wird möglicherweise in der nahen Zukunft gelöst.

In einer MRT-Studie von Ontiveros et al. (1989) zeigten 11 von 20 Panikpatienten neuroanatomische Abnormalitäten, meist des rechten Temporallappens. In einer Studie von Fontaine et al. (1990) zeigten 5 Patienten eine Erweiterung des temporalen Horns des Seitenventrikels.

Mit der neueren Methode des fMRT (funktionelle Magnetresonanztomographie) können auch Aktivierungen in Hirnregionen demonstriert werden. Im fMRT wird eine Signalstärke dargestellt, die der absoluten Konzentration des Desoxyhämoglobins in jedem Bildelement entspricht. Diese Signalstärke wird – unter anderem – durch den Blutfluss beeinflusst.

Mit fMRT wurde während eines Furchtkonditionierung-Versuchs bei gesunden Versuchspersonen eine Aktivierung der Amygdala und der umgebenden Strukturen demonstriert (LaBar et al., 1998). Eine Untersuchungen mit gesunden Versuchspersonen zeigte die Aktivierung der Amygdala während der Präsentation negativ-affektgeladener oder angstbesetzter Stimuli (Grodd et al., 1995).

Magnetresonanzspektroskopie und PEPSI

Eine Laktatinfusion führt zu einer Erhöhung der Laktatkonzentration im Gehirn, die mit Magnetresonanzspektroskopie messbar ist. Diese Erhöhung ist bei Panikpatienten stärker ausgeprägt als bei Kontrollen. Dies konnte auch mit einer anderen Technik, dem Proton Echo-Planar Spectroscopic Imaging (PEPSI), gezeigt werden. Spezielle Regionen, in denen der Anstieg ausgeprägter ausfällt als in anderen, konnten nicht identifiziert werden (Dager et al., 1999).

Zusammenfassung: bildgebende Verfahren

Trotz der enormen zukünftigen Bedeutung bildgebender Verfahren für die Erforschung der Panikstörung ist der Erkenntnisgewinn durch die bisherigen Studien noch gering. Insgesamt kann allgemein bei Panikpatienten, die auf Laktatinfusion mit Panikattacken reagieren, ein stärkerer Blutfluss rechts, vor allem präfrontal, festgestellt werden. Dies muss allerdings noch durch weitere Untersuchungen bestätigt und näher lokalisiert werden.

Neuropsychologische Tests

Gebiete, die eine wichtige Rolle in der Speicherung und Wiedergabe von Lern- und Gedächtnisinhalten spielen, wie z.B. der Hippocampus (siehe S. 103), sind möglicherweise auch an der Auslösung von Panikattacken beteiligt. Das Aufrufen früher gespeicherter Erfahrung über Gefahrensituationen wird möglicherweise über den Hippocampus gesteuert. Es wurde daher die Hypothese geprüft, ob bei Panikpatienten neuropsychologische Defizite bestehen.

Bei einem Vergleich von Panikpatienten mit gesunden Kontrollpersonen konnten Gladsjo et al. (1998) allerdings keine signifikanten Unterschiede in Hinblick auf Lernen, Gedächtnis, Aufmerksamkeit, räumliches Sehen und psychomotorische Reaktion finden. In anderen Untersuchungen wurde bei Panikpatienten ein besseres explizites Gedächtnis für Wörter, die mit „Panik" oder mit körperlicher Bedrohung assoziiert werden können, beobachtet (Becker et al., 1994; Becker et al., 1999; Lundh et al., 1999).

Gesichter, die „Sicherheit" ausstrahlen, wurden von Panikpatienten besser erinnert als neutrale Gesichter, besonders von denjenigen Patienten, die ohne einen Begleiter mehr Agoraphobie zeigten (Lundh et al., 1998).

Warum treten Panikerkrankungen bei Frauen häufiger auf?

In zahlreichen epidemiologischen Untersuchungen wurde für das Auftreten einer Panikstörung bei Frauen eine größere Prävalenz als bei Männern gefunden (siehe S. 31). Hierfür sind nur sogenannte „Knock-door-Untersuchungen" relevant. Um größtmögliche Repräsentativität zu erreichen, gehen die Untersuchungen bei solchen Erhebungen nach einem bestimmten Schema von Haustür zu Haustür, klopfen an und befragen die Bewohner (z.B. Regier et al., 1988). Würde man stattdessen z.B. die Konsultationsziffern in einer Ambulanz zugrunde legen, könnten sich Verzerrungen ergeben, da die Häufigkeit der Inanspruchnahme ärztlicher Dienste eventuell zwischen Frauen und Männern unterschiedlich sein könnten und somit die tatsächlichen Prävalenzraten verfälscht werden.

Die Hintergründe des häufigeren Auftretens bei Frauen ist noch ungeklärt. Folgende Erklärungen kommen in Betracht:

– soziopsychiatrische Einflüsse
– hormonelle Einflüsse
– genetische Einflüsse

Die Stellung der Frau in der Gesellschaft käme als ein möglicher Grund der höheren Prävalenz in Frage. Da z.B. nach Trennungserlebnissen wie z.B. Ehescheidungen eine Panikerkrankung exazerbieren kann und mehr Frauen als Männer wegen ihrer Nichtberufstätigkeit nach einer Scheidung in schwierigere Lebensverhältnisse geraten könnten, wäre es denkbar, dass sich hierdurch eine größere Prävalenz von Panikerkrankungen ergibt. Aber auch andere durch die derzeitige gesellschaftliche Position der Frauen bedingte Konstellationen, wie zum Beispiel eine Doppelbelastung durch Berufstätigkeit, könnten die größeren Häufigkeitszahlen begründen. Auch könnte eine Rolle spielen, dass das Äußern einer ängstlichen Symptomatik bei Frauen gesellschaftlich eher akzeptiert wird als bei Männern.

Eine weitere mögliche Erklärung wäre, dass durch die Einflüsse weiblicher Hormone auf neurobiologischem Wege Panikerkrankungen begünstigt werden. Die Einflüsse von Sexualhormonen auf die Stimmung und auf verschiedene Transmittersysteme wurde vor allem bei Depressionen untersucht (Übersicht bei Pigott, 1999). Östrogen wirkt Monoaminoxidase (MAO)-aktivierend, erleichtert die Neurotransmission, hat einen trophischen Synapseneffekt, verstärkt die Serotoninfunktion und vermindert Stressreaktionen. Gegenteilige Effekte werden dem Progesteron zugeschrieben (siehe auch Abschnitt „Veränderungen der weiblichen Hormone", S. 143).

Eine interessante Beobachtung, die eine weitere mögliche Erklärung für das häufigere Auftreten bei Frauen liefern könnte, machten Deckert et al. (1999). Längere Allele des Monoaminoxidase-A-Gens auf dem Chromosom X traten bei Frauen mit Panikstörung häufiger auf als bei gesunden Frauen. Da die Inhibition der Monoaminoxidase als therapeutisches Prinzip bei der Panikstörung genutzt wird, wäre es möglich, dass eine Dysfunktion des Monoaminoxidase-A-Gens das häufigere Auftreten der Panikstörung bei Frauen bedingt.

Letztendlich muss aber die deutlich höhere Prävalenz der Angsterkrankung bei Frauen noch als ungeklärt gelten.

Integrative Hypothese zur Entstehung von Angst und Panik

Die in den vorherigen Abschnitten des Kapitels „Neurobiologische Hypothesen", S. 89 dargestellten Befunde mögen zunächst unzusammenhängend und verwirrend erscheinen. Man könnte den Eindruck gewinnen, dass einige Forscher, die bestimmte Unterschiede zwischen Panikpatienten und Gesunden gefunden haben, vorschnell bzw. engstirnig den Schluss gezogen haben, dass gerade der von ihnen untersuchte Bereich derjenige ist, der bei einer Panikerkrankung primär gestört ist, ohne zu beachten, dass alle ZNS-Systeme einander gegenseitig beeinflussen. Das ZNS muss als eine Art Mobile angesehen werden, bei dem der Anstoß eines Teils zur Bewegung aller übrigen Teile führt. Wenn dieser Gesamtzusammenhang nicht beachtet wird, besteht die Gefahr, dass man sekundäre Phänomene für primäre hält oder mit anderen Worten Henne und Ei verwechselt.

Im Kapitel „Hypothese zur Pathogenese von Panikattacken und Agoraphobie", S. 169, wahrscheinlich einem der wichtigsten Kapitel dieses Buches, ist ein Modell dargestellt, das versucht, die wesentlichen Befunde zur vermuteten Ätiologie der Panikstörung zusammenzutragen und zu integrieren. Vorher soll zunächst ein Modell zur Entstehung von Realangst und konditionierten Furcht entwickelt werden. Quereinsteiger seien gewarnt. Ohne die Kenntnis der vorhergehenden Kapitel, vor allem des Kapitels „Die Neuroanatomie der Angst", S. 93, wird das Verständnis der folgenden Kapitel erschwert.

Modell der Realangst und konditionierten Furcht

Auslösung von Angstsymptomen

Zunächst soll hier ein Modell der „Realangst" entworfen werden. Tiere kennen keine spontanen Panikattacken, sondern nur reale Angst (das heißt z.B. die angeborene Angst vor einem anderen gefährlichen Tier) oder konditionierte Furcht (das heißt z.B. die erworbene Furcht vor elektrischen Schlägen im Labor). Später wird darauf eingegangen, wie dieses Modell auf die unrealistischen Ängste bei Panikpatienten übertragen werden kann.

Das Paradigma der konditionierten Furcht wurde von Pavlov (1927) entwickelt. In einem typischen Experiment zur konditionierten Furcht wird einer Ratte ein Stimulus präsentiert – z.B. ein Ton (konditionierter Stimulus) – und gleichzeitig erhält sie einen leichten elektrischen Schlag (unkonditionierter Stimulus). Nach einigen Durchgängen reagiert die Ratte auf den konditionierten Stimulus mit den gleichen autonomen Reaktionen und Verhaltensweisen, auch wenn kein unkonditionierter Stimulus vorhanden ist.

Der Prozess der Angstauslösung beginnt bei Tieren mit der Wahrnehmung einer bedrohlichen Situation (siehe Abb. 8, S. 95). Angst auslösende Stimuli können das ZNS auf folgende Weise erreichen:

– visuell
– auditorisch
– taktil
– olfaktorisch

Alle sensorischen Inputs werden über den dorsalen Thalamus zu kortikalen Gehirnregionen verschaltet, wie zum

– primären visuellen Kortex (okzipital),
– primären auditorischen Kortex (temporal) und zum
– primären taktilen Kortex (Gyrus postcentralis).

Olfaktorische Reize erreichen die Amygdala und den entorhinalen Cortex direkt.

Aber nicht nur Reize der Außenwelt, sondern auch Informationen über den Zustand innerer Organe können Angst auslösen. Inputs aus den peripheren viszeralen Organen werden über den Nucleus paragigantocellularis (NPGi) und den Nucleus solitarius im Hirnstamm zum Locus coeruleus verschaltet und von dort zu zentralen Gehirnregionen weitergeleitet. Hierzu haben Coplan und Lydiard (1998) ein Modell entwickelt: Der Nucleus solitarius erhält viszerosensorische Inputs (z.B. p_H- oder Blutdruckveränderungen) von den Pressorezeptoren im Sinus caroticus und über Chemorezeptoren der ventralen Medulla im oder in der Nähe des Nucleus paragigantocellularis (NPGi). Er leitet diese viszerosensorischen Informationen an den Nucleus parabrachialis weiter (Hsiao und Potter, 1990). Dieser Nucleus sammelt und integriert viszerale, autonome und endokrine Funktionen und steuert den viszerosensorischen Input zur Amygdala. Von den Amygdala kehren Bahnen über den Nucleus parabrachialis, Nucleus solitarius, Nucleus paraventricularis des Hypothalamus, den dorsalen motorischen Kern des Vagus und dem periaqäduktalen Grau (PAG) zurück. Der Nucleus solitarius und der NPGi haben auch direkte Verbindungen zum Locus coeruleus, wodurch es zu einer Aktivierung des noradrenergen Systems kommt (Coplan und Lydiard, 1998).

Dann werden die sensorischen Informationen zu den sekundären Assoziationsgebieten weitergeleitet. Diese Gebiete haben Projektionen zu anderen Gehirnregionen, die mit der Angst in Verbindung gebracht werden:

– Amygdala
– Hippocampus
– entorhinaler Cortex
– orbitofrontaler Cortex
– Cingulum

Die Amygdala erhält Informationen über mehrere Wege:

- direkt über die sensorische Eingänge, nämlich visuelle, auditorische, taktile, kognitive sowie viszerosensorische Informationen über den aktuellen Zustand des kardiorespiratorischen Systems
- über den Nucleus parabrachialis und den Nucleus solitarius im Hirnstamm
- Sensorische Inputs werden auch über den anterioren Thalamus zur Amygdala weitergeleitet (LeDoux et al., 1990). Im Nucleus centralis der Amygdala findet eine Dissemination der eingehenden Informationen statt, die die autonomen und Verhaltens-Reaktionen koordiniert (Davis, 1992; LeDoux et al., 1988). Diese direkte Thalamus-Amygdala-Verbindung, die den Kortex umgeht, kann konditionierte Reaktionen hervorrufen, bevor der Angst auslösende Stimulus überhaupt bewusst wird (Charney und Bremner, 1999). Der rasche, direkte Weg über die Amygdala hat eine Schutzfunktion für das Individuum. Es ermöglicht eine reflexartige Reaktion, z.B. eine Flucht, noch bevor ein Reiz bewusst wahrgenommen wurde (Gorman et al., 2000)
- Weiterhin erhält die Amygdala Informationen vom Hippocampus. Der Hippocampus bildet mit den Amygdala zusammen eine Gedächtniseinheit. Hier werden eingehende Erregungsinformationen mit einer affektiven Qualität versehen. Es findet eine emotionale Bewertung statt. Das Speichern und Aufrufen von Gedächtnis- und Affektinhalten wird gesteuert. Der Hippocampus vergleicht einen Stimulus oder eine Situation mit bewussten Vorerfahrungen und Kognitionen und führt eine Bewertung der Bedrohlichkeit oder Relevanz dieser Situation durch (siehe S. 102) (Gorman et al., 2000)

Die Amygdala erhält also die zum Teil bereits vorprozessierten sensorischen Informationen über ihre Nuclei lateralis und basolateralis. Von hier aus wird die Information zum Nucleus centralis der Amygdala weitergeleitet. Von der Amygdala verlaufen Efferenzen zu verschiedenen Regionen. Werden diese Regionen aktiviert, kann dies bei Tieren Reaktionen auslösen, die den Symptomen einer Panikattacke beim Menschen sehr stark ähneln (Davis, 1997) (Tabelle 16, S. 104). Im Hypothalamus wird die HPA-Achse und das sympathische Nervensystem aktiviert; durch Stimulation des Locus coeruleus kommt es zu Blutdruck- und Pulsanstieg und anderen Reaktionen. Über den hier beschriebenen Regelkreis kommt es also zu den körperlichen Symptomen der Angst, die immer gleichförmig ablaufen, sei es dass ein Tier oder ein Mensch real bedroht wird.

Kontextlernen

Das Vermeidungsverhalten eines Phobikers entspricht dem Kontextlernen ähnlich wie bei konditionierten Tieren. Dieses erlernte Phänomen hat seine Basis im Gedächtnissystem des Hippocampus. Tiere, die einem Furchtkonditionierungsexperiment unterworfen waren, werden auch auf den Kontext, also das Umfeld, konditioniert, in dem das Experiment stattfand (Phillips und LeDoux, 1992b). Wenn eine Ratte darauf konditioniert wurde, nach einem Ton die gleiche autonome Reaktion zu zeigen wie nach einem elektrischen Schlag, wird sie diese Reaktion auch zeigen, wenn sie einfach in den Käfig gesetzt wurde, in dem das Experiment stattfand – auch ohne den Ton. Diese kontextuale Konditionierung erfordert intakte hippocampale Neuronen (Kim und Fanselow, 1992). Wenn man nach der Konditionierung auf den Ton eine Amygdala-Läsion setzt, zeigt das Tier keine Furcht nach dem Ton – wohl aber, nachdem es in den Käfig gesetzt wird. Wenn dagegen der Hippocampus ausgeschaltet wird, reagiert das Tier auf den Ton, nicht aber auf den Käfig. Der Hippocampus scheint also eine wichtige Rolle beim Kontextlernen zu haben.

Der dorsolaterale präfrontale und parietale Kortex haben mit allen subkortikalen Regionen, die oben im Zusammenhang mit Angstauslösung erwähnt wurden, reziproke Verbindungen (Goldmann-Rakic, 1996). Der dorsolaterale präfrontale Kortex hat verschiedene Funktionen, wie das deklarative und das Arbeitsgedächtnis oder das Planen von Handlungen, während der parietale Kortex für das räumliche Gedächtnis zuständig ist. Der dorsolaterale und der parietale Kortex arbeiten wahrscheinlich zusammen, wenn es um Alarmfunktionen oder um das Planen von Handlungen geht, die für das Überleben wichtig sind. Der mediale präfrontale Kortex (Area 25) hat Projektionen zur Amygdala, die eine Suppression der Reaktion der Amygdala auf Angst-Stimuli bewirken. Eine Dysfunktion dieses Gebiets könnte zu einer mangelhaften Löschung von Angst-Stimuli führen (Charney und Bremner, 1999; Morgan und LeDoux, 1995).

Hypothese zur Pathogenese von Panikattacken und Agoraphobie

„Man sollte die Dinge so einfach wie möglich
darstellen – aber nicht einfacher"
Albert Einstein

Keine der oben dargestellten ätiologischen Hypothesen kann für sich in Anspruch nehmen, eine umfassende Erklärung der Entstehung des Paniksyndroms zu liefern. Schon der Ansatz, Teile dieser Hypothesen zu integrieren, fällt schwer. Dennoch soll versucht werden, die plausibelsten Erklärungsmöglichkeiten zusammenzufassen. Dieses Modell muss eher als eine Art Arbeitshypothese zur Entstehung von Panikstörung und Agoraphobie formuliert werden, denn viele der dargestellten Hypothesen können noch nicht als endgültig angesehen werden.

Wie in anderen Bereichen der Psychiatrie ist ein Diathese-Stress-Modell hier am angemessensten:

Patienten mit einer Panikstörung haben eine ererbte Vulnerabilität oder konstitutionelle Disposition für das Auftreten von Angst.
Im Kapitel „Genetische Studien" (S. 84) sind die hierzu relevanten Befunde aufgeführt. Ein Erbfaktor kann als gesichert gelten. Allerdings zeigen die genetischen Befunde auch gleichzeitig, dass das Auftreten einer Panikstörung nicht ausschließlich durch genetische Übertragung erklärt werden kann. Man kann

aber davon ausgehen, dass zumindestens bei einem Teil der Panikpatienten eine Diathese, also eine gewisse Angstsensitivität (Stein et al., 1999), vererbt wird und in den meisten Fällen andere Faktoren hinzukommen müssen, damit die Angsterkrankung zum Ausbruch kommt.

In der Kindheit äußert sich diese Diathese in verstärkter Trennungsangst, im Erwachsenenalter in Form von Panikattacken.
Die Separationsangst ist wahrscheinlich keine Folge von tatsächlichen Trennungserlebnissen, da nicht unbedingt diejenigen Patienten unter Separationsangst in der Kindheit gelitten hatten, die tatsächlich traumatische Trennungserlebnisse hatten (siehe S. 69) (Bandelow et al., 2001a). Bei den nicht traumatisierten Patienten scheint also die Separationsangst im Schulalter ein Ausdruck einer bereits bestehenden Angstdiathese und ein Vorbote der späteren Panikstörung zu sein.

Traumatische Kindheitserfahrungen (z.B. Trennung von den Eltern) können bei bestehender Diathese den späteren Ausbruch einer Panikstörung begünstigen.
Panikpatienten sind, wahrscheinlich auf der Basis einer genetisch bedingten Abnormalität im „Angstnetzwerk" im ZNS (s.u.), empfindlicher für Traumata, insbesondere für Trennungserlebnisse (Verlust oder verminderte Verfügbarkeit der Hauptbezugspersonen, wobei Prägung eine Rolle spielt) oder gestörte Bindungen. Frühkindliche Traumata, wie z.B. Gewalt in der Familie oder sexueller Missbrauch, werden von Panikpatienten im Vergleich zu Gesunden retrospektiv häufiger berichtet (Bandelow et al., 2001b) (siehe S. 65).
    Die negative Auswirkung von früheren Trennungserlebnissen auf das spätere Leben wird möglicherweise über neurobiologische Veränderungen vermittelt. Traumatische Erfahrungen werden in Form von schwer löschbaren Gedächtnisinhalten abgespeichert. Wenn auch Untersuchungen, die diese Theorie beweisen könnten, bei Menschen fast völlig fehlen, so gibt es dennoch einige Hinweise aus Tiermodellen. Im Tierversuch konnten lebenslang anhaltende neurobiologische Veränderungen (z.B. Dysfunktionen der HPA-Achse; siehe S. 128 oder eine gestörte Ausreifung des serotonergen Systems) nach früheren Separationserlebnissen nachgewiesen werden (Gorman et al., 2000). Bei Menschen gibt es bisher nur wenige Belege für nachhaltige neurobiologische Auswirkungen früher Traumata, z.B. die Tatsache, dass die Anwesenheit einer vertrauten Person die Chance reduziert, unter CO_2-Inhalation eine Panikattacke zu bekommen (Carter et al., 1995b).

Durch akute Stresssituationen (z.B. drohende Ehescheidung) kann die Schwelle für das Auftreten von Panikattacken gesenkt werden.
Schwerwiegende „life events" im Erwachsenenleben, wie Scheidung oder Tod eines nahen Angehörigen können eine Exazerbation einer Panikerkrankung fördern (Breier et al., 1986; Faravelli, 1985; Last et al., 1984). Möglicherweise handelt es sich dabei um Reaktualisierungen früherer Separationserlebnisse. Die Gedächtnisspuren intensiv traumatisch erlebter Situationen bleiben lebenslang

erhalten; eine drohende Trennung von einer vertrauten Person kann diese alten Erinnerungen wieder aufleben lassen.

Diathese und Stress können zu unterschiedlichen Teilen zur Angsterkrankung beitragen.
Es ist also möglich, dass bei einem ausgeprägten ererbten Vulnerabilitätsfaktor nur relativ geringe äußere Stressereignisse notwendig sind, um eine ähnlich schwere Störung hervorzurufen wie bei einem anderen Individuum, bei dem schwere psychische Traumata mit einem geringer ausgeprägten Erbfaktor zusammentreffen.

Es besteht bei Patienten mit einer Panikstörung ein dauerhaft erhöhtes Angstbereitschaftspotential, so dass Panikattacken spontan oder durch geringfügige oder inadäquate Stimuli ausgelöst werden können.
Neuroanatomisch manifestiert sich gesteigerte Empfindlichkeit in einem „Angstnetzwerk", das den Nucleus centralis der Amygdala, den Hippocampus, den Thalamus, den Hypothalamus und das periaquäduktale Grau (PAG) umfasst (Gorman et al., 2000) (Abb. 8, S. 95 und Abb. 9, S. 96).
Zunächst war der Ursprung der Panikattacken im Hirnstamm vermutet worden (Gorman et al., 1989b). Dies wird neuerdings angezweifelt (Gorman et al., 2000). Nicht alle Panikattacken werden nämlich von autonomen Symptomen und neuroendokriner Aktivierung begleitet. Z.B. wurde bei manchen, aber nicht allen Patienten ein beschleunigter Puls oder erhöhte Atemfrequenz festgestellt (siehe S. 18). Manche Autoren fanden bei Panikpatienten eine CO_2-Hypersensitivität, andere nicht (Gorman et al., 1994; Papp et al., 1993a). Nicht alle Panikattacken führen zu einer Cortisolerhöhung (S. 140). Daher scheinen Panikattacken nicht auf einer gestörten autonomen Kontrolle im Hirnstammbereich zu beruhen. Die beobachtete Hirnstammaktivierung ist wahrscheinlich ein Epiphänomen einer Aktivität in einer anderen Hirnregion. Der Befund, dass die Aktivität im Nucleus centralis der Amygdala zu einer Aktivierung aller für die Auslösung von Angstsymptomen relevanten Hirnstammzentren führt (siehe S. 100) und dass die Unterbrechung bestimmter Projektionen vom Nucleus centralis zu Hirnstammneuronen diese autonomen Reaktionen selektiv beeinflussen kann, passt zu dieser Theorie. Wenn z.B. die Projektionen vom Nucleus centralis zum periaquäduktalen Grau (PAG) unterbrochen werden, kommt es zu allen autonomen Reaktionen; die Tiere zeigen aber kein Totstellverhalten oder Fluchtversuche (De Oca et al., 1998).

Wie kann die Auslösung von Panikattacken durch panikogene Substanzen (z.B. Laktat) erklärt werden?
Ein anderer Befund, der dem Gedanken widerspricht, dass bei einer Panikstörung eine bestimmte Dysfunktion in autonomen Hirnstammkontrollgebieten besteht, ist, dass bestimmte Substanzen mit unterschiedlichsten biologischen Eigenschaften Panikattacken nur bei Panikpatienten, nicht aber in gesunden Kontrollpersonen oder Patienten mit anderen Krankheiten auslösen. Die Liste dieser Substanzen (Panikogene) ist lang: Natriumlaktat, CO_2, Yohimbin, Fenfluramin, m-CPP,

Noradrenalin, Adrenalin, hypertone NaCl-Lösung, Cholezystokinin-Analoge u.a.. Es ist unwahrscheinlich, dass ein einzelner autonomer Hirnstammkern spezifisch durch so viele verschiedene Substanzen aktiviert werden kann.

Eine alternative Erklärung wäre, dass Panik durch ein überempfindliches „Angstnetzwerk" entsteht. Wenn man ein Panikogen verabreicht, aktiviert man damit nicht eine bestimmte Hirnstammregion, sondern das ganze Angstnetzwerk, wobei die verschiedenen Panikogene an verschiedenen Stellen des Netzwerkes angreifen. Die Gabe eines Panikogens ist eine unspezifische Aktivierung, da jedes Panikogen akut zu unangenehmen körperlichen Sensationen führt. Auch ist vorstellbar, dass die Panikogene unspezifisch eine kognitive Kaskade auslösen.

Wie entstehen spontane Panikattacken?

Panikattacken können wahrscheinlich ohne einen äußeren oder inneren Anlass entstehen (sonst wären Panikattacken aus dem Non-REM-Schlaf heraus nicht erklärbar). Die Senkung der Schwelle für Angst, die nicht durch reale Gefahren erklärbar ist, führt über die Entwicklung eines Circulus vitiosus zunächst zu spontanen Panikattacken. Zunächst beginnt es mit einem harmlosen körperlichen Ereignis, z.B. einer leicht erhöhten Herzfrequenz. Es scheint ein Zentrum zu geben, das für die Bewertung der Bedrohlichkeit interner Stimuli zuständig ist. Dieses Zentrum erhält zum Beispiel die Meldung: „Die Herzfrequenz beträgt 98 pro Minute" und sollte jetzt die Meldung ausgeben „Die Frequenz befindet sich noch im Normbereich". Das Zentrum meldet jedoch fälschlicherweise „die Herzfrequenz ist massiv erhöht, wir haben ein Problem." Dies führt nun zu weiteren körperlichen Angstsymptomen, wie z.B. Tremor. Diese wiederum können ebenfalls fälschlicherweise als bedrohlich bewertet werden und von sich aus wiederum zu weiteren Angstsymptomen führen.

Es wird vermutet, dass es sich bei dieser Instanz, die das Ausmaß der Bedrohlichkeit eines konditionierten aversiven Stimulus bewerten soll, um den Amygdala-Hippocampus-Komplex handelt (Deakin und Graeff, 1991). Wie bereits oben erwähnt, arbeiten Amygdala und Hippocampus zusammen, wenn es darum geht, akute Situationen mit früheren Gedächtnisinhalten zu vergleichen und Bewertungen vorzunehmen (Abb. 8–10).

Nach einer etwas abweichenden und zugegebenermaßen spekulativen Theorie entstehen unerwartete, spontane Panikattacken möglicherweise durch eine Aktivierung des periaquäduktalen Graus (PAG) durch einen Input vom Nucleus centralis der Amygdala (Deakin und Graeff, 1991; Grove et al., 1997; LeDoux et al., 1990). Dies kann aber durch Afferenzen von mehreren anderen Gebieten ausgelöst werden. Manche dieser Afferenzen sind im Normalfall *anxiogen*, aber nicht *panikogen*. Bei Panikpatienten könnten diese Afferenzen aufgrund einer Dysfunktion panikogen sein. Diese Dysfunktion könnte das Serotoninsystem betreffen. Deakin und Graeff (1991) hypothetisierten, dass im „Normalfall" (also bei Tieren bzw. Menschen mit Realangst) ein verstärkter serotonerger Einfluss des Nucleus raphes dorsalis (DRN) auf amygdalohippocampale Gebiete Angst verstärkt, während gleichzeitig ein inhibitorischer Einfluss auf das periaquäduktale Grau (PAG) ausgeübt wird, wodurch eine offene Panik verhindert wird. Angst kann nach diesem Modell den Ausbruch einer vollen Panikattacke verhindern. Dies klingt paradox. Die Verhinderung einer Panikattacke könnte aber für das Überleben wichtig sein, da eine Panikattacke als maladaptive Reaktion anzusehen ist. Diese Theorie wird durch die Annahme eines überaktiven Locus coeruleus unterstützt, der paradoxerweise das PAG inhibiert. Bei einer Panikstörung dagegen können Stimuli, die normalerweise „nur" *anxiogen* sind, plötzlich *panikogen* werden. Dies kann entweder dadurch entstehen, dass das PAG durch den DRN nicht ausreichend inhibiert wird, oder durch die mangelnde Fähigkeit des MRN, eine stress-induzierte Überstimulation des Nucleus centralis der Amygdala-PAG-Verbindung zu inhibieren (Grove et al., 1997).

Es handelt sich bei der Angstdiathese nicht um eine allgemeine Ängstlichkeit, sondern um eine selektive Überempfindlichkeit in Hinblick auf bestimmte körperliche Sensationen.
Bestimmte zentralnervöse Instanzen, die für die Risiko-Bewertung von körperlichen Symptomen oder bestimmten Situationen zuständig sind, scheinen übermäßig aktiviert zu sein, was zu einem „Fehlalarm" führen kann. So wird beispielsweise eine nur unwesentlich erhöhte Pulsfrequenz als lebensbedrohliches Ereignis fehlinterpretiert.

Wenn es sich bei einer Panikstörung um eine allgemeine Ängstlichkeit handelte, müssten die Patienten ja auch vor real gefährlichen Dingen, wie Motorrad fahren, Fallschirm springen oder Überfällen stärkere Angst als Normalpersonen haben. Dies ist aber in der Regel nicht der Fall. Auch leiden Panikpatienten in der Regel auch nicht unter anderen unrealistischen Ängsten wie sozialer Phobie, Hunde- oder Blutphobie.

Durch häufige Panikattacken kommt es zu antizipatorischer Angst, die wiederum das Auftreten weiterer Panikattacken fördert.
Panikpatienten leiden unter antizipatorischer Angst, d.h. einer ständigen Angst, neue Panikattacken zu bekommen. Die ständige Erwartung negativer Ereignisse kann das Angstnetzwerk sensitivieren und so die Auslösung neuer, spontaner Panikattacken fördern. Nach einem Modell von Grove et al. (1997) ist der Locus coeruleus für die Vermittlung von Arousal und antizipatorischer Angst verantwortlich. Dies geschieht vermutlich über eine Aktivierung von Amygdala und Hippocampus (Gorman et al., 1989b; Gray, 1988). Aber auch der NIST (Interstitialkern der Stria terminalis) wurde mit der Entstehung chronischer oder antizipatorischer Angst und der Erwartung negativer Ereignisse in Verbindung gebracht (Davis, 1997). Weiterhin wurde vermutete, dass der präfrontale Cortex an der Auslösung antizipatorischer Angst beteiligt ist (Abb. 10).

Das Auftreten von spontanen Panikattacken führt zu der kognitiven Annahme, dass eine bedrohliche körperliche Erkrankung vorliegt.
Da die Patienten sich die spontanen Panikattacken nicht erklären können, werden in höheren kognitiven Zentren (bewusst oder unbewusst) Hypothesen zu der Entstehung der unerwarteten Angst gebildet. Hierbei verwerten die Patienten,

ihrem Bildungsniveau entsprechend, ihr Wissen über allgemeine medizinische Sachverhalte. Zum Beispiel entsprechen die Regionen, die Panikpatienten für thorakale Schmerzen angeben, dem Bild, wie sie in Lehrbüchern der Medizin für einen Herzinfarkt angegeben werden (nämlich in der Herzgegend und im linken Oberarm), während echte Herzinfarktpatienten diese Beschwerden viel weiter gestreut, also z.B. auch hinten in der rechten Schulter, angeben (Margraf und Schneider, 1989, S. 43). Auch die Nachricht, dass ein naher Verwandter mit 38 Jahren am Herzinfarkt verstorben ist, kann zum verstärkten Auftreten von Panikattacken führen.

Wie entsteht Agoraphobie?

Eine Agoraphobie entwickelt sich erst nach einigen spontanen Panikattacken. Die Entwicklung einer Agoraphobie ist an höhere kognitive Funktionen gebunden. Höhere kognitive Zentren interpretieren das Auftreten autonomer Arousal-Symptome so, dass ein bedrohlicher Zustand eingetreten sei, der ärztliche Hilfe erfordere. Patienten meiden daher Situationen, in denen sie Panikattacken antizipieren. Es handelt sich bei allen typischen agoraphoben Situationen um Situationen, in denen das Auftreten einer spontanen Panikattacke als besonders problematisch empfunden wird, z.B. weil das Herbeiholen ärztlicher Hilfe schwierig wäre (z.B. in einer Menschenmenge eingekeilt zu sein, in einem Flugzeug zu sitzen oder allein in einem fremden Land reisen).

Es wird von Panikpatienten oft geäußert, dass sie in den genannten Situationen „Luftmangel" verspüren (ohne dass die Luft dort tatsächlich wenig Sauerstoff enthält). Die „False suffocation alarm"-Hypothese (siehe S. 149) könnte die Entstehung von Agoraphobie in solchen Situationen erklären.

Wie entstehen situationale Panikattacken?

Situationale Panikattacken könnten nach einem Modell von Coplan und Lydiard (1998) bzw. Gorman et al. (2000) durch Kontextlernen erklärt werden. Wie es bei Versuchstieren Kontextlernen gibt (siehe S. 168), ist auch beim Menschen die Angstauslösung durch Abgleich einer aktuellen Situation mit früheren Erfahrungen möglich. Die neuronalen Verschaltungen zwischen den Gehirnregionen sind in der Lage, die früheren Erfahrungen des Menschen in die kognitive Bewertung der Stimuli eingehen zu lassen. Wird ein Stimulus erkannt, der in der Vergangenheit zu schlechten Erfahrungen geführt hatte (z.B. eine heiße Herdplatte), so kann er Angst auslösen. Das Kontextlernen betrifft nicht nur äußere Stimuli, wie Verkehrsstaus, sondern auch interne Stimuli, wie einen beschleunigten Herzschlag. Patienten mit Panikstörung sind für harmlose körperliche Sensationen wie leichter Schwindel, eine mäßige Herzfrequenzerhöhung usw. sehr empfindlich. Es ist also nicht notwendig, in einem Fahrstuhl stecken geblieben zu sein, um eine Fahrstuhlangst zu entwickeln, sondern es reicht allein die Erfahrung aus, in einem Fahrstuhl früher einmal eine Panikattacke bekommen zu haben.

Obwohl die Amygdala einen direkten sensorischen Input von Hirnstammstrukturen und vom sensorischen Thalamus erhält, um eine rasche Reaktion auf potenziell bedrohliche Stimuli zu ermöglichen (s.o.), erhält sie auch Afferenzen von kortikalen Regionen, die in der Verarbeitung und Bewertung von sensorischen Informationen involviert sind. Ein mögliches neurokognitives Defizit in diesen kortikalen Verarbeitungsbahnen kann zu einer Fehlinterpretation sensorischer Informationen führen. Dies könnte über einen fehlgeleiteten exzitatorischen Input in die Amygdala zu einer inadäquaten Aktivierung des Angstnetzwerks führen.

Eingehende visuelle oder sensorische Stimuli (zum Beispiel das Bild einer Menschenmenge) werden vom primären sensorischen Kortex weitergeleitet und in höheren visuellen, visuospatialen oder auditiven kortikalen Gebieten weiter-verarbeitet. Diese kortikalen Gebiete projizieren über kortikale Assoziationsge-biete zum basolateralen Nucleus der Amygdala. Von der basolateralen Amygdala werden Projektionen über den dorsomedialen Thalamus und über die vordere Capsula interna zum frontalen Kortex weitergeleitet. Ein kognitiver Input von höheren kortikalen Zentren (also z.B. das Wiedererkennen einer gefürchteten Situation wie ein voller Bus) wird in den Panik-Schaltkreis einge-speist. Er erreicht über die kortikalen Assoziationsgebiete und den entorhinalen Kortex die Nuclei basalis und lateralis der Amygdala und löst eine Reaktion des Nucleus ventralis aus. Über eine Bahn zum periaquäduktalen Grau (PAG) wird dort Panik auslöst (Coplan und Lydiard, 1998) (siehe Abb. 8–10, S. 95ff).

Die Chronifizierung der Agoraphobie entsteht durch Vermeidungsverhalten, welches wiederum die Löschungsresistenz erhöht.

Aus Tierversuchen ist bekannt, dass konditionierte Furcht zwar durch wenige Versuche erlernbar ist, aber nur durch sehr häufige Gegenversuche *verlernbar* ist. Besonders die sogenannte „intermittierende Verstärkung" führt zu einer Verstärkung der Löschungsresistenz (Gormezano und Moore, 1969). Folgt der unkonditionierte Stimulus dem konditionierten Stimulus nicht immer, spricht man von intermittierender Verstärkung. Da agoraphobe Patienten immer wieder Versuche begehen, sich in Angst auslösende Situationen hinein zu begeben und Panikattacken nicht immer in diesen Situationen auftreten, kann sich eine Löschungsresistenz entwickeln. Dies heißt für die Praxis, dass häufige positive Versuche notwendig sind, um die konditionierte Furcht wieder abzubauen.

Höhere kortikale Zentren versuchen der pathologischen Ängstlichkeit entgegen-zuwirken.

Während die „niedrigeren" Zentren, die für die Bewertung körperlicher Sen-sationen als „bedrohlich" oder „ungefährlich" zuständig sind (also die Amyg-dala-Hippocampus-Verbindung), eine Gefahrensituation melden (z.B. einen unregelmäßiger Herzschlag), versuchen höhere kognitive Zentren (wahrscheinlich im präfrontalen Cortex), darauf zu verweisen, dass das EKG normal gewesen sei, dass der Arzt keine Herzerkrankung festgestellt habe und dass vereinzelte Extrasystolen normal sein können. Panikpatienten berichten, dass sie sich zwar im Ruhezustand sagen können, dass eine Panikattacke kein lebensbedrohlicher Zustand ist und dass der letzte Gesundheitscheck beim Internisten keinen Befund ergeben hat, dass sie aber während einer Panikattacke völlig die Kontrolle über ihre Vernunft verlieren – plötzlich gehen sie wieder von einer schweren Herzerkrankung aus und stellen die Kompetenz des Internisten in Frage. Natürlich werden andererseits auch negative Erfahrungen, wie „Vetter Michael ist mit 38 am Herzinfarkt gestorben" mit in die Überlegungen einbezogen.

Dieser mit einem Widerstreit von Kognitionen einhergehende Prozess kann an „guten Tagen" erfolgreich sein, an anderen Tagen dagegen zusammenbrechen, wobei äußere Stresseinflüsse eine Rolle spielen können (aber nicht müssen).

Bei stark gesteigerten Anforderungen, das heißt bei einer sehr starken Aktivität des Angstnetzwerks, kann die Kontrolle von den präfrontalen „exekutiven Zentren" zu primordial niedrigeren Zentren wie der Amygdala übergehen (Arnsten, 1998). Die präfrontalen kortikalen Funktionen werden unter diesen Umständen außer Kraft gesetzt. Es kommt zu einem Verlust der höheren kognitiven Fähigkeiten und zu einem Durchbruch des Triebverhaltens. Emotional gesteuerte Schaltkreise führen dann zu einer Einengung des Denkens und Verhaltens, und eine Panikattacke kann voll durchbrechen.

Wie wirken Medikamente?

Eine ganze Reihe von Psychopharmaka mit unterschiedlichsten pharmakologischen Wirkungen wurden bei einer Panikstörung mit Erfolg eingesetzt. Wie kann es sein, dass die Beeinflussung völlig unterschiedlicher Rezeptorsysteme zu dem gleichen Ergebnis kommen kann? Handelt es sich dabei um reine Placeboeffekte? Ist die Wirkung unspezifisch? Oder wirken verschiedene Gruppen von Medikamenten an verschiedenen Gliedern einer Kette, mit einer gemeinsamen Endstrecke?

Wie wirken selektive Serotoninwiederaufnahmehemmer (SSRI) und trizyklische Antidepressiva (TZA)?

Die mögliche Wirkung von Medikamenten, die eine Serotoninwiederaufnahmehemmung bewirken, wird auf S. 119ff ausführlich diskutiert. Zusammenfassend kann davon ausgegangen werden, dass SSRI die Aktivität von denjenigen Hirnstammzentren verringern, die Inputs vom der Amygdala erhalten und die für die autonomen und neuroendokrine Reaktionen während einer Panikattacke verantwortlich sind. Abgesehen von ihren psychischen Wirkungen, können SSRI direkt die körperlichen Symptome wie Herzfrequenz, Blutdruck, Atemfrequenz, Glukokortikoidausschüttung, die während einer Panikattacke auftreten, direkt beeinflussen. Dies könnte zu einer sekundären Abnahme der antizipatorischen Angst führen, indem der Patient erkennt, dass die lebensbedrohlichen körperlichen Manifestationen der Panik blockiert werden (Abb. 12, S. 99).

Der gleiche Mechanismus gilt für die TZA, die neben einer Serotonin- auch eine Noradrenalinwiederaufnahmehemmung bewirken. Vor allem Imipramin und Clomipramin, die eine mittlere bis starke Serotoninwiederaufnahmehemmung bewirken, werden in der Behandlung der Panikstörung eingesetzt.

Es ist nicht klar, welche Bedeutung das adrenerge System hat. Nach neueren, vorläufigen Erkenntnissen können auch selektive Noradrenalin-Wiederaufnahmehemmer eine Panikstörung bessern (siehe S. 243).

Wie wirken MAO-Hemmer?

Hemmer der Monoaminoxidase verringern den Abbau des Serotonins – nachdem es in die präsynaptische Zelle wieder aufgenommen wurde –, zu 5-Hydroxy-Indolessigsäure (5-HIES), bevor sich das Serotoninmolekül in die sicheren Vesikel retten kann. Dieser Abbau wird durch das Enzym Monoaminoxidase katalysiert. Dieses Enzym kann durch die sogenannten MAO-Hemmer inhibiert werden. Der Nettoeffekt dieser MAO-Hemmung ist wahrscheinlich eine höhere Verfügbarkeit von Serotonin oder Noradrenalin im synaptischen Spalt. Somit ähnelt die Wirkung der MAOH der der SSRI oder TZA (Abb. 11, S. 98).

Wie wirken Benzodiazepine?

An 30–50 % der Synapsen des Gehirns ist GABA (γ-Aminobuttersäure) beteiligt. GABA ist ein inhibitorischer Neurotransmitter, der allgemein überschießende Aktivitäten von Neuronen bremst. Benzodiazepine wirken, indem sie die Wirkung der GABA unterstützen. Sie verstärken die Bindung von GABA an den A-Rezeptoren. Dadurch wird der Chloridionenkanal stärker geöffnet; Chloridionen können in die Zelle einströmen. Es kommt zu einer Hyperpolarisation, die die Aktivität der Zelle vermindert. Wenn GABA also als Bremse wirkt, wirken die Benzodiazepine sozusagen wie „Bremskraftverstärker".

Diese Wirkung ist aber wahrscheinlich unspezifisch, da von dieser Inhibition viele Systeme im Gehirn betroffen sind, z.B. auch das Serotoninsystem. Es ist fraglich, ob aus der Wirkung der Benzodiazepine überhaupt auf eine neurobiologische Dysfunktion des GABA-Rezeptorkomplexes Rückschlüsse gezogen werden können.

Wie wirkt Verhaltenstherapie?

Zunächst sei hier auf das Kapitel „Kognitive und Lerntheorien" S. 57 verwiesen. Wie dort dargestellt wurde, ließ das vereinfachte kognitive Modell noch einige Fragen offen, nämlich wie z.B. genetische, neurobiologische und andere Befunde erklärt werden können. Das erweiterte Modell von Barlow (S. 61) berücksichtigt zum Teil diese Befunde. Der Bezug zur Neurobiologie der Angst soll hier aber näher erläutert werden.

Wenn eine Panikstörung eine neurobiologische Ursache hat – wie kann dann eine Behandlung wirken, die bei oberflächlicher Betrachtung zunächst nichts mit Molekülen und Neurotransmittern zu tun hat?

Psychotherapie kann nach LeDoux (1996) wirken, indem die Fähigkeit des Patienten gestärkt wird, Vernunft über automatische und körperliche Automatismen zu stellen.

Jemand, der an einem rutschigen steilen Abhang steht, würde automatisch sein Gewicht so verlagern, dass er im Falle eines Sturzes nach hinten (zum Berg) und nicht nach vorne den Abhang (zum Tal) hinunter fallen würde. Es würde

ihn Überwindung kosten, genau das Gegenteil davon zu tun, nämlich sein
Gewicht zum Tal hin zu verlagern. Genau in dieser Situation befindet sich ein
Skianfänger, dessen Skilehrer verlangt, er solle seinen Talski belasten, um weiter
den Berg hinunter fahren zu können. In einer solchen Situation muss das
Bewusstsein, die Vernunft, über das Unbewusste, den Automatismus siegen.
Nach einigen Skistunden wird der aus niedrigeren Hirnregionen kommende
Impuls, sich zur sicheren Seite, also zum Berg hin zu verlagern, durch höhere
kognitive Zentren überwunden, ohne dass darüber noch ein Nachdenken not-
wendig ist.

Genauso muss eine Verhaltenstherapie wie eine Art Skiunterricht gesehen
werden, die einen theoretischen (kognitive Therapie) und einen praktischen Teil
(Exposition) hat. Nachdem die Rationale der Therapie erklärt wurde (kognitiver
Teil) folgen konkrete Übungen vor Ort. Während die Patienten sich zunächst
„überwinden" müssen, sich in die Angst auslösenden Situationen hineinzubege-
ben, geht diese Tätigkeit nach häufiger, massierter Übung langsam zur Routine
über.

Auf die neurobiologische Ebene übertragen, kann die Wirkung einer Verhaltenstherapie wie folgt erklärt werden: Während die „niedrigeren" Zentren wie
Amygdala und periaquäduktales Grau wahrscheinlich nicht durch eine Verhaltenstherapie beeinflusst werden können, kann die Behandlung nach einer Theorie
von Gorman et al. (2000) möglicherweise auf die höheren kortikalen Zentren
einwirken. Kognitiv-behaviorale Therapie, aber eventuell auch andere effektive
Psychotherapien könnten demnach „oberhalb" der Amygdala wirken. Sie reduzieren phobische Vermeidung, indem kontextuale Angst dekonditioniert wird, die
auf dem Hippocampus-Level erlernt wurde. Kognitive Fehlattribuierungen und
abnorme emotionale Reaktionen können reduziert werden, indem die Fähigkeit
des medialen präfrontalen Kortex gestärkt wird, die Amygdala zu inhibieren.
Supprimierende Einflüsse des präfrontalen Cortex auf die Amygdala können zur
Löschung (Extinktion) von Angstreaktionen führen (Abb. 10).

Dieses Modell könnte auch erklären, warum Exposition besser wirkt als
systematische Desensibilisierung. Die meisten Patienten mit einer Agoraphobie
berichten, dass sie sich immer wieder Angst auslösenden Situationen gestellt
haben. Aber offensichtlich war dieses vorsichtige Herantasten nicht erfolgreich,
und eine einzige Panikattacke kann viele halbherzige Versuche zunichte machen.
Während einer mittelmäßigen Panikerkrankung halten sich die Störversuche des
Angstnetzwerkes und die Korrekturversuche der höheren kortikalen Zentren die
Waage; mal gewinnt das eine, mal das andere Zentrum. Nur durch eine massive
Stärkung des „höheren" Zentrums, z.B. im Rahmen einer Überflutungstherapie
kann eine mehr oder weniger dauerhaftes Vormachtsstellung dieses Zentrums
erreicht werden.

Kognitive Therapie und Expositionstherapie führen dazu, dass eine realis-
tischere Bewertung der Gefährlichkeit interner Stimuli vorgenommen wird. Der
neurobiologisch begründeten Überempfindlichkeitsreaktion wird Widerstand
entgegengesetzt. Kognitive Therapie kann die kontextuale Furcht eliminieren,
indem der Patient hinsichtlich somatischer Schlüsselreize desensibilisiert wird.

Dies kann ein Effekt auf das deklarative Gedächtnis sein, das durch den Hippo-campus gesteuert wird. Durch Reizüberflutungstherapie oder kognitive Therapie kann die Löschungsresistenz des sekundär erlernten circulus vitiosus überwunden oder auch die Störung des Serotoninsystems antagonisiert werden.

Neue Gedächtnisinhalte mit positiveren Assoziationen können zu einer Löschung der traumatischen Gedächtnisinhalte führen. Es ist aber zu bedenken, dass der ursprüngliche Abdruck bestehen bleibt, denn er kann durch neue Erfahrungen mit ähnlichen Bedrohungen wiedererweckt werden. Dies erklärt Rückfälle, die auch trotz einer längeren Verhaltenstherapie auftreten können.

Diese Überlegungen zur Wirksamkeit der Verhaltenstherapie sind noch recht spekulativ, und es fragt sich, ob und wie sie in absehbarer Zeit auf ihre Stichhal-tigkeit überprüft werden können.

Es gibt auch Hypothesen, wie Psychotherapie neurobiologische Veränderungen direkt reversibel machen könnte. Psychotherapie könnte auf molekularer Ebene die stressbezogene Genexpression und Proteinsynthese, die sog. Langzeitexpression (Goddard und Charney, 1997) und damit angstbezogene Lernprozesse beeinflussen (Kandel, 1999).

Welche Rolle spielen psychoanalytische Modelle?

Die psychoanalytischen Erklärungsmodelle für Angsterkrankungen werden auf S. 73 beschrieben.

Noch fehlt der Nachweis, dass psychodynamisch orientierte Therapien eine Angststörung auf spezifische Weise bessern können, z.B. indem die Folgen früh-kindlicher Traumatisierungen oder ungünstiger elterlicher Interaktionsmuster kompensiert werden. Dennoch kann vorläufig spekuliert werden, wie solche frühen Erlebnisse eine spätere Angsterkrankung auslösen können.

Traumatische Kindheitserlebnisse können über Jahrzehnte (bewusst oder unbewusst) im Gedächtnis verbleiben und durch verschiedene Stimuli und Stres-soren reaktualisiert werden (s.o.). Wie kann die neurobiologische Basis für das Speichern und Aufrufen dieser Erinnerungen aussehen? Werden junge Ratten von ihrer Mutter getrennt oder unter chronischen Stress gesetzt, kann es zu lebenslang bestehenden Veränderungen der HPA-Achse kommen (siehe Kapitel Einfluss von Stress auf die HPA-Achse, S. 136).

Bei Versuchstieren konnte weiterhin gezeigt werden, dass die Ausreifung von Gehirnsystemen wie z.B. des Serotoninsystems durch sensorische oder soziale Deprivation nachhaltig beeinflusst werden kann (Braun und Bogerts, 2000; Braun und Bogerts, 2001; Braun et al., 2000).

Damit könnte zunächst einmal die Möglichkeit erklärt werden, dass Trauma-tisierungen im 6. Lebensjahr sich später im 36. Lebensjahr in einer Angststörung zum Ausdruck bringen. Nun fehlt allerdings noch der Nachweis, wie diese lebenslangen Gedächtnisspuren wieder gelöscht werden können oder so bearbei-tet werden, dass sie nicht mehr zu Krankheitssymptomen führen. Kann durch das Bewusstmachen einer unbewusst abgespeicherten negativen Erfahrung diese negative Erfahrung gelöscht werden (Deutung, „Katharsis")? Kann durch den Ersatz einer früheren, unzuverlässigen Bindung durch eine neue, zuverlässige

Panikstörung erforderlich und kann bei kontroversen Diskussionen über die
Wirksamkeit von Therapien manchmal die erforderliche Klarheit bringen.

Diagnostik

Als selbstverständlich kann heute angesehen werden, dass in einer wissenschaftlichen Untersuchung die Diagnose mit Hilfe der aktuellen Version der
international anerkannten Diagnosesysteme DSM (diagnostisches und statistisches Manual psychischer Störungen, (APA, 1994)) oder ICD (Internationale
Klassifikation psychischer Störungen, WHO, 1994) erfolgen sollte. Vor Einführung dieser Systeme war es nicht unüblich, sehr heterogene Diagnosegruppen in
einer Untersuchung zusammenzufassen (z.B. „Patienten mit Angstneurosen").
Die Verwendung standardisierter Diagnosekriterien ist außerdem eine Voraussetzung für die Vergleichbarkeit von verschiedener Studien, z.B. in Metaanalysen
(s.u.).

Kontrollgruppe

In der Anfangszeit der Psychotherapieforschung war es üblich, die Erfolge einer
Behandlungsmethode anhand von anekdotischen Einzelfallberichten darzustellen. Auch wenn diese Berichte wertvolle Anregungen geben können, ist es wegen
der zahlreichen Fehlermöglichkeiten indiskutabel, aus solchen Untersuchungen
allgemeingültige Schlussfolgerungen zu ziehen. Auch die Beurteilung einer
größeren Gruppe von Patienten und die Mitteilung, dass sich ein gewisser
Prozentsatz der Patienten gebessert habe, ist nur dann zu verwerten, wenn die
Ergebnisse mit einer Kontrollgruppe verglichen werden. Schon früh wurden
Untersuchungen ohne Kontrollgruppenvergleich kritisiert. Nach der provokanten
Behauptung Eysencks, dass die Wirkung der damaligen psychodynamischen
Therapie nicht über die Spontanheilungsrate hinausgehe (Eysenck, 1952), wurden
zunehmend Kontrollgruppen in der Psychotherapieforschung eingeführt. Niemand
würde sich heute angesichts der Tatsache, dass psychologische Wirkungen einer
starken Subjektivität unterliegen, ausschließlich auf ein „Indianerehrenwort"
verlassen, dass eine bestimmte Behandlungsmethode wirksam sei.
   Bei Kontrollgruppenvergleichen ist es unerlässlich, dass die Nebenbedingungen
für die verglichenen Gruppen gleich gehalten werden. Z.B. dürfen die Patienten in
einer Psychotherapiegruppe nicht noch zusätzlich irgendwelche Psychopharmaka
erhalten, wenn die Wirkung mit einer Medikamentengruppe verglichen wird –
das gleiche gilt natürlich auch umgekehrt.

Spontanheilung

Die Besserung einer psychischen Störung während einer Psychotherapie kann
sich theoretisch aus fünf Faktoren zusammensetzen (siehe hypothetisches Modell,

Tabelle 20): Den ersten Faktor stellt die *Spontanheilung* dar, der zahlreiche psychische Störungen unterliegen. Tennant et al. (1981) fanden, dass die Hälfte einer Stichprobe von neurotischen Patienten einen Monat nach dem Erstinterview eine Remission angaben. Eysenck (1952) setzte die Rate der Spontanheilungen mit 64 % an und behauptete, dass durch die nicht verhaltensmodifizierenden Psychotherapien keine zusätzlichen Effekte erzielt werden können. Nach Untersuchungen von Bergin (1971), Luborsky et al. (1975) und Smith et al. (1980) waren jedoch durchaus über die Spontanheilung hinausgehende Effekte beobachtet worden.

Manchmal wird angezweifelt, dass es bei einer Panikstörung überhaupt eine Spontanheilung gibt. Sieht man sich aber die Altersverteilung der Patienten an, die sich zu einer Behandlung melden, wird klar, dass es spätestens ab dem 40.–50. Lebensjahr bei den meisten Patienten zu einer Spontanheilung kommt (Abb. 6). Auch die Befunde aus Langzeitstudien (siehe Abschnitt „Verlauf", S. 51) lassen auf häufige Spontanheilungsverläufe schließen.

Tendenz zur Regression zum Mittelwert

Zweitens werden Spontanheilungseffekte durch die *„Tendency of regression to the mean"* überlagert (Hsu, 1995). Damit ist folgendes gemeint: Psychische Störungen unterliegen einer Fluktuation der Symptome. Wenn z.B. (hypothetisch) die durchschnittliche Anzahl von Panikattacken bei einer Normstichprobe von Panikpatienten ca. 3,9 Attacken pro Woche beträgt, und ein Patient 16 Panikattacken pro Woche hat, so würde dieser Patient erheblich aus dem Durchschnitt herausfallen (siehe Abb. 15). Da sich die Patienten aber in der Regel gerade dann zu einer Behandlung melden, wenn die Störung einen Höhepunkt erreicht hat, so ist zu erwarten, dass sich – statistisch gesehen – nach einigen Wochen die Anzahl der Panikattacken wieder dem Durchschnitt angleicht. Dies gilt vielleicht nicht für diesen individuellen Patienten, macht sich aber bei einer größeren Stichprobe deutlich bemerkbar. Daher ist die Annahme, dass die Verringerung der Anzahl der Panikattacken nach einigen Wochen ausschließlich auf einem Therapieeffekt beruht, immer einem systematischen Fehler unterworfen.

Placeboeffekt

Drittens unterliegen auch Psychotherapien einem *Placeboeffekt*. Aus zahlreichen placebokontrollierten Medikamentenstudien weiß man, dass diese Effekte – abhängig von der zu behandelnden psychischen Erkrankung – teilweise beträchliche Ausmaße annehmen. In placebokontrollierten Doppelblindvergleichen wurden Responseraten der Placebogruppe bei einer Panikstörung von bis zu 43 % beobachtet (Ballenger et al., 1988). Die hier genannten Responseraten eines Tablettenplacebos setzt sich jedoch aus drei Effekten zusammen, dem Spontanheilungseffekt, der Regression zum Mittelwert und dem eigentlichen Placeboeffekt.

Die Placeboeffekte bei einer Psychotherapie sind komplexer als die einer Placebotablette. Sie entstehen durch die Annahme, an einer wirksamen

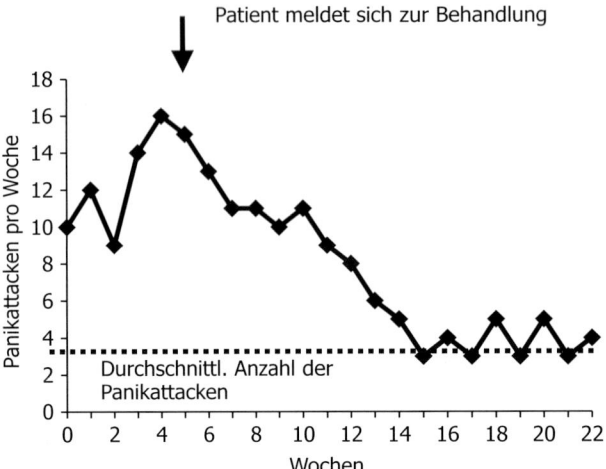

Abb. 15. Tendenz der Regression zum Mittelwert. Wenn die durchschnittliche Anzahl der Panikattacken pro Woche 3,9 beträgt, liegt ein Patient, der 16 Attacken pro Woche hat, weit über dem dem Durchschnitt. Er wird sich gerade dann zur Behandlung melden, wenn die Häufigkeit seiner Panikattacken gerade einen Höhepunkt erreicht hat. Nach einiger Zeit wird sich – statistisch gesehen – der Regression zum Mittelwert folgend, auch ohne Behandlung eine Besserung ergeben

Behandlung teilzunehmen, die Aufhebung der Demoralisierung durch Krankheitssymptome und durch Hoffnung auf Besserung.

Unspezifische Wirkfaktoren

Viertens gibt es sogenannte *unspezifische Effekte*, die für alle Psychotherapierichtungen mehr oder weniger identisch sind. Zu diesen unspezifischen Faktoren gehören Therapeutenvariablen wie emotionale Wärme, Einfühlsamkeit, Intelligenz, Menschenkenntnis, Erfahrung, Reputation u.a., aber auch die Tatsache, überhaupt einen Zuhörer zu haben und ein offenes Ohr für die eigenen Probleme zu finden. Um diese Bedingungen zu erfüllen, bedarf es aber nicht eines langjährig ausgebildeten Psychotherapeuten; diese Bedingungen könnten auch von guten Freunden, der Großmutter oder anderen freundlich zugewandten Personen erfüllt werden. So zeigte sich in einem Vergleich von Strupp und Hadley (1979), dass fachfremde College-Professoren ohne psychotherapeutische Vorkenntnisse bei der Therapie von Patienten ebensolche Erfolge erzielten wie erfahrene Psychotherapeuten.

Spezifische Faktoren

Der fünfte und letzte Faktor ist der *spezifische Effekt*, der eine Therapiemethode von anderen Methoden unterscheidet, der durch die Anwendung von Techniken zustande kommt, die nur für diese eine Methode charakteristisch sind (z.B. das Deuten in der psychoanalytischen Therapie, das „Spiegeln" in der klientenzentrierten Gesprächstherapie oder die Reizüberflutung in der Verhaltenstherapie). Effekte, die durch Therapeutenvariablen wie Sympathie, Intelligenz oder Charisma hervorgerufen werden, können ja nicht einer bestimmten Therapieschule zugute gerechnet werden. Spezifische Techniken sollten von den meisten Absolventen eines Psychotherapieunterrichtes erlernbar sein und unabhängig von Persönlichkeitsvariablen sein. Nur wenn tatsächlich spezifische Effekte vorhanden sind, lässt sich das hinter dem jeweiligen Therapieverfahren stehende Theoriegebäude sichern und kann die langwierige und teure Ausbildung der Therapeuten gerechtfertigt werden.

Luborsky et al. (1975) fällten in einer Metaanalyse mit dem Titel „Everyone has won and all must have prizes" das sog. „Dodo-Verdikt" (nach „Alice in Wonderland"), dass alle Psychotherapieformen (z.B. Psychoanalyse und Verhaltenstherapie) zwar wirksam seien, sich aber nicht in ihrer Wirkung unterscheiden, da nur unspezifische Effekte für die Besserung verantwortlich seien. Smith et al. (1980, S. 108) sowie Grawe et al. (1994) legten später umfangreichere Metaanalysen vor (nach denen doch spezifische Effekte vor allem für die Verhaltenstherapie im Vergleich zu anderen Psychotherapieformen nachweisbar waren).

Überprüfung der Wirkeffekte

Durch die Verwendung verschiedener Kontrollgruppen können die erwähnten Effekte kontrolliert werden (Tabelle 20). Zur Kontrolle der Spontanheilungseffekte könnten Kontrollpatienten mit vergleichbarem Schweregrad der Störung untersucht werden, die sich zur gleichen Zeit zur Behandlung anmelden, aber nicht sofort behandelt werden (sog. „Warteliste"). Während eine Gruppe sofort eine Psychotherapie erhält, wird denjenigen Patienten, die randomisiert der Wartelistengruppe zugeordnet werden, meistens auch eine aktive Behandlung zugesagt, die allerdings erst dann stattfindet, wenn die Behandlung der eigentlichen Untersuchungsgruppe abgeschlossen ist. Durch die Wartelistenbedingung wird zugleich die Tendenz zur Regression zum Mittelwert kontrolliert, da ja die

Tabelle 20. Varianzquellen, die zur Besserung unter einer Psychotherapie beitragen, entsprechende Kontrollgruppen, zu erwartende Effektstärken (Unterschied aktive Behandlung/Kontrollgruppe), notwendige Probandenanzahl

Varianzquelle	Kontrollgruppe	Effektunterschied	Probandenzahl
Spontanheilung	Warteliste	stark	niedrig
Regression zum Mittelwert	Warteliste	↑	↓
Placeboeffekt	psychologisches Placebo		
Unspezifischer Effekt	unspezifische Psychotherapie		
Spezifischer Effekt	Referenzpsychotherapie	gering	hoch

behandelten Patienten und die Kontrollgruppe beide dem gleichen Regressions-
effekt unterliegen.

Placeboeffekte können durch den Vergleich mit einer „*Pseudopsychotherapie*"
(„*psychologisches Placebo*") untersucht werden. Unter einem psychologischen
Placebo versteht man, dass mit dem Patienten Gespräche stattfinden, bei denen
versucht wird, alle bekannten spezifischen psychotherapeutischen Techniken
auszuklammern (aber auch alle unspezifischen Effekte). Der Behandler müsste
versuchen, mit dem Patienten neutral und emotionslos über belanglose Dinge zu
reden (Beispiel: Loerch et al., 1999).

Wenn eine Vergleichsstudie eine Pseudopsychotherapie-Bedingung beinhaltet,
müssen die Patienten vor ihrer Zustimmung zu der Studie darüber informiert
werden, dass sie möglicherweise an einer Scheinbehandlung teilnehmen (allerdings werden sie nicht darüber informiert, welcher von beiden Bedingungen sie
zugeordnet wurden). Dieser „*informed consent*" führt allerdings zu einer Verzer-
rung der tatsächlichen Verhältnisse: die Patienten in der Placebogruppe könnten
ja von der Erwartungshaltung beeinflusst werden, dass sie mit 50%iger Chance
an der aktiven Therapie teilnehmen, was zu einer Verbesserung der Symptomatik im Vergleich zu einer Nichtbehandlung führen kann. Umgekehrt haben die
Teilnehmer der aktiven Behandlungsgruppe die Erwartungshaltung, dass sie mit
50%iger Chance an einer Placebotherapie teilnehmen, wodurch die Besserung
geringer ausfallen kann, als wenn die aktive Therapie offen durchgeführt wird.
Die Besserungskurven der aktiven und der Placebobedingung nähern sich so an;
im Vergleich zu den tatsächlichen Verhältnissen ist also der Placebo-Verum-
Unterschied artifiziell vermindert (siehe Abb. 16). Die Existenz solcher Erwartungseffekte konnte nachgewiesen werden. Der Placebo-Verum-Unterschied ist
bei nicht-informierten Patienten größer als bei informierten (Kleijnen et al., 1994).
Das gilt auch für die Psychotherapie: Die aktive Bedingung führte in Verhaltens-
therapieuntersuchungen zu höheren Effektstärken, wenn eine Nicht-Behandlung
als Kontrollgruppe verwendet wurde als wenn ein psychologisches Placebo benutzt
wurde (Bowers und Clum, 1988).

Das heißt auch, dass in einer Metaanalyse nicht die Wirkung einer Behandlung
in einer offenen Studie mit der Wirkung in einer kontrollierten Studie verglichen
werden kann, da es sonst durch die unterschiedlichen Erwartungshaltungen zu
Verzerrungen der Effektstärken kommen kann.

Nicht ganz von den Placeboeffekten zu trennen sind die unspezifischen Effekte.
Ein Beispiel für eine Methode, die solche Effekte abschätzen kann, ist die oben
erwähnte Untersuchung von Strupp und Mitarbeitern. Bei dieser Technik führen
psychotherapeutische Laien Gespräche mit Patienten, ohne spezifische Techniken
anzuwenden, die ihnen ja nicht geläufig sind, sondern sie versuchen, unspezifische
Effekte wie Emotionalität, Wärme, einfühlendes Verstehen gezielt einzusetzen.

Spezifische Effekte lassen sich relativ leicht untersuchen, indem sie bei einer
Patientengruppe angewendet werden und bei einer anderen gezielt ausgelassen
werden, während alle anderen experimentellen Bedingungen gleich gehalten
werden. Sind spezifische Effekte nachgewiesen worden, können sie nun noch
mit einer *Referenzpsychotherapie* verglichen werden, also mit einer Behand-

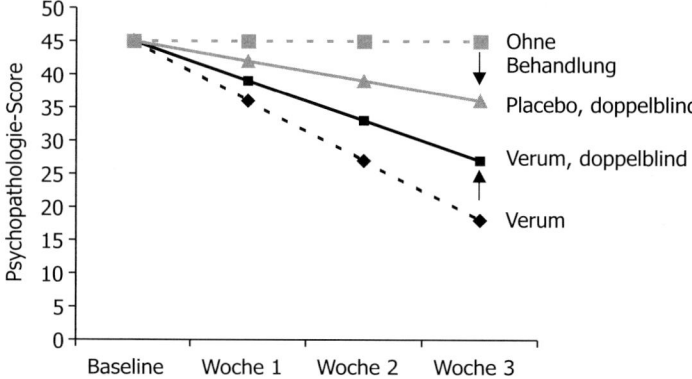

Abb. 16. Erwartungshaltungen in placebokontrollierten Studie. Durch die Information über die Teilnahme an einer placebokontrollierten Studie nähern sich Placebo- und Verumgruppe an, so dass die Unterschiede im Vergleich zu den realen Bedingungen geringer erscheinen als sie in Wirklichkeit sind, da in der Placebogruppe die positive Erwartung besteht, zu 50 % das aktive Medikament zu erhalten, in der Verumgruppe dagegen die negative Erwartung, zu 50 % Placebo zu erhalten

lungstechnik, die sich bereits im Kontrollgruppenvergleich als wirksam gezeigt hatte.

Verblindung der Studienbedingung

In einer Psychotherapieuntersuchung ist eine Verblindung schwieriger, aber nicht unmöglich. Besonders dann, wenn der Untersucher mit dem Therapeuten identisch ist, kann eine „expectation bias" in der Richtung erwartet werden, dass die eigene Behandlung zu positiv eingeschätzt wird (Smith et al., 1980, S. 126) Es kann jedoch ein sogenannter *„blinder Rater"* eingesetzt werden – das heißt, dass ein Untersucher sämtliche Patienten mit Hilfe von Fremdbeurteilungsskalen untersucht, ohne zu wissen, an welcher Therapiebedingung sie teilgenommen haben.

Randomisierung

Selbstverständlich müssen die Patienten den verschiedenen Bedingungen (z.B. Entspannungtraining oder Psychotherapie) nach einer Zufallsauswahl zugeordnet werden. Wenn sich nämlich die Patienten aussuchen könnten, an welcher der Versuchbedingungen sie teilnehmen möchten, würde das Ergebnis durch Erwartungshaltungen beeinflusst werden – d.h. derjenige, der sich für eine bestimmte Therapierichtung entscheiden würde, würde von vornherein durch diese Behandlung eher eine Besserung erwarten. Ebenso darf die Zuweisung zu den Behandlungsbedingungen nicht dem Untersucher überlassen werden, da

dieser sich ebenso von bestimmten Erwartungen leiten lassen könnte – indem
er zum Beispiel die leichter kranken Patienten der einen, die schwerer kranken
einer anderen Therapie zuweisen würde, was einen unfairen Vergleich zur
Folge hätte.

Retrospektive vs. prospektive Untersuchung

Manchmal ist es üblich, die Behandlungsverläufe von Patienten, die er in der
Vergangenheit behandelt hat, nachträglich zu bewerten und sie auch mit unbehandelten Patienten zu vergleichen (*retrospektive Untersuchung*). Auch solche
Untersuchungen können wertvolle Erkenntnisse liefern; sie haben jedoch den
entscheidenden Nachteil, dass bestimmte Kontrollfunktionen, wie Randomisierung, Kontrollgruppe, Gleichhaltung der äußeren Bedingungen u.a. nicht eingesetzt werden können. Valide wissenschaftliche Aussagen sind daher fast nur durch
prospektive Untersuchungen zu erhalten.

Metaanalysen

Nicht selten werden veröffentlichte Ergebnisse von Wirksamkeitsuntersuchung-
en mit Hilfe metaanalytischer Methoden (Rosenthal, 1984; Smith und Glass,
1977) miteinander verglichen. Obwohl ja in den verschiedenen Studien oft verschiedene Skalen verwendet werden, kann man die Studienergebnisse dennoch
vergleichen, wenn man sogenannte Effektstärken berechnet (z.B. Cohen's *d*;
Cohen, 1988, oder Rosenthal's *r*; Rosenthal, 1984), allerdings nur, wenn in den
Publikationen die Parameter (z.B. Mittelwert, Standardabweichung, Patienten-
zahl) ordnungsgemäß angegeben wurden. Auf diese Weise können „Äpfel mit
Birnen verglichen" werden, also z.B. die HAMA-Werte aus einer Untersuchung
mit den CGI-Werten aus einer anderen. Dies hat den Vorteil, dass die Ergebnisse
aus vielen Untersuchungen „gepoolt" werden können. Während in direkten
Vergleichsuntersuchungen meist nur überprüft wird, ob sich zwei Bedingungen
hinsichtlich der Skalenwerte nach Beendigung der Therapie unterscheiden, aber
die Größe dieses Unterschieds bei der Beurteilung meist keine Rolle spielt, können Metaanalysen darüber hinaus auch die Effektstärken vergleichen. Außerdem
kann dadurch, dass die Versuchspersonen aus mehreren Studien gepoolt werden,
die Power erhöht werden.
   Allerdings wurden metaanalytische Verfahren wegen der zahlreichen methodologischen Fehlermöglichkeiten kritisiert:

– die Auswahl der Studien kann willkürlich erfolgen
– da fast alle Studien mehrere unterschiedliche Skalen verwenden, kann die Auswahl der zu vergleichenden Skalen willkürlich erfolgen
– gute und schlechte Studien gehen gleichermaßen in die Bewertung ein

– die Patienten in den Stichproben können unterschiedlich sein (z.B. leichter kranke Patienten in einer Stichprobe)
– die Ergebnisse werden in einer Studie können auch durch *Erwartungseffekte* beeinflusst werden. Ein Vergleich einer placebokontrollierten Studie mit einer offenen könnte unfair sein, da die Patienten in der Placebostudie z.B. zu 50 % die Erwartung haben könnten, in der Placebogruppe zu sein. Erwartungseffekte spielen zum Beispiel auch bei Vergleichen zwischen Medikamenten und Psychotherapie eine Rolle, wenn die Patienten randomisiert werden (ein Patient könnte ja gegen seinen Wunsch in die Medikamentengruppe randomisiert werden).

Dauer der Behandlung

Die meisten Untersuchungen zur Beurteilung von Psychotherapien wurden über einen kurzen Zeitraum von z.B. 12 Wochen durchgeführt. Die Gründe hierfür sind nicht nur Finanzierungs- oder Zeitprobleme, sondern er auch das Problem der „drop-outs". Je länger eine Studie dauert, desto mehr Patienten beenden naturgemäß die Studie vorzeitig, z.B. wegen mangelnder Wirksamkeit, Unzufriedenheit mit dem Psychotherapeuten, wegen bereits eingetretener Besserung oder aus vielfältigen anderen Gründen. Würde man z.B. eine Studie über einen Zeitraum von einem Jahr durchführen, könnte die Drop-out-Rate so hoch sein, dass die Repräsentativität substantiell gefährdet werden könnte. Von Kritikern wird daher eingewendet, dass bestimmte Effekte einer Psychotherapie während eines kurzen Zeitraums von 12 Wochen noch gar nicht eintreten können. Andererseits muss man sich fragen, ob Psychotherapien, deren Effekte erst nach jahrelanger Therapie eintreten, nicht von vornherein als geringerwertig zu beurteilen wären, als Methoden, deren Erfolge schon bereits nach 12 Wochen sichtbar sind.

Optimale Stichprobenumfänge

Für eine Evaluationsstudie muss der *optimale Stichprobenumfang* gewählt werden. Der Stichprobenumfang ist abhängig von der gewählten *Irrtumswahrscheinlichkeit (α-Niveau)*, der Wahl der *Teststärke (Power, $1 - \beta$)* sowie von dem als relevant angesehenem *Effekt* (Cohen, 1962; Cohen, 1988). Wenn α und β konstant bleiben, kann dies auf eine einfache Formel gebracht werden: je geringer die zu erwartende Effektstärke, desto höher muss die erforderliche Versuchspersonenanzahl sein, um einen Unterschied nachzuweisen (Tabelle 20). Wird der Stichprobenumfang für zwei zu vergleichende Gruppen zu gering gewählt, besteht die Gefahr, dass ein in Wirklichkeit vorhandener Unterschied zwischen diesen beiden Therapiebedingungen durch die Studie nicht entdeckt wird (*Typ II-* oder *β-Fehler*). Wird andererseits der Stichprobenumfang zu groß gewählt, kann unter Umständen ein statistisch signifikantes Ergebnis entstehen, das jedoch keine *praktische Signifikanz* hat, da die Unterschiede so marginal sind, dass sie vom Patienten kaum bemerkt werden. Es würde ein angeblicher Erfolg einer Psychotherapie vorgetäuscht werden, der im klinischen Alltag nicht bemerkbar wäre.

Optimale Stichprobenumfänge sollten durch vorherige Versuchsplanung berechnet werden (siehe Bortz, 1993). An dieser Stelle ist es auch wichtig, zwei Arten von Untersuchungen zu unterscheiden. Bei einem Vergleich mit einer Wartelistenbedingung oder Pseudopsychotherapie ist eine relativ geringe Probandenanzahl pro Gruppe ausreichend, um eine Entscheidung treffen zu können, ob die neue Behandlungsgruppe sich von der Kontrollbedingung abhebt oder nicht, da für den Unterschied zwischen Warteliste/Placebo und einer wirksamen Therapie ein relativ großer Effektunterschied erwartet wird (Tabelle 20). In der Regel sollten solche Untersuchungen mit ca. 50–80 Probanden pro Untersuchungsbedingung durchgeführt werden. Wird dagegen eine neue Psychotherapie mit einer bewährten Methode verglichen („Referenzvergleich") , so wird aus statistischen Gründen eine erheblich größere Probandenanzahl, z.B. 100–200 pro Untersuchungsbedingung (!), benötigt, um sicher sagen zu können, dass die neue Psychotherapierichtung der alten zumindestens ebenbürtig ist (Testung auf Gleichwirksamkeit). Dies liegt daran, dass der Effektunterschied zwischen der neuen und der bewährten Behandlung relativ gering sein sollte.

Sehr häufig findet man bei den im Kapitel „Wirksamkeit von Therapien bei Panikstörung und Agoraphobie" (S. 199) aufgeführten Studien als Ergebnis eine Gleichwirksamkeit von verschiedenen Behandlungsmethoden (z.B. Tabelle 25, S. 206). Dies ist oft darauf zurückzuführen, dass die Studien „underpowered" waren, d.h., dass die Versuchspersonenzahl für den geplanten Vergleich zweier Methoden entweder von vornherein zu gering geplant war oder aber die finanziellen oder personellen Mittel nicht für größere Probandenzahlen reichten.

Follow-up-Untersuchungen

Die meisten Psychotherapeuten gehen davon aus, dass eine Psychotherapie nicht nur so lange wirkt, wie sie angewendet wird, sondern auch über die Beendigung der Behandlung hinaus eine dauerhafte Besserung bestehen bleibt. Dies kann nur durch eine *Follow-up-Untersuchung (Katamnese)* überprüft werden. Solche Untersuchungen sind allerdings methologisch kritisch zu betrachten.

Ein Beispiel: vor und nach einer dreimonatigen Psychotherapie werden psychometrische Skalen angewendet (siehe Abb. 17). Nach dem dreimonatigen Therapiezeitraum erhält der Patient keine weitere Psychotherapie mehr; nach einem weiteren Dreivierteljahr werden erneut die Rating-Skalen erhoben. Es würde nicht ausreichen, nur diese Gruppe zu untersuchen und aus einem weiteren Abfall der Skalenwerte nach der behandlungsfreien Periode den Schluss zu ziehen, dass die untersuchte Psychotherapie dauerhafte Behandlungserfolge bewirkt hat (denn dieser weitere Abfall könnte ja durch eine Spontanheilung verursacht sein). Die behandelte Patientengruppe muss also mit einer Kontrollbedingung verglichen werden. Dies würde bedeuten, dass eine Gruppe von Patienten ein Jahr lang überhaupt keine Behandlung oder lediglich eine „Pseudopsychotherapie" für die ersten 3 Monate erhält. Dies wird teilweise aus ethischen Gründen als problematisch angesehen. Außerdem kann während der therapiefreien Zeit kaum kontrolliert werden, ob die Patienten nicht noch an anderen Behandlungsmaßnahmen teilnehmen. In der Regel werden bei einer dreimonatigen Studie andere mögliche Therapieeinflüsse kontrolliert, d.h. dass der Patient, der an einer Studie teilnimmt, nicht gleichzeitig Psychopharmaka einnehmen, am autogenen Training oder an einer Gestalttherapie teilnehmen kann. Wie kann aber kontrolliert werden, was der Patient in dem Dreivierteljahr nach Beendigung der Therapie bis zur Endbeurteilung macht? Es ist praktisch kaum möglich, sicherzustellen, dass die Patienten nicht andere Psychotherapeuten aufsuchen oder Benzodiazepine einnehmen. Oft werden solche Follow-up-Untersuchungen in Form einer brieflichen Befragung durchgeführt. So ist es von vornherein sehr schwierig, eine methodologisch abgesicherte, glaubwürdige Follow-up-Studie durchzuführen.

Zudem kommt es bei solchen lang durchgeführten Untersuchungen zu zahlreichen drop-outs, so dass am Ende die statistische Auswertung oft nur noch auf wenigen Patienten basiert.

Klinische Beobachtungen, dass die eine oder andere Behandlungsmethode dauerhaftere Therapieerfolge im Vergleich zu einer anderen hat, sind also schwer durch kontrollierte Studien nachzuweisen. Sich aber andererseits nur auf klinische Beobachtungen zu verlassen wäre auch falsch, da diese zu sehr durch subjektive Faktoren beeinflusst werden.

Qualitätskontrolle

Im Rahmen der neuen Psychotherapiegesetzgebung wurde kürzlich in Deutschland ein wissenschaftlicher Beirat eingesetzt, der die Wirksamkeit von Psychotherapie-

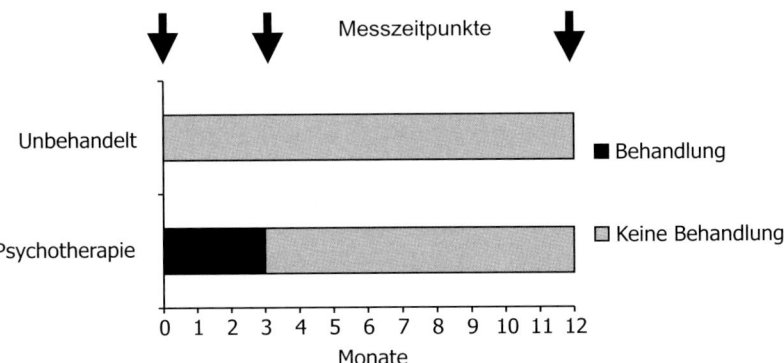

Abb. 17. Schema für Follow-up-Untersuchungen. Bei einer Follow-up-Untersuchung wird eine Patientengruppe 3 Monate lang behandelt; eine Kontrollgruppe bleibt unbehandelt. Beide Gruppen werden zu Beginn, nach der Behandlungsphase und nach weiteren 9 Monaten ohne Behandlung erneut untersucht

formen überprüfen soll, die die Kassenzulassung beantragt haben (Margraf und Hoffmann, 2000). Hierdurch wird möglicherweise eine Zunahme methodologisch einwandfreier Wirksamkeitsuntersuchungen stimuliert.

Methodologische Probleme bei der Effizienzbeurteilung von Medikamentenstudien

Regulatorische Fragen

Für die Zulassung eines Psychopharmakons gibt es genaue Vorschriften. Nationale und internationale Zulassungsbehörden prüfen neben Studien zur Sicherheit die vorgelegten klinischen Studien zur Wirksamkeit und erteilen dann eine Zulassung für eine Diagnose nach DSM-IV oder ICD-10, z.B. „Panikstörung". In Deutschland ist das Bundesamt für Artneimittel und Medizinprodukte (BfArM) zuständig. Die Zulassung erfolgt jedoch im europäischen Rahmen und wird durch Richtlinien der europäischen Gemeinschaft bestimmt (European Agency for the Evaluation of Medicinal Products; EMEA). In den USA wird die Zulassung durch die „Food and Drug Administration" (FDA) geregelt. Da Medikamente heute stets international entwickelt werden, erfolgt die Zulassung oft weltweit. Die Herstellerfirmen sind daher bemüht, die klinischen Studien so durchzuführen, dass sie nicht nur den nationalen, sondern den weltweiten Ansprüchen an die Qualität einer Studie genügen.

Kontrollgruppe

Bevor ein Psychopharmakon zugelassen wird, wird verlangt, dass es sich in mehreren placebokontrollierten doppelblinden Studien als wirksam erwiesen hat. Bei einer Doppelblindstudie ist zunächst weder dem Patienten noch dem Arzt bekannt, ob der Patient das Placebo oder das Verum erhält. Die Patienten werden nach dem Zufallsprinzip der einen oder anderen Bedingung zugewiesen. Nach der Beendigung der kompletten Studie, d.h. wenn der letzte der geplanten Patienten die Studie beendet hat, wird ein sogenannter *„code break"* durchgeführt, d.h. dass nachgesehen wird, welcher Patient welche Substanz erhalten hat.

Ein Placeboeffekt wird konsistent in Studien mit Patienten mit einer Panikstörung gefunden, z.B. 43 % bei Ballenger et al. (1988). Dies ist umso bemerkenswerter, als die an einer Studie teilnehmenden Patienten über die Möglichkeit aufgeklärt werden müssen, dass sie ein Scheinmedikament erhalten. Ein Placeboeffekt konnte auch beim Vergleich von Placebopatienten einer Doppelblindstudie mit einer „no pills"-Gruppe nachgewiesen werden (Mavissakalian, 1987). Allerdings wurde die „Blindheit" pharmakologischer Studien in Frage gestellt, da ja erfahrene Ärzte, aber auch die Patienten anhand der Nebenwirkungen vermuten könnten, ob es sich bei dem Medikament um das Verum oder das Placebo handelt (Margraf et al., 1991). In einer Studie mit dem Benzodiazepin Alprazolam hatten die Untersucher zu 82 % korrekt die Alprazolam-Bedingung identifiziert und 78 % die Placebogruppe (die Patienten zu 73 % bzw. 70 %) (Basoglu et al., 1997). Allerdings kann eine Benzodiazepinmedikation wegen der sedierenden Nebenwirkungen wahrscheinlich besser erkannt werden als eine Behandlung mit selektiven Serotoninwiederaufnahmehemmern.

Der hier angesprochene „Placeboeffekt" setzt sich, ähnlich wie im vorigen Kapitel für die Psychotherapien beschrieben, in Wirklichkeit aus drei verschiedenen Faktoren zusammen :

– der Spontanheilung
– der Regression zum Mittelwert und
– dem eigentlichen Placeboeffekt

Die Besserung einer psychischen Störung durch ein Medikament kann sich also theoretisch aus vier Faktoren zusammensetzen (siehe Abb. 18). Relevant für die Beurteilung einer Medikamentenwirkung ist natürlich nur der spezifische Effekt.

Messung der Therapieeffizienz mit Skalen

In allen Therapieeffizienzuntersuchungen wird der Therapieerfolg mit Hilfe von psychometrischen Skalen gemessen.

Eine Angstskala, die den Schweregrad der Panikstörungen und Agoraphobie messen soll, sollte mit den Diagnosesystemen DSM und ICD kompatibel sein. Die meisten Angstskalen, die allerdings in den letzten Jahren in Panikstudien eingesetzt wurden, sind vor der Einführung des DSM-III entwickelt worden. Sie sind daher nicht speziell auf die Verwendung bei dem klar definierten Bild der Panikstörung konstruiert worden, sondern allgemein für Patienten mit Angstneurosen (von denen Patienten mit einer Panikstörung nur einen Teil ausmachen).

Die Bestimmung des Schweregrades der Panikstörung ist mit gewissen methodischen Problemen verbunden, da die Angsterkrankung von komplexer Natur ist. Das Wohlbefinden von Patienten mit Panikstörung wird durch verschiedene Faktoren eingeschränkt. Ein Beispiel: ein Patient kann z.B. unter häufigen Panikattacken mit Vernichtungsangst leiden. Seine Lebensqualität ist vor allem durch das Erleben dieser Angstzustände eingeschränkt. Ein anderer Patient hat aber

Spontanbesserung	Regression zum Mittelwert	Placeboeffekt	Spezifischer Therapieeffekt

Abb. 18. Faktoren, die zur Besserung einer psychischen Störung durch ein Medikament beitragen

vielleicht keine Panikattacken mehr, da er alle Angst auslösenden Situationen „erfolgreich" vermeidet. Die Bewegungsfreiheit dieses Patienten ist vor allem durch dieses Vermeidungsverhalten eingeschränkt. Wenn bei der Bestimmung des Schweregrades der Panikstörung nur die Anzahl der Panikattacken gezählt würde, würde der zweite Patient einen niedrigen Schweregrad erhalten, obwohl er ebenso wie der andere Patient schwer beeinträchtigt ist. Mit einem umfassenden Messinstrument zur Bestimmung des Schweregrades der Panikstörung oder Agoraphobie müssten beide Patienten einen hohen Wert erhalten. Im Folgenden sollen die Anforderungen für ein solches umfassendes Messinstrument diskutiert werden.

A-priori-Festlegung der Erfolgskriterien

Oben wurde angesprochen, dass es zu einer umfassenden Beurteilung eines Therapieerfolges gut wäre, mehrere psychometrische Skalen anzuwenden, um auszuschließen, dass entweder „nur am Symptom herumgedoktort" wurde oder eine zu unspezifische globale Beurteilung durchgeführt wurde. Bei der Verwendung mehrerer Skalen erhöht sich allerdings das Risiko eines Typ-I- oder α-Fehlers.

Ein Beispiel: Ein Untersucher verwendet 10 verschiedene Skalen zur Messung seines Therapieerfolges. Lediglich bei einer dieser Skalen ergibt sich ein signifikanter Unterschied von $p = 0{,}04$. Durch Verwendung mehrerer Skalen wurde das Risiko erhöht, allein durch Zufall ein statistisch signifikantes Ergebnis zu erhalten. Bei Verwendung von 10 Skalen müsste der Untersucher sein α-Niveau durch 10 teilen. Bei dem üblichen α-Niveau von $p < 0{,}05$ ergibt dies $p < 0{,}005$. Nur Ergebnisse, die dieses Niveau unterschreiten, wären signifikant. Der Wert von $0{,}04$ wäre demnach nicht mehr signifikant (eine etwas weniger konservative Korrektur kann mit Hilfe des Bonferroni-Holm-Verfahrens durchgeführt werde; Holm, 1979). Um diese Adjustierung zu umgehen, müssen a priori das Haupteffizienzmaß festgelegt werden, nach denen die sogenannte Entscheidung erfolgt, ob die neue Behandlung nun als wirksam angesehen wird oder nicht. Nur wenn diese Skala ein signifikantes Ergebnis zeigt, kann die Studie als positiv angesehen werden.

Die Verwendbarkeit bisheriger Angstskalen für Untersuchungen mit Panikpatienten

Es existierten bereits zahlreiche Skalen zur Erfassung der Symptomatologie bei Angsterkrankungen, z.B. die Fremdbeurteilungsskalen Hamilton Anxiety Scale (HAMA, Hamilton, 1959), Anxiety Status Inventory (ASI; Zung, 1971; Zung, 1976) oder Clinician-Rated Anxiety Scale (CRAS; Marks und Sheehan; siehe Albus et al., 1990) sowie die Selbstbeurteilungsfragebögen State-Trait Anxiety Inventory (STAI, Spielberger et al., 1979), Beck Anxiety Scale (BAI, Beck et al.,

1988) oder Symptom-Checkliste SCL-90-R (Derogatis et al., 1976). Die meisten Angstskalen haben einen sehr ähnlichen Aufbau: Sie bestehen aus einer Liste körperlicher und psychischer Ausdrucksformen der Angst, die in ihrem Schweregrad beurteilt werden sollen. Bei diesen Skalen wird kein Unterschied gemacht, ob die Angst in Form von Angstattacken (wie bei der Panikstörung) oder als Dauerzustand (wie bei der generalisierten Angst) auftreten. Die häufig verwendete Hamilton-Angstskala enthält z.B. keine Instruktionen für die Beurteilung von Panikattacken (Bech et al., 1984).

In den bisherigen Untersuchungen zur Panikstörung war die Bestimmung des Schweregrades der Störung mit methodischen Problemen behaftet. Da bisher keine Panikskala existierte, wurden für manche Untersuchungen mit Panikpatienten spezielle Skalen, z.B. für die Panikattackenfrequenz, erdacht, die allerdings nicht standardisiert oder validiert waren. Es wurden wegen des Fehlens einer umfassenden Panikskala in den meisten Untersuchungen eine ganze Testbatterie aus mehreren Skalen angesetzt, was mit unnötigem Zeit- und Kostenaufwand verbunden war. Es wurden Skalen verwendet, deren Items nur zu einem geringen Teil mit dem speziellen Problem der Patienten mit einer Panikstörung zu tun haben (z.B. SCL-90-R mit 90 Items aus dem gesamten neurotischen Formenkreis, von denen nur 10 Angst und 7 Phobien erfassen). Wenn der Schweregrad einer Störung nur mit Hilfe mehrerer Skalen eingeschätzt werden kann, entstehen außerdem statistische Probleme (Erhöhung des α-Fehlers). Es wurden z.T. Skalen mit einer geringen Sensibilität zur Unterscheidung zwischen Verum und Placebo verwendet. Wegen der Vielzahl methodologischer Probleme bei der Schweregradbestimmung bei der Panikstörung wurde die Entwicklung einer speziellen Panikskala als notwendig angesehen (Bandelow, 1995; Bandelow et al., 1995a).

Die Panik- und Agoraphobie-Skala (P&A)

Die Panik- und Agoraphobie-Skala (P&A) (Bandelow, 1997; Bandelow, 1999) enthält 13 Fragen (Items) mit einer fünfstufigen Likert-Skala (0 bis 4). Je zwei oder drei Items werden zu 5 Subscores zusammengefasst (Tabelle 21). Die Skala findet sich im Anhang (S. 307).
Sie hat folgende Vorteile:

- Die ist kompatibel mit den diagnostischen Kriteria DSM-IV und ICD-10.
- Sie wurde speziell zur Feststellung des Schweregrades sowie für die Überwachung des Therapieerfolges bei psychotherapeutischen oder medikamentösen Behandlungen entwickelt.
- Fünf Komponenten, die die Lebensqualität bei Panikpatienten einschränken, werden durch die fünf Subscores erfasst:

  • Panikattacken,
  • agoraphobische Vermeidung,
  • antizipatorische Angst,

Tabelle 21. Die Items der P&A

Subscore	Item
1. Panikattacken	A.1. Panikattacken: Frequenz A.2. Panikattacken: Intensität A.3. Panikattacken: Dauer
2. Agoraphobische Vermeidung	B.1. Agoraphobie: Häufigkeit der Vermeidung B.2. Agoraphobie: Anzahl der Situationen B.3. Agoraphobie: Relevanz der vermiedenen Situationen
3. Antizipatorische Angst	C.1. Antizipatorische Angst: Häufigkeit C.2. Antizipatorische Angst: Intensität
4. Einschränkung	D.1. Einschränkung: Familie, Partnerschaft D.2. Einschränkung: soziale Veranstaltungen, Freizeit D.3. Einschränkung: Beruf/Hausarbeit
5. Gesundheitsbefürchtungen	E.1. Sorgen um gesundheitliche Schäden E.2. Annahme einer organischen Krankheit

- Einschränkung (Familie und Partnerschaft, soziale und Freizeitaktivitäten, Arbeit)
- Gesundheitsbefürchtungen (Befürchtung einer körperlichen Erkrankung)

– Der Gesamtwert, der durch Addieren aller Items entsteht, kann als Haupteffizienzkriterium eines Wirksamkeitsnachweises verwendet werden.
– Mit Hilfe der Skala können differenzielle Wirkungen verschiedener Behandlungsformen getrennt betrachtet werden: Eine Expositionstherapie könnte z.B. ihre Hauptwirkung im Bereich der agoraphobischen Vermeidung ausüben, ein Medikament dagegen vorwiegend im Bereich der antizipatorischen Angst.
– Es sind zwei verschiedene Versionen der Skala verfügbar: eine Fremdbeurteilungsversion, die vom Untersucher nach Befragung des Patienten ausgefüllt wird, sowie eine Selbstbeurteilungsversion, die vom Patienten ausgefüllt wird.
– Die Skala wurde zeitökonomisch konstruiert. Die Fremdbeurteilungsskala kann von geübten Untersuchern in 5 bis 10 Minuten ausgefüllt werden.
– Übersetzungen in Afrikaans, dänisch, englisch, französisch, hebräisch, italienisch, japanisch, niederländisch, polnisch, portugiesisch, russisch, schwedisch, spanisch, türkisch und ungarisch sind vorhanden.

Nach einer Erhebung über in Panikstudien verwendbare Skalen hat die P&A zahlreiche Vorteile gegenüber anderen Skalen (Bouchard et al., 1997). Die Skala wurde zunächst in einer Querschnittsuntersuchung an 235 (Bandelow, 1995) und später an 452 Patienten (Bandelow, 1999) untersucht. Hier ergaben sich zufriedenstellende Ergebnisse für die Gütekriterien der Skala. Die Anwendbarkeit wurde in mehreren klinischen Studien (Bandelow et al., 2000b; Bandelow et al., 1999; Bandelow et al., 1998; Biber und Alkın, 1999; Broocks et al., 1998; Pande et al., 2000; Ströhle et al., 2000) gezeigt.

Paniktagebuch

Für wissenschaftliche Untersuchungen, aber auch in der klinischen Praxis ist es manchmal sinnvoll, die Häufigkeit der Panikattacken objektiv mit Hilfe eines Tagebuches festzustellen. Ein Beispiel für ein solches Tagebuch findet sich auf (S. 308).

Wirksamkeit von Therapien bei Panikstörung und Agoraphobie

In dem folgenden Kapitel werden nun ausführlich die Studien besprochen, mit denen die Wirksamkeit von psychotherapeutischen, medikamentösen und anderen Behandlungsmethoden bei Patienten mit Panikstörung und Agoraphobie durchgeführt worden sind.

Mit computergestützter Literatursuche wurden alle verfügbaren Studien zur Behandlung von Panikstörung und Agoraphobie beschafft, die bestimmte Kriterien erfüllten:

- einheitliche Patientenstichprobe – ausschließlich Patienten mit Panikstörung und/oder Agoraphobie (bzw. getrennte Darstellung der Ergebnisse, wenn auch andere Diagnosen in der Studie eingeschlossen waren);
- Verwendung von DSM-Kriterien
- ausreichend große Stichprobe
- prospektive Untersuchung
- Randomisierung
- Angabe der verwendeten psychometrischen Skalen
- Veröffentlichung in einer wissenschaftlichen Zeitschrift mit peer-review-Verfahren
- vollständige Angabe der statistischen Eckdaten

Da nur Studien in die Tabellen aufgenommen wurden, die diese Grundvoraussetzungen weitgehend erfüllen, wurde darauf verzichtet, die vorliegenden Studien nach ihrer Qualität zu werten, da jede Auswahl der Qualitätsmerkmale subjektiv sein muss. Dennoch darf nicht unerwähnt bleiben, dass viele der ausgewerteten Studien Mängel aufwiesen. Am häufigsten wurden die folgenden Designfehler gefunden:

- zu geringe Versuchspersonenanzahl, besonders bei Testung auf Gleichwirksamkeit
- Verwendung ungeeigneter Skalen (z.B. solche, die nicht validiert wurden)
- Nichtfestlegung des Haupteffizienzkriteriums
- unkontrollierte Anwendung von Psychopharmaka in Psychotherapieuntersuchungen
- Verwendung ungeeigneter statistischer Verfahren (z.B. parametrische statt non-parametrische Tests bei Verwendung von Ordinalskalen; siehe Munzel und Bandelow (1998)

Zur Vereinfachung der Ergebnisdarstellung wurde ein globales Maß der Effektivität benutzt, d.h., wenn mehrere Skalen unterschiedliche signifikante Ergebnisse erbrachten, wurde bewertet, welche Tendenz die Mehrzahl der untersuchten Skalen erbrachte (da nicht immer die Haupteffizienzkriterien angegeben wurden).

In den Tabellen der folgenden Kapitel werden manche Studien mehr als einmal aufgeführt, nämlich jeweils unter den Behandlungsformen, die in ihnen angewendet wurden. Insgesamt wurden 154 Akutstudien analysiert. Davon wurden 86 mit einer medikamentösen Therapie, 38 mit einer Psychotherapie und 30 mit beiden Modalitäten durchgeführt.

Wirksamkeit von psychotherapeutischen Methoden

Verhaltenstherapie

Difficilis est tenere, quae acceperis, nisi exerceas[7]

Plinius

In diesem Kapitel werden Wirksamkeitsuntersuchungen zur Verhaltenstherapie referiert. Zur praktischen Durchführung verhaltenstherapeutischer Techniken sei auf S. 282 verwiesen.

Die Wirkung behavioraler Psychotherapien bei Agoraphobie wurde seit Beginn der 60er Jahre untersucht. Die zuerst entwickelte verhaltenstherapeutische Methode war die *systematische Desensibilisierung* (siehe Tabelle 22: Überblick über verhaltenstherapeutische Techniken). Diese Technik zeigte sich bei Patienten mit verschiedenen Ängsten und Phobien in 3 von 5 Studien der psychodynamischen Therapie überlegen (Gelder et al., 1967; Gillan und Rachman, 1974; Lazarus, 1961). Kein Unterschied zeigte sich in den Studien von Pierloot und Vinck (1978) und Zitrin et al. (1978). Im Rahmen der Weiterentwicklung der Verhaltenstherapie wurde später die *in-vivo-Expositionstherapie* eingeführt, die sich bei agoraphoben Patienten der systematischen Desensibilisierung als überlegen erwies (Marks, 1987).

Bei einem Teil der Patienten mit Panikstörung besteht allerdings keine oder zumindest keine relevante Agoraphobie, und auch Patienten mit Agoraphobie haben unerwartete Panikattacken. Nur ein Teil der Panikattacken tritt in typischen agoraphoben Situationen auf (de Beurs et al., 1994). So sind der Expositionstherapie Grenzen gesetzt: die nicht situationsgebundenen Panikattacken können nicht behandelt werden. Daher wurden sogenannte *kognitive* Methoden entwickelt, die die Panikattacken direkt angehen.

Seit der Neudefinition des Begriffe „Panikstörung" und „Agoraphobie" im DSM-III sind zahlreiche Studien erschienen, die die Wirksamkeit einer Verhal-

---

[7] Es ist schwer, Gelerntes zu behalten, wenn man nicht praktisch übt.

Tabelle 22. Verhaltenstherapeutische Techniken in historischer Reihenfolge

Methode	Beschreibung
Systematische Desensibilisierung (Wolpe, 1958)	Zusammen mit dem Psychotherapeuten werden die Angst auslösenden Stimuli nach dem „Angstgrad" in eine hierarchische Reihenfolge gebracht. Der Patient muss sich dann *in der Vorstellung (Imagination)* mit diesen Stimuli konfrontieren, wobei von weniger Angst auslösenden Stimuli bis zu den intensiveren Stimuli nach und nach gesteigert wird. Bei Aufkommen von Angst wird die Übung abgebrochen. Das Ziel ist Lernen neuer, adäquater Reaktionen.
Expositionstherapie (Marks, 1987)	Der Patient wird in der Realität („in vivo") mit den Angst auslösenden Stimuli konfrontiert (er muss z.B. in einem überfüllten Bus fahren). In der Regel wird der Patient unmittelbar und massiv mit starken Reizen überflutet (flooding). Dabei kommt es durch Ermüdung zu einem Abflauen der Angstreaktion (fading).
Kognitive Verhaltenstherapie (Beck, 1988)	Da gutartige körperliche Sensationen wie beschleunigter Herzschlag von Patienten mit einer Panikstörung als Zeichen einer drohenden Katastrophe fehlinterpretiert werden, werden diese negativen Kognitionen im Dialog mit dem Patienten modifiziert.

tenstherapie im Kontrollgruppenvergleich (Vergleiche einer Psychotherapie mit einer Warteliste-Kontrollgruppe, einem psychologischen Placebo „Pseudopsychotherapie", Relaxation oder einem Pillenplacebo) untersuchten (Tabelle 23). Vorwiegend wurden diese Studien mit der klassischen Expositionstherapie, mit kognitiven Methoden oder mit Kombinationen beider Modalitäten durchgeführt. Die Expositionstherapie bei Agoraphobie war in 7 von 9 Studien besser wirksam als die Kontrollgruppe, während die kognitive Therapie bei Panikstörung mit Agoraphobie in 10 von 14 Untersuchungen wirksamer war als die Kontrollbedingung.

Weiterhin wurden einige Studien ohne Kontrollgruppe durchgeführt, die alle im Vorher-Nachher-Vergleich eine Wirkung zeigten (Tabelle 24).

Wirksamkeit bestimmter Techniken

Verschiedene Vorgehensweisen in der Verhaltenstherapie wurden im Detail untersucht. In der Tabelle 25 werden einige Untersuchungen aufgeführt, die verschiedene verhaltenstherapeutische Techniken miteinander vergleichen. Viele dieser Studien wurden allerdings mit niedrigen Versuchspersonenanzahlen durchgeführt, so dass nicht auszuschließen ist, dass das häufig vorkommende Ergebnis „Gleichwirksamkeit zweier Techniken" manchmal auf dem Typ-II-Fehler beruht (siehe S. 191). Vielleicht wurden die Gruppenunterschiede auch dadurch verwischt, dass die Patienten in einigen Studien zusätzlich Psychopharmaka einnehmen durften, was zum Teil auch im beträchtlichen Ausmaß geschah.

Tabelle 23. Vergleiche psychologischer Therapien mit einer Kontrollgruppe (Warteliste, psychologisches Placebo, Relaxation, medikamentöses Placebo). In Spalte 3 sind hinter der Behandlung die Patientenzahlen angegeben. Es bedeutet zum Beispiel „kognitive Therapie 26/24": 26 Patienten haben die Behandlung mit kognitiver Therapie begonnen („intent-to-treat"), 24 davon haben die Studie abgeschlossen („according to protocol"). ≥ bedeutet: Überlegenheit nicht in der überwiegenden Anzahl von Skalen gezeigt. *Exposition* = Expositionstherapie (meist Flooding); *PDA* = Panikstörung mit oder ohne Agoraphobie; *Relaxation* = Progressive Relaxation; ? = keine Angabe

Autoren	Diagnose	Behandlung, Patientenzahl (intent-to-treat/abgeschlossen)	Wirksamkeit (Post-treatment)
Bakker et al., 1999	DSM-III-R PDA	Paroxetin 38/32, Clomipramin 39/32, kognitive Therapie 38/35, Placebo 39/32	Paroxetin = Clomipramin > kognitive Therapie = Placebo
Barlow et al., 1989	DSM-III-R Panikstörung ohne oder mit geringgradiger Agoraphobie	Exposition + kognitive Therapie 16/15, Exposition + kognitive Therapie + Relaxation 20/16, Relaxation 15/10, Warteliste 16/15 (psychotrope Medikation erlaubt)	Exposition + kognitive Therapie = Exposition + kognitive Therapie + Relaxation > Relaxation = Warteliste
Barlow et al., 2000	DSM-III-R PDA	kognitive Therapie 77/56 Imipramin 83/51 Placebo 24/14 kognitive Therapie + Imipramin 65/47 kognitive Therapie + Placebo 63/45	Imipramin > kognitive Therapie > Placebo[8] Imipramin + kognitive Therapie > kognitive Therapie Imipramin + kognitive Therapie = Imipramin
Beck et al., 1992	DSM-III PDA	kognitive Therapie 17/17, psychologisches Placebo 16/14 (psychotrope Medikation erlaubt)	kognitive Therapie > psychologisches Placebo
Black et al., 1993	DSM-III PDA	Fluvoxamin 25/23, kognitive Therapie 25/20, Placebo 25/23	Fluvoxamin > kognitive Therapie = Placebo
Broocks et al., 1998	DSM-IV PDA	Clomipramin 15/15, Ausdauertraining 15/11, Placebo 15/11	Clomipramin > Ausdauertraining > Placebo

---

[8] Responderanalyse

Tabelle 23. Fortsetzung

Studie	Diagnose	Gruppen (n)	Ergebnis
Chambless et al., 1982	DSM-III Agoraphobie mit Panikattacken	Exposition in der Imagination ?/8, Exposition in der Imagination + Methohexiton ?/7, psychologisches Placebo ?/6	Exposition in der Imagination > Exposition in der Imagination + Methohexiton = psychologisches Placebo
Clark et al., 1994	DSM-III PDA	kognitive Therapie 20/20, Imipramin 20/20, Relaxation 20/19, Warteliste 16/16 (bei allen Patienten zusätzlich Selbstexposition; psychotrope Medikation erlaubt)	kognitive Therapie = Imipramin > Relaxation > Warteliste
Gould et al., 1993	DSM-III-R PDA	kognitive Therapie 9/9, Selbsthilfe mit Manual 12/11, Warteliste 12/11 (psychotrope Medikation erlaubt)	Selbsthilfe mit Manual > kognitive Therapie = Warteliste 12/11
Gould und Clum, 1995	DSM-III-R PDA	kognitive Therapie + Selbstexposition 15/12, Warteliste 15/13 (psychotrope Medikation erlaubt)	kognitive Therapie + Selbstexposition > Warteliste
Klosko et al., 1990	DSM-III-R PDA	Alprazolam 17/16, Placebo 18/11, kognitive Therapie 18/15, Warteliste 16/15	kognitive Therapie > Placebo = Warteliste kognitive Therapie = Alprazolam Alprazolam = Placebo
Lidren et al., 1994	DSM-III-R PDA	Selbsthilfe mit Manual 12/?, kognitive Gruppentherapie 12/?, Warteliste 12/? (psychotrope Medikation erlaubt)	Selbsthilfe mit Manual = kognitive Gruppentherapie > Warteliste
Margraf et al., 1993	DSM-III-R PDA	kognitive Therapie 20/17, Exposition 20/16, kognitive Therapie + Exposition 20/20, Warteliste 20/? (psychotrope Medikation erlaubt)	kognitive Therapie = Exposition = kognitive Therapie + Exposition > Warteliste
Marks et al., 1983	DSM-III Agoraphobie mit Panikstörung	Exposition + Imipramin ?/12, Exposition + Placebo ?/10, Relaxation + Imipramin ?/11, Relaxation + Placebo ?/12 (bei allen Patienten zusätzlich Selbstexposition)	Imipramin = Placebo Exposition > Relaxation Imipramin = Exposition Exposition + Imipramin = Exposition + Placebo = Relaxation+Imipramin = Relaxation + Placebo
Marks et al., 1993	DSM-III Agoraphobie mit Panikstörung	Exposition + Alprazolam 40/34, Exposition + Placebo 37/34, Relaxation + Alprazolam 38/34, Relaxation + Placebo 39/31	Exposition > Alprazolam > Relaxation = Placebo

Tabelle 23. Fortsetzung

Autoren	Diagnose	Behandlung, Patientenzahl (intent-to-treat/abgeschlossen)	Wirksamkeit (Post-treatment)
Mavissakalian und Michelson, 1983	Agoraphobie	Imipramin + Exposition ?/12, Exposition + Placebo ?/12, Imipramin?/14, Placebo ?/11 (in allen Gruppen Selbstexposition)	Imipramin + Exposition = Exposition + Placebo = Imipramin > Placebo
Mavissakalian und Michelson, 1986a	DSM-III Agoraphobie mit Panikstörung	Imipramin + Exposition + Selbstexposition ?/14, Exposition + Placebo + Selbstexposition ?/17, Imipramin + Selbstexposition ?/17, Placebo + Selbstexposition ?/14	Imipramin > Exposition = Placebo
McNamee et al., 1989	DSM-III Agoraphobie mit Panikstörung	Selbstexposition13/6, Relaxation 10/8 (telefonisch) (psychotrope Medikation erlaubt)	Selbstexposition > Relaxation (telefonisch)
Michelson et al., 1988	DSM-III Agoraphobie mit Panikstörung	Exposition 28/26, paradoxe Intention 31/26, Relaxation 29/25	Exposition = paradoxe Intention = Relaxation
Shear et al., 1994	DSM-III-R PDA	kognitive Therapie 24/20, nicht-direktives Zuhören (psychologisches Placebo) 21/21	kognitive Therapie = nicht-direktives Zuhören (psychologisches Placebo)
Swinson et al., 1995	DSM-III-R PDA	kognitive Therapie per Telefon + Manual 24/20, Warteliste 24/22 (psychotrope Medikation erlaubt)	kognitive Therapie per Telefon + Manual > Warteliste
Telch et al., 1993	DSM-III-R PDA	kognitive Gruppentherapie 34/34, Warteliste 33/33 (psychotrope Medikation erlaubt)	kognitive Gruppentherapie > Warteliste
Telch et al., 1995	DSM-III-R PDA	kognitive Gruppentherapie 126/112, Warteliste 30/28 (psychotrope Medikation erlaubt)	kognitive Gruppentherapie > Warteliste
Williams und Falbo, 1996	DSM-III-R PDA	kognitive Therapie 14/14, Exposition 12/12, kognitive Therapie + Exposition 13/13, Warteliste 9/9 (psychotrope Medikation erlaubt)	Exposition = kognitive Therapie + Exposition > kognitive Therapie > Warteliste

Tabelle 24. Psychotherapiestudien ohne Kontrollgruppenvergleich

Autoren	Diagnose	Behandlung, Patientenzahl (intent-to-treat/abgeschlossen)	Wirksamkeit (Prae-post)
Bandelow et al., 1998	DSM-IV PDA	Imipramin + Selbstexposition 38/37	ja
Clark et al., 1985	Panikstörung (entspricht DSM-III)	kognitive Therapie 19/18	ja
Fava et al., 1995	DSM-III-R PDA	Exposition 110/93	ja
Hand et al., 1986	Agoraphobie	Exposition + Panikmanagement 112/85	ja
Hegel et al., 1994	DSM-III-R PDA	Alprazolam + kognitive Therapie 25/22	ja
Keijsers et al., 1994	DSM-III-R PDA	Exposition 69/60 (Antidepressiva erlaubt)	ja
Michelson et al., 1990	DSM-III-R PDA	kognitive Therapie 10/10	ja
Pollack et al., 1994	DSM-III-R	kognitive Gruppentherapie 15/15	ja
Salkovskis et al., 1986	Panikstörung (entspricht DSM-III)	kognitive Therapie 9/9	ja

Verschiedene kognitive Techniken

Kognitive Therapie mit paradoxer Intention wirkte besser als kognitive Therapie mit self-statements (Mavissakalian et al., 1983b). Die Methode der paradoxen Intention wurde bereits vor Jahrzehnten von Viktor Frankl beschrieben. Bei der paradoxen Intention wird den Patienten vermittelt, dass sie, je mehr sie versuchen, der Angst auszuweichen und nicht an sie zu denken, um so stärker Angst bekommen würden. Daher sollten sie stattdessen versuchen, sich in die Angst hineinzusteigern, um sie paradoxerweise weniger zu verspüren. Im Gegensatz dazu müssen die Patienten bei der self-statement-Behandlung (nach Meichenbaum) negative Kognitionen gegen positive austauschen, um die aufkommende Angst abzuschwächen, also in etwa das Gegenteil der paradoxen Intention tun.

Exposition vs. kognitive Therapie

In einer kleinen Studie konnte kein Unterschied zwischen Exposition und kognitiver Therapie festgestellt werden (Bouchard et al., 1996). Margraf et al. (1993) fanden keinen Unterschied zwischen kognitiver Therapie, abgestufter Expositionstherapie, oder einer Kombination aus beiden. In einer Untersuchung (Hoffart, 1995) war eine Therapiebedingung, die in-vivo-Konfrontation beinhaltete, nicht besser wirksam als kognitive Therapie. Williams und Falbo (1996) fanden bei einigen Maßen eine stärkere Wirkung der Exposition als bei der kognitiven Therapie.

Tabelle 25. Vergleiche zwischen verschiedenen Psychotherapietechniken. Abkürzungen und Erläuterungen siehe Tabelle 23, S. 202

Autoren	Diagnose	Behandlung, Patientenzahl (intent-to-treat/abgeschlossen)	Wirksamkeit (Post-treatment)
Arnow et al., 1985	DSM-III PDA	Exposition + Paar-Kommunikationstraining 12/12, Exposition + Paarentspannung 12/12	Exposition + Paar-Kommunikationstraining > Exposition + Paarentspannung
Borden et al., 1991	DSM-III PDA	kognitive Therapie („Panic Education") 9/9, kognitive Therapie („guided imaginal coping") 10/10	kognitive Therapie („Panic education") = kognitive Therapie („guided imaginal coping")
Bouchard et al., 1996	DSM-III-R PDA	Exposition 14/14, kognitive Therapie 14/14 (psychotrope Medikation erlaubt)	Exposition = kognitive Therapie
Brown et al., 1997	DSM-III-R PDA	kognitive Therapie mit Exposition (interozeptive Stimuli) 19/15 kognitive Therapie (Standard) 21/17 (psychotrope Medikation erlaubt)	kognitive Therapie mit Exposition (interozeptive Stimuli) = kognitive Therapie (Standard)
Côté et al., 1994	DSM-III-R PDA	kognitive Therapie (therapeutengeleitet) 11/10, kognitive Therapie (reduzierter Therapeutenkontakt) 12/11 (psychotrope Medikation erlaubt)	kognitive Therapie (therapeutengeleitet) = kognitive Therapie (reduzierter Therapeutenkontakt)
Craske und Rodriguez, 1994; Craske et al., 1989	DSM-III-R PDA	Exposition + interozeptive Konfrontation 20/16, Exposition + Ablenkung von internalen Reizen 20/14 (psychotrope Medikation erlaubt)	Exposition + interozeptive Konfrontation = Exposition + Ablenkung von internalen Reizen
Craske et al., 1997	DSM-III-R PDA	kognitive Therapie + Exposition (mit interozeptiver Konfrontation) 27/20, kognitive Therapie + Exposition (mit Atemtraining) 23/18	kognitive Therapie + Exposition (mit interozeptiver Konfrontation) = kognitive Therapie + Exposition (mit Atemtraining) 23/18

Tabelle 25. Fortsetzung

de Beurs et al., 1995	DSM-III-R PDA	Fluvoxamin + Exposition 24/19, Placebo + Exposition 24/19, panic management + Exposition 24/20, Exposition 24/18	Fluvoxamin + Exposition > Placebo + Exposition = panic management + Exposition = Exposition
Emmelkamp und Wessels, 1975a	Agoraphobie	Exposition in vivo 7/6, Exposition in der Imagination 7/6, Exposition in vivo + Exposition in der Imagination 7/6	Exposition in vivo > Exposition in der Imagination = Exposition in vivo + Exposition in der Imagination
Ghosh und Marks, 1987	DSM-III Agoraphobie	Exposition 14/12, Selbstexposition mit Hilfe eines Buches 15/13, Selbstexposition mit Computer 17/13	Exposition = Selbstexposition mit Buch = Selbstexposition mit Computer
Gould et al., 1993	DSM-III-R PDA	kognitive Therapie 9/9, Selbsthilfe mit Manual 12/11, Warteliste 12/11 (psychotrope Medikation erlaubt)	Selbsthilfe mit Manual > kognitive Therapie = Warteliste 12/11
Hand et al., 1974	Agoraphobie	Exposition in Gruppen 12/11; Exposition 13/10	Exposition in Gruppen > Exposition
Hoffart und Martinsen, 1990	DSM-III-R Agoraphobie	psychodyamische Therapie + Exposition 37/37, psychodynamische Therapie 32/32	psychodynamische Therapie + Exposition > psychodynamische Therapie
Hoffart, 1995	DSM-III-R Agoraphobie	kognitive Therapie 26/23, guided mastery (Exposition) 26/23	kognitive Therapie = guided mastery (Exposition)
Klein et al., 1983	Agoraphobie und „gemischte Phobie" (entspricht DSM-III PDA)	systematische Desensibilisierung + Imipramin 52/40, psychodynamische Therapie + Imipramin 56/41	systematische Desensibilisierung + Imipramin = psychodynamische Therapie + Imipramin
Lidren et al., 1994	DSM-III-R PDA	Selbsthilfe mit Manual 12/?, kognitive Gruppentherapie 12/?, Warteliste 12/?;	Selbsthilfe mit Manual = kognitive Gruppentherapie > Warteliste
Margraf et al., 1993	DSM-III-R PDA	kognitive Therapie 20/17, Exposition 20/16, kognitive Therapie + Exposition 20/20, Warteliste 20/? (psychotrope Medikation erlaubt)	kognitive Therapie = Exposition = kognitive Therapie + Exposition > Warteliste

Tabelle 25. Fortsetzung

Autoren	Diagnose	Behandlung, Patientenzahl (intent-to-treat/abgeschlossen)	Wirksamkeit (Post-treatment)
Mavissakalian et al., 1983b	DSM-III Agoraphobie	kognitive Therapie (paradoxe Intention) 13/12, kognitive Therapie (self-statement) 13/12 (bei allen Patienten zusätzlich Selbstexposition; psychotrope Medikation erlaubt)	kognitive Therapie (paradoxe Intention) > kognitive Therapie (self-statement)
Michelson et al., 1988	DSM-III Agoraphobie mit Panikstörung	Exposition 31/25, paradoxe Intention 31/26, Relaxation 29/25 (bei allen Patienten zusätzlich Selbstexposition)	Exposition = paradoxe Intention = Relaxation
Newman et al., 1997	DSM-III-R PDA	kognitive Therapie (therapeutenbegleitet) 10/9, kognitive Therapie (computergestützt) 10/9 (psychotrope Medikation erlaubt)	kognitive Therapie (therapeutenbegleitet) > kognitive Therapie (computergestützt)
Öst et al., 1993	DSM-III-R PDA	Applied Relaxation 15/15, Exposition 16/15, kognitive Therapie 16/15, (bei allen Patienten zusätzlich Selbstexposition; psychotrope Medikation erlaubt)	Applied Relaxation = Exposition = kognitive Therapie
Öst und Westling, 1995	DSM-III-R PDA	Applied Relaxation 19/17, kognitive Therapie 19/19 (psychotrope Medikation erlaubt)	Applied Relaxation = kognitive Therapie
Teusch et al., 2001	DSM-III-R PDA	klientenzentrierte Gesprächstherapie 28/22, klientenzentrierte Gesprächstherapie + Exposition 40/32	klientenzentrierte Gesprächstherapie = klientenzentrierte Gesprächstherapie + Exposition

Eine kognitive Therapie, bei der eine Exposition mit interozeptiven Stimuli durchgeführt wurde (z.B. willkürliche Hyperventilation in der Psychotherapeutenpraxis), war nicht besser wirksam als eine kognitive Standardtherapie (Brown et al., 1997; Craske et al., 1989).

Verschiedene Expositionstechniken

Die Überflutungstherapie kann auch in der Imagination durchgeführt werden (Chambless et al., 1982), d.h., dass der Patient – vom Therapeuten angeleitet –, versucht, sich extreme Angst auslösende Situationen in die Vorstellung zu rufen. Diese sicherlich zeitsparende Technik war aber weniger gut wirksam als Exposition in vivo (Emmelkamp und Wessels, 1975b).

Eine Kombination aus Panik-Management und Exposition war nicht besser wirksam als Exposition allein (de Beurs et al., 1995). Psychodynamische Therapie mit Exposition war einer reinen psychodynamischen Therapie überlegen (Hoffart und Martinsen, 1990).

Häufigkeit der Sitzungen

Wöchentliche Sitzungen werden eher empfohlen als tägliche, um die Drop-out-Rate niedrig zu halten (Emmelkamp und Wessels, 1975b). Bei massierter Exposition kann es zu höheren Rückfallraten kommen (Jansson und Öst, 1982). Andere Untersuchungen fanden keinen Unterschied zwischen massierter und wöchentlicher Exposition (Craske und Rodriguez, 1994).

Abgestufte vs. nicht abgestufte Exposition

Das Expositionstraining kann entweder mit weniger Furcht einflößenden Situationen begonnen werden und dann langsam gesteigert werden oder aber gleich mit einer massiven Überflutung begonnen werden. Da viele Patienten schon mehr oder minder erfolglose Selbstversuche mit einer abgestuften Exposition hinter sich haben, bevor sie sich zu einer Psychotherapie melden, erscheint die Überflutungstherapie schon allein intuitiv erfolgversprechender. Dies wurde durch eine offene Langzeitstudie bestätigt: die nicht-abgestufte Exposition war beim 5-Jahres-Follow-up wirksamer als abgestufte Exposition (Fiegenbaum, 1988).

Instruktionen während der Exposition

Auch die Instruktionen des Therapeuten während der Exposition wurden untersucht. Ein hohes Angstlevel scheint für einen Therapieerfolg nicht notwendig zu sein (Emmelkamp und Mersch, 1982). Die Instruktionen der Patienten, bei einem zu hohen Angstlevel die Angst auslösende Situation zu verlassen und die Situation erst wieder nach Abschwellen der Angst aufzusuchen, waren ebenso erfolgreich wie eine langdauernde Exposition ohne die Möglichkeit zur Flucht (de Silva und Rachman, 1984).

Exposition in Gruppen vs. individuelle Exposition

Die Exposition in kohäsiven Gruppen von 4–5 Patienten scheint besser zu wirken als die individuelle Exposition (Hand et al., 1974).

Therapeutengestützte Exposition vs. Selbstexposition

Neben der klassischen Expositionstherapie, bei der der Patient während der Exposition vom Psychotherapeuten begleitet wird, wird diese Behandlung auch ohne psychotherapeutische Begleitung durchgeführt. Die Selbstexposition war ebenso wirksam wie die therapeutenbegleitete Exposition oder kognitive Therapie, wie eine Studie mit Patienten mit verschiedenen Phobien (Al-Kubaisy et al., 1992) und zwei Studien mit Agoraphobie- und Panikpatienten zeigten (Ghosh und Marks, 1987; Lidren et al., 1994). Die therapeutenbegleitete Expositionstherapie hat gegenüber der Selbstexposition einige Nachteile: höhere Kosten, höherer Zeitaufwand für den Psychotherapeuten, organisatorische Probleme und vor allem die Tatsache, dass die Durchführung eine längere Ausbildung des Therapeuten erfordert und damit nicht für alle Patienten zur Verfügung steht. Die Selbstexposition kann durch Manuale (Ghosh und Marks, 1987; Lidren et al., 1994) oder durch Computerprogramme (Ghosh und Marks, 1987) gestützt werden. Newman et al. (1997) stellten allerdings fest, dass die therapeutengestützte kognitive Therapie besser wirkte als eine durch Palmtops gestützte „Selbsttherapie".

Gould et al. (1993) verglichen eine „Bibliotherapie", bei der sich die Patienten mit Hilfe eines Manuals selbst halfen, mit einer kognitiven Einzeltherapie. Nur die Bibliotherapie hob sich von der Wartelisten-Kontrollbedingung ab, während die Einzeltherapie nur in wenigen Skalen besser wirkte.

Systematische Desensibilisierung

Die systematische Desensibilisierung, kombiniert mit Imipramin unterschied sich in einer Studie nicht von psychodynamisch orientierter Therapie plus Imipramin (Klein et al., 1983).

Therapeutenvariablen

Williams und Chambless (1990) beobachteten, dass agoraphobe Patienten, die ihre Therapeuten so einschätzten, dass sie umsorgender, engagierter und fähiger waren, das Selbstvertrauen der Patienten zu stärken, bessere Erfolge in der in-vivo-Exposition vorwiesen. Das Problem solcher korrelationalen Studien ist, dass man nicht ausschließen kann, dass Patienten, die von einer Psychotherapie profitierten, ihren Therapeuten eher günstig einstufen.

Patientenvariablen

Patientencharakteristika, die einen guten Therapieerfolg vorhersagen, wurden relativ selten untersucht. Frühe Berichte über eventuelle schädliche Auswirkungen einer erfolgreichen Expositionstherapie auf eine eheliche Beziehung (Hand und Lamontagne, 1976) wurden nicht in kontrollierten Studien untersucht. Manche Studien beschrieben einen negativen Einfluss von Eheproblemen auf den Erfolg einer Expostionstherapie (z.B. Bland und Hallam, 1981), andere konnten dies nicht bestätigen (Himadi et al., 1986).

Wenig ist bekannt über die Erschwernis der Therapie durch Komplikationen oder Zweiterkrankungen wie Alkoholmissbrauch, Depressionen und anderen psychischen oder somatischen Krankheiten, da die Designs der kontrollierten Studien solche Patienten von vorneherein ausschließen.

Follow-up-Untersuchungen in der Verhaltenstherapie

Es wird allgemein angenommen, dass eine Verhaltenstherapie eine dauerhafte Wirkung hat; d.h. dass z.B. Patienten, die 3 Monate lang behandelt wurden, nach einem weiteren Dreivierteljahr ohne Behandlung im Vergleich mit einer Kontrollgruppe (Warteliste oder psychologisches Placebo) bessere Ergebnisse zeigen. Es existieren nur 6 solche Katamnesestudien. Die meisten wurden im Rahmen eines Vergleichs von Verhaltenstherapie mit Medikamenten durchgeführt (siehe Tabelle 48, S. 259).

Bezüglich des Vergleichs zwischen Verhaltenstherapie und der Kontrollbedingung ergaben sich folgende Befunde:

- In der Studie von Barlow et al. (2000) war nach 6 Monaten Follow-up ein signifikanter Unterschied zwischen kognitiver Therapie und Placebo feststellbar (siehe Tabelle 48, S. 259); allerdings waren nur noch 3 Patienten in der Placebogruppe übrig geblieben, da von Anfang an nur 24 Placebopatienten in diese Studie eingeschlossen worden waren (siehe Tabelle 48, S. 259). Die Validität dieses Vergleichs ist damit ernsthaft in Frage gestellt.
- In der Studie von Clark et al. (1994) war die kognitive Therapie nach 9 Monaten besser wirksam als die als Kontrollbedingung mitgeführte Relaxationstherapie, aber nur in 5 von 14 Skalen, so dass das Ergebnis nach Anwendung der Bonferroni-Korrektur nicht mehr signifikant bleibt[9].
- Craske et al. (1991) untersuchten verschiedene verhaltenstherapeutische Techniken und fanden nach 6 Monaten noch einen Unterschied zur Relaxation, nach 24 Monaten jedoch nicht mehr.
- Marks et al. (1983) fanden nach 6 Monaten Follow-up keinen Unterschied zwischen der Expositionsbehandlung und der Kontrollgruppe Relaxation + Placebo;

---

[9] Es wurde keine Bonferroni-Korrektur angewendet. Bei der Auswertung von 14 Skalen sinkt das α-Niveau von 0,05 auf 0,0037.

Cohen et al. (1984) fanden nach 24 Monaten Follow-up der Marks-Studie keinen Unterschied zwischen Exposition + Placebo und Relaxation + Placebo.
- In einer Untersuchung von Mavissakalian und Michelson (1986b) war nach 12 und 24 Monaten kein Unterschied zwischen Exposition + Placebo + Selbstexposition und Placebo + Selbstexposition feststellbar.
- 6 Monate nach Beendigung einer kognitiven Therapie war kein Unterschied zu einer Gruppe feststellbar, die mit „Pseudopsychotherapie" behandelt worden war (Shear et al., 1994).
- Nur in einer Studie von Marks et al. (1993) waren nach 6 Monaten die Patienten in der Expositionsgruppe im Vergleich zur Relaxation signifikant gebessert.

Betrachtet man die Ergebnisse dieser Studien, fällt es schwer, eine monate- oder jahrelang nach Therapieende anhaltende spezifische Wirkung einer Verhaltenstherapie bei Panikstörung und Agoraphobie als bewiesen anzusehen. Nur eine von sieben Studien zeigte einen unzweifelhaften Unterschied zwischen aktiver Therapie und Kontrollbedingung. Wohlgemerkt: dies heißt nicht, dass *keine* Wirkung feststellbar war. Dies hätte man nur durch einen Vergleich mit einer Wartelistenbedingung herausfinden können. Solche Vergleiche liegen nicht vor. Das Ergebnis heißt lediglich, dass sich die Verhaltenstherapie nicht von einem Tablettenplacebo bzw. von einer Pseudopsychotherapie abhob, so dass kein *spezifischer* Effekt nachweisbar ist. Festzustellen ist auch, dass es den Patienten in allen Behandlungsgruppen bei der Nachuntersuchung besser ging als vor der Behandlung.

Dieses Ergebnis erscheint trotzdem kontraintuitiv und entspricht nicht der gängigen Meinung, dass eine Psychotherapie bei einer Panikstörung eine dauerhafte Wirkung hat. Daher muss die Frage gestellt werden, ob das enttäuschende Ergebnis an der Methodik der Studien liegt. Zum einen sind die Stichprobenzahlen der meisten Studien so gering, dass fehlende Unterschiede möglicherweise durch eine zu geringe Power zu erklären sind.

In drei dieser Studien wurde zudem Relaxation (Muskelentspannungstraining) als Kontrollgruppe verwendet. Es fragt sich, ob es sich dabei um eine reine Placebobedingung handelt (allerdings beruht der Wirknachweis in den Akutstudien oft auf einer Überlegenheit der Verhaltenstherapie gegenüber der Relaxation). Nimmt man dies an, müsste man sagen, dass eine dauerhafte Wirksamkeit der Verhaltenstherapie nicht nachgewiesen ist. Hält man dagegen die Relaxation für wirksam, sind die Follow-up-Studien für diese Fragestellung wertlos, da keine echte Kontrollbedingung mitgeführt wurde.

Dann wären weitere, großangelegte, methodologische saubere Studien notwendig, um zu überprüfen, ob sich eine Verhaltenstherapie im Follow-up nicht doch von einer Kontrollbedingung abhebt.

Eine Erklärungsmöglichkeit wäre, dass die relativ kurze Behandlungszeit in den Akut-Studien nicht ausgereicht hatte, um eine dauerhafte Wirkung zu erzielen. Andererseits muss auch ernsthaft die Möglichkeit in Betracht gezogen werden, dass im Laufe der Zeit eine Abschwächung der Wirkung der Verhaltenstherapie stattfindet und die Patienten sich von Zeit zu Zeit in eine „Auffrischungstherapie" begeben müssten. Nach einer Metaanalyse über Studien zur

Tabelle 26. Follow-up-Untersuchungen mit Verhaltenstherapie. Abkürzungen und Erläuterungen siehe Tabelle 23, S. 202

Autoren	Diagnose	Behandlung	Follow-up-Ergebnis nach n Monaten ohne Behandlung
Barlow et al., 2000	DSM-III-R PDA	kognitive Therapie 28/25, Imipramin 25/20, Placebo 3/3, kognitive Therapie + Imipramin 30/25, kognitive Therapie + Placebo 30/26	6 Monate: Imipramin = Placebo Imipramin = kognitive Therapie kognitive Therapie ≥ Placebo kognitive Therapie + Imipramin = kognitive Therapie + Placebo kognitive Therapie + Imipramin = kognitive Therapie kognitive Therapie + Imipramin = Imipramin
Clark et al., 1994	DSM-III PDA	kognitive Therapie 20/16, Imipramin 20/16, Relaxation 20/16 (bei allen Patienten zusätzlich Selbstexposition) (Betablocker und Benzodiazepine erlaubt)	9 Monate: kognitive Therapie > Imipramin = Relaxation
Cohen et al., 1984	DSM-III Agoraphobie	Exposition + Imipramin 12/12, Exposition + Placebo 10/10, Relaxation + Imipramin 10/10, Relaxation + Placebo 10/10 (bei allen Patienten zusätzlich Selbstexposition)	24 Monate: Exposition + Imipramin = Exposition + Placebo ≥ Relaxation + Imipramin = Relaxation + Placebo
Craske et al., 1991 Follow-up von Barlow et al., 1989	DSM-III-R PDA	interoceptive Exposition + kognitive Therapie 16/8, interoceptive Exposition + kognitive Therapie + Relaxation 6, Relaxation 15/9	6 Monate: interoceptive Exposition + kognitive Therapie ≥ Exposition + kognitive Therapie = Exposition + kognitive Therapie + Relaxation > Relaxation 24 Monate: kein signifikanter Unterschied

Tabelle 26. Fortsetzung

Autoren	Diagnose	Behandlung	Follow-up-Ergebnis nach n Monaten ohne Behandlung
de Beurs et al., 1999 Follow-up von de Beurs et al., 1995	DSM-III-R PDA	Fluvoxamin + Exposition 19/18, Placebo + Exposition 19/19, panic management + Exposition 20/18, Exposition 18/16	24 Monate: Fluvoxamin + Exposition = Placebo + Exposition = panic management + Exposition = Exposition
Loerch et al., 1999	DSM-III PDA	Moclobemid + kognitive Therapie 14/9, Moclobemid + psychol. Placebo 16/9, Placebo + kognitive Therapie 14/11, Placebo + psychol. Placebo 11/8	6 Monate: Moclobemid + kognitive Therapie > psychol. Placebo > Moclobemid + Placebo > Placebo + kognitive Therapie > Placebo + psychol. Placebo
Marks et al., 1993	DSM-III Agoraphobie m. Panikstörung	Exposition + Alprazolam 40/34, Exposition + Placebo 37/34, Relaxation + Alprazolam 38/34, Relaxation + Placebo 39/31	6/8 Monate: Exposition > Alprazolam = Placebo
Mavissakalian und Michelson, 1986b	DSM-III Agoraphobie m. Panikstörung	Imipramin + Exposition 14/6, Exposition + Placebo 17/7, Imipramin 17/8, Placebo 14/4 (bei allen Patienten zusätzlich Selbstexposition)	12 Monate und 24 Monate: Imipramin + Exposition = Exposition + Placebo = Imipramin = Placebo
Shear et al., 1994	DSM-III-R PDA	kognitive Therapie 24/23, nicht-direktives Zuhören (psychologisches Placebo) 21/20	6 Monate: kognitive Therapie = nicht-direktives Zuhören (psychologisches Placebo)

Expositionstherapie bei Agoraphobie waren zwar im Durchschnitt 60 % der Patienten bei Follow-up-Untersuchungen nach 4–6 Monaten als gebessert anzusehen; eine komplette Remission wurde allerdings nur bei 34 % der Probanden berichtet (Jacobson et al., 1988).

Metaanalysen

Verhaltenstherapeutische Behandlungen wurden Metaanalysen unterzogen. Die Problematik von Metaanalysen wird auf S. 190 erläutert. Die Hauptbedenken betreffen die unterschiedlichen Stichproben sowie die Erwartungshaltungen der Patienten in randomisierten Studien. Auch unterliegt die Auswahl der Effizienzkriterien teilweise der Willkür der Metaanalysten. Daher überrascht es nicht, dass verschiedene Autoren bei der Analyse fast der gleichen Studien zu unterschiedlichen Ergebnissen kamen:

In einer Metaanalyse von Trull et al. (1988) wurden 19 Studien mit Agoraphobiepatienten überprüft. Nach dieser Analyse konnte für die Verhaltenstherapie insgesamt ein signifikantes Ergebnis gezeigt werden. Behandlungen, bei denen Exposition durchgeführt wurden, waren am wirksamsten.

In einer Metaanalyse über Studien zur Expositionstherapie bei Agoraphobie ergab sich beim Vorher-Nachher-Vergleich im Durchschnitt eine Besserungsrate von 58 %. Eine Remission (komplette Besserung) wurde allerdings nur bei 27 % der Patienten beobachtet (Jacobson et al., 1988). Auch Craske und Rodriguez (1994) berichteten, dass nur bei einer Minderheit der Expositionspatienten (25–33 %) eine komplette Remission der Agoraphobie feststellbar war.

Clum (1989) kam zu dem Schluss, dass eine kognitive Verhaltenstherapie erfolgreicher sei als die Exposition. Bei Agoraphobikern seien die Erfolgsraten allerdings niedriger als bei reiner Panikstörung. Nach einer späteren Metaanalyse des gleichen Autors zeigten Relaxation, kognitive Restrukturierung und Exposition die höchsten Effektstärken, während Flooding geringe Effektstärken zeigte (Clum et al., 1993).

In einer jüngeren Analyse wurden die Ergebnisse nach Panikstörung mit oder ohne Agoraphobie unterteilt (van Balkom et al., 1997). Danach waren Exposition in Kombination mit Medikamenten und psychologisches Panikmanagement bei Agoraphobie und Panikattacken wirksam. Eine reine Expositionstherapie war nur bei Agoraphobie, nicht aber bei Panikstörung ohne Agoraphobie wirksam.

Ruhmland (1999) fand in einer weiteren Metaanalyse, dass bei der Panikstörung mit Agoraphobie die Konfrontation der kognitiv-behavioralen Therapie überlegen ist und bei Panikstörung ohne Agoraphobie die kognitive Therapie neben der „angewandter Entspannung" am besten wirksam ist.

Psychotherapietechniken wurden in Metaanalysen auch mit Medikamenten verglichen. Die Ergebnisse werden auf S. 274 dargestellt.

Gruppentherapie

In der klinischen Praxis werden zumindest Teile der Verhaltenstherapie in Gruppen durchgeführt, z.B. das Expositionstraining. Es gibt Hinweise, dass die kognitiv-behaviorale-Gruppentherapie ebenso wirksam ist wie die Einzeltherapie (Hoffart, 1995; Lidren et al., 1994; Telch et al., 1993). Auf jeden Fall ist die Gruppenthe-rapie zeit- und kostensparend. Gruppenkohärenzeffekte können sich zusätzlich positiv auswirken (Hand et al., 1974).

Stationäre Verhaltenstherapie

Der Vorteil einer verhaltenstherapeutischen Klinik ist, dass hier Expositionsübun-gen in Gruppen durchgeführt werden können, was im ambulanten Setting oft aus organisatorischen Gründen selten möglich ist. Die stationäre Psychotherapie ist jedoch nicht im Vergleich zur ambulanten Therapie untersucht worden. Solche Unter-suchungen stehen angesichts der deutlich höheren Kosten einer stationären Therapie noch aus. Es ist auch zu bedenken, dass die Patienten bei einer längeren stationären Therapie aus ihrem Umfeld herausgenommen werden und sich daher zum Teil der Konfrontation mit alltäglichen Angststimuli, also dem „Ernstfall", entziehen können.

Probleme und „Nebenwirkungen"

In die Kosten-Nutzen-Analyse müssen neben der mangelnde Verfügbarkeit der Verhaltenstherapie in unterversorgten Gebieten und dem finanziellen Aufwand auch möglichen Nachteile einer Verhaltenstherapie einbezogen werden.

Die Durchführung der kognitiv-behavioralen Therapie ist für den Patienten zeitaufwändig und erfordert Disziplin, da neben den wöchentlichen Therapiesit-zungen täglich eigene Übungen stattfinden sollten. Auch die Aufzeichnung des Therapiefortschritts durch den Patienten mit Hilfe von Tagebüchern erfordert zusätzliche Zeit. Vom Patienten wird außerdem ein gewisses Maß an intellektu-eller Auseinandersetzung mit der Therapierationale gefordert.

Von „Nebenwirkungen" kann man bei einer Verhaltenstherapie kaum sprechen. Die Konfrontation mit Angst auslösenden Reizen kann allerdings als angsteinflö-ßend, unangenehm und anstrengend empfunden werden. 10–30 % der Patienten können oder wollen nicht an Expositionsübungen teilnehmen (Barlow et al., 1989; Craske et al., 1991; Klosko et al., 1990; O' Brien und Barlow, 1984; Telch et al., 1993). Bei solchen Patienten ist die Behandlung sehr viel weniger effektiv.

Kritik an der kognitiv-behavioralen Therapie

Folgende Punkte werden im Zusammenhang mit der Verhaltenstherapie der Angststörungen kritisch diskutiert:

– *Es werde nur an einzelnen Symptomen einer neurotischen Störung gearbeitet, ohne den Menschen ganzheitlich zu sehen.* – Dem ist zu entgegnen, dass in klinischen Studien meist nicht nur Skalen für Angstsymptome, sondern auch Skalen für den klinischen Gesamteindruck („Clinical Global Impression") oder „Quality of Life"-Skalen mit erhoben werden.

- *Wegen der Konzentration auf die Symptomebene könne es vorkommen, dass sich nach der erfolgreichen Behandlung des einen Symptoms ein ganz anderes Symptom herausbilde („Symptomverschiebung"), wenn nicht zuvor der zugrundeliegende psychische Konflikt gelöst sei. Die Verhaltenstherapie könne somit keine dauerhafte Wirkung haben.* – Eine solche Symptomverschiebung ist allerdings weder im klinischen Alltag beobachtbar noch durch empirische Studien nachgewiesen (Gelder und Marks, 1966). Es liegen auch keine Studien vor, die eine im Vergleich zur Verhaltenstherapie dauerhaftere Wirksamkeit für irgendeine andere Therapieform belegen.
- *Der von verhaltenstherapeutischen Forschern betonte Ansatz der empirischen Forschung täusche eine Scheinexaktheit vor, da psychische Konflikte nicht durch Skalen erfassbar seien.* – Zwar sei eingestanden, dass die Operationalisierung psychischer Konflikte tatsächlich ein methodisches Problem darstellt. Andererseits lässt sich der Therapieerfolg, der ja letztendlich für die Patienten entscheidend ist, sehr gut durch psychometrische Skalen erfassen.
- *Der zum Teil durch Tierversuche begründete theoretische Hintergrund der Verhaltenstheorie sei außerdem nicht ohne weiteres auf Menschen übertragbar.* – Durch die Wende von der reinen Verhaltenstherapie zur Mitberücksichtigung kognitiver Prozesse wird dieser Kritik Rechnung getragen, in dem die höheren kognitiven Funktionen, die Menschen von Tieren unterscheiden, zunehmend in theoretischen Modellen berücksichtigt werden.
- *Direktive Verfahren wie die Expositionstherapie werden von bis zu einem Viertel der Patienten abgelehnt oder frühzeitig beendet (s.o.).* – Dies ist sicherlich ein Nachteil, dem manchmal mit unermüdlicher Überzeugungsarbeit des Therapeuten begegnet werden kann.

Zusammenfassung: Verhaltenstherapie

Die Wirksamkeit der Verhaltenstherapie, die Konfrontationstechniken und kognitive Methoden einschließt, ist in zahlreichen klinischen Studien belegt worden. Verschiedene Vorgehensweisen innerhalb der Verhaltenstherapie wurden in Studien miteinander verglichen. Direkte Vergleiche von Expositions- und kognitiver Therapie konnten keine deutlichen Unterschiede feststellen; nach Metaanalysen kann der vorsichtige Schluss gezogen werden, dass bei einer Agoraphobie die Anwendung der Expositionstechnik die besten Effekte erzielt, während alleinige kognitive Techniken bei Panikstörung ohne Agoraphobie möglicherweise ausreichend sind.

Psychodynamisch (psychoanalytisch) orientierte Therapie

Der Begriff „psychodynamische" oder „psychoanalytische Therapie" ist nicht exakt definiert. Unter dem Oberbegriff „psychodynamische Therapie" werden hier in Anlehnung an Grawe et al. (1994) die klassische, hochfrequente Langzeit-psychoanalyse, die Kurzzeitpsychoanalyse und andere tiefenpsychologisch orien-tierte Verfahren zusammengefasst.

Die Wirksamkeit verschiedenster psychotherapeutischer Methoden wurde von Grawe et al. (1994) in der weltweit umfassendsten Metaanalyse untersucht. Diese Analyse umfasst alle relevanten Studien zur Wirksamkeitsüberprüfung in der Psychotherapie, die bis 1983 erschienen. Es wurden nur Studien aufgenom-men, die einen Minimalkatalog an Qualitätsanforderungen erfüllten. Nach dieser Analyse ergab sich, dass die *Langzeitpsychoanalyse* nie in kontrollierten Studien untersucht worden ist.

Man ist daher auf Kasuistiken angewiesen. Aber auch manche der veröffent-lichten Einzelfallberichte lassen nicht immer auf eine rasche, durchgreifende Bes-serung unter einer Langzeitpsychoanalyse schließen, selbst wenn die Therapien durch Experten auf diesem Gebiet durchgeführt wurden. In dem von Mentzos veröffentlichten Buch „Angstneurose" werden zwei Fälle beschrieben, die retro-spektiv als Panikstörung mit Agoraphobie diagnostiziert werden können. In einem Fall wurde die Patientin über 5¾ Jahre bzw. 338 Stunden behandelt (Schlierf, 1994). Über eine Besserung wird nicht berichtet. Während der Therapie nahm die Patientin jahrelang Tranquilizer ein. In der anderen Kasuistik im gleichen Buch war ein Patient über 3 Jahre in Behandlung, bis es ihm besser ging (Schoenhals, 1994). In einer bekannten Studie der Menninger-Klinik zur Langzeitpsychoanalyse wird über eine agoraphobische Patientin berichtet, die nach über 25 Jahren Ana-lyse noch immer unter erheblichen agoraphoben Symptomen litt, aber trotzdem den „sehr guten" Behandlungserfolgen zugerechnet wurde (Wallerstein, 1986). Auch wenn man nicht weiß, ob es sich hier um besonders schwere Fälle handelte, könnte man spekulieren, dass es diesen Patienten mit einer Verhaltenstherapie oder einer medikamentösen Behandlung schneller besser gegangen wäre.

Milrod und Shear (1991) durchforsteten in einer computergestützter Recher-che die psychoanalytische Literatur und fanden 35 Fälle, die nach Ansicht der Autoren retrospektiv als Panikstörung klassifiziert werden konnten und die psychoanalytisch behandelt worden waren. Über die Dauer der Therapie gab es bei 18 der 35 Patienten überhaupt keine Angaben. Von den übrigen 17 Patienten wurden 13 weniger als 4 Monate behandelt; bei den verbleibenden 4 gab es zur Therapiedauer nur ungenaue Angaben wie „sehr lang" oder „kurz". Bei den meisten Fällen, so die Autorinnen, sei es zu einer „dramatischen Besserung" gekommen. Allerdings wird nur recht vage angedeutet, was unter einer drama-tischen Besserung verstanden wurde: „Die Paniksymptome waren besser zu managen. Oft waren die Symptome tatsächlich weniger schwer; aber auch wenn dies nicht der Fall war, konnten die Patienten ihre Symptome verlässlicher und auf organisiertere Weise als vorher beschreiben."

Aus diesen Fallberichten können überhaupt keine Aussagen getroffen werden, ob die durchgeführte psychoanalytische Therapie eine ausreichende Besserung hervorgerufen hat, die auch den Vergleich mit anderen zur Verfügung stehenden Behandlungsmaßnahmen standhält. Es kann lediglich geschlossen werden, dass die Therapien im Vergleich zu den alternativen Methoden sehr lange dauern.

Auch kann noch nicht einmal annäherungsweise abgeschätzt werden, ob die Besserung über den Therapiezeitraum hinaus länger anhält.

Bei der *psychoanalytischen Kurztherapie* konzentriert sich die Behandlung auf die Bearbeitung des Hauptkonflikts (Fokus). Die meisten zur psychoanalytischen Therapie vorliegenden Untersuchungen beschäftigen sich nicht speziell mit Angstpatienten, sondern global mit Neurosen. Obwohl im prae-post-Vergleich Besserungen der Symptomatik festgestellt wurden, konnten bei Kontrollgruppenvergleichen kaum bedeutsame Effekte festgestellt werden (Grawe et al., 1994, S. 18). In 3 von 5 älteren Studien, die noch nicht die DSM-Definitionen der Angststörungen benutzten, zeigten sich bei Patienten mit verschiedenen Ängsten und Phobien verhaltenstherapeutische Techniken (systematische Desensibilisierung) der psychodynamischen Therapie überlegen (Gelder et al., 1967; Gillan und Rachman, 1974; Lazarus, 1961); kein Unterschied zeigte sich in den Studien von Pierloot und Vinck (1978) und Zitrin et al. (1978).

Mit *„psychoanalytisch orientierter Psychotherapie"* sind Therapieformen gemeint, die sich nicht streng an die ursprüngliche Psychoanalyse anlehnen. Für diesen Oberbegriff existieren nach der Analyse von Grawe et al. nur 5 Studien, in denen „neurotische Patienten" behandelt wurden. Von diesen neurotischen Patienten litten sicher nur ein (unbestimmbarer) Teil unter einer Angststörung. Für den Bereich „Angst" als Hauptsymptomatik fanden Grawe et al. (1994) nur zwei Untersuchungen. In keiner dieser Untersuchungen trat eine Besserung hinsichtlich der Angstsymptomatik ein.

Seit der Einführung des Begriffes „Panikstörung" 1980 sind auch keine Studien veröffentlicht worden, die unter kontrollierten Bedingungen psychodynamisch orientierte Therapie mit eine Kontrollbedingung (Warteliste oder „psychologisches Placebo") vergleichen.

Verschiedene randomisierte Studien verglichen die psychodynamische Therapie mit anderen Therapietechniken (Tabelle 27). In einer Studie von Hoffart und

Tabelle 27. Vergleiche einer psychodynamischen Therapie mit anderen Behandlungsmodalitäten. Abkürzungen und Erläuterungen siehe Tabelle 23, S. 202

Autoren	Diagnose	Behandlung	Ergebnis
Klein et al., 1983	Agoraphobie und „gemischte Phobie" (entspricht DSM-III PDA)	systematische Desensibilisierung + Imipramin 52/40, psychodynamische Therapie + Imipramin 56/41	systematische Desensibilisierung + Imipramin = psychodynamische Therapie + Imipramin
Hoffart und Martinsen, 1990	DSM-III-R Agoraphobie	psychodynamische Therapie + Exposition 37/37, psychodynamische Therapie 32/32	psychodynamische Therapie + Exposition > psychodynamische Therapie
Wiborg und Dahl, 1996	DSM-III-R PDA	Clomipramin 20/18; Clomipramin + psychodynamische Therapie 20/18	Clomipramin < Clomipramin + psychodynamische Therapie

Martinsen (1990) wurde reine psychodynamische Therapie mit einer Kombination aus psychodynamischer Therapie und Expositionstherapie untersucht. Die Kombination mit Expositionstherapie war signifikant der reinen psychodynamischen Therapie überlegen. Diese Studie lässt keine Aussagen zur Wirksamkeit der psychodynamischen Therapie zu. Da die relativen Verbesserungen im Vorher-Nachher-Vergleich nicht aussagekräftig sind (wegen der möglichen Spontanheilungs- und Placeboeffekte) kann aus dieser Studie lediglich geschlossen werden, dass eine Expositionstherapie wirksam ist, nicht aber, ob psychodynamische Therapie wirksam ist.

In einer Studie von Wiborg und Dahl (1996) wurde eine medikamentöse Behandlung mit Clomipramin mit einer Kombination aus Clomipramin und psychodynamischer Therapie verglichen. Nach Abschluss der 9-monatigen Behandlung ergab sich eine Überlegenheit der kombinierten Therapie. Subtrahiert man den Clomipramineffekt in beiden Behandlungsgruppen, entspricht diese Studie also einem Vergleich der psychoanalytische Therapie mit einer Warteliste. Aus dieser Studie aber noch nicht geschlossen werden, dass die Psychotherapie einen spezifischen Effekt hat, da Placeboeffekte nicht auszuschließen sind.

Es stehen also noch Studien aus, die die psychodynamische Therapie mit einem „psychologischen Placebo" vergleichen, um unspezifische Effekte kontrollieren zu können.

Es fehlen weiterhin Studien zum direkten Vergleich einer psychodynamischen Therapie mit der Verhaltenstherapie. Klein et al. (1983) fanden keinen Unterschied zwischen systematischer Desensibilisierung und psychodynamischer Therapie. Diese Studie von kann nicht zur Überprüfung der Wirksamkeit der psychodynamischen Therapie herangezogen werden, da die systematische Desensibilisierung sich in älteren Agoraphobiestudien im Vergleich zur Exposition als schlechter erwies und da außerdem alle Patienten gleichzeitig Imipramin erhielten.

Follow-up-Untersuchungen

Die Tabelle 28 enthält die beiden einzigen Katamnesen mit psychodynamischer Psychotherapie. Während in der Studie von Hoffart und Martinsen (1990) die Erfolge der kombinierten Therapie bei einer Follow-up-Untersuchung stabil blieben, fiel die Gruppe, die nur psychodynamische Therapie erhalten hatte, bei der Nachuntersuchung auf die Werte vor Beginn der Studie zurück.

Die Studie von Wiborg und Dahl (1996) zeigte zwar eine Überlegenheit der Kombination des Medikaments mit psychodynamischer Therapie, erlaubt aber, wie oben erwähnt, keine Aussage zur Wirkung gegenüber einer Kontrollbedingung.

Stationäre psychoanalytische Therapie

Nicht selten werden Patienten mit einer Panikstörung in einer psychotherapeutischen Einrichtung stationär behandelt. Die Behandlung wird in den psychoanalytisch orientierten Kliniken meist auf mehrere Monate veranschlagt.

Zur stationären psychoanalytischen Therapie gibt es neben der oben erwähnten kontrollierten Untersuchung von Hoffart und Martinsen (1990), die stationär

Tabelle 28. Follow-up-Untersuchungen: psychodynamische Behandlung. Abkürzungen und Erläuterungen siehe Tabelle 23, S. 202

Autoren	Diagnose	Behandlung	Follow-up-Ergebnis nach n Monaten ohne Behandlung
Hoffart und Martinsen, 1990	DSM-III-R Agoraphobie	psychodynamische Therapie + Exposition 37/36, psychodynamische Therapie 32/19	12 Monate: psychodynamische Therapie + Exposition > psychodynamische Therapie
Wiborg und Dahl, 1996	DSM-III-R PDA	Clomipramin + kurze psychodynamische Therapie 20/18, Clomipramin 20/18	9 Monate: Clomipramin + kurze psychodynamische Therapie > Clomipramin

durchgeführt wurde, noch eine offene Studie (Bassler und Hoffmann, 1994). In dieser Studie wurden 24 Patienten mit Panikstörung und 38 Patienten mit einer Agoraphobie untersucht. Die Therapie dauerte im Durchschnitt ca. 12 Wochen. Die Patienten nahmen an einer psychoanalytisch fundierten Einzel- und Gruppentherapie teil (eine Stunde Einzeltherapie und 4½ Stunden Gruppentherapie pro Woche). Bei einigen Patienten wurde zusätzlich ein Angstexpositionstraining durchgeführt. Mehr als ein Drittel der Patienten nahmen noch Antidepressiva und Tranquilizer ein. Ein Vergleich mit einer Kontrollgruppe liegt nicht vor. Daher können Spontanheilungseffekte, Regression zum Mittelwert und Placeboeffekte nicht kontrolliert werden. Bei 52,5 % der Panikpatienten und bei 61,4 % der Agoraphobiker kam es zu einer mäßigen bis sehr guten Besserung. Im Vorher-Nachher-Vergleich ergab sich im State-Trait-Angstinventar/Trait-Angst (Spielberger et al., 1979) eine Cohen-Effektstärke von 0,56 für die Agoraphobie-Patienten und 0,40 für die Panikpatienten. Im Vergleich dazu erzielten ambulante kognitive und behaviorale Therapien für die Hauptsymptomatik Effektstärken von 0,98–1,76 (Ruhmland, 1999). Im Follow-up 6 Wochen nach der stationären Psychotherapie blieb der Behandlungserfolg bei den Patienten mit reiner Panikstörung erhalten, während sich die Agoraphobiker wieder verschlechterten und sich nicht mehr signifikant von den Werten vor der Studie unterschieden. Man weiß allerdings nicht, ob es sich nicht bei den stationären Patienten um relativ schwere Fälle handelte.

Noch nie wurde in einem direkten Vergleich untersucht, ob eine stationäre Psychotherapie gegenüber der ambulanten Behandlung eine stärkere Wirkung hat. Die Kosten einer stationären Psychotherapie sind im Vergleich zur ambulanten etwa 15–20 fach höher. Beim Vergleich einer stationären Therapie darf man allerdings nicht ohne weiteres nur auf die Anzahl der Einzeltherapiestunden pro Woche abheben, die bei einer stationären Therapie meist nicht deutlich über der Frequenz bei einer ambulanten Therapie liegen. Eine stationäre Behandlung besteht ja nicht nur aus Einzelgesprächen, sondern auch aus Gruppengesprächen,

Ergotherapien und zahlreichen anderen Aktivitäten. Zunehmend werden auch in psychoanalytisch orientierten Kliniken zunehmend Expositionsübungen in Gruppen durchgeführt. Die Herausnahme der Patienten aus dem Arbeitsprozess, aus einer problematischen Partnerschaft oder aus dem Dauerstress einer Hausfrau mit mehreren Kindern ist außerdem mit einer allgemeinen Entlastung verbunden. Die stationäre Therapie kommt auch für Patienten mit Komorbiditäten (z.B. mit Suizidalität, Depression oder Persönlichkeitsstörungen) in Frage.

Andererseits dürfen auch die Nachteile einer stationären Behandlung nicht unbeachtet bleiben. Der Patient kann seine Arbeitsstelle durch lange Abwesenheit verlieren, Freunde können sich entfremden, da ja das Stigma eines Aufenthalts in einer psychiatrischen Einrichtung nicht so lange verborgen bleiben kann; Kinder können durch die lange Abwesenheit eines Elternteils belastet werden. Was die Agoraphobie angeht, könnte sich die Abschottung in einer Klinik sogar kontraproduktiv auswirken. Es ist ja bekannt, dass Konfrontation mit den Angst auslösenden Stimuli die Störung bessert und fortgesetztes Vermeidungsverhalten die Störung chronifiziert.

Beurteilung der psychoanalytischen Therapie

Das Fehlen eindeutiger Belege für die Wirksamkeit einer ausschließlich psychoanalytischen Therapie bei der Panikstörung darf vorerst nicht dahingehend gedeutet werden, dass diese Therapieform nicht wirksam ist. Bis zum Vorliegen methodologisch einwandfreier Vergleichsuntersuchungen muss zunächst erst einmal festgestellt werden, dass wir *nicht wissen*, ob die psychoanalytische Therapie bei der Panikstörung spezifische Effekte hat. Die oben referierten Studien werfen allerdings die Frage auf, ob die reine psychodynamische Therapie die gleichen Effektstärken erreicht wie die Verhaltenstherapie. Die bisher vorliegenden mageren Follow-up-Daten lassen auch nicht darauf schließen, dass Wirkung sehr lange anhält. Angstexperten empfehlen daher nicht mehr die orthodoxe psychodynamisch orientierte Vorgehensweise.

Freud deutete bereits 1917 geringe Erfolge der reinen psychoanalytischen Therapie bei phobischem Vermeidungsverhalten an:

„Man wird kaum einer Phobie Herr, wenn man abwartet, bis sich der Kranke durch die Analyse bewegen läßt, sie aufzugeben" (Freud, 1947, S. 191) (siehe auch S. 6).

Auch Wheeler et al. (1950) beurteilten die Erfolge der (damaligen) Psychoanalyse nach einer statistisch abgesicherten Katamnese skeptisch (siehe S. 7).

„The published results of therapy in apparently similar cases managed by prolonged psychotherapy, psychoanalysis and other methods, such as electric convulsive procedure, ergotamine tartrate and adrenal denervation, present no consistent or conclusive evidence that patients treated by these means get along better than patients who have little more therapy than simple reassurance and the passage of time."

Richter und Beckmann (1973) urteilten über Patienten mit „Herzneurosen":

„Eine große Psychoanalyse kommt für die allermeisten Herzneurotiker nicht in Frage, worüber weitgehend Einigkeit unter den Kennern dieses Krankheitsbildes herrscht".

Die psychoanalytisch orientierten Autoren Hoffmann und Bassler (1995) sehen heute zumindest für einen Teil der Patienten Vorteile durch eine Verhaltenstherapie:

„Patienten, die ausschließlich an der Behandlung ihres Symptoms – hier die Angst – interessiert und von ihrer Persönlichkeitsstruktur aktiver und zupackender sind, profitieren allem Anschein nach am besten von der Verhaltenstherapie. Je mehr Selbstreflexion und Interesse an der Genese und Herkunft der Ängste, gepaart mit Introspektionsfähigkeit und der Fähigkeit, die Spannung eines längeren Therapieprozesses auszuhalten, im Vordergrund stehen, desto mehr sind tiefenpsychologische und analytische Verfahren indiziert. Die Wirksamkeit beider Verfahren bei Angsterkrankungen ist nachgewiesen; die verhaltenstherapeutischen Erfolge bezüglich der Symptomatik sind wahrscheinlich rascher."

Allerdings werden hier wohl eher Erfahrungen oder subjektive Eindrücke wiedergeben und nicht die Ergebnisse wissenschaftlicher Untersuchungen zur differenziellen Therapie der Panikpatienten.

Nach Consensus-Konferenzen zur Behandlung der Panikstörung des National Institute of Mental Health (NIH, 1991) und der American Psychiatric Association (APA, 1998) wird die psychodynamische Behandlung vor allem wegen des fehlenden Wirkungsnachweises nicht als Therapie der ersten Wahl bei der Panikstörung angesehen.

Den fehlenden Wirksamkeitsnachweisen steht die weitverbreitete Anwendung psychodynamisch orientierter Behandlungsmethoden gegenüber (S. 279) Daher ist mit Kandel (1999) zu fordern:

„Rigorous outcome studies with comparisons to short-term non-analytically oriented psychotherapy and placebo need to be at the top of the list of priorities if psychoanalysis is to be a well-recognized therapeutic option."

Es wird allerdings oft eingewendet, dass die herkömmliche Methodik der kontrollierten Psychotherapiestudien (siehe S. 183) auf psychodynamische Behandlungen nicht anwendbar seien. Es wurde kritisiert, dass psychometrische Skalen nur einzelne Symptome erfassen und die Veränderung der Gesamtstruktur unbeachtet lassen. Dieses Argument kann aber nicht mehr gelten, da heute in den meisten Untersuchungen nicht nur Symptomskalen, sondern auch „Clinical Global Impression"-und „Quality of Life"-Skalen mit erhoben werden.

Die komplexen, unbewussten Vorgänge, die bei einer Psychoanalyse ablaufen, so wurde weiterhin kritisch angemerkt, seien nicht durch psychometrische Skalen erfassbar. Es sei zugestanden, dass eine Veränderung von Abwehrmechanismen nicht reliabel psychometrisch erfassbar ist. Allerdings wäre eine Besserung des Abwehrverhaltens für den Patienten weniger relevant, wenn nicht auch gleichzeitig eine Besserung der Panikattacken, des Vermeidungsverhaltens, des Allgemeinbefindens oder der sozialen und beruflichen Funktionen eintreten würde.

Eine weitere Kritik an kontrollierten Studien betrifft die Dauer der Therapie. Kontrollierte Studien können aus methodischen Gründen (siehe Abschnitt „Dauer der Behandlung", S. 191) nur über einen relativ kurzen Zeitraum durchgeführt werden. Daher können, so wurde kritisiert, die langfristigen dynamischen Prozesse, die während einer Analyse ablaufen, kaum erfasst werden. Hier ist allerdings wieder die Präferenz der Patienten zu beachten: die meisten Betroffenen würden sich eher für eine Therapie entscheiden, die nach einigen Wochen bereits eine Besserung bewirkt, als für eine, die mehrere Jahre dauert, vor allem, wenn gar nicht klar ist, dass die länger dauernde Behandlung tatsächlich eine tiefgreifendere Besserung erbringt.

Es sollte in verstärktem Maße untersucht werden, ob die Ergänzung psychodynamischer Verfahren durch verhaltenstherapeutische Elemente (Bassler, im Druck, b) eine mögliche Therapieoption darstellt. Ein Hindernis ist zur Zeit noch, dass die Mischung von Psychoanalyse und Verhaltenstherapie weder in der Psychotherapieausbildung noch in Hinblick auf die Kostenerstattung durch die Krankenkassen erlaubt sind.

> **Zusammenfassung: psychoanalytische Methoden**
>
> Ein ernst zu nehmendes Problem der psychoanalytischen Therapie ist, dass bisher durch kontrollierte Studien nicht überzeugend gezeigt werden konnte, dass eine rein psychodynamisch orientierte Psychotherapie bei einer Panikstörung Wirkungen hat, die über unspezifische Effekte hinausgehen. Aus den publizierten Einzelfallberichten können kaum Aussagen über den Grad der Besserung getroffen werden. Vorläufige Ergebnisse lassen vermuten, dass die Ergänzung einer tiefenpsychologisch orientierten Therapie um verhaltenstherapeutische Methoden sinnvoll ist.

Progressive Muskelrelaxation

Die progressive Relaxation (Jacobson, 1938) wurde in manchen Studien als „psychologisches Placebo" verwendet (Marks et al., 1983; Marks et al., 1993; McNamee et al., 1989); in anderen war sie einer Kontrollbedingung überlegen (Barlow et al., 1989; Clark et al., 1994).

Eine von Öst (1988) entwickelte Relaxationstechnik (Applied Relaxation) war in einer Studie besser wirksam als die Progressive Muskelrelaxation und in zwei anderen ebenso wirksam wie kognitive Therapie (Öst und Westling, 1995) bzw. wie Expositionstherapie und kognitive Therapie (Öst et al., 1993).

Klientenzentrierte Gesprächstherapie

In Deutschland wird häufig die klientenzentrierte Psychotherapie nach Rogers (1951) angewendet. Die Kosten werden nicht durch die Krankenkassen erstattet.

Die stationäre Behandlung von Patienten mit Panikstörung und Agoraphobie wurde in einer offenen, unkontrollierten Studie untersucht. Etwa ⅔ der Patienten wurden gut oder sehr gut gebessert (Teusch und Böhme, 1991). In einer anderen Studie dieser Arbeitsgruppe wurde die klientenzentrierte Psychotherapie mit einer Kombination aus klientenzentrierter Psychotherapie und Expositionstherapie unter stationären Bedingung verglichen (Teusch et al., 2001). Es ergab sich hinsichtlich der Hauptwirksamkeitsparameter kein Unterschied zwischen den beiden Behandlungsgruppen (Tabelle 25, S. 206). Die Anzahl der Versuchspersonen in dieser Studie war allerdings für einen Test auf Gleichwirksamkeit relativ klein, so dass ein Typ-II-Fehler nicht sicher ausgeschlossen werden kann (siehe S. 191). Außerdem wurden die Patienten den Behandlungsbedingungen nicht randomisiert, sondern „nach klinischen Gesichtspunkten" zugewiesen, was möglicherweise die Gruppenunterschiede nivellierte (siehe S. 189). Dies schränkt die Aussagefähigkeit der Studie ein. Auch wenn das Untersuchungsdesign dieser Studie einem Vergleich mit einer Psychotherapiemethode mit nachgewiesener Wirkung entspricht, sollte außerdem ein noch Vergleich der klientenzentrierten Psychotherapie mit einer „Pseudopsychotherapie" erfolgen, um die Wirksamkeit der klientenzentrierten Psychotherapie zu etablieren.

Familien- und Paartherapie

Die Behandlung eines Paares oder einer Familie in einer Psychotherapie bei Panikpatienten wird oft als hilfreich angesehen, da die Partnerbeziehung sich deutlich auf den Verlauf der Erkrankung auswirken kann und umgekehrt eine Angststörung eine Beziehung beeinflussen kann. Allerdings gibt es kaum kontrollierten Studien zur Familien- oder Ehetherapie. In einer Arbeit von Arnow et al. (1985) erhielten Patienten mit Panikattacken eine Partner-gestützte Expositionstherapie, gefolgt von einem Paar-Relaxations-Training oder von einem Paar-Kommunikations-Training. Die letztere Bedingung führte zu einer stärkeren Besserung.

Die erfolgreiche Behandlung einer Agoraphobie führte manchmal sogar zu verstärkten Problemen in der Ehe (Hafner, 1984; Milton und Hafner, 1979), obwohl in den meisten Fällen eine Verbesserung der ehelichen Beziehungen berichtet wurde.

EMDR

Die Wirksamkeit einer neuen Therapiemethode, „Eye Movement Desensitization and Reprocessing Therapy (EMDR)", bei der die Patienten zwei Finger des Therapeuten mit den Blicken verfolgen müssen, bis sakkadische Blickfolgebewegungen (Endstellnystagmus) auftritt, wird allgemein kritisch beurteilt (Cahill et al., 1999). Durch diese Methode sollen emotionale bzw. traumatische Erinnerungen beeinflusst werden.

In einer kontrollierten Untersuchung wurde EMDR mit einer Wartelisten- und einer „Aufmerksamkeits-Placebo"-Kontrollbedingung bei Patienten mit Panikstörung und Agoraphobie verglichen. Im Vergleich zur Warteliste ergaben sich auf manchen Skalen Besserungen, auf anderen nicht, wie zum Beispiel bei der Panikattackenfrequenz. Allerdings durften die Patienten während der Studie Medikamente (z.B. Alprazolam oder Antidepressiva) einnehmen. Im Vergleich zu der Aufmerksamkeits-Placebo-Kontrollgruppe zeigte sich kein Unterschied

(Goldstein et al., 2000). Die Methode scheint also bei der Panikstörung keine über Placeboeffekte hinausgehenden Wirkungen zu haben.

Autogenes Training

Es existieren keine Studien zur Behandlung der Panikstörung mit autogenem Training. Dennoch wird das autogene Training immer wieder von Ärzten zur Behandlung der Panikstörung empfohlen (siehe S. 280). Die Anwendung dieser Methode kann sogar kontraproduktiv sein: durch Relaxationstraining können Panikattacken provoziert werden (Cohen et al., 1985). Anekdotisch wird gelegentlich von Patienten berichtet, die wegen häufiger Panikattacken das autogene Training aufgaben.

Therapeutisches Ausdauertraining

Eine Panikstörung kann durch ein „therapeutisches Ausdauertraining", bei dem die Patienten ca. 3-mal pro Woche etwa 5 km joggen, gebessert werden. Dies konnte in einem randomisierten Vergleich mit Clomipramin und Placebo gezeigt werden, wobei die letzteren zwei Bedingungen doppelblind geführt wurden (Bandelow et al., 2000b; Broocks et al., 1998; siehe Tabelle 23, S. 202). Die Behandlung mit Clomipramin war noch wirksamer als das Ausdauertraining. Die Wirksamkeit des Ausdauertrainings kann möglicherweise dadurch erklärt werden, dass die Patienten bei der Maßnahme mit internen Stimuli konfrontiert werden, wie Schwitzen, Herzrasen, Zittern, Schwindel, Übelkeit u.a., wodurch sie an die gleichen Symptome, die auch bei einer Panikattacke auftreten, habituiert werden. Die Behandlung enthält also Elemente der Verhaltenstherapie (Broocks und Bandelow, 1999; Marks, 1999).

Zusätzlich können kognitive Faktoren eine Rolle spielen. Patienten mit einer Panikstörung gehen oft davon aus, dass sie sich körperlich schonen müssen, da sie ja vermuten, an einer körperlichen Erkrankung leiden. Die körperliche Fitness von Panikpatienten war in einer Untersuchung signifikant schlechter als bei untrainierten Kontrollpersonen (Broocks et al., 1997). Wenn die Patienten das Ausdauertraining absolviert haben, können sie sich selbst überzeugen, dass sie offensichtlich in einem guten körperlichen Zustand sind. Es konnte in der Studie gezeigt werden, dass die körperliche Fitness der Patienten durch das Ausdauertraining signifikant zugenommen hatte (Meyer et al., 1998).

Andere nichtmedikamentöse Therapieformen

Die Wirkung von Biofeedback, Musiktherapie, Tanztherapie und Hypnose bei Panikstörung ist ebenfalls nicht durch empirische Untersuchungen belegt.

Zusammenfassung: psychotherapeutische Methoden

Ausreichende Wirksamkeitsbelege in Form von kontrollierten Studien liegen im Wesentlichen für die Verhaltenstherapie (Expositions- oder kognitive Therapie) vor. Für andere Therapierichtungen, z.B. für die psychoanalytische Therapie, die in der Praxis häufig zur Anwendung kommen, müssen spezifische Effekte und die Gleichwirksamkeit mit der Verhaltenstherapie noch nachgewiesen werden. Vorläufige Studien lassen vermuten, dass die Ergänzung der psychodynamischen Therapie um verhaltenstherapeutische Elemente sinnvoll ist.

Medikamentöse Therapie

Zahlreiche Medikamente wurden in der Behandlung der Panikstörung mit unterschiedlichen Ergebnissen erprobt:

- trizyklische Antidepressiva (TZA)
- selektive Serotoninwiederaufnahmehemmer (SSRI)
- der selektive Serotonin-Noradrenalin-Wiederaufnahmehemmer Venlafaxin
- der selektive Noradrenalin-Wiederaufnahmehemmer Reboxetin
- der irreversible Monoaminoxidasehemmer (MAOH) Phenelzin
- der reversible, selektive Monoaminoxidasehemmer (RIMA) Moclobemid
- Serotoninrezeptoragonisten
- Benzodiazepine
- Second messenger
- Neuroleptika
- Betablocker u.a.

Die Tabelle 50 (S. 262) zeigt einen Überblick über wirksame medikamentöse Behandlungen. Im Folgenden werden die verfügbaren Studien zur Pharmakotherapie analysiert (insgesamt 116 Akutstudien). In der Tabelle 51 (S. 263) werden die Vor- und Nachteile der verschiedenen Medikamente aufgeführt. Praktische Verordnungshinweise finden sich S. 297.

Trizyklische Antidepressiva (TZA)

Donald F. Klein, der den Begriff der Panikstörung einführte, behandelte bereits 1959 Panikattacken mit dem trizyklischen Antidepressivum Imipramin (Klein, 1987). Auch Amitriptylin, Clomipramin, Lofepramin und Desipramin zeigten sich in Doppelblindstudien als wirksam. Marks (1983) unterstellte, dass trizyklische Antidepressiva bei der Panikstörung nur helfen, wenn gleichzeitig eine Depression besteht. Andere Autoren konnten dagegen durch die Analyse von Studien zeigen, dass eine Besserung nicht nur bei gleichzeitiger Depression erfolgt (Clum und Pendrey, 1987; Klein et al., 1983).

Der Wirkmechanismus der TZA kann noch nicht als gesichert gelten. Da die meisten verfügbaren Antidepressiva eine Serotonin- oder Noradrenalinwiederaufnahmehemmung bewirken, wird vermutet, dass diese Eigenschaft für eine antidepressive Wirkung notwendig ist. Da bei Depressionen aber eine antidepressive Wirkung erst nach ca. 2–4 Wochen einsetzt – das gleiche gilt übrigens auch für eine Antipanikwirkung –, die Wiederaufnahmehemmung jedoch sofort nach Beginn der Behandlung einsetzt, wird vermutet, dass andere Mechanismen, nämlich erst später einsetzende Veränderungen der Rezeptordichte oder – sensitivität verschiedener 5-HT-Rezeptoren für die Wirkung bei Depressionen und Angsterkrankungen verantwortlich ist. Der vermutete Wirkmechanismus serotoninbeeinflussender Medikamente wird auf S. 116 ausführlich besprochen (siehe auch Abb. 11, S. 98).

Da die verschiedenen TZA unterschiedliche Wirkung auf die Noradrenalin- oder Serotoninrezeptoren besitzen, stellt sich die Frage, ob alle TZA bei Panikstörung wirken, also beliebig austauschbar sind. Bei Clomipramin herrscht die Serotoninwirkung vor, während bei Desipramin die Noradrenalinwirkung im Vordergrund steht. Allerdings wurden die meisten Untersuchungen mit serotonerg wirkenden Antidepressiva durchgeführt (Tabelle 50). Der relativ selektive Noradrenalinwiederaufnahmehemmer Desipramin bessert Panikattacken (Lydiard et al., 1992a), allerdings schlechter als Clomipramin (Sasson et al., 1999). In einer sehr kleinen Studie war kein Unterschied zu Fluoxetin feststellbar (Bystritsky et al., 1994). Maprotilin war weniger wirksam als Fluvoxamin (den Boer und Westenberg, 1988). Es könnte vermutet werden, dass eine serotonerge Komponente eine Bedingung für die Wirkung bei einer Panikstörung ist. Da allerdings der relativ selektiv wirkende Noradrenalinwiederaufnahmehemmer Reboxetin bei Panikstörung wirkte (Schatzberg, 1999, siehe S. 243), bleibt diese Hypothese weiterhin offen.

Wegen der größeren Nebenwirkungsrate der trizyklischen Antidepressiva wurden sie in letzter Zeit von den SSRI (s.u.) verdrängt. In therapieresistenten Fällen werden sie jedoch nach wie vor mit Erfolg eingesetzt.

Clomipramin

In Deutschland wurde Clomipramin als erstes Medikament für die Indikation Panikstörung zugelassen. Es gehört zu den bei dieser Angsterkrankung am besten untersuchten Medikamenten. In der Tabelle 29 sind alle Doppelblindstudien mit Clomipramin aufgeführt. Übereinstimmend belegen alle placebokontrollierten Studien die Überlegenheit gegenüber Placebo. Auch in einer offenen Studie war Clomipramin wirksam. Bei Vergleichen mit anderen Psychopharmaka (Paroxetin, Citalopram, Lofepramin, Moclobemid, Brofaromin) war Clomipramin jeweils genauso wirksam wie das Vergleichspräparat, mit einer Ausnahme: Imipramin war in einer Studie (Modigh et al., 1992) unterlegen, in einer anderen nur in einigen Skalen (Cassano et al., 1988).

Tabelle 29. Clomipramin bei Panikstörung. Abkürzungen und Erläuterungen siehe Tabelle 23, S. 202

Autoren	Diagnose	Behandlung, Patientenzahl (intent-to-treat/ abgeschlossen)	Wirksamkeit (Post-treatment)	Tagesdosis/mg
Placebokontrollierte Doppelblindstudien				
Bakker et al., 1999[10]	DSM-III-R PDA	Paroxetin 38/32, Clomipramin 39/32, kognitive Therapie 38/35, Placebo 39/32	Paroxetin = Clomipramin > kognitive Therapie = Placebo	Paroxetin 20–60 Clomipramin 50–150
Broocks et al., 1998	DSM-IV PDA	Clomipramin 15/15, Aerobic exercise 15/11, Placebo 15/11	Clomipramin > Aerobic exercise > Placebo	Clomipramin 112.5
Fahy et al., 1992	DSM-III PDA	Lofepramin 26/16, Clomipramin 27/10, Placebo 26/24	Lofepramin = Lofepramin > Placebo	Clomipramin 100, Lofepramin 140
Hoffart et al., 1993	DSM-III-R Agoraphobie	Clomipramin, Placebo cross-over 18/17	Clomipramin > Placebo	Clomipramin 150
Johnston et al., 1988	DSM-III Agoraphobie	Clomipramin 54/32, Placebo 54/38	Clomipramin > Placebo	Clomipramin 82,8
Lecrubier et al., 1997	DSM-III-R PDA	Paroxetin 123/87, Clomipramin 121/88, Placebo 123/79	Paroxetin = Clomipramin > Placebo	Paroxetin 20–60, Clomipramin 50–150
Modigh et al., 1992	DSM-III PDA	Clomipramin 22/22, Imipramin 29/25, Placebo 17/10 (in allen Gruppen Diazepam erlaubt)	Clomipramin > Imipramin > Placebo	Imipramin 124, Clomipramin 109

---

[10] ca. ein Drittel der Patienten dieser Studie wurden auch in der Studie von Lecrubier et al. (1997) analysiert, in der nicht über die Patienten mit kognitiver Therapie berichtet wurde.

Tabelle 29. Fortsetzung

Autoren	Diagnose	Behandlung, Patientenzahl (intent-to-treat/abgeschlossen)	Wirksamkeit (Post-treatment)	Tagesdosis/mg
Wade et al., 1997	DSM-III-R PDA	Citalopram 281/216, Clomipramin 98/73, Placebo 96/71	Citalopram = Clomipramin > Placebo	Citalopram 20–60, Clomipramin 60–90
Doppelblinde Langzeitstudien				
Lecrubier und Judge, 1997	DSM-III-R PDA	Paroxetin 68/65, Clomipramin 63/58, Placebo 45/43	Paroxetin = Clomipramin > Placebo	Paroxetin 20–60, Clomipramin 50–150
Lepola et al., 1998	DSM-III-R PDA	Citalopram 177/56, Clomipramin 61/26, Placebo 41/18	Citalopram = Clomipramin > Placebo	Citalopram 20–60, Clomipramin 60–90
Doppelblind-vergleiche mit einem anderen Medikament				
Bakish et al., 1993	DSM-III-R PDA	Clomipramin 45/23, Brofaromin 43/16	Clomipramin = Brofaromin	
Cassano et al., 1988	DSM-III PDA	Imipramin ?/33, Clomipramin ?/26	Clomipramin ≥ Imipramin	Imipramin 144, Clomipramin 128
Krüger und Dahl, 1999	DSM-III-R PDA	Moclobemid 67/50, Clomipramin 68/53	Moclobemid = Clomipramin	Moclobemid 450, Clomipramin 150
Sasson et al., 1999	DSM-III-R PDA	Clomipramin, Desipramin 17 c.o.	Clomipramin > Desipramin	Clomipramin 75–200, Desipramin 50–300
Offene Studien				
Gloger et al., 1989	DSM-III PDA	Clomipramin 18/17	ja	Clomipramin 12,5–75

In Vergleichsuntersuchungen mit SSRI wurde allerdings berichtet, dass Clomipramin insgesamt mehr Nebenwirkungen verursachte als Paroxetin (Lecrubier et al., 1997) oder Citalopram (Wade et al., 1997).

Imipramin

Imipramin wurde bereits 1959 als erstes Medikament bei einer Panikstörung eingesetzt (Klein, 1964; Klein und Fink, 1962). Da es häufig als Referenzmedikament in Panikstudien eingesetzt wurde, gehört es zu den bei Panikstörung am meisten untersuchten Medikamenten (Tabelle 30).

Andere trizyklische Antidepressiva

Andere trizyklische Antidepressiva wie Amitriptylin, Desipramin, Lofepramin und Maprotilin wurden nur in kleinen Studien untersucht, so dass die Wirkung nicht als sicher nachgewiesen gelten kann (Tabelle 31).

Es taucht die Frage auf, ob z.B. die mit Imipramin oder Clomipramin gefundenen Ergebnisse auf chemisch ähnliche Antidepressiva (z.B. Doxepin) übertragen werden können, für die keine vergleichbaren Studien existieren. Außer der Tatsache, dass das eher noradrenerg wirkende Maprotilin schlechter wirkte als der SSRI Fluvoxamin, gibt es keine gegenteiligen Hinweise. Andererseits wäre es möglich, dass nur die vorwiegend oder zumindest mittelgradig serotonerg wirkenden Trizyklika bei Panikstörung wirken. Bis zum Vorliegen entsprechender Studien sollten daher nur Imipramin und Clomipramin zum Einsatz kommen.

Selektive Serotoninwiederaufnahmehemmer (SSRI)

Der vermutete Wirkmechanismus der SSRI wird ausführlich auf S. 116 beschrieben (siehe auch Abb. 11, S. 98). Ausnahmslos alle verfügbaren SSRI wurden bei der Panikstörung mit positivem Ergebnis untersucht. In Deutschland ist Paroxetin als einziger SSRI für die Behandlung der Panikstörung zugelassen; die Zulassungen für Citalopram und Sertralin werden folgen.

Citalopram

Für Citalopram liegt eine offene Studie sowie eine Doppelblindstudie vor, bei der das Medikament Placebo überlegen war und genauso wirksam war wie das in der Panik-Behandlung bewährte Clomipramin. Die Nebenwirkungshäufigkeit war geringer als unter dem trizyklischen Antidepressivum Clomipramin. Dabei war die Nebenwirkungshäufigkeit unter Citalopram deutlich geringer als unter dem trizyklischen Antidepressivum. In einer Langzeitstudie (bis zu einem Jahr) wurde die gute Wirkung bestätigt (Tabelle 32). In einem Vergleich mit dem ebenfalls bei Panikstörung wirksamen Fluoxetin ergab sich eine Gleichwirksamkeit. Die Zulassung für die Panikstörung ist geplant.

Tabelle 30. Imipramin bei Panikstörung. Abkürzungen und Erläuterungen siehe Tabelle 23, S. 202

Autoren	Diagnose	Behandlung, Patientenzahl (intent-to-treat/abgeschlossen)	Wirksamkeit (Post-treatment)	Tagesdosis/mg
Placebokontrollierte Doppelblindstudien				
Andersch et al., 1991	DSM-III PDA	Alprazolam 41/39, Imipramin 41/30, Placebo 41/19	Alprazolam ≥ Imipramin > Placebo	Alprazolam 6, Imipramin 150
Barlow et al., 2000	DSM-III-R PDA	kognitive Therapie 77/56, Imipramin 83/51, Placebo 24/14, kognitive Therapie + Imipramin 65/47, kognitive Therapie + Placebo 63/45	Imipramin > kognitive Therapie > Placebo[11] Imipramin + kognitive Therapie > kognitive Therapie Imipramin + kognitive Therapie = Imipramin	Imipramin 100–300
Bakish et al., 1996	DSM-III-R PDA	Fluvoxamin 18/7, Imipramin 18/13, Placebo 18/8	Fluvoxamin = Imipramin > Placebo	Fluvoxamin 50–300, Imipramin 50–300
Clark et al., 1994	DSM-III PDA	kognitive Therapie 20/20, Imipramin 20/20, Relaxation 20/19, Warteliste 16/16 (bei allen Patienten zusätzlich Selbstexposition; Zusatzmedikation wie Benzodiazepine erlaubt)	kognitive Therapie = Imipramin > Relaxation > Warteliste	Imipramin Ø 233
CNCPS, 1992	DSM-III PDA	Alprazolam 386/319, Imipramin 391/273, Placebo 391/220	Alprazolam = Imipramin > Placebo	Alprazolam 5,7, Imipramin 155
Evans et al., 1986	DSM-III PDA	Zimeldin 16/8, Imipramin 19/3, Placebo 9/4	Zimeldin > Imipramin = Placebo	Imipramin 150, Zimelidine 150
Marks et al., 1983	DSM-III Agoraphobie	Exposition + Imipramin ?/12, Exposition + Placebo ?/10, Relaxation + Imipramin ?/11, Relaxation + Placebo ?/12 (bei allen Patienten zusätzlich Selbstexposition)	Imipramin = Placebo Exposition > Relaxation Exposition = Imipramin Exposition + Imipramin = Exposition + Placebo = Relaxation + Imipramin = Relaxation + Placebo	Imipramin 158

[11] Responderanalyse.

Tabelle 30. Fortsetzung

Mavissakalian et al., 1983a	Agoraphobie	Imipramin 9/7, Imipramin+programmed practice 9/8	Imipramin < Imipramin + programmed practice	Imipramin 50–200
Mavissakalian und Michelson, 1983	Agoraphobie	Imipramin + Exposition ?/12, Exposition + Placebo ?/12, Imipramin?/14, Placebo ?/11 (in allen Gruppen Selbstexposition)	Imipramin + Exposition = Exposition + Placebo = Imipramin > Placebo	Imipramin 125
Mavissakalian und Michelson, 1986a	DSM-III Agoraphobie m. Panikstörung	Imipramin + Exposition ?/14, Exposition + Placebo ?/17, Imipramin?/17, Placebo ?/14 (in allen Gruppen Selbstexposition)	Imipramin > Exposition = Placebo	Imipramin 130
Modigh et al., 1992	DSM-III PDA	Clomipramin 22/22, Imipramin 29/25, Placebo 17/10 (in allen Gruppen Diazepam erlaubt)	Clomipramin > Imipramin > Placebo	Imipramin 124, Clomipramin 109
Pohl et al., 1989	DSM-III PDA	Buspiron 18/16, Imipramin 20/14, Placebo 22/14	Imipramin = Buspiron = Placebo	Imipramin 140, Buspiron 29,5
Sheehan et al., 1980	„endogene Angst", entspricht PDA	Phenelzin 29/17, Imipramin 28/18, Placebo 30/22 (alle Pat. zusätzlich supportive Gruppentherapie und Selbstexposition)	Imipramin = Phenelzin > Placebo	Imipramin 150, Phenelzin 45
Sheehan et al., 1990b	DSM-III PDA	Buspiron 18/16, Imipramin 19/18, Placebo 18/18	Imipramin > Buspiron = Placebo	Imipramin 291,7, Buspiron 57,2
Taylor et al., 1990	DSM-III-R PDA	Alprazolam 26/24, Imipramin 27/22, Placebo 26/20	Alprazolam ≥ Imipramin > Placebo	Alprazolam 3,7, Imipramin 147
Telch et al., 1985	DSM-III PDA	Imipramin + Exposition 13/9, Placebo + Exposition 12/10, Imipramin + AntiExposition 12/10	Imipramin + Exposition > Placebo + Exposition = Imipramin + Anti-Exposition	Imipramin 180–197
Uhlenhuth et al., 1989	DSM-III PDA	Alprazolam 41/31, Imipramin 20/10, Placebo 20/8	Alprazolam = Imipramin > Placebo	Alprazolam 2, Alprazolam 6, Imipramin 225

Tabelle 30. Fortsetzung

Autoren	Diagnose	Behandlung, Patientenzahl (intent-to-treat/abgeschlossen)	Wirksamkeit (Post-treatment)	Tagesdosis/mg
Zitrin et al., 1980	Agoraphobie (entspricht DSM-III)	Imipramin 41/29, Placebo 35/24 (alle Patienten zusätzlich Exposition)	Imipramin > Placebo	Imipramin 25–300
Zitrin et al., 1983	Agoraphobie und „gemischte Phobie" (entspricht DSM-III PDA)	systematische Desensibilisierung + Imipramin 52/40, systematische Desensibilisierung + Placebo 50/44	systematische Desensibilisierung + Imipramin > systematische Desensibilisierung + Placebo	Imipramin 25–300
Doppelblinde Vergleiche mit anderen Medikamenten				
Amore et al., 1999a	DSM-IV PDA	Fluoxetin 19/18, Imipramin 19/17	Fluoxetin = Imipramin	Fluoxetin 10–100, Imipramin 50–250
Charney et al., 1986	DSM-III PDA	Alprazolam 23/18, Imipramin 24/20, Trazodon 27/24	Alprazolam = Imipramin > Trazodon	Alprazolam ≤ 4, Imipramin ≤ 300, Trazodon ≤ 300
Lepola et al., 1990a	DSM-III PDA	Alprazolam 27/26, Imipramin 28/22	Alprazolam = Imipramin	Alprazolam 4,9, Imipramin 130
Rizley et al., 1986	DSM-III PDA	Alprazolam 22/?, Imipramin 22/?	Alprazolam = Imipramin	Alprazolam 2,8, Imipramin 132,5
Cassano et al., 1988	DSM-III PDA	Imipramin ?/33, Clomipramin ?/26	Clomipramin $\geq$ Imipramin	Imipramin 144, Clomipramin 128
Offene Studie				
Bandelow et al., 1998	DSM-IV-R PDA	Imipramin + Selbstexposition 38/37	ja	Imipramin 75–125

Tabelle 31. Andere trizyklische Antidepressiva bei Panikstörung Abkürzungen und Erläuterungen siehe Tabelle 23, S. 259

Autoren	Diagnose	Behandlung, Patientenzahl (intent-to-treat/abgeschlossen)	Wirksamkeit (Post-treatment)	Tagesdosis/mg
Placebokontrollierte Doppelblindstudien				
Dyukova et al., 1992	DSM-III-R PDA	Amitriptylin 13/?, Placebo 19	Amitriptylin > Placebo	Amitriptylin 75
Lydiard et al., 1993	DSM-III PDA	Desipramin 28/26, Placebo 28/17	Desipramin > Placebo	Desipramin 50–200
Fahy et al., 1992	DSM-III PDA	Lofepramin 26/16, Clomipramin 27/10, Placebo 26/24	Clomipramin = Lofepramin > Placebo	Clomipramin 100, Lofepramin 140
Doppelblindvergleiche zweier Medikamente				
Sasson et al., 1999	DSM-III-R PDA	Clomipramin, Desipramin 17 c.o.	Clomipramin > Desipramin	Clomipramin 75–200, Desipramin 50–300
Bystritsky et al., 1994	DSM-III-R PDA	Desipramin 11/11, Fluoxetin 10/10	Desipramin = Fluoxetin	Desipramin 10–300, Fluoxetin 2,5–60
den Boer und Westenberg, 1988	DSM-III PDA	Fluvoxamin ?/20, Maprotilin ?/24	Fluvoxamin > Maprotilin	Fluvoxamin 150, Maprotilin 150

Tabelle 32. Citalopram bei Panikstörung. Abkürzungen und Erläuterungen siehe Tabelle 23, S. 202

Autoren	Diagnose	Behandlung, Patientenzahl (intent-to-treat/abgeschlossen)	Wirksamkeit (Post-treatment)	Tagesdosis/mg
Placebokontrollierte Doppelblindstudien				
Wade et al., 1997	DSM-III-R PDA	Citalopram 281/216, Clomipramin 98/73, Placebo 96/71	Citalopram = Clomipramin > Placebo	Citalopram 20–60, Clomipramin 60–90
Doppelblindvergleich zweier Medikamente				
Amore et al., 1999b	DSM-IV PDA	Fluoxetin 21/20, Citalopram 21/20	Fluoxetin = Citalopram	Fluoxetin 10–100, Citalopram 20–60
Doppelblinde Langzeitstudie				
Lepola et al., 1998	DSM-III-R PDA	Citalopram 177/56, Clomipramin 61/26, Placebo 41/18	Citalopram = Clomipramin > Placebo	Citalopram 20–60 Clomipramin 60–90
Offene Studie				
Humble und Wistedt, 1992	DSM-III-R PDA	Citalopram 20/17	ja	Citalopram 30–60 (41)

Fluoxetin

In einer placebokontrollierte Doppelblindstudie sowie vier Vergleichsuntersuchungen mit anderen Medikamenten konnte die Wirksamkeit von Fluoxetin nachgewiesen werden (Tabelle 33).

Fluvoxamin

Für Fluvoxamin liegen zahlreiche Placebovergleiche vor; nur in einer Studie war das Medikament nicht besser wirksam als Placebo (Tabelle 34). Im Referenzvergleich war es ebenso wirksam wie Imipramin und Brofaromin und besser als Maprotilin.

Paroxetin

Die Wirkung von Paroxetin ist durch Placebo und Referenzvergleiche nachgewiesen (Tabelle 35). Es war ebensogut wirksam wie das trizyklische Antidepressivum Clomipramin, wobei die Nebenwirkungshäufigkeit unter Paroxetin geringer war (Lecrubier et al., 1997).

Sertralin

Für Sertralin liegen drei Placebo-kontrollierte Vergleichsuntersuchungen vor, in denen sich ein signifikanter Unterschied zu Placebo zeigte (Tabelle 36). Ein Referenzvergleich mit Paroxetin wird zur Zeit durchgeführt.

Andere selektive Serotoninwiederaufnahmehemmer

Der wegen Nebenwirkungen vom Markt genommene SSRI Zimelidin war Imipramin in einer kleinen Doppelblindstudie überlegen (Evans et al., 1986) (Tabelle 37).

Selektiver Serotonin-Noradrenalin-Wiederaufnahmehemmer Venlafaxin

Für den selektiven Serotonin-Noradrenalin-Wiederaufnahmehemmer Venlafaxin liegt bisher eine kleine Doppelblindstudie und eine offene Studie vor (Tabelle 38). Venlafaxin hemmt wie die meisten trizyklischen Antidepressiva die Wiederaufnahme beider Monoamine, unterscheidet sich aber dadurch von den TZA, dass andere Rezeptoren, z.B. die muskarinergen, nicht geblockt werden. Daher entspricht das Nebenwirkungsprofil weitgehend dem der SSRI.

Tabelle 33. Fluoxetin bei Panikstörung. Abkürzungen und Erläuterungen siehe Tabelle 23, S. 202

Autoren	Diagnose	Behandlung, Patientenzahl (intent-to-treat/ abgeschlossen)	Wirksamkeit (Post-treatment)	Tagesdosis/mg
Placebokontrollierte Doppelblindstudien				
Michelson et al., 1998	DSM-III-R PDA	Fluoxetin 165/88, Placebo 78/32	Fluoxetin > Placebo	Fluoxetin 10–20
Doppelblindvergleiche zweier Medikamente				
Amore et al., 1999b	DSM-IV PDA	Fluoxetin 21/20 Citalopram 21/20	Fluoxetin = Citalopram	Fluoxetin 10–100, Citalopram 20–60
Amore et al., 1999a	DSM-IV PDA	Fluoxetin 19/18, Imipramin 19/17	Fluoxetin = Imipramin	Fluoxetin 10–100, Imipramin 50–250
Bystritsky et al., 1994	DSM-III-R PDA	Desipramin 11/11, Fluoxetin 10/10	Desipramin = Fluoxetin	Desipramin 10–300, Fluoxetin 2,5–60
Tiller et al., 1997; Tiller et al., 1999	DSM-III-R PDA	Moclobemid 182/171, Fluoxetin 184/170	Moclobemid = Fluoxetin	Moclobemid 450, Fluoxetin 20
Offene Studie				
Gorman et al., 1987	DM-III PDA	Fluoxetin 16/8	ja	Fluoxetin 10–70 (27,1)

Tabelle 34. Fluvoxamin bei Panikstörung. Abkürzungen und Erläuterungen siehe Tabelle 23, S. 202

Autoren	Diagnose	Behandlung, Patientenzahl (intent-to-treat/abgeschlossen)	Wirksamkeit (Post-treatment)	Tagesdosis/mg
Placebokontrollierte Doppelblindstudien				
Bakish et al., 1996	DSM-III-R PDA	Fluvoxamin 18/7, Imipramin 18/13, Placebo 18/8	Fluvoxamin = Imipramin > Placebo	Fluvoxamin
Black et al., 1993	DSM-III PDA	Fluvoxamin 25/23, kognitive Therapie 25/20, Placebo 25/23	Fluvoxamin > kognitive Therapie = Placebo	Fluvoxamin 300
de Beurs et al., 1995	DSM-III-R PDA	Fluvoxamin + Exposition 24/19, Placebo + Exposition 24/19, panic management + Exposition 24/20, Exposition 24/18	Fluvoxamin + Exposition > Placebo + Exposition = panic management + Exposition = Exposition	Fluvoxamin 50–150
den Boer und Westenberg, 1990b	DSM-III PDA	Fluvoxamin 20/20, Ritanserin 20/20, Placebo 19/19	Fluvoxamin > Ritanserin = Placebo	Fluvoxamin 150, Ritanserin 20
Hoehn-Saric et al., 1993	DSM-III-R PDA	Fluvoxamin 25/18, Placebo 25/18	Fluvoxamin > Placebo	Fluvoxamin 100–300
Pols et al., 1993	PDA	Fluvoxamin, Placebo 20/18 c.o.	Fluvoxamin > Placebo	?
Sandmann et al., 1998	DSM-III-R PDA	Fluvoxamin 23/17, Placebo 23/17	Fluvoxamin = Placebo	Fluvoxamin bis 300, im Durchschnitt 160

Tabelle 34. Fortsetzung

Autoren	Diagnose	Behandlung, Patientenzahl (intent-to-treat/abgeschlossen)	Wirksamkeit (Post-treatment)	Tagesdosis/mg
Sharp et al., 1997	DSM-III-R PDA	Fluvoxamin ?/29, Placebo ?/28, Fluvoxamin + kognitive Therapie ?/29, Placebo + kognitive Therapie ?/33, kognitive Therapie ?/30	Fluvoxamin = Fluvoxamin + kognitive Therapie = Placebo + kognitive Therapie = kognitive Therapie > Placebo[12]	Fluvoxamin 150 mg
Simpson et al., 1994	DSM-III-R PDA	Fluvoxamin 34/?, Placebo 36/?, kognitive Therapie 36/?, kognitive Therapie + Placebo 36/?	Fluvoxamin > Placebo kognitive Therapie nicht ausgewertet	Fluvoxamin 50–150
Doppelblindvergleiche mit einem anderen Medikament				
den Boer und Westenberg, 1988	DSM-III PDA	Fluvoxamin ?/20, Maprotilin ?/24	Fluvoxamin > Maprotilin	Fluvoxamin 150, Maprotilin 150
van Vliet et al., 1996a	DSM-III-R PDA	Brofaromin 15/15, Fluvoxamin 15/15	Brofaromin = Fluvoxamin	Brofaromin 50–150, Fluvoxamin 50–150

[12] Zwar geben Sharp et al. (1997) an, dass die kognitive Therapie in ihrer Studie Fluvoxamin überlegen sei; dies ist auf eine fehlerhafte Anwendung statistischer Tests zurückzuführen. Ein Nachrechnen der Werte mit dem Mann-Whitney-Test ergab aber eine Gleichwirksamkeit von Fluvoxamin und kognitiver Therapie (p = 0,17, N.S.).

Tabelle 35. Paroxetin bei Panikstörung. Abkürzungen und Erläuterungen siehe Tabelle 23, S. 202

Autoren	Diagnose	Behandlung, Patientenzahl (intent-to-treat/abgeschlossen)	Wirksamkeit (Post-treatment)	Tagesdosis/mg
Placebokontrollierte Doppelblindstudien				
Ballenger et al., 1998b	DSM-III-R PDA	Paroxetin 209/142, Placebo 69/46	Paroxetin > Placebo	Paroxetin 10–40
Bakker et al., 1999[13]	DSM-III-R PDA	Paroxetin 38/32, Clomipramin 39/32, kognitive Therapie 38/35, Placebo 39/32	Paroxetin = Clomipramin > kognitive Therapie = Placebo	Paroxetin 20–60, Clomipramin 50–150
Oehrberg et al., 1995	DSM-III-R PDA	Paroxetin 60/55 + kognitive Therapie, Placebo + kognitive Therapie 60/52	Paroxetin + kognitive Therapie > Placebo + kognitive Therapie	Paroxetin 20–60 mg
Lecrubier et al., 1997	DSM-III-R PDA	Paroxetin 123/87, Clomipramin 121/88, Placebo 123/79	Paroxetin = Clomipramin > Placebo	Paroxetin 20–60, Clomipramin 50–150
Doppelblinde Langzeitstudie				
Lecrubier und Judge, 1997	DSM-III-R PDA	Paroxetin 68/65, Clomipramin 63/58, Placebo 45/43	Paroxetin = Clomipramin > Placebo	Paroxetin 20–60, Clomipramin 50–150

[13] ca. ein Drittel der Patienten dieser Studie wurden auch in der Studie von Lecrubier et al. (1997) analysiert, in der nicht über die Patienten mit kognitiver Therapie berichtet wurde.

Tabelle 36. Sertralin bei Panikstörung. Abkürzungen und Erläuterungen siehe Tabelle 23, S. 202

Autoren	Diagnose	Behandlung, Patientenzahl (intent-to-treat/ abgeschlossen)	Wirksamkeit (Post-treatment)	Tagesdosis/mg
Placebokontrollierte Doppelblindstudien				
Londborg et al., 1998	DSM-III-R PDA	Sertralin 132/83, Placebo 45/31	Sertralin > Placebo	Sertralin 50–200
Pollack et al., 1998	DSM-III-R PDA	Sertralin 88/71, Placebo 88/73	Sertralin > Placebo	Sertralin 50–200
Pohl et al., 1998	DSM-III-R PDA	Sertralin 80/79, Placebo 88/87	Sertralin > Placebo	Sertralin 50–200

Tabelle 37. Zimelidin bei Panikstörung. Abkürzungen und Erläuterungen siehe Tabelle 23, S. 202

Autoren	Diagnose	Behandlung, Patientenzahl (intent-to-treat/ abgeschlossen)	Wirksamkeit (Post- treatment)	Tagesdosis/mg
Evans et al., 1986	DSM-III PDA	Zimelidin 16/8, Imipramin 19/3, Placebo 9/4	Zimelidin > Imipramin = Placebo	Imipramin 150, Zimelidin 150

Tabelle 38. Venlafaxin bei Panikstörung. Abkürzungen und Erläuterungen siehe Tabelle 23, S. 202

Autoren	Diagnose	Behandlung, Patientenzahl (intent-to-treat/ abgeschlossen)	Wirksamkeit (Post- treatment)	Tagesdosis/mg
Placebokontrollierte Doppelblindstudie				
Pollack et al., 1996b	DSM-III-R PDA	Venlafaxin 13/11, Placebo 12/8	Venlafaxin > Placebo	100–225
Offene Studien				
Papp et al., 1998	DSM-IV PDA	Venlafaxin 13	ja	Ø 78

Selektiver Noradrenalin-Wiederaufnahmehemmer Reboxetin

Der selektive Noradrenalin-Wiederaufnahmehemmer Reboxetin war in zwei Doppelblindstudien, die allerdings noch nicht publiziert worden sind, wirksam (Schatzberg, 1999; Versiani, 2000).

Monoaminoxidasehemmer (MAOH)

Die Tabelle 39 zeigt die Studien, die mit irreversiblen und reversiblen MAO-Hemmern durchgeführt worden waren.

Der bei Panikstörung untersuchte irreversible, nicht-selektive MAOH Phenelzin, der in einer Doppelblindstudie bei Panikstörung wirksam war, ist in Deutschland nicht verfügbar. Über den einzigen in Deutschland erhältlichen irreversiblen MAOH Tranylcypromin liegen keine PDA-Studien vor. Die Neben- und Wechselwirkungen der irreversiblen MAOH haben diese Gruppe gegenüber anderen Medikamenten völlig in den Hintergrund treten lassen.

Die Daten zu dem reversiblen, selektiven MAO_A-Hemmer Moclobemid sind inkonsistent. Zwar war Moclobemid in nicht-placebokontrollierten Studien mit ausreichender Power bei Panikstörung nicht signifikant schlechter als Fluoxetin (Tiller et al., 1999) oder Clomipramin (Krüger und Dahl, 1999) – wobei beide Vergleichssubstanzen in anderen Studien Placebo überlegen waren. In einer großen placebokontrollierten Studie war Moclobemid jedoch nicht wirksamer als Placebo (Buller, 1994). Diese Studie wurde nicht publiziert und ist daher hier nicht aufgeführt. In einer anderen Studie war Moclobemid ebenfalls nicht besser als Placebo, obwohl die Patienten im Follow-up von einer Kombination aus Moclobemid- und Psychotherapie zu profitieren schienen (Loerch et al., 1999).

Der aus der Entwicklung genommene reversible selektive MAO_A-Hemmer Brofaromin war in zwei Referenzvergleichen wirksam.

Serotonin-Rezeptor-Agonisten

Der zu der Gruppe der Azapirone gehörende $5\text{-}HT_{1A}$-Agonist Buspiron ist bei der generalisierten Angststörung wirksam (Volz et al., 1994). Bei der Panikstörung scheint die Substanz jedoch nicht zu helfen. In 3 Vergleichen war Buspiron nicht besser als Placebo und dem Referenzpräparat unterlegen (Tabelle 40). Nur in einer Studie war Buspiron besser als Placebo. Insgesamt kann also die Wirkung von Buspiron nicht als nachgewiesen gelten. Der $5\text{-}HT_{1A}$-Agonist Gepiron wurde in einer kleinen, offenen Pilotstudie untersucht; hier zeigten sich bei einigen Patient- en Besserungen. Der $5\text{-}HT_{1A}$-Agonist Flesinoxan war in einer kleinen, offenen Pilotstudie sogar anxiogen; in einer Doppelblindstudie zeigte sich keine Besserung einer Panikstörung (van Vliet et al., 1996b).

Tabelle 39. Irreversible und reversible MAO-Hemmer bei Panikstörung. Abkürzungen und Erläuterungen siehe Tabelle 23, S. 202

Autoren	Diagnose	Behandlung, Patientenzahl (intent-to-treat/abgeschlossen)	Wirksamkeit (Post-treatment)	Tagesdosis/mg
Placebokontrollierte Doppelblindstudien				
Sheehan et al., 1980	„endogene Angst", entspricht PDA	Phenelzin 29/17, Imipramin 28/18, Placebo 30/22	Imipramin = Phenelzin > Placebo	Imipramin 150, Phenelzin 45
Loerch et al., 1999	DSM-III PDA	Moclobemid + kognitive Therapie 14/11, Moclobemid + psychol. Placebo 16/9, Placebo + kognitive Therapie 14/13, Placebo + psychol. Placebo 11/9	Moclobemid + kognitive Therapie = Placebo + kognitive Therapie > Moclobemid + psychol. Placebo = Placebo + psychol. Placebo	Moclobemid 300–600 mg
Doppelblindvergleiche zweier Medikamente				
Bakish et al., 1993	DSM-III PDA	Clomipramin 45/23, Brofaromin 43/16	Clomipramin = Brofaromin	?
van Vliet et al., 1996a	DSM-III-R PDA	Brofaromin 15/15, Fluvoxamin 15/15	Brofaromin = Fluvoxamin	Brofaromin 50–150, Fluvoxamin 50–150
Krüger und Dahl, 1999	DSM-III-R PDA	Moclobemid 67/50 Clomipramin 68/53	Moclobemid = Clomipramin	Moclobemid 450, Clomipramin 150
Tiller et al., 1997; Tiller et al., 1999	DSM-III-R PDA	Moclobemid 182/171, Fluoxetin 184/170	Moclobemid = Fluoxetin	Moclobemid 450, Fluoxetin 20
Offene Studien				
Buigues und Vallejo, 1987	DSM-III PDA	Phenelzin 40/35	ja	Phenelzin 15–45
García Borreguero et al., 1992	DSM-III-R PDA	Brofaromin 14/14	ja	Brofaromin 150

Tabelle 40. 5-HT$_{1A}$-Agonisten bei Panikstörung. Abkürzungen und Erläuterungen siehe Tabelle 23, S. 202

Autoren	Diagnose	Behandlung, Patientenzahl (intent-to-treat/abgeschlossen)	Wirksamkeit (Post-treatment)	Tagesdosis/mg
Placebokontrollierte Doppelblindstudien				
Cottraux et al., 1995	DSM-III-R PDA	Buspiron + kognitive Therapie 37/22; Placebo + kognitive Therapie 40/27	Buspiron + kognitive Therapie > Placebo + kognitive Therapie	Buspiron 5–60 mg
Pohl et al., 1989	DSM-III PDA	Buspiron 18/16, Imipramin 20/14, Placebo 22/14	Imipramin = Buspiron = Placebo	Imipramin 140, Buspiron 29,5
Sheehan et al., 1990b	DSM-III PDA	Buspiron 18/16, Imipramin 19/18, Placebo 18/18	Imipramin > Buspiron = Placebo	Imipramin 291,7, Buspiron 57,2
Sheehan et al., 1993	DSM-III PDA	Buspiron 27/23, Alprazolam 34/33, Placebo 18/18	Alprazolam > Buspiron = Placebo	Alprazolam 5,2, Buspiron 61
van Vliet et al., 1996b	DSM-III PDA	Flesinoxan 10/10, Placebo 5/5	Flesinoxan = Placebo	Flesinoxan 0,6–1,2
Doppelblindvergleich mit einem anderen Medikament				
Schweizer und Rickels, 1988	DSM-III Panikstörung	Clorazepat 9/9, Buspiron 7/2	Clorazepat > Buspiron	Clorazepat 29, Buspiron 23
Offene Studie				
Pecknold et al., 1993	DSM-III-R PDA	Gepiron 21	ja	12 fixe Dosis

Insgesamt scheint sich für 5-HT$_{1A}$-Agonisten keine Indikation im Bereich der Panikstörung abzuzeichnen.

Serotonin-Rezeptor-Antagonisten

Trazodon, ein 5-HT$_2$-Antagonist und schwacher Serotoninwiederaufnahme-hemmer, wurde in einer Doppelblindstudie untersucht (Tabelle 40). Es zeigte sich keine Wirkung; die Substanz wurde zudem schlecht toleriert. Trazodon wird in den Metaboliten meta-Chlorophenylpiperazin (m-CPP) umgewandelt, der akut sogar anxiogen wirkt (Broocks et al., 2000; Charney et al., 1987b).

Der 5-HT$_2$-Antagonist Nefazodon wurde bisher nur in kleinen offenen Studien untersucht.

Der 5-HT$_2$-Antagonist Ritanserin war zwar in einer offenen Studie wirksam; in einer placebokontrollierten Studie zeigte sich dagegen keine Wirkung. Ondansetron, ein 5-HT$_3$-Antagonist, war in einer offenen Studie bei Panikstörung wirksam (Schneier et al., 1996).

Second messenger

Inositol ist ein Glukose-Isomer und ein natürlicher Bestandteil der Nahrung. Es durchdringt die Blut-Hirn-Schranke. Da Phosphatinositol als second messenger für einige Serotoninrezeptoren (aber auch noradrenerge α_1-Rezeptoren) dient, wurde eine PDA-Studie mit Inositol durchgeführt: im doppelblinden cross-over-Vergleich mit Placebo zeigte sich eine signifikante Besserung (Benjamin et al., 1995).

Benzodiazepine

Die Benzodiazepine binden am den GABA (γ-Aminobuttersäure)-Benzodiazepin-Rezeptorkomplex. Eine Aktivierung des GABA$_A$-Rezeptors führt zu einer Öffnung des Chloridionenkanals. Die GABA-Wirkung wird durch Benzodiazepine verstärkt, indem die Frequenz der durch GABA ausgelösten Öffnung des Chloridionen-Kanals erhöht wird. Wenn GABA als „Bremse" wirkt, wirken die Benzodiaze-pine sozusagen wie ein „Bremskraftverstärker" (S. 129).

Im Gegensatz zu den Antidepressiva setzt die angstlösende Wirkung der Benzodiazepine sofort nach der Einnahme ein. Sie können daher also auch zur Akutbehandlung bei einer Panikattacke eingesetzt werden.

Nach dem Absetzen kann es allerdings zu „Rebound-Anxiety"-Phänomenen, d.h. einem Auftreten von stärkeren Angstsymptomen als vor der Behandlung kommen. Toleranz- und Suchtentwicklung können sich einstellen, so dass Benzodiazepine nicht mehr als Mittel der ersten Wahl gelten, sondern oft nur

Tabelle 41. 5-HT$_2$-Antagonisten bei Panikstörung. Abkürzungen und Erläuterungen siehe Tabelle 23, S. 202

Autoren	Diagnose	Behandlung, Patientenzahl (intent-to-treat/abgeschlossen)	Wirksamkeit (Post-treatment)	Tagesdosis/mg
Placebokontrollierte Doppelblindstudien				
den Boer und Westenberg, 1990b	DSM-III PDA	Fluvoxamin 20/20, Ritanserin 20/20, Placebo 19/19	Fluvoxamin > Ritanserin = Placebo	Fluvoxamin 150, Ritanserin 20
Doppelblindvergleich mehrerer Medikamente				
Charney et al., 1986	DSM-III PDA	Alprazolam 23/18, Imipramin 24/20, Trazodon 27/24	Alprazolam = Imipramin > Trazodon	Alprazolam ≤ 4, Imipramin ≤ 300, Trazodon ≤ 300
Offene Studien				
Mavissakalian et al., 1987	DSM-III PDA	Trazodon 20/11	ja	Trazodon 200–300
Bystritsky et al., 1999	DSM-IV PDA	Nefazodon 10/10	ja	Nefazodon 50–400
DeMartinis et al., 1996	DSM-III-R PDA	Nefazodon 14/14	ja	Nefazodon 200–600
Papp et al., 2000	DSM-III-R PDA	Nefazodon 15/15	ja	Nefazodon 300–600
Griez et al., 1988	DSM-III-R PDA	Ritanserin 11/9	ja	Ritanserin 10–20
Schneier et al., 1996	DSM-III-R PDA	Ondansetron	ja	Ondansetron 0,5–2

Tabelle 42. Inositol bei Panikstörung. Abkürzungen und Erläuterungen siehe Tabelle 23, S. 202

Autoren	Diagnose	Behandlung, Patientenzahl (intent-to-treat/ abgeschlossen)	Wirksamkeit (Post-treatment)	Tagesdosis/mg
Benjamin et al., 1995	DSM-III-R PDA	Inositol 21 cross-over	Inositol > Placebo	Inositol 12 000

zur Überbrückung bis zum Eintritt der Wirkung der Antidepressiva oder als Kombinationsbehandlung bei schweren Fällen oder therapieresistenten Fällen eingesetzt werden.

Am häufigsten wurde Alprazolam untersucht. Studien liegen außerdem für Clonazepam, Lorazepam, Diazepam, Adinazolam und Etizolam vor. Die Wirksamkeit kann für die gesamte Gruppe der Benzodiazepine im Analogieschluss angenommen werden, da keine Hinweise dafür vorliegen, dass es Benzodiazepine gibt, die nicht bei Panikstörung wirken.

Alprazolam

Vom deutschen Bundesinstitut für Arzneimittel und Medizinprodukte (BfArM) ist nur ein Benzodiazepin, nämlich Alprazolam, für die Behandlung der Panikstörung zugelassen. In Deutschland soll nach dieser Zulassung das Medikament nur verwendet werden, wenn andere Behandlungen nicht wirksam waren bzw. nicht toleriert wurden. Für dieses Medikament liegen zahlreiche Studien vor, die die Wirksamkeit im Vergleich zu Placebo oder Referenzpräparaten belegen (Tabelle 43).

Clonazepam

Für Clonazepam liegen einige Doppelblindstudien vor, die alle im Vergleich zu Placebo eine bessere Wirkung zeigten (Tabelle 44).

Andere Benzodiazepine

Doppelblindvergleiche mit Placebo liegen noch für Diazepam und Adinazolam vor (Tabelle 45). Für Lorazepam existieren nur Referenzvergleiche mit Alprazolam, aber keine placebokontrollierte Studie.

Tabelle 43. Alprazolam bei Panikstörung (Doppelblindstudien). Abkürzungen und Erläuterungen siehe Tabelle 23, S. 202.

Autoren	Diagnose	Behandlung, Patientenzahl (intent-to-treat/ abgeschlossen)	Wirksamkeit (Post-treatment)	Tagesdosis/mg
Placebokontrollierte Doppelblindstudien				
Andersch et al., 1991	DSM-III PDA	Alprazolam 41/39, Imipramin 41/30, Placebo 41/19	Alprazolam ≥ Imipramin > Placebo	Alprazolam 6, Imipramin 150
Ballenger et al., 1988	DSM-III PDA	Alprazolam 247/226, Placebo 234/132	Alprazolam > Placebo	Alprazolam 5,7
CNCPS, 1992	DSM-III PDA	Alprazolam 386/319, Imipramin 391/273, Placebo 391/220	Alprazolam = Imipramin > Placebo	Alprazolam 5,7, Imipramin 155
Dunner et al., 1986	DSM-III PDA	Alprazolam 16/13, Diazepam 16/13, Placebo 16/14	Alprazolam = Diazepam > Placebo	Alprazolam 4, Diazepam 44
Klosko et al., 1990	DSM-III-R PDA	Alprazolam 17/16, Placebo 18/11, kognitive Therapie 18/15, Warteliste 16/15	kognitive Therapie > Placebo = Warteliste kognitive Therapie = Alprazolam Alprazolam = Placebo	Alprazolam 6–10
Lydiard et al., 1992b	DSM-III PDA	Alprazolam 53/39, Placebo 26/15	Alprazolam 2mg = Alprazolam 6mg > Placebo	Alprazolam 2, Alprazolam 6
Marks et al., 1993	DSM-III PDA	Exposition+Alprazolam 40/34, Exposition+Placebo 37/34, Relaxation+Alprazolam 38/34, Relaxation+Placebo 39/31	Exposition+Alprazolam > Exposition+Placebo > Relaxation+Alprazolam > Relaxation+Placebo	Alprazolam 5

Tabelle 43. Fortsetzung

Autoren	Diagnose	Behandlung, Patientenzahl (intent-to-treat/ abgeschlossen)	Wirksamkeit (Post-treatment)	Tagesdosis/mg
Munjack et al., 1989	DSM-III PDA	Alprazolam 20/20, Propranolol 23/19, Placebo 21/16	Alprazolam > Propranolol = Placebo	Alprazolam 3,62, Propranolol 184,6
Noyes et al., 1996	DSM-III-R PDA	Alprazolam 78/65, Diazepam 81/65, Placebo 79/45	Alprazolam = Diazepam > Placebo	Alprazolam 4,3, Diazepam 39,0
Pecknold et al., 1994	DSM-III-R PDA	Alprazolam 139/112, Placebo 70/45	Alprazolam > Placebo	Alprazolam 1–10
Schweizer et al., 1993	DSM-III-R PDA	Alprazolam 102/87, Placebo 92/61	Alprazolam > Placebo	Alprazolam 4,0
Sheehan et al., 1993	DSM-III PDA	Buspiron 27/23, Alprazolam 34/33, Placebo 18/18	Alprazolam > Buspiron = Placebo	Alprazolam 5,2, Buspiron 61
Taylor et al., 1990	DSM-III-R PDA	Alprazolam 26/24, Imipramin 27/22, Placebo 26/20	Alprazolam ≥ Imipramin > Placebo	Alprazolam 3,7, Imipramin 147
Tesar et al., 1991	DSM-III PDA	Alprazolam 24/20, Clonazepam 26/24, Placebo 22/8	Alprazolam = Clonazepam > Placebo	Alprazolam 5,4, Clonazepam 2,5
Uhlenhuth et al., 1989	DSM-III PDA	Alprazolam 41/31, Imipramin 20/10, Placebo 20/8	Alprazolam = Imipramin > Placebo	Alprazolam 2, Alprazolam 6, Imipramin 225

Tabelle 43. Fortsetzung

Doppelblindvergleich mit einem anderen Medikament				
Charney und Woods, 1989	DSM-III PDA	Alprazolam 27/25, Lorazepam 21/17	Alprazolam = Lorazepam	Alprazolam 2,7, Lorazepam 6,0
Charney et al., 1986	DSM-III PDA	Alprazolam 23/18, Imipramin 24/20, Trazodon 27/24	Alprazolam = Imipramin > Trazodon	Alprazolam ≤ 4, Imipramin ≤ 300, Trazodon ≤ 300
Lepola et al., 1990a	DSM-III PDA	Alprazolam 27/26, Imipramin 28/22	Alprazolam = Imipramin	Alprazolam 4,9, Imipramin 130
Pyke und Greenberg, 1989	DSM-III PDA	Alprazolam/Adinazolam cross-over 14/14	Alprazolam = Adinazolam	Alprazolam 3,1, Adinazolam 95,5
Ravaris et al., 1991	DSM-III Panikstörung	Alprazolam 15/14, Propranolol 15/15	Alprazolam = Propranolol	Alprazolam 5,0, Propranolol 182,0
Rizley et al., 1986	DSM-III PDA	Alprazolam 22/?, Imipramin 22/?	Alprazolam = Imipramin	Alprazolam 2,8, Imipramin 132,5
Schweizer et al., 1990	DSM-III Panikstörung	Alprazolam 30/28, Lorazepam 30/24	Alprazolam = Lorazepam	Alprazolam 3, Lorazepam 7
Offene Studie				
Brambilla et al., 1993	DSM-III-R PDA	Alprazolam 15/15	ja	Alprazolam 1,5

Tabelle 44. Clonazepam bei Panikstörung (Doppelblindstudien). Abkürzungen und Erläuterungen siehe Tabelle 23, S. 202

Autoren	Diagnose	Behandlung, Patientenzahl (intent-to-treat/ abgeschlossen)	Wirksamkeit (Post-treatment)	Tagesdosis/mg
Placebokontrollierte Doppelblindstudien				
Beauclair et al., 1994	DSM-III PDA	Clonazepam 16/13, Placebo 16/16	Clonazepam 16/13, Placebo 16/16	Clonazepam 2,2
Dyukova et al., 1992	DSM-III PDA	Clonazepam 20, Placebo 16	Clonazepam > Placebo	Clonazepam 2
Moroz und Rosenbaum, 1999	DSM-III-R PDA	Clonazepam 222/181, Placebo 216/161	Clonazepam > Placebo	Clonazepam 0,25–4
Rosenbaum et al., 1997	DSM-III-R PDA	Clonazepam 344/?, Placebo 69/51	Clonazepam > Placebo	Clonazepam 0,25–4
Tesar et al., 1991	DSM-III PDA	Alprazolam 24/20, Clonazepam 26/24, Placebo 22/8	Alprazolam = Clonazepam > Placebo	Alprazolam 5,4, Clonazepam 2,5
Valenca et al., 2000	DSM-IV PDA	Clonazepam 13/13, Placebo 9/9	Clonazepam > Placebo	Clonazepam 2
Offene Studien				
Pollack et al., 1986	DSM-III PDA	Clonazepam 50/50	ja	Clonazepam 0,25–6,0 (2,3)

Tabelle 45. Andere Benzodiazepine bei Panikstörung (Doppelblindstudien). Abkürzungen und Erläuterungen siehe Tabelle 23, S. 202

Autoren	Diagnose	Behandlung, Patientenzahl (intent-to-treat/ abgeschlossen)	Wirksamkeit (Post-treatment)	Tagesdosis/mg
Placebokontrollierte Doppelblindstudien				
Dunner et al., 1986	DSM-III PDA	Alprazolam 16/13, Diazepam 16/13, Placebo 16/14	Alprazolam = Diazepam > Placebo	Alprazolam 4, Diazepam 44
Noyes et al., 1996	DSM-III-R PDA	Alprazolam 78/65, Diazepam 81/65, Placebo 79/45	Alprazolam = Diazepam > Placebo	Alprazolam 4,3, Diazepam 39,0
Carter et al., 1995a	DSM-III-R PDA	Adinozolam 232/203 Placebo 83/73	Adinazolam > Placebo	Adinazolam 30–90
Doppelblindvergleiche mit einem anderen Medikament				
Noyes et al., 1984	DSM-III PDA	Diazepam/Propranolol cross-over 27/21	Diazepam > Propranolol	Diazepam 30 (5–40); Propranolol 240(80–320)
Pyke und Greenberg, 1989	DSM-III PDA	Alprazolam/Adinazolam cross-over 14/14	Alprazolam = Adinazolam	Alprazolam 3,1, Adinazolam 95,5
Charney und Woods, 1989	DSM-III PDA	Alprazolam 27/25, Lorazepam 21/17	Alprazolam = Lorazepam	Alprazolam 2,7, Lorazepam 6,0
Schweizer et al., 1990	DSM-III Panikstörung	Alprazolam 30/28, Lorazepam 30/24	Alprazolam = Lorazepam	Alprazolam 3, Lorazepam 7
Schweizer und Rickels, 1988	DSM-III Panikstörung	Clorazepat 9/9, Buspiron 7/2	Clorazepat > Buspiron	Clorazepat 29, Buspiron 23
Offene Studie				
Sheehan et al., 1990a	DSM-III-R PDA	Adinazolam 10	ja	Adinazolam 45–120 (91,7)

Neuroleptika

In Europa werden im Gegensatz zu den USA häufig Neuroleptika zur Behandlung von Angsterkrankungen eingesetzt. Nach einer Untersuchung von Goisman et al. (1994) wurden in den USA nur 2 % der Panikpatienten mit Neuroleptika behandelt; in Deutschland waren es dagegen 29 % (Bandelow et al., 1995b). Neuroleptikastudien mit Angstpatienten wurden vorwiegend in den 70er und 80er Jahren durchgeführt; es existieren jedoch keine Studien, in denen ein Patientenkollektiv behandelt wurde, das der DSM-III-Panikstörung entspricht. In zahlreichen kontrollierten Studien konnte allerdings die Wirksamkeit niedrigdosierter Neuroleptika bei nicht-psychotischen Angstsyndromen und psychovegetativen Beschwerden gezeigt werden. Hier wird vor allem Fluspirilen verwendet (Bergdolt und Karrass, 1983; Laakmann et al., 1988), aber auch Flupenthixol, Fluphenazin, Haloperidol, Perazin, Pimozid und Thioridazin. Es ist fraglich, ob diese mit vagen Stichprobenbeschreibungen gewonnenen Ergebnisse auf Patienten mit Panikstörung und Agoraphobie übertragen werden können.

In einer Konsensuskonferenz des National Institute of Health zur Panikstörung wurde die Neuroleptikatherapie nicht als Behandlungsmöglichkeit genannt (NIH, 1991). Im allgemeinen wird auch empfohlen, eine Therapie mit Neuroleptika bei Angsterkrankungen nicht länger als 3 Monate durchzuführen, da sonst trotz der vergleichsweise niedrigen Dosis eventuell in Einzelfällen Spätdyskinesien auftreten können.

Betablocker

Betablocker werden bei Panikstörung nicht selten eingesetzt, in der Hoffnung, dass aufgrund eines peripheren Effekts körperliche Symptome wie Tachykardie, Schwitzen und Zittern unterdrückt werden. Atenolol passiert die Blut-Hirn-Schranke nur in geringem Ausmaß, Propranolol reichert sich dagegen stark im ZNS an. Nun sind jedoch die peripheren Symptome nicht das Problem einer Panikstörung – die Herzfrequenz ist ja oft nicht über das normale Maß erhöht, lediglich die subjektive Wahrnehmung dieser Symptome ist verzerrt (Margraf et al., 1987). Der placebokontrollierte Doppelblindvergleich mit Propranolol zeigten eine Wirksamkeit auf Placeboniveau, mit signifikant schwächerer Wirkung als bei den Benzodiazepinen. Nur in der Untersuchung von Ravaris et al. (1991) waren Alprazolam und Propranolol gleich wirksam; hier kann aber ein Typ-II-Fehler nicht ausgeschlossen werden.

Eine Betablocker-Behandlung kann allein auch schon deshalb nicht empfohlen werden, weil viele Panikpatienten unter zu niedrigen oder labilen Blutdruckwerten leiden.

Tabelle 46. Propranolol bei Panikstörung. Abkürzungen und Erläuterungen siehe Tabelle 23, S. 202

Autoren	Diagnose	Behandlung, Patientenzahl (intent-to-treat/ abgeschlossen)	Wirksamkeit (Post-treatment)	Tagesdosis/mg
Placebokontrollierte Doppelblindstudien				
Munjack et al., 1989	DSM-III PDA	Alprazolam 20/20, Propranolol 23/19, Placebo 21/16	Alprazolam > Propranolol = Placebo	Alprazolam 3,62, Propranolol 184,6
Doppelblindvergleiche mit einem anderen Medikament				
Noyes et al., 1984	DSM-III PDA	Diazepam/ Propranolol cross-over 27/21	Diazepam > Propranolol	Diazepam 30 (5–40); Propranolol 240 (80–320)
Ravaris et al., 1991	DSM-III Panikstörung	Alprazolam 15/14, Propranolol 15/15	Alprazolam = Propranolol	Alprazolam 5,0, Propranolol 182,0

Antikonvulsiva

Unter der Vorstellung, dass Panikattacken vielleicht Ausdruck eines durch hirnorganische Veränderungen hervorgerufenen zerebralen Anfalls sind (siehe S. 149), wurden in kleinen Studien Antikonvulsiva eingesetzt. Valproat war in 3 offenen und einer kleinen placebokontrollierten Studie wirksam. In einer offenen Studie wurden therapieresistente Patienten mit Panikstörung mit Valproat gebessert (Baetz und Bowen, 1998). Für Carbamazepin schien sich in einer offenen Studie keine Wirkung zu zeigen. Gabapentin war nur bei den schwerer kranken Patienten (Werte auf der Panik- und Agoraphobieskala von Bandelow, 1999, von ≥ 20) signifikant besser wirksam als Placebo (Pande et al., 2000).

Cholezystokininantagonisten

Da Cholezystokininanaloga Panikattacken auslösen können, wurden CCK-Antagonisten auf ihre Wirkung bei Panikstörung untersucht, ohne dass allerdings eine Wirkung gezeigt werden konnte. Die akute Gabe des CCK_B-Antagonisten CI-988 konnte die anxiogene Wirkung von CCK-4 nicht aufheben (van Megen et al., 1997). Der selektive CCK_B-Antagonist L-365,260 war in einer Doppel-blindstudie ebenfalls nicht wirksam (Kramer et al., 1995).

Sonstige Medikamente

Für weitere untersuchte Medikamente bestehen keine ausreichenden Wirkungs-nachweise (Tabelle 47). Der α_2-Rezeptoragonist Clonidin war in einer offenen Studie nicht wirksam (Uhde et al., 1989). Der Kalziumantagonist Verapamil unterschied sich nur in Teilbereichen von Placebo. Das Analgetikum Ibu-profen war schlechter wirksam als Alprazolam; ein Placebovergleich liegt nicht vor.

Pflanzliche Präparate und homöopathische Zubereitungen

Pflanzliche Präparate, wie Kava-Kava (Piper methysticum), Johanniskrautextrakte (Hypericum perforatum) oder Baldrian (Radix Valerianae) sowie homöopathische Zubereitungen sind nicht in Hinblick auf ihre Wirkung bei einer Panikstörung untersucht worden. Dennoch werden solche Präparationen bei Panikpatienten von Nicht-Fachärzten häufiger eingesetzt als Medikamente mit Wirkungsnachweis (Bandelow et al., 1996b). In der eigenen klinischen Praxis fanden wir viele Patienten, die bereits mit solchen Präparationen behandelt worden waren, aber kaum einen, bei dem sie geholfen haben.

Vergleich der Wirksamkeit verschiedener Medikamente

SSRI vs. TZA

Alle Studien, die einen SSRI mit einem TZA verglichen, fanden eine vergleichbare Wirksamkeit (Bakish et al., 1996; Bakker et al., 1999; Bystritsky et al., 1994; Lecrubier et al., 1997; Wade et al., 1997). Allerdings wurde konstant über eine erhöhte Nebenwirkungshäufigkeit bei den trizyklischen Antidepressiva berichtet.

In einer Metaanalyse aller verfügbaren Studien wurde festgestellt, dass selektive Serotoninwiederaufnahmehemmer bessere Effektstärken erzielten als Imipramin (Boyer, 1995).

SSRI vs. Benzodiazepine

Direkte Vergleiche zwischen SSRI und Benzodiazepinen existieren nicht. In der Metaanalyse von Boyer (1995) waren die Effektstärken für die SSRI höher als für Alprazolam.

Tabelle 47. Antikonvulsiva und andere Medikamente. Abkürzungen und Erläuterungen siehe Tabelle 23, S. 202

Autoren	Diagnose	Behandlung, Patientenzahl (intent-to-treat/ abgeschlossen)	Wirksamkeit (Post-treatment)	Tagesdosis/mg
Placebokontrollierte Doppelblindstudien				
Lum et al., 1990	DSM-III-R PDA	Valproat /Placebo 12 c.o.	Valproat > Placebo	?
Klein und Uhde, 1988	DSM-III PDA	Verapamil/Pla-cebo c.o. 14/11	Verapamil ≥ Placebo	Verapamil 160–480
Pande et al., 2000	DSM-IV PDA	Gabapentin 52/52, Placebo 51/51	Gabapentin ≥ Placebo	Gabapentin 600–3600
Doppelblindvergleiche zweier Medikamente				
Sheehan et al., 1984	DSM-III PDA	Alprazolam 16/16, Ibuprofen 16/15	Alprazolam > Ibuprofen	Alprazolam 5,4, Ibuprofen 2130
Offene Studien				
Uhde et al., 1988b	RDC PDA	Carbamazepin 18/14	nein	200–1800 (679)
Keck et al., 1993	DSM-III-R PDA	Valproat 12/12	ja	20 mg/kg/Tag
Woodman und Noyes, 1994	DSM-III-R PDA	Valproat 12/12	ja	500–2000 (1330)
Primeau et al., 1990	DSM-III PDA	Valproat 10/9	ja	500–2250

TZA vs. Benzodiazepine

Mehrere Studien vergleichen das Benzodiazepin Alprazolam mit dem Trizyklikum Imipramin (vgl. Tabelle 43). In zwei Untersuchungen war Alprazolam in Teilbereichen Imipramin überlegen (Andersch et al., 1991; Taylor et al., 1990), bei globaler Beurteilung aber gleichwirksam. In 5 Studien konnte kein Unterschied festgestellt werden. Am ehesten ist also eine Gleichwirksamkeit der beiden Medikamente anzunehmen.

Follow-up-Untersuchungen mit Medikamenten

Im Allgemeinen wird davon ausgegangen, dass die Wirkung eines Medikaments in dem Moment aufhört, in dem es abgesetzt wird. Die Frage, ob Medikamente noch dann eine Wirkung haben, nachdem sie bereits abgesetzt wurden, ist allerdings bisher kaum untersucht worden. In der klinischen Praxis wird die Behandlung mit Antidepressiva meist nach dem Eintreten der Remission aus Sicherheitsgründen noch eine Zeitlang weitergeführt und dann ein Auslassversuch begangen – ähnlich wie bei der Behandlung der Depressionen. Bei manchen Patienten kommt es dann zu einem Rückfall, worauf die Behandlung wieder aufgenommen wird. Bei den meisten Patienten kommt es aber weder sofort noch später zu einem Rezidiv. Manche Patienten kommen nach Jahren wieder und berichten, das es ihnen gut gegangen sei, dass jetzt aber die Symptome erneut aufgetreten seien. Wenn die Panikstörung eine chronische Störung ist, wie oft gesagt wird, so müsste es bei den meisten Patienten jedoch sofort nach dem Absetzen der Medikamente zu einem Rückfall kommen. Dass dies nicht so ist, könnte folgende Gründe haben:

– Die Panikstörung hat einen schubförmigen Verlauf. Wenn es nicht zu einem Rückfall kommt, könnte dies an einer zeitweiligen Spontanremission liegen
– Das Behandlungssetting kann im Sinne eines Psychotherapieeffekts zu einer langanhaltenden Remission geführt haben. Die kognitive Überzeugung, dass bei einem Rückfall jederzeit die erfolgreiche Medikation wiederaufgenommen werden kann, könnte eine langfristige Wirkung erklären
– Das Medikament hat eine Wirkung, die über den eigentlichen Behandlungszeitraum hinaus noch mehrere Monate anhält

Diese letztere Möglichkeit müsste in der Tat durch placebokontrollierte Studien überprüft werden. Im klinischen Alltag hat man den Eindruck, dass eine Behandlung mit Antidepressiva tatsächlich eine mehrere Monate oder Jahre anhaltende Wirkung hat, während die Beendigung einer Benzodiazepinbehandlung häufiger zu frühen Rezidiven führt (aber auch nicht immer). Es wäre tatsächlich denkbar, dass Antidepressiva wie die SSRI oder TZA, deren Wirkung ja mit 2–4 Wochen Verspätung eintritt, nachhaltige Rezeptorveränderungen verursachen, die auch nach dem Absetzen anhalten. Diese klinischen Beobachtungen bedürfen allerdings einer wissenschaftlichen Überprüfung. In den meisten der in Tabelle 48 aufgeführten Untersuchungen konnte im Follow-up kein Unterschied zu der Placebo- bzw. Relaxationsbedingung gefunden werden, außer in der Untersuchung von Loerch et al. (1999). Im Prae-post-Vergleich ging es den Patienten zum Katamnesezeitpunkt allerdings besser als zu Beginn der Studie – was aber wenig aussagt.
    Allerdings hatten in diesen Studien ja unkontrollierte Weiterbehandlungen sowohl in der Nach-Medikamenten- als auch in der Nach-Placebo-Bedingung stattgefunden, die möglicherweise die Unterschiede zwischen den verschiedenen Akutbehandlungsbedingungen verwischten.

Zukünftige Behandlungsmöglichkeiten

Zahlreiche Substanzen befinden sich zur Zeit in der Prüfung (Tabelle 49). Über ihre Wirkung kann noch nichts Endgültiges ausgesagt werden.

Tabelle 48. Follow-up-Untersuchungen mit Medikamenten. Abkürzungen und Erläuterungen siehe Tabelle 23, S. 202

Autoren	Diagnose	Behandlung	Follow-up-Ergebnis nach n Monaten ohne Behandlung
Barlow et al., 2000	DSM-III-R PDA	kognitive Therapie 28/25, Imipramin 25/20, Placebo 3/3, kognitive Therapie + Imipramin 30/25, kognitive Therapie + Placebo 30/26	6 Monate: Imipramin = Placebo Imipramin = kognitive Therapie, kognitive Therapie ≥ Placebo kognitive Therapie + Imipramin = kognitive Therapie + Placebo kognitive Therapie + Imipramin = kognitive Therapie, kognitive Therapie + Imipramin = Imipramin
Clark et al., 1994	DSM-III PDA	kognitive Therapie 20/16, Imipramin 20/16, Relaxation 20/16 (bei allen Patienten zusätzlich Selbstexposition) (Betablocker und Benzodiazepine erlaubt)	9 Monate: kognitive Therapie > Imipramin = Relaxation
Cohen et al., 1984	DSM-III Agoraphobie	Exposition + Imipramin 12/12, Exposition + Placebo 10/10, Relaxation + Imipramin 10/10, Relaxation + Placebo 10/10 (bei allen Patienten zusätzlich Selbstexposition)	24 Monate: Exposition + Imipramin = Exposition + Placebo = Relaxation + Imipramin = Relaxation + Placebo
de Beurs et al., 1999 Follow up von de Beurs et al., 1995	DSM-III-R PDA	Fluvoxamin + Exposition 19/18, Placebo + Exposition 19/19, panic management + Exposition 20/18, Exposition 18/16	24 Monate: Fluvoxamin + Exposition = Placebo + Exposition = panic management + Exposition = Exposition
Marks et al., 1993	DSM-III Agoraphobie mit Panikstörung	Exposition + Alprazolam 40/34, Exposition + Placebo 37/34, Relaxation + Alprazolam 38/34, Relaxation + Placebo 39/31	6/8 Monate: Exposition > Alprazolam = Placebo
Mavissakalian und Michelson, 1986b	DSM-III Agoraphobie mit Panikstörung	Imipramin + Exposition 14/6, Exposition + Placebo 17/7, Imipramin 17/8, Placebo 14/4 (bei allen Patienten zusätzlich Selbstexposition)	12 Monate u. 24 Monate: Imipramin + Exposition = Exposition + Placebo = Imipramin = Placebo

Tabelle 48. Fortsetzung

Autoren	Diagnose	Behandlung	Follow-up-Ergebnis nach n Monaten ohne Behandlung
Loerch et al., 1999	DSM-III PDA	Moclobemid + kognitive Therapie 14/9, Moclobemid + psychol. Placebo 16/9, Placebo + kognitive Therapie 14/11, Placebo + psychol. Placebo 11/8	6 Monate: Moclobemid + kognitive Therapie > Moclobemid + psychol. Placebo > Placebo + kognitive Therapie > Placebo + psychol. Placebo
Wiborg und Dahl, 1996	DSM-III-R PDA	Clomipramin + kurze psychodynamische Therapie 20/18, Clomipramin 20/18	9 Monate: Clomipramin + kurze psychodynamische Therapie > Clomipramin
Wardle et al., 1994	DSM-III Agoraphobie	Exposition + Diazepam 52/39, Exposition + Diazepam 57/38	Exposition + Diazepam = Exposition + Diazepam

Kritische Betrachtungen zur medikamentöse Behandlung

Die medikamentöse Behandlung einer Panikstörung wird häufig kontrovers diskutiert. Nicht selten wird globalisierend davon ausgegangen, dass Psychopharmaka
eine Sucht auslösen, ohne dass dabei zwischen den Benzodiazepinen, bei denen
eine Abhängigkeitsentwicklung möglich ist, und anderen Angstmedikamenten, bei
denen keine Sucht entsteht (wie z.B. den Antidepressiva) unterschieden wird.

Es wird kritisiert, dass die Psychopharmakabehandlung keine dauerhafte Wirkung, sondern nur eine Symptomunterdrückung erreichen können, wobei davon
ausgegangen wird, dass im Gegensatz dazu durch eine Psychotherapie eine solche
dauerhafte Wirkung erzielt werden könne. Nach den bisher vorliegenden wenigen
Katamnesestudien (S. 269) scheint es jedoch den Patienten mit einer Panikstörung,
die ein Medikament erhielten, 6–24 Monate nach Beendigung der Behandlung nicht
schlechter zu gehen als Patienten, die psychotherapeutisch behandelt wurden.

Es werden auch Vermutungen darüber angestellt, inwieweit Psychopharmaka
die Persönlichkeit des Menschen verändern können. Dabei werden oft die Ein-
griffsmöglichkeiten der Psychopharmakologie in die menschliche Seele überschätzt.
Für die Patienten ist es dennoch manchmal schwer zu akzeptieren, dass sie gegebenenfalls nur mit Hilfe eines Medikaments „normal" denken und fühlen können.

Die Nebenwirkungen der Medikamente sind weiterhin Gegenstand der kritischen
Auseinandersetzung mit der pharmakologischen Behandlung. Die Einführung
neuer, verträglicherer Antidepressiva hat zu deutlichen Fortschritten in der medikamentösen Therapie geführt. Dennoch sollte die psychopharmakologische Forschung
weiterhin alles daran setzen, nebenwirkungsärmere Präparate zu entwickeln.

Tabelle 49. Neue Substanzen mit möglicher anxiolytischer Wirkung

Angriffspunkt	Bezeichnung	Substanz
Serotonin	5-HT_{1A}-Agonisten	BMY-14802
		F 11440
		Flibanserin
		Ipsapiron
		Lesopitron
	5-HT_{2C}-Agonist	ORG 12962
	5-HT_2-Antagonisten	Deramciclan
		Flibanserin
		SR 46 349
	5-HT_3-Antagonisten	Lesopitron
		Ondansetron
CCK-Antagonisten		CI-988
		L-365,260
GABAerge Substanzen		Gabapentin
		Pagoclon
		Pregabalin
Beta-Carboline		Abecarnil
Sigma-Rezeptorliganden		BMY-14802
		Diotolylguanidine (DTG)
		Lu 28–179
		Lu 33–108
		Pentazozine
Tachykinin-Rezeptor-Antagonisten	NK_1-Antagonisten (Substanz-P-Antagonisten)	Cam-2445
	NK_2-Antagonisten	MK-869
	NK_3-Antagonisten	GR159897
	NK_3-Agonisten	Osanetant
		Senktide
Glutamat-Rezeptor-Antagonisten		LY-326325
Weitere Substanzen mit potenzieller anxiolytischer Wirkung		Neuropeptid-Y-Agonisten
		CRH_1-Rezeptor-Antagonisten
		Natriuretisches Peptid
		Nitroflavanoide

Weiterhin wurde hypothetisiert, dass die Wirkung der Antidepressiva auf einer Besserung einer gleichzeitig bestehende Depression beruhe, nicht aber auf einer eigentlichen Antipanikwirkung, da ja ein großer Teil der Panikpatienten auch depressive Symptome haben (Marks, 1983). Andere Autoren zeigten allerdings, dass eine Besserung nicht nur bei gleichzeitiger Depression erfolgt (Clum und Pendrey, 1987; Klein et al., 1983).

Da in doppelblinden kontrollierten Studien gelegentlich nur geringe Unterschiede zu Placebo gefunden wurden, wurde kritisch angemerkt, dass der durch eine Psychopharmakotherapie erzielte Gewinn nur marginal sei. Allerdings erklären sich die teilweise geringen Unterschiede z.T. durch Erwartungshaltungen in Doppelblindstudien, die nicht der Realität entsprechen (S. 188).

Da einige der wirksamen Medikamente sedierende Eigenschaften besitzen, wurde spekuliert, dass die Wirkung vieler geprüfter Medikamente auf einer unspezifischen Sedierung beruht. Dem kann allerdings entgegengehalten werden, dass die ebenfalls wirksamen MAO-Hemmer (wie Phenelzin) oder SSRI (wie Paroxetin) nicht sedierend, sondern eher antriebssteigernd wirken. Auch Imipramin und vor allem Clomipramin gehören zu den eher antriebssteigernden TZA.

Zur Diskussion, ob Psychotherapie, Pharmakotherapie oder eine Kombination aus beiden eingesetzt werden sollte, wird auf S. 276 verwiesen.

Zusammenfassung: medikamentöse Behandlung

Es lässt sich konsistent zeigen, dass die Behandlung mit selektiven Serotoninwiederaufnahmehemmern, trizyklischen Antidepressiva, Benzodiazepinen und MAO-Hemmern bei einer Panikstörung wirksam ist (Tabelle 50). Die ersten drei genannten Gruppen sind wahrscheinlich gleich wirksam.

Die Tabelle 51 zeigt einen Überblick über die Vor- und Nachteile der verwendeten Medikamente. Geht man von einer Gleichwirksamkeit der trizyklischen Antidepressiva und der selektiven Serotoninwiederaufnahmehemmer aus, so entscheidet letztendlich die Frage der Nebenwirkungen, welche Präparate vorzuziehen sind. Aus den oben aufgeführten Studien, aber auch aus Metaanalysen aus dem Bereich der Depressionsbehandlung, geht hervor, dass die Nebenwirkungshäufigkeit bei den SSRI geringer ist (Möller et al., 1994).

Benzodiazepine werden in den USA häufig in der Behandlung der Panikstörung eingesetzt. Angesichts der Gefahr einer Abhängigkeitsentwicklung sind sie jedoch nicht zu den Medikamenten erster Wahl zu rechnen.

Der MAO-Hemmer Phenelzin ist in Deutschland nicht erhältlich. Die Behandlung der Panikstörung mit dem hier verfügbaren Tranylcypromin ist bisher nicht in klinischen Studien überprüft worden und wird wohl wegen des problematischen Neben- und Wechselwirkungsprofils der irreversiblen MAO-Hemmer eher vermieden. Der reversible und selektiven MAO-Hemmer Moclobemid zeigte inkonsistente Studienergebnisse.

Als Mittel der ersten Wahl müssen daher zur Zeit die SSRI gelten.

Medikamentöse und psychotherapeutische Verfahren und Kombinationstherapie im Vergleich

Für die Panikstörung wird eine multifaktorielle Ätiologie angenommen. Daher wäre es naheliegend, auch die Behandlung mehrdimensional durchzuführen. Die

Tabelle 50. Medikamente mit gesicherter Wirkung bei Panikstörung

Gruppe	Wirkstoff
Selektive Serotoninwiederaufnahmehemmer	Citalopram Fluoxetin Fluvoxamin Paroxetin Sertralin
Trizyklische Antidepressiva	Clomipramin Imipramin
Benzodiazepine	Alprazolam Clonazepam
Irreversibler MAO-Hemmer	Phenelzin

Vor- und Nachteile einer Psychotherapie oder medikamentösen Behandlung bei der Panikstörung werden allerdings häufig kontrovers diskutiert.

Von Verhaltenstherapeuten wird oft eine Kombination der Verhaltenstherapie mit einer medikamentösen Behandlung abgelehnt, da durch die Medikamente die Angst unterdrückt werde, obwohl das Erleben und Durchstehen von Ängsten während der Exposition notwendig sei. Es sind allerdings keine randomisierten Untersuchungen zu der Frage bekannt, nach denen Patienten, die während einer Expositionstherapie unter Panikattacken litten, bessere Ergebnisse erzielten als Patienten, die während der Konfrontation angstfrei blieben. Befunde von Emmelkamp und Mersch (1982) weisen darauf hin, dass ein hohes Angstlevel nicht für einen Therapieerfolg notwendig ist. Auf der anderen Seite wird überlegt, ob eine medikamentöse Angstunterdrückung nicht genutzt werden kann, die Psychotherapie überhaupt zu ermöglichen, da viele Patienten die Expositionstherapie wegen zu großer Angst erst gar nicht durchführen wollen. Die Expositions-

Tabelle 51. Medikamentöse Behandlung von Panikstörung: Vor- und Nachteile der hauptsächlichen Medikamentengruppen

Wirkstoffe/Wirkstoff-gruppe	Vorteile	Nachteile
SSRI	keine Abhängigkeit, ausreichend Studien vorhanden, weniger Nebenwirkungen als TZA	Wirklatenz 1–3 Wochen, Übelkeit, Unruhe, sexuelle Störungen
TZA	keine Abhängigkeit; ausreichend Studien vorhanden	Wirklatenz 1–3 Wochen, anticholinerge Wirkungen, EKG-Veränderungen, Gewichtszunahme
Benzodiazepine	schnelle Anxiolyse; ausreichend Studien vorhanden; wenig toxisch	Abhängigkeitspotential

therapie wird von bis zu einem Viertel der Patienten abgelehnt oder frühzeitig beendet (O'Brien und Barlow, 1984).

Auch von psychoanalytisch ausgerichteten Psychotherapeuten wird manchmal die Anwendung von Psychopharmaka abgelehnt. Die Begründung ist folgende: die Medikation unterdrücke die Symptome der Angst, verlege damit den Weg zum psychischen Konflikt und behindere so den analytischen Prozess. Danckwart (1979) bemerkte hierzu:

„...dass Psychopharmaka vom Typ der Tranquilizer und Neuroleptika in langfristigen Verläufen von Neurosen und Grenzfällen keine Veränderung bewirken. Psychopharmaka vermögen dem Patienten auf Dauer nicht seine Grenzen, Möglichkeiten und Notwendigkeiten klarzumachen. Sie verbessern nicht seine Selbsteinschätzung und seine Selbstachtung. Sie verändern nicht seine Objektbeziehungen. Unter Psychopharmaka bleiben dem Patienten die Quellen seiner Probleme weiterhin verschlossen (S. 269)"

Es fragt sich allerdings, ob es wirklich notwendig ist, dass die Patienten die zermürbenden Symptome der Panikattacken erleiden müssen, um Selbstachtung zu bekommen und ihre Grenzen erkennen (denn dann dürft man auch keine Schmerzmittel mehr geben).

Gegen eine Kombinationsbehandlung wird weiterhin angeführt, dass der Patient bei Wirksamkeit einer reinen Psychotherapie den Erfolg sich selbst zuschreibe, während er bei einer Pharmakotherapie auf das Medikament attribuiere. Denkbar wäre es allerdings genauso, dass auch ein Psychotherapie-Patient die Besserung nicht auf sich selbst attribuiert, sondern auf den Psychotherapeuten. Empirische Ergebnisse zu dieser Fragestellung stehen noch aus.

Als Nachteil der medikamentösen Therapie wird weiter angenommen, dass die Wirkung der Medikamente nur so lange anhalte, wie sie gegeben werden, während die Psychotherapie dauerhaft wirke. Dies konnte in Katamnesen allerdings noch nicht nachgewiesen werden (siehe Follow-up-Untersuchungen, S. 269).

Die theoretischen Vor- und Nachteile einer Kombinationsbehandlung werden in Tabelle 52 zusammengestellt.

Tabelle 52. Mögliche Vor- und Nachteile einer Kombination von Pharmako- und Psychotherapie bei Angststörungen

Mögliche Vorteile	Mögliche Nachteile
– Medikamente erleichtern Durchführung der Psychotherapie	– Die medikamentöse Angstlösung reduziert den Effekt der Exposition
– Psychotherapie verbessert die Medikamentencompliance	– Die medikamentöse Angstlösung behindert den analytischen Prozess
– Die multikausale Ätiologie der Angststörungen verlangt eine multifaktorielle Behandlung	– Die Behandlung durch zwei Therapeuten (z.B. Arzt – Medikament und Psychologe – Psychotherapie) erschwert den Aufbau einer therapeutischen Beziehung zu beiden

Da diese Fragestellung immer wieder zu heftigen theoretischen Kontroversen führt, erscheint es sinnvoll, die vorhandenen Studien ausführlich zu analysieren, wobei die folgenden Fragestellungen angegangen werden sollten:

1. Wirkt Psychotherapie besser oder schlechter als Medikamente?
2. Wirkt Psychotherapie plus Medikament besser oder schlechter als Psychotherapie allein?
3. Wirkt Psychotherapie plus Medikament besser oder schlechter als ein Medikament allein?
4. Hält die Wirkung von Psychotherapie oder Medikamenten nach Beendigung der Therapie länger an?

Ein Vergleich einer Psychotherapie mit einem Medikament ist nur dann sinnvoll, wenn zuvor für beide untersuchten Modalitäten ein separater Wirksamkeitsnachweis erbracht wurde oder aber in der Studie entsprechende Kontrollgruppen mitgeführt werden.

Wirkt Psychotherapie besser oder schlechter als Medikamente?

Obwohl diese Frage häufig kontrovers diskutiert wird, existieren zu dem Thema erstaunlicherweise weltweit nur 12 Studien (Tabelle 53).

In keiner Studie konnte zweifelsfrei die Überlegenheit der Verhaltenstherapie gegenüber der medikamentösen Therapie herausgearbeitet werden. Inkonsistente Ergebnisse ergab die Studie von Marks et al. (1993): Alprazolam war schlechter wirksam als Expositionstherapie, aber Exposition plus Alprazolam war besser wirksam als Exposition allein. In der Studie von Loerch et al., in der Moclobemid schlechter wirksam war als die kognitive Therapie, wurde ein Medikament verwendet, von dem sich einer anderen Studie herausstellte, dass es nicht besser wirkt als Placebo (Buller, 1994). Dennoch war die Kombination aus Moclobemid- und kognitiver Therapie im Follow-up der alleinigen Verhaltenstherapie überlegen.

Die Medikamente waren in drei Studien besser (Bakker et al., 1999; Black et al., 1993; Mavissakalian und Michelson, 1986a). In einer weiteren Studie (Barlow et al., 2000) waren Medikament und Psychotherapie gleich wirksam; in der Responderanalyse war allerdings das Medikament besser wirksam.

Beide Modalitäten waren in 6 Studien gleich wirksam (Clark et al., 1994; Klosko et al., 1990; Marks et al., 1983; Mavissakalian und Michelson, 1983; Sharp et al., 1997; Telch et al., 1985).

Die Aussagekraft dieser Studien wird allerdings durch folgende Probleme eingeschränkt:

- Die Versuchspersonenanzahlen waren in manchen dieser Studien grenzwertig niedrig.
- Die beiden Untersuchungen von Marks et al. (1983) sind ausschließlich mit agoraphoben Patienten durchgeführt worden, da Patienten ohne Agoraphobie

Tabelle 53. Wirkt Psychotherapie besser oder schlechter als Medikamente? PDA = Panikstörung mit oder ohne Agoraphobie. > wirkt besser; = gleiche Wirksamkeit; ? = keine Angaben

Autoren	Diagnose	Behandlung, Patientenzahl (intent-to-treat/abgeschlossen)	Wirksamkeit (Post-treatment)	Tagesdosis/mg
Barlow et al., 2000	DSM-III-R PDA	kognitive Therapie 77/56, Imipramin 83/51, Placebo 24/14, kognitive Therapie+Imipramin 65/47, kognitive Therapie+Placebo 63/45	Imipramin = Placebo kognitive Therapie = Placebo Imipramin > kognitive Therapie+Imipramin = kognitive Therapie+Placebo+kognitive Therapie Imipramin > kognitive Therapie+Imipramin = Imipramin[14]	Imipramin 50–300
Bakker et al., 1999	DSM-III-R PDA	Paroxetin 38/32, Clomipramin 39/32, kognitive Therapie 38/35, Placebo 39/32	Paroxetin = Clomipramin > kognitive Therapie = Placebo	Paroxetin 20–60, Clomipramin 50–150
Black et al., 1993	DSM-III PDA	Fluvoxamin 25/23, kognitive Therapie 25/20, Placebo 25/23	Fluvoxamin > kognitive Therapie = Placebo	Fluvoxamin 300
Clark et al., 1994	DSM-III PDA	kognitive Therapie 20/16, Imipramin 20/16, Relaxation 20/16, Warteliste 16/16 (bei allen Patienten zusätzlich Selbstexposition)	kognitive Therapie = Imipramin > Relaxation > Warteliste	Imipramin Ø 233
Klosko et al., 1990	DSM-III-R PDA	Alprazolam 17/16, Placebo 18/11, kognitive Therapie 18/15, Warteliste 16/15	kognitive Therapie > Placebo = Warteliste; kognitive Therapie = Alprazolam; Alprazolam = Placebo	Alprazolam 6–10
Marks et al., 1983	DSM-III Agoraphobie	Exposition+Imipramin ?/12, Exposition+Placebo ?/10, Relaxation+Imipramin ?/11, Relaxation+Placebo ?/12 (bei allen Patienten zusätzlich Selbstexposition)	Imipramin = Placebo Exposition > Relaxation Imipramin = Exposition Exposition+Imipramin = Exposition +Placebo = Relaxation+ Imipramin = Relaxation+Placebo	Imipramin Ø 158

[14] Responderanalyse

Tabelle 53. Fortsetzung

Marks et al., 1993	DSM-III PDA	Exposition + Alprazolam 40/34, Exposition + Placebo 37/34, Relaxation + Alprazolam 38/34, Relaxation + Placebo 39/31	Exposition + Alprazolam > Exposition + Placebo > Relaxation + Alprazolam > Relaxation + Placebo	Alprazolam 5
Mavissakalian und Michelson, 1983	Agoraphobie	Imipramin + Exposition ?/12, Exposition + Placebo ?/12, Imipramin?/14, Placebo ?/11 (in allen Gruppen Selbstexposition)	Imipramin + Exposition = Exposition + Placebo = Imipramin > Placebo	Imipramin 125
Mavissakalian und Michelson, 1986a	DSM-III PDA	Imipramin + Exposition ?/14, Exposition + Placebo ?/17, Imipramin ?/17, Placebo ?/14 (bei allen Patienten zusätzlich Selbstexposition)	Imipramin + Exposition = Imipramin > Exposition = Placebo	Imipramin Ø 130
Telch et al., 1985	DSM-III PDA	Imipramin + Exposition 13/9, Placebo + Exposition 12/10, Imipramin + Anti-Exposition 12/10	Imipramin + Exposition > Placebo + Exposition = Imipramin + Anti-Exposition	Imipramin 180–197
Loerch et al., 1999	DSM-III PDA	Moclobemid + kognitive Therapie 14/11, Moclobemid + psychol. Placebo 16/9, Placebo + kognitive Therapie 14/13, Placebo + psychol. Placebo 11/9	Moclobemid + kognitive Therapie = Placebo + kognitive Therapie > Moclobemid + psychol. Placebo = Placebo + psychol. Placebo	Moclobemid 300–600 mg
Sharp et al., 1997	DSM-III-R PDA	Fluvoxamin ?/29, Placebo ?/28, Fluvoxamin + kognitive Therapie ?/29, Placebo + kognitive Therapie ?/ 33, kognitive Therapie ?/30	Fluvoxamin = Fluvoxamin + kognitive Therapie = Placebo + kognitive Therapie = kognitive Therapie > Placebo[15]	Fluvoxamin 150 mg

[15] Zwar geben Sharp et al. (1997) an, dass die kognitive Therapie in ihrer Studie Fluvoxamin überlegen sei; dies ist auf eine fehlerhafte Anwendung statistischer Tests zurückzuführen. Ein Nachrechnen der Werte mit dem Mann-Whitney-Test ergab aber eine Gleichwirksamkeit von Fluvoxamin und kognitiver Therapie (p = 0,17, N.S.).

schlecht in-vivo exponiert werden können. Es ist nicht klar, ob die mit Exposition gewonnenen Ergebnisse auf Panikpatienten ohne Agoraphobie generalisiert werden können.

- In der Untersuchung von Marks et al. (1983) war Imipramin erstaunlicher weise nicht besser wirksam als Placebo, obwohl 28 andere Studien für Imipramin einen Wirkungsnachweis erbrachten.
- Bei der Untersuchung von Clark et al. (1994) waren in der Psychotherapiegruppe Betablocker und Benzodiazepine als Zusatzmedikation erlaubt; die Aussagekraft dieser Studie ist somit eingeschränkt. Die Imipramin-Durchschnittsdosis war außerdem mit 233 mg/Tag deutlich zu hoch und führte wahrscheinlich zu unnötigen Nebenwirkungen und Complianceproblemen.

Zwar gibt es rein zahlenmäßig mehr Studien, in denen eine medikamentöse Therapie besser wirkte. Da aber mehrere Studien eine Gleichwirksamkeit ergaben und insgesamt die Anzahl der vorliegenden Studien gering ist, sollte daraus zunächst kein deutlicher Vorteil der einen oder anderen Behandlungsmethode abgeleitet werden.

Die Ergebnisse müssen natürlich für die verschiedenen Psychotherapieformen und Medikamente getrennt betrachtet werden. Während die Ergebnisse für Alprazolam inkonsistent sind, waren das trizyklische Imipramin und die SSRI Fluvoxamin und Paroxetin entweder besser oder gleich wirksam. Exposition war in einer Studie besser wirksam als das Medikament, während sich für die kognitive Therapie entweder eine schlechtere oder gleiche Wirksamkeit ergab.

Wirkt Psychotherapie plus Psychopharmakotherapie besser oder schlechter als Psychotherapie allein?

Sollte eine Psychotherapie zusätzlich durch ein Psychopharmakon ergänzt werden? 13 Studien beschäftigten sich mit diesem Thema (Tabelle 54). Ein solcher Vergleich setzt voraus, dass sich das gewählte Psychopharmakon vorher in einer anderen Studie als wirksam erwiesen hatte, was nicht für alle aufgeführten Studien gilt.

- Die Kombination war in 9 Studien besser wirksam als Psychotherapie allein.
- Die Kombination war in 3 Studien genauso gut wirksam wie Psychotherapie allein. Zu der eingeschränkten Verwertbarkeit der Studie von Loerch et al. (1999) für diese Fragestellung siehe S. 265.
- Nur in einer Studie wirkte die Kombination schlechter als Psychotherapie allein (Chambless et al., 1982). Diese kleine Studie ist allerdings nicht aussagekräftig, da hier ein Medikament verwendet wurde, das heute obsolet ist und das nie in einer anderen Panikstudie untersucht wurde.

Insgesamt spricht die Mehrzahl der Studien dafür, dass eine Kombination aus Psycho- und Pharmakotherapie Vorteile gegenüber einer reinen Psychotherapie bietet.

Wirkt Psychotherapie plus Psychopharmakotherapie besser oder schlechter als ein Medikament allein?

Dieses wichtige Thema wurde nur in 9 Studien untersucht:

- 3 Studien sprechen für eine Ergänzung der medikamentösen Therapie durch eine Psychotherapie.
- In 6 Studien wurde kein Unterschied zwischen reiner Pharmakotherapie und der Kombination gefunden (Tabelle 55). Bei 3 dieser Studien werden die Unterschiede zwischen den Behandlungsgruppen allerdings dadurch verwischt, dass in allen Gruppen Anleitungen zur Selbstexposition gegeben wurden, wobei es sich auch um eine effektive Behandlung handelt. – Eine dieser Studien (Marks et al., 1983) wurde später von Raskin, Marks und Sheehan reanalysiert (siehe Michelson et al., 1988). Hier ergab sich, dass Imipramin doch die Wirkung der Exposition auf einigen Skalen verstärkte.

Bisher wurde zu selten untersucht, ob Patienten, die durch eine Behandlungsmethode nicht gebessert wurden, von einer anderen Maßnahme vielleicht dann doch noch profitierten. So konnten Hoffart et al. (1993) zeigen, dass sich Patienten, bei denen eine Expositionstherapie nicht erfolgreich war, unter Clomipramin besserten. Umgekehrt beobachteten (Pollack et al., 1994) in einer offenen Studie ohne Kontrollgruppe, dass Patienten, die auf eine medikamentöse Behandlung nicht oder nur teilweise ansprachen, mit Hilfe der kognitiven Therapie gebessert werden konnten.

Follow-up-Untersuchungen

Nur 5 bewertbare Untersuchungen widmen sich der Frage, ob Psychotherapien nach Beendigung der Therapie eine länger anhaltende Wirkung haben als Medikamente (Tabelle 48, S. 259). Das Design erfordert für solche Studien, dass die Patienten zunächst mit Psychotherapie und/oder Medikamenten behandelt werden, dann beide Therapien abgesetzt werden und dass dann nach einer mehrmonatigen behandlungsfreien Zeit eine Nachbeurteilung erfolgt.

Follow-up Untersuchungen sind allerdings mit methodischen Schwierigkeiten behaftet:

- nach Beendigung der eigentlichen Therapieperiode kann oft nicht mehr kontrolliert werden, ob die Patienten z.B. Medikamente einnehmen, Selbstexposition betreiben, andere Psychotherapien wahrnehmen usw.
- Die Drop-out-Raten sind bei langen Katamnesezeiträumen oft sehr hoch (z.B. 39 % bei Marks et al. (1983).
- Ein Vergleich mit einer Warteliste oder einer „psychologisches Placebo"-Gruppe wird oft aus ethischen Erwägungen nicht durchgeführt. In einer einzigen

Tabelle 54. Psychotherapie + Psychopharmakotherapie vs. Psychotherapie allein

Autoren	Diagnose	Behandlung, Patientenzahl (intent-to-treat/abgeschlossen)	Wirksamkeit (Post-treatment)	Tagesdosis/mg
Barlow et al., 2000	DSM-III-R PDA	kognitive Therapie 77/56, Imipramin 83/51, Placebo 24/14, kognitive Therapie+Imipramin 65/47, kognitive Therapie+Placebo 63/45	kognitive Therapie + Imipramin > kognitive Therapie[16]	Imipramin 50–300
Chambless et al., 1982	DSM-III Agoraphobie mit Panikattacken	Imaginal flooding ?/8, Imaginal flooding+Methohexiton ?/7, psychologisches Placebo ?/6	Imaginal flooding > Imaginal flooding+Methohexiton = psychologisches Placebo	Methohexiton ?
Cottraux et al., 1995	DSM-III-R PDA	Buspiron+kognitive Therapie 37/22; Placebo+kognitive Therapie 40/27	Buspiron+kognitive Therapie > Placebo+kognitive Therapie	Buspiron 5–60 mg
de Beurs et al., 1995	DSM-III-R PDA	Fluvoxamin+Exposition 24/19, Placebo+Exposition 24/19, panic management+Exposition 24/20, Exposition 24/18	Fluvoxamin+Exposition > Placebo+Exposition = panic management+Exposition = Exposition	Fluvoxamin 50–150
Loerch et al., 1999	DSM-III PDA	Moclobemid+kognitive Therapie 14/11, Moclobemid+psychol. Placebo 16/9, Placebo+kognitive Therapie 14/13, Placebo+psychol. Placebo 11/9	Moclobemid+kognitive Therapie = Placebo+kognitive Therapie > Moclobemid+psychol. Placebo = Placebo+psychol. Placebo	Moclobemid 300–600 mg
Marks et al., 1983	DSM-III Agoraphobie	Exposition+Imipramin ?/12, Exposition+Placebo ?/10, Relaxation+Imipramin ?/11, Relaxation+Placebo ?/12 (bei allen Patienten zusätzlich Selbstexposition)	Imipramin = Placebo Exposition > Relaxation Imipramin = Exposition Exposition+Imipramin = Exposition+Placebo = Relaxation+Imipramin = Relaxation+Placebo	Imipramin 158

[16] Responderanalalyse

Tabelle 54. Fortsetzung

Marks et al., 1993	DSM-III PDA	Exposition + Alprazolam 40/34, Exposition + Placebo 37/34, Relaxation + Alprazolam 38/34, Relaxation + Placebo 39/31	Exposition + Alprazolam > Exposition + Placebo > Relaxation + Alprazolam > Relaxation + Placebo	Alprazolam 5
Mavissakalian und Michelson, 1983	Agoraphobie	Imipramin + Exposition ?/12, Exposition + Placebo ?/12, Imipramin?/14, Placebo ?/11 (in allen Gruppen Selbstexposition)	Imipramin + Exposition = Exposition + Placebo = Imipramin > Placebo	Imipramin 125
Mavissakalian und Michelson, 1986a	DSM-III PDA	Imipramin + Exposition ?/14, Exposition + Placebo ?/17, Imipramin ?/17, Placebo ?/14 (bei allen Patienten zusätzlich Selbstexposition)	Imipramin + Exposition = Imipramin > Exposition + Placebo = Placebo	Imipramin 130
Oehrberg et al., 1995	DSM-III-R PDA	Paroxetin 60/55 + kognitive Therapie, Placebo + kognitive Therapie 60/52	Paroxetin + kognitive Therapie > Placebo + kognitive Therapie	Paroxetin 20–60 mg
Sharp et al., 1997	DSM-III-R PDA	Fluvoxamin ?/29, Placebo ?/28, Fluvoxamin + kognitive Therapie ?/29, Placebo + kognitive Therapie ?/33, kognitive Therapie ?/30	Fluvoxamin = Fluvoxamin + kognitive Therapie = Placebo + kognitive Therapie = kognitive Therapie > Placebo	Fluvoxamin 150 mg
Telch et al., 1985	DSM-III PDA	Imipramin + Exposition 13/9, Placebo + Exposition 12/10, Imipramin + Antiexposition12/10	Imipramin + Exposition > Placebo + Exposition = Imipramin + Antiexposition	Imipramin 180–197
Wardle et al., 1994	DSM-III Agoraphobie	Exposition + Diazepam 52/39, Exposition + Diazepam 57/38	Exposition + Diazepam = Exposition + Diazepam	Diazepam 5–15 mg
Zitrin et al., 1980	Agoraphobie (entspricht DSM-III)	Imipramin + Exposition 41/29, Placebo + Exposition 35/24	Imipramin + Exposition > Placebo + Exposition	Imipramin 25–300
Zitrin et al., 1983	Agoraphobie und „gemischte Phobie" (entspricht DSM-III PDA)[17]	Imipramin + systematische Desensibilisierung 52/40, Placebo + systematische Desensibilisierung 50/44	Imipramin + systematische Desensibilisierung > Placebo + systematische Desensibilisierung	Imipramin 25–300

[17] Die Patienten mit spezifischer Phobie werden hier nicht ausgewertet.

Tabelle 55. Psychotherapie plus Psychopharmakotherapie vs. Psychopharmakotherapie allein

Autoren	Diagnose	Behandlung, Patientenzahl (intent-to-treat/abgeschlossen)	Wirksamkeit (Post-treatment)	Tagesdosis/mg
Barlow et al., 2000	DSM-III-R PDA	kognitive Therapie 77/56, Imipramin 83/51, Placebo 24/14, kognitive Therapie+Imipramin 65/47, kognitive Therapie + Placebo 63/45	kognitive Therapie[18] + Imipramin = Imipramin	Imipramin 50–300
Loerch et al., 1999	DSM-III PDA	Moclobemid + kognitive Therapie 14/11, Moclobemid+psychol. Placebo 16/9, Placebo+kognitive Therapie 14/13, Placebo+psychol. Placebo 11/9	Moclobemid+kognitive Therapie = Placebo+ kognitive Therapie > Moclobemid+ psychol. Placebo = Placebo+ psychol. Placebo	Moclobemid 300–600 mg
Marks et al., 1983	DSM-III Agoraphobie	Exposition+Imipramin ?/12, Exposition+Placebo ?/10, Relaxation+Imipramin ?/11, Relaxation+Placebo ?/12 (bei allen Patienten zusätzlich Selbstexposition)	Imipramin = Placebo Exposition > Relaxation Imipramin = Exposition Exposition+Imipramin = Exposition+Placebo = Relaxation+ Placebo Imipramin = Relaxation+Placebo	Imipramin 158

[18] Reponderanalyse.

Tabelle 55. Fortsetzung

Mavissakalian et al., 1983a	Agoraphobie	Imipramin 9/7, Imipramin + programmed practice 9/8	Imipramin < Imipramin + programmed practice	Imipramin 50–200
Mavissakalian und Michelson, 1983	Agoraphobie	Imipramin + Exposition ?/12, Exposition + Placebo ?/12, Imipramin?/14, Placebo ?/11 (in allen Gruppen Selbstexposition)	Imipramin + Exposition = Exposition + Placebo = Imipramin > Placebo	Imipramin 125
Mavissakalian und Michelson, 1986a	DSM-III PDA	Imipramin + Exposition ?/14, Exposition + Placebo ?/17, Imipramin ?/17, Placebo ?/14 (bei allen Patienten zusätzlich Selbstexposition)	Imipramin + Exposition = Imipramin > Exposition + Placebo = Placebo	Imipramin 130
Sharp et al., 1997	DSM-III-R PDA	Fluvoxamin ?/29, Placebo ?/28, Fluvoxamin + kognitive Therapie ?/29, Placebo + kognitive Therapie ?/33, kognitive Therapie ?/30	Fluvoxamin = Fluvoxamin + kognitive Therapie = Placebo + kognitive Therapie = kognitive Therapie > Placebo	Fluvoxamin 150 mg
Wiborg und Dahl, 1996	DSM-III-R PDA	Clomipramin + Kurze psychodynam. Th. 20/18, Clomipramin 20/18	Clomipramin + Kurze psychodynam. Therapie > Clomipramin	Clomipramin ?-150 mg

Studie (Barlow et al., 2000) wurde eine reine Placebogruppe mitgeführt; da die Placebogruppe von vornherein zu klein geplant war, blieben nur 3 Patienten für das Follow-up übrig, was für einen reliablen statistischen Vergleich nicht ausreicht.

Die Psychotherapie wirkte in einer Studie besser (Marks et al., 1993). Ein Gleichstand ergab sich bei 2 Studien (Barlow et al., 2000; Cohen et al., 1984). Das Medikament war in einer Studie wirksamer (Loerch et al., 1999); zu Einschränkungen dieser letzteren Studie siehe oben. Die Follow-up-Untersuchung von Clark et al. (1994) ist wegen der unkontrollierten Komedikation nicht verwertbar.

Aus den vorliegenden Studien lässt sich also bezüglich einer dauerhaften, über den Behandlungszeitraum hinausgehenden Wirkung kein Unterschied zwischen medikamentösen und psychotherapeutischen Maßnahmen herausarbeiten.

Der Grund hierfür mag in der problematischen Methodik der Follow-up-Untersuchungen liegen. Betrachtet man die Follow-up-Untersuchungen mit Psychotherapie (Tabelle 26, S. 213) und Medikamenten (Tabelle 48, S. 259), stellt sich als häufigstes Ergebnis die Gleichwirksamkeit heraus – unabhängig von der Behandlung mit Psychotherapie, Medikamenten oder Placebomaßnahmen. Dieses häufige Ergebnis kann auf Spontanheilungen, Regression zum Mittelwert, unsystematische Behandlungen in der „behandlungsfreien" Zeit, auf zu geringe Probandenzahlen und andere methodologische Probleme zurückgeführt werden. Andererseits besteht auch die Möglichkeit, dass alle unseren therapeutischen Maßnahmen, seien es psychopharmakologische oder psychotherapeutische, gleichermaßen im Laufe der Jahre ihre Wirksamkeit einbüßen, obgleich es den Patienten besser geht als vor der Behandlung.

Vergleicht man mehrjährige naturalistische Katamnesen nach einer placebokontrollierten Medikamentenstudie (31 % komplette Remission bei Katschnig et al., 1995; S. 51) und nach verhaltenstherapeutischen Behandlungen (34 % komplette Remission bei Jacobson et al., 1988; S. 211), so ist ebenfalls kein deutlicher Unterschied auszumachen.

Metaanalysen Psychotherapie vs. Pharmakotherapie

Die zu diesem Thema vorliegenden Metaanalysen (Tabelle 56) kommen zu unterschiedlichen Ergebnissen, obwohl sie zum Teil auf den gleichen Studien beruhen. Clum (1989) fand die höchsten Effektstärken und die niedrigsten Rückfallraten bei der Verhaltenstherapie. In einer späteren Metaanalyse berechnete der gleiche Autor bei den reinen Psychotherapien größere Effektstärken als bei der Kombination von Psycho- und Pharmakotherapie (Clum et al., 1993). Telch und Lucas (1994) und van Balkom et al. (1997) kommen dagegen zu dem Ergebnis, dass die Kombination psychotherapeutischer und pharmakologischer Behandlung wirksamer sei als die jeweiligen Monotherapien.

Auf eine „hypothetische Analyse" (basierend auf Literaturübersichten, Meta-analysen und Originalarbeiten) von Michelson und Marchione (1991), die für trizyklische Antidepressiva eine Besserungsrate von nur 60 % und für kognitive Verhaltenstherapie von 90 % errechnet, kann hier wegen der schweren methodologischen Mängel nicht eingegangen werden.

Problematisch ist, dass in den meisten Studien zur Verhaltenstherapie, die in diese Metaanalysen eingingen, viele der Patienten in den als reine verhaltenstherapeutische Bedingung ausgewiesenen Gruppen gleichzeitig Psychopharmaka einnahmen (Beck et al., 1992; Borden et al., 1991; Bouchard et al., 1996; Brown et al., 1997; Clark et al., 1994; Côté et al., 1994; Craske et al., 1997; Craske et al., 1989; Gould und Clum, 1995; Gould et al., 1993; Lidren et al., 1994; Margraf et al., 1993; Mavissakalian et al., 1983b; McNamee et al., 1989; Newman et al., 1997; Öst und Westling, 1995; Öst et al., 1993; Swinson et al., 1995; Telch et al., 1993; Telch et al., 1995; Williams und Falbo, 1996). Diese Beimedikation fand relativ unkontrolliert, in großem Ausmaß (bis zu 83 %) und nicht immer den Empfehlungen zur medikamentösen Behandlung entsprechend statt (z.B. wurden in bis zu 94 % Benzodiazepine verwendet). Die gemessenen Effektstärken der „reinen" Verhaltenstherapie setzen sich dann aus der Psychotherapie- und der Medikamentenwirkung zusammen. Umgekehrt erlaubt eine gleichzeitige Psychotherapie während einer reinen Medikamentenstudie in der

Tabelle 56. Metaanalysen

Autor	Ergebnisse
Clum, 1989	Die Drop-out- und Rückfallraten sind bei pharmakologische Studien höher als bei psychotherapeutischen Interventionen. Psychotherapie und hochpotente Benzodiazepine führen zu den besten Ergebnissen.
Clum et al., 1993	Relaxation, kognitive Restrukturierung und Exposition ergeben die konsistentesten Effektstärken. Flooding und Kombinationen von Psycho- und Pharmakotherapie liegen an zweiter Stelle. Antidepressiva stellen die effektivste pharmakologische Behandlung dar.
Telch und Lucas, 1994	Vergleich Imipramin und Exposition: die Kombination von Medikament und Psychotherapie ist beiden Monotherapien überlegen
van Balkom et al., 1997	Vergleich der folgenden Therapien: Benzodiazepine, Antidepressiva, psychologisches Panik-Management, Exposition in vivo, Pillen-Placebo kombiniert mit Exposition in vivo, Antidepressiva kombiniert mit Exposition und psychologisches Panik-Management kombiniert mit Exposition in vivo. Ergebnisse: Für Panikattacken: keine unterschiedlichen Wirkungen aller Therapiemodalitäten Für agoraphobische Vermeidung: Antidepressiva kombiniert mit Exposition in vivo war allen anderen Bedingungen überlegen.

Regel nicht den Einschluss eines Patienten. Weitere methodologische Probleme von Metaanalysen werden (S. 190) dargestellt.

Berücksichtigt man diese Schwierigkeiten, so stellt sich die Frage, ob angesichts der Ergebnisse der Originalstudien, die insgesamt doch ein recht klares Bild abgeben, Metaanalysen überhaupt notwendig sind. Die widersprüchlichen Ergebnisse der vorliegenden Metaanalysen lassen vermuten, dass die möglichen Fehlerquellen bei Metaanalysen doch zu zahlreich sind, um eine wissenschaftliche genaue Beurteilung zu ermöglichen (siehe S. 190).

Expertenurteile

1998 erschienen die „Praxisrichtlinien zur Behandlung von Patienten mit Panikstörung" der American Psychiatric Organization (APA, 1998). Diese Richtlinien wurden von überwiegend US-amerikanischen Experten erarbeitet. In der Tabelle 57 werden die Hauptergebnisse zusammengefasst. Allerdings sind die Ergebnisse (z.B. in Hinblick auf die Kombination von Psychotherapie und Psychopharmakatherapie) z.T. schon wieder überholt, da neuere Studien vorliegen.

Ein „Consensus Statement on Panic disorder from the International Consensus Group on Depression and Anxiety" (Ballenger et al., 1998a) stimmt mit der Einschätzung der APA-Practice Guidelines hinsichtlich der medikamentösen Behandlung der Panikstörung überein. Auch hier werden SSRI als Mittel der ersten Wahl bezeichnet. Die psychotherapeutische Behandlung war nicht Gegenstand dieser Konsensuskonferenz.

Uhlenhuth et al. (1999) führten eine Expertenbefragung zur Behandlung der Panikstörung durch. 73 internationale Experten wurden befragt. Die meisten Experten empfahlen eine Kombination aus einer Verhaltenstherapie und Medikamenten (meist SSRI). Unter den medikamentösen Kombinationstherapien wurde am häufigsten SSRI und Benzodiazepine empfohlen. Bei Therapieresistenz wurden häufig die älteren Antidepressiva, oft in Kombination mit Benzodiazepinen vorgeschlagen.

Fazit: Psychotherapie oder Medikamente oder beides?

Hier muss zunächst einmal kritisch angemerkt werden, dass die Untersuchungen medikamentöser Behandlungsverfahren in der Regel von der Psychopharmakaindustrie finanziert werden, während die Psychotherapieuntersuchungen meist nur durch Gelder der Universitäten oder Forschungsministerien finanziert und somit weniger umfangreich unterstützt werden. Dadurch könnte sich ein Nachteil für die Psychotherapieuntersuchungen ergeben. Ein allzugroßer Bias zuungunsten der Verhaltenstherapie ist aber wohl unwahrscheinlich, da die meisten der Vergleichsstudien zwischen Psychotherapie und Medikamenten von namhaften Vertretern der Verhaltenstherapie publiziert wurden.

Tabelle 57. Hauptergebnisse einer Konsensuskonferenz zur Behandlung der Panikstörung und Agoraphobie (Richtlinien der American Psychiatric Association zur Behandlung der Panikstörung; APA, 1998). In der zweiten Spalte wird angegeben, in welchem Maße die Experten übereinstimmten. Abkürzungen: *KBT* = kognitiv-behaviorale Psychotherapie; *SSRI* = selektive Serotoninwiederaufnahmehemmer; *TZA* = trizyklische Antidepressiva; *MAOH* = Monoaminoxidase-Hemmer

Feststellung	Übereinstimmung
Meist ambulante, nur selten stationäre Behandlung möglich	I
Psychotherapie, insbesondere KBT ist wirksam	I
Andere Psychotherapien können in Verbindung mit psychiatrischem Management wirksam sein	III
Dauer der KBT: in der Regel 12 Wochen	II
Psychopharmakotherapie ist wirksam	I
SSRIs, TZAs, Benzodiazepine und MAOH sind wirksam	I
Wirksamkeit aller dieser Medikamente im großen und ganzen gleich	II
SSRIs haben das beste Risiko-Nutzen-Verhältnis; TZA haben mehr bzw. gefährlichere Nebenwirkungen; Benzodiazepine haben eine Suchtrisiko, MAOH bleiben wegen Diätrestriktionen und potentiell gefährlicher Nebenwirkungen für anderweitig therapieresistente Fälle vorbehalten.	I
Studien zum Vergleich einer Kombination von KBT und Pharmakotherapie mit einer Monotherapie erbrachten inkonsistente Ergebnisse. Die Kombination kann bei Patienten mit schwerer Agoraphobie oder Therapieresistenz angezeigt sein	III
Dauer der Medikation: Absetzversuch nach 12–18monatiger Erhaltungstherapie bei deutlicher Besserung	III
Zusätzliche Benzodiazepinbehandlung in den ersten Wochen, bis Wirkung durch KBT oder Antidepressiva eintritt	III

I   empfohlen mit großer Übereinstimmung
II   empfohlen mit mäßiger Übereinstimmung
III kann in individuellen Fällen empfohlen werden

Aufgrund der vorliegenden Studien zum Vergleich von Psychotherapie oder Medikamente oder Kombination können folgende Schlussfolgerungen gezogen werden:

– Anhand der vorliegenden Daten kann nicht generell gesagt werden, dass eine Psychotherapie besser wirke als eine Pharmakotherapie oder umgekehrt.
– Betrachtet man die einzelnen Behandlungsformen, so waren die SSRI entweder besser oder gleich wirksam wie eine Vergleichspsychotherapie, und die Expositionstherapie besser oder gleichwirksam wie eine Vergleichspharmakotherapie. Die übrigen Medikamente und die kognitive Therapie lieferten inkonsistente Ergebnisse.
– Betrachtet man kombinierte Psycho- und Pharmakotherapien, so zeigt sich ein relativ gut gesicherter Vorteil der Kombinationstherapie gegenüber der Monotherapie.
– In Follow-up-Untersuchungen war weder die Psychotherapie noch die Pharmakotherapie überlegen.

Insgesamt kann also eine Kombination aus einer medikamentösen Behandlung (z.B. mit SSRI) und einer Verhaltenstherapie generell empfohlen werden.

Das Absetzen eines Medikaments vor der Verhaltenstherapie, wie es manchmal in Büchern zur Verhaltenstherapie empfohlen wird, ist also nicht im Sinne der Patienten. Dies entspricht wohl auch nicht der Routinepraxis, denn in den meisten wissenschaftlichen Untersuchungen zur Verhaltenstherapie wurden die Medikamente nicht abgesetzt (siehe Tabelle 23, S. 202, und Tabelle 25, S. 206). Eine Kombination erscheint auch, wie bereits oben erwähnt, wegen der multifaktoriellen Genese des Krankheitsbildes logisch.

In die Überlegungen, ob ein Patient eine psychotherapeutische oder pharmakologische Behandlung oder beides erhalten sollte, werden neben Wirksamkeitserwägungen auch die folgenden Aspekte in die Überlegungen miteinbezogen:

– *Präferenz des Patienten*: lehnt ein Patient die eine oder andere Behandlungsform ab, so sollte ihm stattgegeben werden, denn die Wirksamkeit einer abgelehnten Therapie würde durch subjektive Faktoren wie negative Erwartungshaltungen beeinträchtigt.
– *Unerwünschte Arzneimittelwirkungen* (wie z.B. die sexuelle Dysfunktion bei den SSRI u.a.) führen manchmal zur Ablehnung der medikamentösen Behandlung.
– *Wirkungseintritt*: Bei den Medikamenten ist mit einem Wirkungseintritt nach 2–4 Wochen zu rechnen; eine Psychotherapie ist aber meist nicht sofort verfügbar.
– *Schweregrad*: Bei größerem Schweregrad der Erkrankung wird eher eine Kombinationstherapie indiziert sein.
– *Komorbidität*: Bei gleichzeitig bestehender Depression wird eine antidepressive Medikation unumgänglich sein. Bei Komorbidität mit Persönlichkeitsstörungen (wie zum Beispiel emotional instabiler Persönlichkeitsstörung) wird eine Psychotherapie u.U. mehr Erfolg haben als die Medikation.
– *Ökonomie*: die stationäre Psychotherapie ist kostenaufwendiger als die ambulante. Die geringsten Kosten verursacht eine reine medikamentöse Therapie. Kostenerwägungen sollten allerdings in den Hintergrund treten, wenn man das Leid der Patienten, aber auch die Folgekosten für eine unbehandelte Panikstörung in Betracht zieht.
– Die mangelnde *Verfügbarkeit* von Psychotherapeuten in unterversorgten Gebieten lässt dem Patienten oft keine andere Wahl als die medikamentöse Therapie.

Zusammenfassung: Medikamentöse und psychotherapeutische Verfahren und Kombinationstherapien im Vergleich

Vergleiche medikamentöser oder psychotherapeutischer Behandlungsmaßnahmen zeigen keinen klaren Vorteil der einen oder anderen Methode. Dies gilt auch für katamnestische Untersuchungen. Die vorliegenden kontrollierten Studien lassen vermuten, dass eine Kombination medikamentöser und psychotherapeutischer Verfahren für den Patienten das optimale Ergebnis erzielt.

Laienmeinung

In der Diskussion um die Wirksamkeit von Therapien darf auch ein Thema nicht fehlen: die Ansichten von Laien über Patienten mit Angststörungen und die Wirksamkeit bestimmter Therapien.

Eine Umfrage in der Bevölkerung zur Stigmatisierung psychisch Kranker ergab ein verzerrtes Bild von Angstpatienten. Die Befragten erhielten eine Beschreibung des Krankheitsbildes der Panikstörung und sollten ihre Meinung zu solchen Patienten äußern (Crisp et al., 2000). Weit verbreitet scheinen Meinungen zu sein wie:

- Panikpatienten sind unberechenbar (50 %)
- sie stellen eine Gefahr für andere dar (26 %)
- mit Panikpatienten ist schwer zu reden (33 %)
- sie bräuchten sich nur zusammennehmen (22 %)
- es kommt nie zu einer Besserung (22 %)
- die Störung ist nicht zu behandeln (14 %)
- die Patienten sind „selber schuld" (11 %)

In einer Repräsentativerhebung zur Behandlung psychischer Störungen befragten Angermeyer und Mitarbeiter in 3098 Interviews Personen, die das 18. Lebensjahr vollendet hatten und in Privathaushalten lebten (Angermeyer et al., 1994; Angermeyer et al., 1993a; Angermeyer et al., 1993b). Jeweils ca. ein Drittel dieser Befragten erhielt eine Vignette mit einer Beschreibung eines Falles einer Schizophrenie, einer Depression und einer Panikstörung. Sie mussten sich dazu äußern, ob sie bei der dargestellten Erkrankung eine Psychotherapie bzw. eine Psychopharmakotherapie empfehlen oder von einer solchen abraten. Das Ergebnis war eindeutig: bei allen drei Erkrankungen wurde die Psychotherapie eindeutig favorisiert. Nur jeder fünfte befürwortete eine Behandlung mit Psychopharmaka; doppelt so viele lehnten diese Behandlungsform ab. Zwischen den drei Erkrankungen machten die Befragten kaum Unterschiede. Wohlgemerkt: hier wurden nicht Patienten oder deren Angehörige befragt, sondern gesunde Personen, die vielleicht die erwähnten Krankheiten nur vom Hörensagen kannten. Die Hauptargumente für oder gegen eine Psychotherapie oder Psychopharmakotherapie werden in der Tabelle 58 aufgeführt.

Die Laienbevölkerung scheint ein verzerrtes Bild von den verschiedenen Behandlungsmethoden bei psychischen Erkrankungen zu haben. So scheinen die Vorurteile gegen eine medikamentöse Therapie vor allem durch Eigenschaften der Benzodiazepine (Ruhigstellung, Abhängigkeit) bestimmt zu sein. Es kann allerdings nicht von Laien erwartet werden, dass sie zwischen den verschiedenen Krankheiten, Medikamenten oder Psychotherapien differenzieren, wie es Experten können.

Eine australische Untersuchung zeigte, dass die Laienbevölkerung die Ursachen psychiatrischer Erkrankungen mehr in Milieufaktoren und z.B. weniger in genetischen Faktoren sieht, (?) als empirische Ergebnisse dies nahelegen (Jorm et al.,

1997). Auch die globale Einschätzung psychiatrischer Maßnahmen durch die Laienbevölkerung scheint nicht gut zu sein: Hamre et al. (1994) fanden heraus, dass 71 % der Bevölkerung die Möglichkeit, eine Herzerkrankung zu behandeln, als „gut" bezeichneten, während dies für psychische Erkrankungen nur in 15 % zutraf.

Werden wirksame Behandlungsmethoden in der Praxis eingesetzt?

Die in der Bevölkerung vorherrschenden Urteile scheinen sich teilweise auch auf die Behandler zu übertragen, die weniger gut mit kontrollierten Studien vertraut sind. So äußern nicht nur Patienten, Angehörige oder nicht von der Krankheit betroffene Laien, sondern auch manche in der Behandlung der Panikstörung involvierte Ärzte und Psychologen, dass

– Psychotherapien sehr viel wirksamer seien als Medikamente
– dass eine Psychotherapie durch eine gleichzeitige Medikamentengabe behindert werde
– dass eine Psychotherapie eine grundsätzlich dauerhaftere Wirkung habe, während die Wirkung von Medikamenten nur die Symptome zudecke.

Wie in den vorangehenden Kapiteln ausführlich dargestellt, entsprechen diese Annahmen nicht der Realität.

Der Behandler, der versucht, sich neutral über die Wirksamkeit verschiedener Behandlungsmethoden zu informieren und seinen Patienten die wirkungsvollste und unschädlichste Therapie zukommen zu lassen, sieht sich daher immer wieder mit den genannten vorgefassten Meinungen konfrontiert.

Die in empirischen Untersuchungen gewonnenen und publizierten Erkenntnisse haben sich noch nicht generell in der täglichen Praxis durchgesetzt. Um den derzeitigen Stand der Behandlung bei Panikstörung mit den Empfehlungen aus kontrollierten Studien zu vergleichen, befragten wir in den Jahren 1993–1994 an der Universität Göttingen 100 Patienten mit einer Panikstörung mit Hilfe strukturierter Interviews über die Behandlungsmethoden, die bei ihnen im Laufe der

Tabelle 58. Befragung der Bevölkerung: häufig genannte Gründe, die von Laien für und wider Psychotherapie bzw. Psychopharmakotherapie bei Panikstörung genannt wurden (Angermeyer et al., 1993b)

	Für	Gegen
Psychotherapie	– Klärung der Ursache – professionelle Kompetenz	– Selbsthilfe möglich – weiß nicht, was Psychotherapie ist – keine Indikation gegeben
Medikamente	– Beruhigende Wirkung – sonstige positive Auswirkung auf die Psyche – Effektivität	– keine kausale Wirkung, nur symptomatische Behandlung – Nebenwirkungen – Gefahr der Abhängigkeit

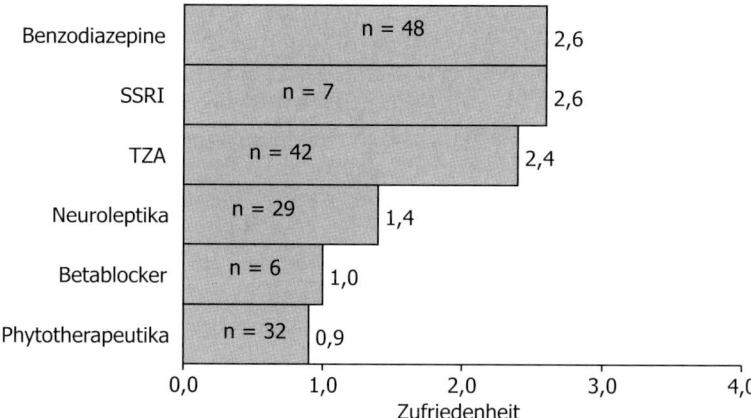

Abb. 19. Umfrage unter 100 Panikpatienten. Mittlere Zufriedenheit mit der Wirksamkeit vom Medikamenten, angegeben auf einer 5-Punkte Skala (von 0 = „überhaupt nicht wirksam" bis 4 = „sehr wirksam"). n = Anzahl der Patienten, die eine bestimmte Medikation erhalten hatten (entspricht %). *SD* = Standardabweichung. Aus Bandelow et al. (1995b)

Zeit angewendet wurden (Bandelow et al., 1995b). Die Untersuchung ergab, dass Behandlungsmethoden mit nachgewiesener Wirkung oft nicht ausgenutzt werden (z.B. Verhaltenstherapie oder medikamentöse Behandlungen mit selektiven Serotoninwiederaufnahmehemmern). Die Ergebnisse werden in den Abb. 19 und Abb. 20 dargestellt. Methoden ohne Effizienznachweis für die Panikstörung (z.B. Neuroleptika, Phytotherapeutika, Betablocker, autogenes Training) fanden dagegen breite Anwendung. Die Patienten beurteilten aber bemerkenswerterweise gerade diejenigen Behandlungsmethoden besser, deren Wirksamkeit auch in kontrollierten Studien nachgewiesen worden war.

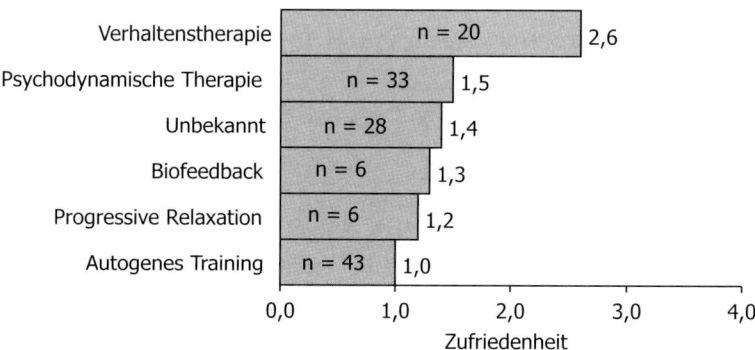

Abb. 20. Umfrage unter 100 Panikpatienten. Mittlere Zufriedenheit mit der Wirksamkeit vom psychotherapeutischen Maßnahmen, angegeben auf einer 5-Punkte Skala (von 0 = „überhaupt nicht wirksam" bis 4 = „sehr wirksam"). n = Anzahl der Patienten, die eine bestimmte Medikation erhalten hatten. *SD* = Standardabweichung. Aus Bandelow et al. (1995b)

Diese Ergebnisse wurden durch eine zweite Befragung unter 103 Ärzte, Psychologen und Psychotherapeuten mit Hilfe strukturierter Interviews bestätigt (Bandelow et al., 1996b). Vor allem von den Nicht-Fachärzten wurden häufig nicht wirksame Behandlungsmethoden vorgeschlagen. Nicht-Psychiater präferierten meistens Phytopharmaka (46 %) und an zweiter Stelle Homöopathika (32 %). Trizyklische Antidepressiva wurden von 74 % der Psychiater, aber von nur 24 % der Nicht-Psychiater vorgeschlagen. Selektive Serotoninwiederaufnahmehemmer wurden zu 24 % von Psychiatern, aber nur zu 3 % von Nichtpsychiatern angeraten. Benzodiazepine wurden zweimal so oft von Nicht-Psychiatern (45 %) als von Psychiatern empfohlen (22 %). Betablocker und Neuroleptika wurden dagegen häufig angeraten. Unter den Psychotherapiemethoden wurde am häufigsten die Psychoanalyse für sinnvoll erachtet (44 %), an zweiter Stelle die kognitiv-behaviorale Therapie oder die klientenzentrierte Gesprächstherapie (je 28 %).

Allerdings liegen diese Untersuchungen nun schon einige Jahre zurück. Es ist zu hoffen, dass sich die Behandlung von Patienten mit Panikstörung mittlerweile durch die Beachtung der Ergebnisse kontrollierter Studien verbessert hat.

Auch aus anderen Ländern wird berichtet, dass verfügbare Methoden mit Wirkungsnachweis häufig nicht angewendet werden (Aikens et al., 1998; Aronson und Logue, 1987; Breier et al., 1986; Goisman et al., 1993; Goisman et al., 1999; Roy-Byrne et al., 1999; Swinson et al., 1992; Taylor et al., 1989).

Durchführung der Behandlung in der Praxis

In diesem Kapitel wird die praktische Durchführung der Behandlung besprochen. Die Studien zur Wirksamkeit der verschiedenen psychotherapeutischen und pharmakologischen Möglichkeiten findet sich auf den Seiten S. 199ff.

Technik der psychotherapeutischen Behandlung

Kognitive-behaviorale Therapie – praktisches Vorgehen

Eine ausführliche Darstellung der kognitive-behavioralen Therapie findet sich bei Margraf und Schneider (1989) und Schneider und Margraf (1998). Angaben zum Wirknachweis finden sich auf den Seiten S. 200ff.

Die Verhaltenstherapie bei Panikstörung und Agoraphobie gliedert sich in verschiedene Schritte:

Diagnostik, Bestimmung von Schweregrad und Störungsmuster

Nach Feststellung der *Diagnose* nach ICD-10 (siehe S. 11) sollte der *Schweregrad* der Störung bestimmt werden, z.B. mit der Panik- und Agoraphobieskala (Bandelow, 1997; Bandelow, 1999; siehe S. 197). Die Überpüfung des Schweregrades kann im weiteren Therapieverlauf auch ausgenutzt werden, um dem Patienten einen Fortschritt der Behandlung zu demonstrieren. Mit Hilfe dieser Skala kann auch die individuelle Problematik des Patienten näher beschrieben werden. Es wird bestimmt, welcher der folgenden Problembereiche im Vordergrund steht:

- *Panikattacken.* Relevant ist nicht nur die Anzahl der Panikattacken, sondern auch, ob sie vorwiegend in erwarteten Situationen (situational) oder unerwartet (spontan) auftreten. Nur bei situationalen Panikattacken kommt eine klassische Expositionstherapie in Frage.
- *Agoraphobisches Vermeidungsverhalten.* Die Panik- und Agoraphobieskala enthält eine Liste mit häufig vermiedenen Situationen. Für die Therapieplanung ist es sinnvoll, diese Situationen nach ihrer Angstbesetztheit in eine Reihenfolge zu bringen. wie z.B. in der folgenden Liste:

10   Menschenmengen
9   enge Räume
8   Autofahren
7   Kaufhäuser
6   ...

- *Antizipatorische Angst.* Steht die antizipatorische Angst im Vordergrund, kommt die Technik der „Entkatastrophisierung" in Frage (s.u.).
- *Einschränkung der Lebensqualität.* Für die Festlegung der Therapieziele ist es notwendig, die Einschränkung des Bewegungsspielraums festzustellen. Eine starke Einschränkung fördert die Chronifizierung.
- *Gesundheitsbefürchtungen.* Bei starken hypochondrischen Befürchtungen steht eine Aufklärung über die Physiologie der Panikattacke im Vordergrund.

Je nach dem, welcher dieser Bereiche gestört ist, wird die Psychotherapie unterschiedlich ausfallen.

Vermittlung eine Erklärungsmodells

Eine Erklärung zur Entstehung der Panikattacken aus medizinisch-psychiatrischer Sicht sollte dem Patienten vermittelt werden (Psychoedukation). Dies kann in Form von Vorträgen, z.B. auch im Gruppenunterricht, vermittelt werden. Dabei können auch didaktische Mittel wie Dias oder Filme eingesetzt werden. Merkblätter können dem Patienten mitgegeben werden (siehe Anhang)[19]. Es ist aber auch wichtig, dass der Patient nicht nur medizinisches Wissen präsentiert bekommt, sondern im Rahmen eines Dialogs selbst ein adäquates Modell der Panikstörung entwickelt und entdeckt. Ein solcher aktiver Prozess beugt Widerständen vor.

---

[19] Ein Text zur Panikstörung, der dem Patienten in kopierter Form mitgegeben werden kann, findet sich bei U. Trenckmann und B. Bandelow, Empfehlungen zur Patienteninformation – Psychiatrie und Psychotherapie, Darmstadt, Steinkopff 1999.

Der Therapeut erklärt dem Patienten in Form eines Vortrages die vermuteten Hintergründe der Symptomentstehung. Folgende Themen werden u.a. angesprochen:

- Diagnose
- Häufigkeit der Störung
- mögliche Ursachen der Erkrankung
- Physiologie der Panikattacke (Nicht-Bedrohlichkeit der körperlichen Korrelate der Angst)
- Mechanismen, die zum „Teufelskreis der Panikattacke" führen
- Deutung ärztlicher Vorbefunde
- das Prinzip der Fehlkonditionierung
- Entstehung der Agoraphobie
- Löschungsresistenz

Diagnose:
Eine genaue Mitteilung der Diagnose kann Vertrauen aufbauen: Der Patient, der sich eventuell in seiner Vorgeschichte als nicht ernst genommen gefühlt hatte, weil ihm keine konkrete Diagnose mitgeteilt wurde oder dem der Arzt vermittelt hatte, dass er sich selbst nicht genau über die Diagnose im Klaren ist, kann sich jetzt in professionellen Händen fühlen.

Häufigkeit der Störung:
Mitteilungen über die Häufigkeit der Erkrankung können auf den Patienten erleichternd wirken. Seine Befürchtung, an einer seltenen, nicht erkannten Krankheit zu leiden, wird dadurch abgeschwächt.

Aufklärung über die möglichen Ursachen der Erkrankung:
Da die Patienten oft zunächst eine körperliche Ursache der Beschwerden annehmen, ist es manchmal für den Behandler nicht einfach zu vermitteln, dass Panikattacken durch eine psychische Störung und nicht z.B. durch eine Herzerkrankung hervorgerufen werden. Allerdings darf der Therapeut nicht damit rechnen, dass der Patient durch diese Mitteilung jetzt sofort erleichtert ist. Der Arzt oder Psychologe weiß, dass eine koronare Herzerkrankung eine schwerwiegende, u.U. tödlich verlaufende Erkrankung, eine Panikstörung dagegen nicht lebensbedrohlich und leichter behandelbar ist. Daher rechnet der Arzt eher mit einer positiven Aufnahme dieser Mitteilung. Die Hypothesen der Patienten sind jedoch manchmal ganz andere: eine körperliche Erkrankung könne man mit Hilfe von Medikamenten vielleicht sofort heilen, während man bei einer psychischen Erkrankung kaum etwas machen könne (Hamre et al., 1994). Auch ist es bei der bestehenden Stigmatisierung psychischer Erkrankungen für den Patienten nicht leicht, eine Psychogenese seiner Erkrankung anzunehmen. Der Patient kann also mit Enttäuschung, Skepsis oder offener Ablehnung reagieren.

Physiologie der Panikattacke:
Die Patienten sehen eine Panikattacke als einen Ausnahmezustand, der Ausdruck eines bedrohlichen körperlichen Zustandes ist und der auch schädliche Folgen haben kann. Selbst wenn der Patient zu der Einsicht gelangt ist, dass die Attacke psychisch bedingt ist, kann er dennoch glauben, dass die starke Aufregung lebensbedrohlich sein kann. Zum Beispiel wird angenommen, der schnelle Herzschlag könnte zum Herzinfarkt führen; durch eine befürchtete Ohnmacht könnte es zu Verletzungen kommen. Es sollte den Patienten klar gemacht werden, dass es sich bei einer Panikattacke um eine physiologische Reaktion handelt, die relativ unspezifisch ist (siehe S. 17). Nicht das Symptom (z.B. Schwitzen) ist pathologisch, sondern die Deutung des Symptoms als Ausdruck einer schweren Krankheit. Dies wird dem Patienten mit einfachen Beispielen erklärt:

„Wenn Sie im Schuss eine Skipiste herunterfahren, haben Sie vielleicht die gleichen Symptome: Herzrasen, Schwitzen, Zittern, Luftnot usw. – und trotzdem macht Ihnen das Skifahren sogar Spaß."

Es kann erklärt werden, dass Angst im Rahmen der Evolution sinnvoll und notwendig war und dass eine Panikattacke eine Vorbereitung des Körpers auf „Angriff oder Flucht"-Reaktion ist (S. 108) das heißt, dass die Symptome wie Erhöhung der Herz- oder Atemfrequenz eine normale, nicht krankhafte Reaktion sind, sondern lediglich bedeuten, dass der Körper sich auf eine nicht vorhandene bedrohliche Situation vorbereitet. Während einer Panikattacke ist der Blutdruck meist leicht erhöht, daher ist eine Ohnmacht nicht möglich.

Gestörtes Bewertungszentrum:
Es sollte vermittelt werden, dass es im Gehirn „ein Bewertungszentrum für körperliche Symptome" gibt, das eine „Falschmeldung" herausgibt:

„Bewertungszentrum an Großhirnrinde: Herzschlag bedrohlich erhöht, Alarmstufe drei."

In Wirklichkeit ist bei einer Panikattacke der Herzschlag nur unwesentlich schneller als im Normalzustand bzw. deutlich langsamer als bei einer rasanten Skiabfahrt.

Teufelskreis der Panikattacke:
Dem Patienten sollte gezeigt werden, dass sich die Angst, die mit einem Symptom wie Herzrasen beginnt, das fehlbewertet wird, immer weiter zu einer vollständigen Panikattacke aufschaukelt (S. 60) Das heißt: eine Angstsymptom wird fehlbewertet, was zu einem weiteren Angstsymptom führt, das wiederum auch fehlbewertet wird usw.

Deutung ärztlicher Befunde:
Viele Patienten, die bereits eine Facharztodyssee hinter sich haben, können Befundberichte mit tatsächlichen pathologischen Veränderungen vorweisen – dies bleibt bei zahlreichen Arztbesuchen nicht aus. Harmlose Befunde werden dann

überinterpretiert. So wird ein benigner Mitralklappenprolaps zum operationswürdigen Herzklappenfehler, eine euthyreote Struma zur Schilddrüsenunterfunktion, vereinzelte Extrasystolen zu Herzrhythmusstörungen.

Manche Patienten lassen sich nur schwer davon überzeugen, nicht doch unter einer körperlichen Erkrankung zu leiden. Sie werden den Arzt immer wieder um erneute medizinische Untersuchungen bitten. Zwar sollte der Arzt alle notwendigen Untersuchungen durchführen, um tatsächlich vorhandene körperliche Ursachen nicht zu übersehen, sollte sich aber nicht vom Patienten zu unnötigen oder übertriebenen diagnostischen Maßnahmen verleiten lassen. Auch sollte die Tendenz des Patienten, sich immer wieder beim Arzt durch Rückfragen zu versichern, ob nicht doch eine körperliche Erkrankung vorliegt, abgebaut werden. So soll der Patient z.B. positiv verstärkt werden, wenn er auf solche Rückversicherungen verzichtet.

Hier erweisen sich gute allgemeinmedizinische Kenntnisse als hilfreich, denn die Bedenken der Patienten müssen mit großer Sicherheit zerstreut werden. Hat der Patient die Hypothese, dass er mal wieder an einen Arzt geraten ist, der vorschnell die Beschwerden des Patienten als „psychisch" abtut, dann ist es fatal, wenn er den Arzt tatsächlich bei einer fehlerhaften Beurteilung oder Vernachlässigung eines tatsächlich pathologischen Befundes ertappt.
Ein Beispiel:

Ein Patient bringt einen Arztbrief mit, in dem von einem „Mitralklappenprolaps" die Rede ist – ein Ausdruck, der einen Panikpatienten in Angst und Schrecken versetzen kann. Der Patient kann dies als Beweis seiner bisherigen Vermutung werten, dass er unter einer körperlichen Krankheit leidet („Herzklappenfehler"). Hier muss erklärt werden, dass ein Mitralklappenprolaps im Zusammenhang mit einer Panikstörung eine funktionelle Störung ohne hämodynamische Bedeutung und keine spezifische medikamentöse Behandlung oder einen Klappenersatz erfordert.

Identifizieren und Korrigieren von Fehlkognitionen

In dieser Phase sollen Fehleinschätzungen körperlicher Sensationen als gefährliche Ereignisse, die zu Tod oder Kontrollverlust führen, korrigiert werden. Diese Fehleinschätzungen haben die Form „automatischer Gedanken". Fehlkognitionen sollen vom Patienten erkannt und korrigiert werden (kognitive Restrukturierung). Beispiele für Fehlkognitionen sind:

„Ich muss das Kaufhaus verlassen, weil die Luft so schlecht ist."
„In Fahrstühlen geht die Atemluft aus, wenn sie stecken bleiben."
„Von einer Panikattacke kann man einen Herzinfarkt bekommen."
„Schmerzen in der linken Brust sind ein Zeichen für einen Herzinfarkt, also muss ich sterben".

In Form eines Dialoges soll der Patient die Hypothese überprüfen und Hinweise dafür suchen und finden, dass die Panikattacke nicht gefährlich ist:

„Bei einem Herzinfarkt treten die Schmerzen eher unter Belastung auf, bei einer Panikattacke eher in Ruhe."
„Ich habe schon Hunderte von Panikattacken gehabt und habe sie trotzdem alle überlebt."

Es wird vermittelt, dass ein Zentrum des Gehirns Fehlinterpretationen harmloser körperlicher Symptome liefert (S. 169), und dass die von diesem Zentrum gemeldeten Befunde im Widerstreit zu anderen, „vernünftigen" Zentren des Gehirns stehen (die vor allem bewusste Inhalte vermittelten). Während das „unvernünftige" Zentrum eine bedrohliche Erhöhung der Herzfrequenz meldet, versucht das „vernünftige" Zentrum darauf zu verweisen, dass das EKG normal gewesen sei und dass der Arzt keine Herzerkrankung festgestellt habe. Während der Patient im Ruhezustand alle Argumente des „vernünftigen" Zentrums bestätigen würde („Es ist mir ja eigentlich klar, dass ich gesund bin"), überwiegt während einer Panikattacke das „unvernünftige" Zentrum, das heißt, dass alle vernunftmäßigen Argumente und alles in der Therapiestunde Gelernte vergessen wird. Dieses „unvernünftige" Zentrum scheint willkürlich kaum steuerbar und ist somit kaum der Psychotherapie zugänglich. Die Aufgabe der Psychotherapie ist es vor allem, das bewusste, vernunftbestimmte Gegensteuern zu fördern.

An dieser Stelle können Medikamente und Verhaltenstherapie synergistisch wirken: während das Medikament die überschießende Reaktion des „Bewertungszentrums für bedrohliche körperliche Symptome" normalisieren kann, ist es die Aufgabe der kognitiven Therapie, diesem Zentrum entgegenzusteuern, in dem das „vernünftige" Zentrum gestärkt wird (siehe S. 168ff).

„Entkatastrophisieren"

Mit dem Patienten sollten seine Katastrophenphantasien durchgegangen werden – „Was könnte schlimmstenfalls passieren?". Patienten bilden ganze Ketten von falschen Argumenten und unlogischen Erklärungen, die vom Therapeuten in allen Einzelschritten als Fehlinterpretationen entlarvt und korrigiert werden müssen:

„Ich kann nicht mit meinem Mann nach Mallorca fliegen, denn ich könnte dort eine Panikattacke bekommen; die könnte lebensbedrohlich werden (falsch); ich brauche dann einen Arzt (falsch); dort gibt es keine deutschen Ärzte (falsch); spanische Ärzte auf Mallorca sprechen kein Deutsch (meist falsch), und aufgrund der Verständigungsschwierigkeiten würden die Ärzte falsche Entscheidungen treffen (falsch) und ich würde sterben (falsch)."

Der Therapeut diskutiert dies mit dem Patienten und versucht, die Argumentationskette positiv verlaufen zu lassen:

„Wahrscheinlich bekomme ich gar keine Panikattacke im Urlaub, und selbst wenn ich eine habe, brauche ich keinen Arzt, sie geht ja vorbei, und selbst wenn ich einen brauchte, wimmelt es auf Mallorca von deutschen Ärzten."

Repetition

Den Behandler verwundert es oft, dass Patienten nach langer Behandlung immer noch Restzweifel plagen, ob nicht doch eine somatische Ursache ihren Beschwerden zugrunde liege. Immer und immer wieder will sich der Patient vergewissern, ob nicht noch weitere medizinische Untersuchungen notwendig sind. Viele Dinge müssen daher in der Psychotherapie repetiert werden. Das heißt, dass der Therapeut häufig formelhafte Sätze wiederholt, so dass sie sich nachhaltig einprägen.

Auch ist es von Nutzen, wenn der Patient sich im Falle einer Panikattacke floskelhaft Sätze vorspricht wie „Es ist nur eine Panikattacke, sie wird gleich vorbei sein".

Konfrontation mit körperlichen Sensationen („Interozeptive Exposition")

Spontan auftretende Panikattacken können mit Hilfe der Exposition mit internen Stimuli behandelt werden. Mit der Prozedur der „interozeptiven Exposition" wird versucht, die Angst, die mit bestimmten körperlichen Sensation verbunden ist, zu löschen. Dies geschieht zunächst im Gespräch und später mit praktischen Übungen. Im Gespräch werden zunächst die einzelnen körperlichen Angstsymptome durchgegangen und erklärt, dass sie nicht gefährlich sind. Ein Beispiel:

„Schwitzen ist nicht gefährlich. Wenn Sie Holz hacken, schwitzen sie auch und denken sich nichts dabei. Manche Leute gehen in die Sauna und bezahlen sogar Geld für das Schwitzen."

Es sollte dem Patienten auch erklärt werden, dass die Symptome einer Panikattacke nicht nur als Ausdruck eines Angstzustandes auftreten, sondern eine unspezifische Reaktion auf vielfältige Situationen darstellt, die nicht unbedingt negativ besetzt sein müssen. Solche Situationen sind z.B. Tennisspielen oder Sexualverkehr.

Nun folgt die konkrete Exposition mit internen Stimuli. Übungen, die in den Praxisräumen durchgeführt werden können, sind folgende:

– Auslösung von O_2-Mangel durch Atmen durch einen Strohhalm
– Auslösen einer „kleinen Panikattacke" durch willkürliche Hyperventilation
– Auslösung von Schwindel durch schnelles Drehen auf einem Bürostuhl
– Auslösen von Herzrasen durch Treppensteigen, Laufen auf der Stelle oder Kniebeugen

Wegen der Anwesenheit des Therapeuten ist es allerdings selten, dass im Büro eine Panikattacke ausgelöst wird. Der Vorteil der Übung im Therapiezimmer ist der, dass bestimmte Annahmen der Patienten über Panikattacken, nämlich dass sie unkontrollierbar, unberechenbar, unabwendbar und katastrophal sind, in Frage gestellt werden können.

Der Patient kann aber auch folgende Hausaufgaben zur Übung der interozeptiven Exposition durchführen:

– Autofahren mit geschlossenen Fenstern und aufgedrehter Heizung
– In die Sauna gehen
– Einen Horrorfilm ansehen

Eine konsequente Fortsetzung solcher Übungen zur Exposition mit internen Stimuli ist das therapeutische Ausdauertraining, dessen Wirksamkeit bei Panikstörung nachgewiesen wurde (siehe Therapeutisches Ausdauertraining, S. 226). Hierdurch wird der Patient an Symptome wie Herzrasen, Schwitzen, Luftnot, Schwindel, auch Übelkeit und Zittern habituiert. Zugleich wird der Patient dazu bewegt, seine Vermeidung körperlicher Aktivität aufzugeben, die er vielleicht entwickelt hat, da er vermutet, sich wegen einer vermeintlichen körperlichen Erkrankung schonen zu müssen.

Konfrontationstherapie bei Agoraphobie

Bei Patienten mit einer Phobie steht die Expositions- (Konfrontations-) Therapie im Mittelpunkt der Behandlung. Vor der Exposition muss zunächst der „kognitive" Part erledigt werden. Es hat keinen Sinn, ohne Vorgespräch sofort mit der Konfrontation zu beginnen. Zunächst muss die Rationale der Expositionstherapie erklärt werden. Der Begriff der „Habituation" (Gewöhnung) sollte dem Patienten erklärt werden. Die Patienten haben meistens bereits eine erfolglose „systematische Desensibilisierung" hinter sich, wenn sie z.B. tagtäglich versucht haben, sich Angst auslösenden Situationen zu nähern. Z.B. berichtet der Patient:

„An manchen Tagen kann ich ein Kaufhaus gehen, manchmal sogar länger drinbleiben, manchmal muss ich nach ein paar Minuten gleich wieder herauslaufen. Manchmal geht auch gar nichts – das ist abhängig von meiner Tagesform."

Da diese Methode offensichtlich bisher relativ erfolglos war, ist es nicht schwer, dem Patienten klar zu machen, warum ein langsames Herantasten an die Situation nicht wirksam ist und warum eine stattdessen eine massierte Exposition stattfinden muss. Dies wird so erklärt:

„Wenn Sie wie bisher in ein Kaufhaus gehen, bis die Angst am Schlimmsten ist, und dann fluchtartig das Kaufhaus verlassen, endet Ihr Versuch ja jedesmal mit einem Misserfolg. Dann verbindet sich in ihrem Gehirn der Begriff ,Kaufhaus' mit ,großer Angst' und ,Misserfolg', so dass die Furcht vor Kaufhäusern immer schlimmer wird anstatt besser. Wenn Sie dagegen länger drinbleiben, wird die Angst immer weniger, bis Sie merken, dass Sie irgendwann überhaupt nicht mehr den Wunsch verspüren, das Kaufhaus zu verlassen."

Auch die Löschungsresistenz sollte erklärt werden. Im Tierversuch bedarf es nur weniger aversiver Reize, um Furcht aufzubauen, aber zahlreicher Versuche *ohne* aversiven Reiz, um die Furcht wieder abzubauen. Das heißt für den Patienten:

„Wenn Sie sich dreimal nicht in den Fahrstuhl getraut haben, müssen Sie zwanzigmal Fahrstuhl fahren, um sich wieder einigermaßen sicher zu fühlen."

Ein Problem ist auch die kostengünstige Durchführung der Exposition, vor allem bei niedergelassenen Psychotherapeuten. Es bietet sich an, aus Rationalisierungsgründen die Behandlung in kleinen Gruppen (ca. 4–8 Personen) durchzuführen. Die Gruppenkohärenz scheint nach wissenschaftlichen Ergebnissen auch den Therapieerfolg positiv zu beeinflussen (Hand et al., 1974). Dabei ist allerdings trotzdem noch auf eine individuelle Behandlung der einzelnen Patienten zu achten. In einer Klinik können die Behandlungen z.B. durch speziell ausgebildetes Pflegepersonal oder andere Helfern durchgeführt werden, wobei allerdings von den Patienten sofort bemerkt wird, ob die damit beauftragten Personen die Rationale der Therapie verstanden haben oder die ihnen auferlegte Aufgabe nur mechanisch erfüllen.

Es wird diskutiert, wie direktiv der Therapeut in der Konfrontationsübung vorgehen sollte. Zunächst ist davon auszugehen, dass die Übung dann mehr Erfolg hat, wenn der Patient sich aus freien Stücken für die Therapie entscheidet oder sogar aktiv die Durchführung mitplant. Würde man allerdings den Wünschen der Patienten völlig freien Lauf lassen, so müsste man mit einer relativ hohen Rate von Verweigerern rechnen, oder die Patienten würden die Expositionsaufgaben auf ein Mindestmaß zurückschrauben. Daher ist eine gut dosierte Leitung der Übungen durch den Therapeuten sehr hilfreich. Überredungskünste, Belobigungen bei guter Mitarbeit, sogar „Schimpfen" bei mangelnder Compliance, auch mal ein leichtes Schieben des Patienten in die gefürchtete Situation sind erlaubt, wobei charismatische oder selbstsicher auftretende Therapeuten häufig erfolgreicher sind als zurückhaltende Personen. Nach und nach wird dann die Begleitung durch den Therapeuten ausgeschlichen.

Die Patienten sollten auch Hausaufgaben erhalten, wobei sie das in der therapeutengestützten Unterrichtsstunde Erlernte wiederholen. Es empfiehlt, sich Aufzeichnungen über die durchgeführten Übungen machen zu lassen, um die Compliance zu verstärken. Zwar sind die Aufzeichnungen noch keine Garantie dafür, dass der Patient die Übung wirklich gemacht hat; es kommt aber selten vor, dass die Patienten unehrlich in Hinblick auf die durchgeführten Hausaufgaben sind und dies dem Therapeuten verschweigen.

Es wird nicht als ungünstig angesehen, wenn der Patient während der Expositionsübung eine Panikattacke erleidet. Von manchen Therapeuten wird dies sogar als notwendig erachtet – obwohl dies durch empirische Ergebnisse nicht bestätigt wurde (siehe S. 209). Dennoch sollten Maßnahmen zur Erleichterung einer Übung oder zur Ablenkung des Patienten wegfallen, da sie eher als kontraproduktiv wirken können. Der Patient soll lernen, dass eine Panikattacke nicht gefährlich ist. Er soll sich auch nicht durch „kognitive Vermeidungsstrategien" ablenken lassen.

Beispiele für Konfrontationsübungen sind folgende:

- U-Bahn, Bus fahren
- Fußgängerzonen, Massenveranstaltungen besuchen
- Kaufhäuser besuchen
- Fahrstuhl fahren
- Von Türmen heruntersehen
- Im Sportflugzeug fliegen
- In einer engen, überfüllten Skigondel fahren

Verschiedene Befunde aus der Psychotherapieforschung haben eine Bedeutung für die Anwendung in der Praxis (siehe S. 206):

- Die nicht-abgestufte Exposition ist wirksamer als abgestufte Exposition.
- Die Instruktionen der Patienten, bei einem zu hohen Angstlevel die Angst auslösende Situation zu verlassen und die Situation erst wieder nach Abschwellen der Angst aufzusuchen, waren ebenso erfolgreich wie eine langdauernde Exposition ohne die Möglichkeit zur Flucht.

- Eine Exposition mit interozeptiven Stimuli (z.B. willkürliche Hyperventilation in der Psychotherapeutenpraxis) ist nicht unbedingt wirksamer als eine kognitive Standardtherapie.
- Die Überflutungstherapie in der Imagination, bei der der Patient – vom Therapeuten angeleitet –, versucht, sich extreme Angst auslösende Situationen in die Vorstellung zu rufen, war weniger gut wirksam als Exposition *in vivo*.
- Kognitive Therapie mit paradoxer Intention wirkte besser als kognitive Therapie mit self-statements. Bei der paradoxen Intention wird den Patienten vermittelt, dass sie, je mehr sie versuchen, der Angst auszuweichen und nicht an sie zu denken, um so stärker Angst bekommen würden. Daher sollten sie versuchen, sich in die Angst hineinzusteigern, um sie paradoxerweise weniger zu verspüren. Bei der self-statement-Behandlung (nach Meichenbaum) müssen die Patienten negative Kognitionen gegen positive austauschen, also in etwa das Gegenteil der paradoxen Intention tun.

Bearbeitung des sekundären Krankheitsgewinns

Auch in der Verhaltenstherapie sollten unbewusste Denkinhalte nicht unberücksichtigt bleiben. In manchen Fällen drängt sich förmlich der Verdacht auf, dass durch agoraphobes Vermeidungsverhalten ein sekundärer Krankheitsgewinn erzielt wird. Jemand, der sich stets vom Ehepartner zu Einkäufen, Behördengängen usw. begleiten lässt, erhofft sich möglicherweise unbewusst, den Partner stärker an sich zu binden oder versucht, die als zuwenig empfundene Aufmerksamkeit zu erzwingen. Solche Mechanismen sollten in der Psychotherapie offen besprochen werden.

Die Partner von Panikpatienten sind sich oft nicht sicher, wie sie sich verhalten sollen: sollen sie dem Wunsch nach einer Begleitung stattgeben (wodurch sie das Vermeidungsverhalten fördern), oder sollen sie dies ablehnen, um den Therapieprozess nicht zu behindern, wodurch es allerdings zum Streit in der Partnerschaft kommen könnte? In Gesprächen mit den Partner sollte klar gemacht werden, dass es besser ist, mit dem Therapeuten an einem Strang zu ziehen.

Krankschreibung und Berentung

Eine längere Krankschreibung ist selten gerechtfertigt, da sie die Störung nicht bessern oder im ungünstigen Fall sogar dadurch verschlimmern kann, dass eine Konfrontation mit alltäglichen Angst auslösenden Situationen vermieden wird. Als Grund für die Notwendigkeit einer Krankschreibung werden vom Patienten oft irrationale Gründe angegeben – wie die Befürchtung, dass man bei der Arbeit ohnmächtig werden könnte. Durch die Krankschreibung werden dann diese irrationalen Gründe vom Arzt anerkannt und der Patient in seiner kognitiven Fehlinterpretation gestärkt, an einer schweren körperlichen Krankheit zu leiden.

Bei der Verordnung von sedierenden Psychopharmaka (wie z.B. Benzodiazepinen) ist zu beachten, dass es Einschränkungen bezüglich des Führens von
Kraftfahrzeugen und der Bedienung gefährlicher Maschinen gibt.

Eine Berentung ist nur in schwersten, chronifizierten Fällen indiziert, und auch
nur dann, wenn alle psychotherapeutischen und medikamentösen Maßnahmen
ausgeschöpft worden sind.

Klagen über somatische Beschwerden

Die ausführliche Schilderung der körperlichen Ausdrucksformen der Angst,
die während der Panikattacken auftreten, verschafft den Patienten Erleichterung.
Während Partner oder Bekannte der Patienten solche Klagen zunächst aufmerksam verfolgen und mit Mitleid reagieren, schlägt dieses Mitgefühl bald in
Unverständnis, Ungeduld oder offene Ablehnung um. Manche Patienten versuchen daher, sich diese Erleichterung im Therapiegespräch zu verschaffen, in dem
sie wiederholt auf eine detaillierte Beschreibung ihrer Symptomatik zurückkommen, obwohl diese dem Therapeuten hinlänglich bekannt ist.

Wenn auch aufmerksames, mitfühlsames Zuhören den Aufbau einer therapeutischen Beziehung fördert, so muss auch die Gefahr gesehen werden, dass
dadurch krankheitsverstärkende Prozesse gefördert werden. Eine dramatische
Schilderung körperlicher Beschwerden sollte daher nicht durch aufmerksames
Zuhören oder Trostspenden belohnt werden. Hingegen sollte versucht werden,
die Mechanismen, die diesem Verhalten zugrunde liegen, mit dem Patienten zu
besprechen und dieses Verhalten dann behutsam abzubauen, ohne dabei den
Eindruck zu vermitteln, dass man seine Symptomatik nicht ernst nimmt.

Psychosoziale Belastungsfaktoren

Zwar ist die Verhaltenstherapie auf die Beseitigung der Symptomatik konzentriert, und dies scheint erfolgreich zu sein. Kaum ein Psychotherapeut wird es
aber dabei bewenden lassen und das Gespräch ausschließlich um die Symptome
kreisen lassen. Selbstverständlich ist es notwendig, in der Psychotherapie auch
andere psychische Probleme anzugehen, z.B. eine Ehekrise, den nicht verwundenen
Tod des Vaters oder Schwierigkeiten an der Arbeitsstelle. Solche psychosozialen
Belastungsfaktoren können zu einer Exazerbation einer Panikstörung führen.

Dauer und Frequenz der Behandlung

In der Regel werden ca. 15 Einzeltherapiesitzungen empfohlen (Margraf und
Schneider, 1989). In der Praxis werden Verhaltenstherapien oft länger, d.h.
über 25–50 Stunden und manchmal auch über Jahre ausgedehnt. Bei langen
Therapien sollte überprüft werden, ob durch die Fortsetzung noch weitere
Verbesserungen erwartet werden können oder ob bereits ein Plateau erreicht
worden ist.

Manche Psychotherapeuten empfehlen eine Konfrontationstherapie, die zeitlich massiert durchgeführt wird, d.h. z.B. 5 Werktage lang mehrere Stunden täglich. Dadurch kann verhindert werden, dass sich zwischen den Expositionssitzungen eine große Erwartungsangst aufbauen kann. Allerdings ist dies ja nicht immer leicht zu organisieren, so dass in der Praxis auch einmal wöchentliche, kürzere Treffen durchgeführt werden. Außerdem gibt es auch Befunde, die eher für wöchentliche Expositionen sprechen. Emmelkamp und Wessels (1975b) rieten zu wöchentlichen Sitzungen, um die Drop-out-Rate niedrig zu halten. Bei massierter Exposition könne es zu höheren Rückfallraten kommen.

Probleme in der Verhaltenstherapie

Risiken und Nebenwirkungen

Die Verhaltenstherapie einer Panikstörung ist eine relative schonende Interventionsart. Echte „Nebenwirkungen" wie bei einer Pharmakotherapie sind daher kaum zu erwarten. Allerdings kann ja die Expositionsbehandlung heftige Angst auslösen, und dies kann als eine Art Nebenwirkung angesehen werden. In einigen Fällen könnte sich eine „Abhängigkeit" vom Therapeuten entwickeln, die den Patienten in einer Art Unselbstständigkeit zurücklässt. Wird dies erkannt, sollte die Psychotherapie ausgeschlichen werden, um die Autonomie des Patienten wiederherzustellen.

Ablehnung der Konfrontationsübung

Nicht selten lehnen Patienten eine Konfrontationstherapie ab. Auch wenn die Vorgehensweise in der heutigen Verhaltenstherapie in der Regel eine sehr direkte ist, kann ein zu rasches Übergehen in die Konfrontationsphase zu einem Therapieabbruch führen. Der Patient sollte zunächst Vertrauen zum Therapeuten gefasst haben. Dennoch sind häufig die Überredungskünste des Therapeuten gefragt. Die Rationale der Konfrontationstherapie muss beim Patienten angekommen sein, damit sie Erfolg hat. Durch anschauliche Beispiele kann der Sinn der Vorgehensweise deutlich gemacht werden:

„Stellen Sie sich vor, Sie wollen Skifahren lernen und Ihr Skilehrer tut nichts anderes, als Ihnen ein Video zu zeigen, in dem andere Leute Ski fahren. So könnte man nie Ski fahren lernen. Sie müssen schon raus auf den Berg und selbst mit der Nase in den kalten Schnee fallen."

Der Patient verlässt das Haus nicht

Manchmal melden sich Patienten telefonisch, die eine solch ausgeprägte Agoraphobie haben, dass sie das Haus nicht verlassen können, um in die Behandlung zu kommen. In einem solchen Fall sollte versucht werden, eine kognitive/Expositionstherapie per Telefon zu beginnen. In Ausnahmefällen kann auch die Verordnung eines schnellwirkenden Benzodiazepins den Patienten unterstützen, wenn er die Praxis aufsuchen will.

Gleichzeitige Medikation

Viele Patienten sind bei Beginn einer Verhaltenstherapie bereits auf Medikamente eingestellt. Nicht selten wollen Verhaltenstherapeuten den Patienten überzeugen, sämtliche Medikamente abzusetzen. Dies ist nach den vorliegenden Erkenntnissen nicht gerechtfertigt (siehe S. 278). Gerade die Kombination eines Medikaments mit der Verhaltenstherapie ist häufig die wirkungsvollste Methode. Auch der Wille des Patienten ist entscheidend. Das Absetzen einer erfolgreichen Medikation kann sogar das Vertrauen des Patienten mindern oder einen Keil zwischen den verschreibenden Arzt und den Psychotherapeuten treiben.

Psychodynamische Therapie – praktisches Vorgehen

Es gibt keine einheitliche Vorgehensweise in der psychoanalytischen Psychotherapie der Panikstörung. Dies liegt sicher zum Teil daran, dass aus psychoanalytischer Sicht den Symptomen der psychischen Erkrankungen weniger Beachtung geschenkt wurde als den dahinter vermuteten unbewussten Konflikten. Dementsprechend wurde auch von psychoanalytisch orientierten Behandlern die neue Nomenklatur der Angststörungen Ende der 70er Jahre des vorigen Jahrhunderts zunächst nicht akzeptiert. Patienten, die unter den Begriffe „Panikstörung" fallen würden, wurden daher nicht als eigenständige Gruppe aufgefasst, so dass auch keine einheitlichen Therapiemanuale für diese Störungsgruppe entwickelt wurden.

Zum Wirkungsnachweis der psychoanalytischen Therapie sei auf S. 217 verwiesen.

Mit der Entwicklung der „operationalisierten psychodynamischen Diagnostik" (OPD; Hoffmann, 1993) wurden die international gebräuchlichen Klassifikationsschemata ICD-10 und DSM-IV anerkannt und begonnen, sie um psychodynamisch relevante Kriteria zu ergänzen, ein Ansatz, der sich später auch in strukturierten Handlungsanweisungen für die Durchführung der analytischen Therapie auswirken könnte.

Vorläufig können die Empfehlungen zur Vorgehensweisen allerdings nur sehr allgemein gehalten werden.

Die psychodynamische Therapie basiert auf dem Konzept, dass die Symptomatik des Patienten auf psychische Prozesse zurückgeht, die dem Bewusstsein des Patienten verborgen bleiben, und dass die Aufdeckung dieser Prozesse zu einer Remission der Symptome führt. Es wird als notwendig angesehen, die Vulnerabilität für Paniksymptome zu vermindern, in dem Kernkonflikte identifiziert und verändert werden.

Die Besserung einer Angsterkrankung unter der Psychoanalyse wird wie folgt erklärt: Innerpsychische Konflikte sind aufgrund von Abwehrmechanismen ins Unbewusste verdrängt worden. Durch verschiedene psychoanalytische Techniken (z.B. „freies Assoziieren", „Traumdeutung" u.a.) können sie zunächst dem Psychotherapeuten zugänglich gemacht werden. Dann kann der Behandler diese unbewussten Inhalte mit Hilfe der „Deutung" dem Patienten offenlegen. Hat der Patient nun Zugriff auf seine versteckt gebliebenen Denkinhalte, wird der Heilungsprozess eingeleitet.

Wie in jeder psychoanalytischen Therapie sind wird auch in der Angstbehandlung die Ausbildung einer „Übertragungsbeziehung" als wichtig angesehen. Mit Übertragung ist gemeint, dass der Psychoanalytiker die Rolle einer früheren Bezugsperson übernimmt. Wird zum Beispiel die Entstehung der Angststörung einer Bindungsstörung zugeschrieben, so kann z.B. eine zuverlässige, Zuneigung zeigende Psychotherapeutin heute die Stelle der unzuverlässigen, abweisenden Mutter einnehmen. Dabei müssen die Symptome des Patienten im Kontext seiner Lebensgeschichte und der gegenwärtigen Lebenssituation gesehen werden.

Ansätze für ein einheitliches Therapiekonzept bei der Panikstörung werden bei Hoffmann und Bassler (1995) und Bassler (im Druck, b) dargestellt.

Bei Hoffmann und Bassler (1995, S. 115) findet sich ein Schema zur Durchführung analytischer Angsttherapie: als Voraussetzung werden zunächst *Kenntnisse der individuellen Psychopathologie* angesehen (wie z.B. der Angst auslösenden körperlichen, psychischen und soziale Reize, ihres assoziativen Umfeldes, der Verknüpfung mit unbewussten Konflikten). Zu den *allgemeinen Therapiezielen* gehören u.a. eine Ich-Stärkung, um Angstbewältigungsmechanismen zu verbessern und eine Verinnerlichung des steuernden Objekts (König, 1996) zu ermöglichen. In die *Therapieprinzipien* werden verhaltenstherapeutische Elemente wie die Aufforderung zur Angstkonfrontation oder das „Ausphantasieren der Katastrophe" integriert. Auf der Ebene der *therapeutischen Beziehung* soll die Verbindung zwischen dem zentralen Beziehungskonflikt (Luborsky, 1988) und der Angstentstehung aufgezeigt werden und außerdem ein averbales Identifizierungsangebot gemacht werden (statt des Trostes, der die Symptome nur verstärkt). Die Übertragung sollte nur angesprochen werden, wenn dadurch ein konkreter Therapiefortschritt zu erwarten wäre. Auf der Ebene der „*Triebkonflikte*" sollten die Konflikte, die die pathologische Angst auslösen, verbalisiert werden, nicht aber diejenigen, die per se Angst konstituieren (z.B. unbewusste Mordimpulse).

Bassler (im Druck, b) gibt folgende allgemeine Empfehlungen für Patienten mit einer Panikstörung:

− Frühzeitig kann eine konfliktaufdeckende Strategie angewendet werden.
− Das Bedürfnis nach Anlehnung und Sicherheit sollte thematisiert werden, wobei unbewusst oft Übertragungsaspekte zu wichtigen Bezugspersonen der Kindheit reaktiviert werden.
− In der therapeutischen Beziehung sollten korrektive emotionale Erfahrungen ermöglicht werden, z.B. dass der Therapeut Kritik und Abgrenzung durch den Patienten erträgt, ohne ihn (wie von diesem befürchtet) zu verstoßen.
− Zusätzlich wird die Integration verhaltenstherapeutischer Techniken empfohlen, wie die Motivierung des Patienten, sich den Angst auslösenden Situationen aktiv zu stellen.

Dauer

Im Allgemeinen wird in der psychoanalytischen Therapie eine längere Therapiedauer als bei anderen Therapieformen, wie z.B. der Verhaltenstherapie angenommen. Allgemeine Empfehlungen werden nicht gegeben. In der Praxis berichten Patienten nicht selten über jahrelange Therapieverläufe. Von den meisten psychoanalytisch vorgehenden Kollegen wird allerdings berichtet, dass die mehrjährige Behandlung mit 2–3 Sitzungen pro Woche nicht mehr die Regel ist, sondern eher wöchentliche, einstündige Sitzungen über 1–2 Jahre angestrebt werden.

Unspezifische Elemente der Psychotherapie

Wie im Abschnitt „Kontrollgruppe", (S. 184) ausführlich beschrieben, spielen Placeboeffekte und unspezifische Wirkfaktoren eine bedeutende Rolle in der Behandlung der Panikstörung. Ältere metaanalytische Studien (Landman und Dawes, 1982; Smith et al., 1980) ergaben, dass vielleicht nur 10–12 % der Varianz des Therapieerfolges durch die spezifische Therapietechnik bestimmt wird.

Daraus ist nicht nur die Konsequenz zu ziehen, dass man Berichte über Therapieerfolge mit neuen Medikamenten, naturheilkundlichen Mitteln oder Psychotherapieformen sehr kritisch beurteilen sollte, wenn sie nicht unter kontrollierten Bedingungen untersucht worden sind. Ebenso wichtig ist es anzuerkennen, dass diese unspezifischen Behandlungseffekte bewusst in der Behandlung einsetzbar sind. Auch bei einer reinen medikamentösen Therapie spielen diese Effekte eine Rolle. Trotz der nachgewiesenen Wirksamkeit von Imipramin wäre es sicherlich nicht ausreichend, dem Patienten mit knappen Worten ein Imipramin-Rezept zu überreichen.

Vieles, was über die unspezifische Elemente in der Psychotherapie bekannt ist, wurde in der klientenzentrierten Gesprächstherapie (Rogers, 1951) untersucht. Der Aufbau einer guten therapeutischen Beziehung ist, darüber sind sich wohl die meisten Fachleute einig, einer der wichtigsten Wirkfaktoren in der Psychotherapie.

Zuhören

Es ist ein Ergebnis der Psychotherapieforschung, dass ein Patient mit einer psychischen Störung schon allein dadurch Erleichterung erfährt, dass ihm jemand aufmerksam und lange zuhört, wenn er seine Beschwerden ausführlich schildert oder über persönliche Probleme berichtet. Jetzt könnte man einwenden, dass diese Tätigkeit nicht unbedingt einen ausgebildeten Psychotherapeuten erfordere; sie könne ebenso gut von einem Verwandten oder dem Ehepartner übernommen werden. Dies trifft nicht immer zu: gerade ein Ehepartner ist nicht gut für diese Tätigkeit geeignet. Er ist ja involviert; vielleicht ist er ein Mitverursacher der Angst (indem er z.B. fünf Tage in der Woche „auf Montage" ist) oder er ist der Leidtragende (indem er den Partner ständig begleiten muss). Der Psychotherapeut hat einen größeren Abstand zum Geschehen und kann die Zusammenhänge besser erkennen.

Einfühlendes Verstehen

Ein weiterer „unspezifischer" Wirkfaktor der Psychotherapie ist das emotionale Verstehen und Einfühlen (Empathie) in die Gefühlswelt des Patienten. Der Therapeut sollte dem Patienten verbal emotionale Erlebnisinhalte zurückmelden (Rogers, 1951).

Wertschätzung des Patienten

Eine unbedingte Wertschätzung des Patienten (Rogers, 1951) beinhaltet, dass der Therapeut die Probleme des Patienten ernstnimmt. Im konkreten Fall kann das heißen: ein Therapeut, der zum wiederholten Male die Symptomschilderungen und Befürchtungen des Patienten hört, könnte Lust verspüren, sich über den Patienten lustig zu machen, denn der Therapeut nimmt ja nicht wie der Patient an, dass die Panikstörung lebensbedrohlich ist. Dies wäre schädlich für den Therapieprozess, denn der Patient fühlt sich nicht ernst genommen – eine Erfahrung, die er vielleicht in der Vorgeschichte bereits mit anderen Ärzten gemacht hat, die ihm mitteilten, dass er „nichts hat". Das heißt aber auch nicht, dass der Therapeut einem Patienten, der sich über die große Angst beklagt, Trost spendet, denn dies könnte die Symptomatik noch verstärken.

Kongruenz und Echtheit

Der Therapeut sollte in der Beziehung mit dem Patienten echt und ohne Fassade bleiben (Rogers, 1951). Dies kann zum Beispiel heißen, dass der Therapeut ohne viel Umschweife sein Missfallen darüber klarmacht, dass der Patient seine „Hausaufgaben" nicht gemacht hat, ohne dabei allerdings arrogant zu wirken. Es sollte aber nicht heißen, das der Therapeut seine eigenen Probleme oder Ängste mit dem Patienten bespricht. Ein gewisses Maß an Abstinenz muss aber nicht heißen, dass der Therapeut eine Fassade aufbaut.

Medikamentöse Behandlung – praktisches Vorgehen

Die Tabelle 40 enthält eine Therapieschema für Patienten mit Panikstörung, das nach den Erkenntnissen aus kontrollierten Studien (siehe S. 199ff), aber auch aufgrund eigener Erfahrungen entwickelt wurde.

Kommt ein Patient mit einer akuten Panikattacke in die Behandlung, so reicht in den meisten Fällen ein beruhigendes Gespräch. Nur in schweren Fällen ist die Gabe eines schnellwirkenden Benzodiazepin-Präparats erforderlich. Bei starker Hyperventilation wird dem Patienten eine Plastiktüte gegeben, die er sich selbst vor den Mund hält. Dadurch wird der CO_2-Gehalt in der Atemluft erhöht. Auf keinen Fall sollte die Tüte über den Kopf gestülpt werden, wie manchmal empfohlen wird, da dies klaustrophobische Ängste verstärken würde.

Tabelle 59. Therapieempfehlungen bei Panikstörung. Dosisangaben sind Tagesdosen in Milligramm. Handelsnamen: siehe S. 313. Vorgehen in therapieresistenten Fällen: siehe S. 300

Akutbehandlung:
Beruhigendes Gespräch; ev. schnellfreisetzende Benzodiazepin-Präparate wie z.B.
    Lorazepam-Sublingualplättchen (Schmelztabletten) 1–2,5 mg

Dauerbehandlung:

Selektive Serotoninwiederaufnahmehemmer
    Citalopram 20–60 mg; in der Regel 40 mg
    Fluoxetin 10–40 mg; in der Regel 20 mg
    Fluvoxamin 50–300 mg; in der Regel 100 mg
    Paroxetin 20–60 mg; in der Regel 40 mg
    Sertralin 50–100 mg; in der Regel 50 mg
Trizyklische Antidepressiva
    Clomipramin 100–200 mg; in der Regel 100 mg
    Imipramin 100–200 mg; in der Regel 100 mg
Zur Überbrückung bis zum Wirkungseintritt der Antidepressiva: Alprazolam 1,5–6 mg

Die Indikation zu einer mehrmonatigen Behandlung kann gestellt werden, wenn die Panikstörung mindestens zwei Monate besteht und ca. mindestens vier Panikattacken pro Monat auftreten, wenn ausgeprägte antizipatorische Angst besteht oder eine Agoraphobie die Lebensqualität einschränkt. Bei Patienten, die nur sporadische Panikattacken haben (z.B. 2–4 mal im Jahr) und die sonst nicht unter der Erkrankung leiden, kann eine Bedarfsmedikation mit einem Benzodiazepin ausreichen. Es sollte aber regelmäßig überprüft werden, dass sich kein leichtfertiger Umgang mit dem Medikament oder ein Missbrauch einstellt.

In der langfristigen Therapie kommen vor allem Antidepressiva zur Anwendung. Zugelassen in Deutschland sind der SSRI Paroxetin, das trizyklische Clomipramin sowie das Benzodiazepin Alprazolam (als Mittel zweiter Wahl, wenn andere Behandlungsmaßnahmen versagt haben oder zur Überbrückung, bis die Wirkung der Antidepressiva einsetzt).

Da die SSRI insgesamt weniger Nebenwirkungen haben als die trizyklischen Antidepressiva, sind sie als Mittel der ersten Wahl anzusehen. In der Regel wird man daher die Therapie mit einem der in Tabelle 59 aufgeführten SSRI beginnen. Eine Monotherapie ist zunächst anzustreben. Die TZA kommen meist in therapieresistenten Fällen zur Anwendung, haben dann aber eine sehr gute Wirkung.

Benzodiazepine sollten nicht als Standardmedikation zur Anwendung kommen, da Toleranz- und Abhängigkeitsprobleme auftreten können. Nach dem Absetzen kann es zu einem Wiederauftreten der bisher unterdrückten Angstsymptome, zu Rebound-Anxiety (stärkere Angst als vor der Behandlung) oder echten Entzugsphänomenen bis hin zu Grand-mal-Anfällen kommen. Andererseits sollte in besonders schweren Fällen, z.B. bei Suizidalität, nicht gezögert werden, die Benzodiazepine dennoch einzusetzen. Aus juristischen Gründen sollten die Patienten bei einer Benzodiazepinmedikation auf die Suchtgefahr hingewiesen werden.

Tabelle 60. Wichtige unerwünschte Arzneimittelwirkungen, Wechselwirkungen und Kontraindikationen von Wirkstoffen zur Therapie der Panikstörung

	Wichtige unerwünschte Wirkungen	Wichtige Kontraindikationen bzw. Anwendungsbeschränkungen	Wichtige Wechselwirkungen
Antidepressiva			
SSRI z.B. *Fluoxetin, Fluvoxamin, Paroxetin, Sertralin, Citalopram*	Übelkeit, Erbrechen, Unruhe, Angst, Kopfschmerzen, Gewichtsabnahme, sexuelle Störungen u.a.	Schwere Nierenfunktionsstörung, Leberfunktionsstörungen, Epilepsie, Diabetes mellitus, Herz- oder Ateminsuffizienz, Intoxikationen mit ZNS-dämpfenden Substanzen u.a.	ZNS-dämpfende Psychopharmaka, trizyklische Antidepressiva, Tryptophan, Diazepam, Lithium, Digitoxin, Warfarin u.a. Irreversible MAOH 2 Wochen vor der Behandlung absetzen; nach einer SSRI-Behandlung irreversible MAOH frühestens nach 1–5 Wochen (je nach Präparat) einsetzen
TZA z.B. *Imipramin, Clomipramin*	Sedierung, Blutdruckabfall, anticholinerge Wirkungen (Mundtrockenheit, Sehstörungen, Harnverhaltung, Obstipation, Verwirrtheit, Delir, Tremor), Gewichtszunahme, EKG-Veränderungen, sexuelle Störungen, zerebrale Krampfanfälle, u.a.	Harnverhaltung, Engwinkelglaukom, Myokardinfarkt, AV-Block II° und III°, Erregungsleitungsstörungen, Herzinsuffizienz, Prostatahypertrophie, Leber- und Nierenschäden, Epilepsie, Intoxikation mit ZNS-dämpfenden Substanzen u.a.	ZNS-dämpfende Psychopharmaka, MAOH, chinidinähnliche Antiarrhythmika, anticholinerg wirkende Arzneimittel, enzyminduzierende Substanzen (z. B. Carbamazepin, Phenobarbital), Antihypertonika u.a.
Benzodiazepine			
z.B. *Alprazolam, Clonazepam*	Sedierung, Schwindel, Reaktionsverminderung, Gedächtnis-, Sprachstörungen, Ataxie, Muskelschwäche, Atemdepression, Suchtentwicklung u.a.	Medikamenten-, Drogen- oder Alkoholabhängigkeit, Myasthenia gravis, akutes Engwinkelglaukom u.a.	ZNS-dämpfende Psychopharmaka, Muskelrelaxantien, Cimetidin, Antihypertonika u.a.

SSRI = selektive Serotoninwiederaufnahmehemmer; *TZA* = trizyklische Antidepressiva; *MAOH* = Monoaminoxidasehemmer. Handelsnamen: siehe S. 313.

Das Vorgehen in therapieresistenten Fällen wird auf S. 300 eingehend beschrieben.

In der Tabelle 60 werden die wichtigsten unerwünschten Arzneimittelwirkungen, Wechselwirkungen und Kontraindikationen von SSRI, TZA und Benzodiazepinen aufgeführt. Es empfiehlt sich, die Patienten darauf aufmerksam zu machen, dass die Wirkung meist erst nach 2–4 Wochen oder gar später eintritt und dass in dieser Zeit unerwünschte Wirkungen auftreten können, die teilweise nur zu Beginn der Behandlung eine Rolle spielen – z.B. die anfängliche Unruhe bei der Behandlung mit SSRI, die besonders in den ersten 7 Tagen ausgeprägt sein kann. Uninformierte Patienten setzen oft das Medikament in den ersten Tagen ab.

Begleitung des Patienten in der medikamentösen Therapie

Die medikamentöse Therapie wird dann keinen Erfolg haben, wenn den Patienten ohne weitere Erklärung das Rezept überreicht wird und keine stützenden Gespräche stattfinden.

Hypochondrische Gesundheitsbefürchtungen sind ein Merkmal der Panikstörung. Daher kommt es nicht selten vor, dass die Patienten eine übertriebene Angst vor den Nebenwirkungen der Medikamente haben, bis hin zu einer fast psychotisch anmutenden Vergiftungsangst. Kann der Patient dann doch überzeugt werden, das Medikament einzunehmen, legt sich diese Angst meist. Dennoch sollte kein Patient zu einer medikamentösen Therapie, die er ablehnt, gedrängt werden.

Immer wieder muss der Patient motiviert werden, sich den Angst auslösenden Situationen auszusetzen. Auch Patienten, die unter der Medikation kaum noch Panikattacken haben, vermeiden weiter bestimmte Panik auslösende Situationen, weil sich dieses Verhalten nun einmal eingeschliffen hat.

Vorgehen bei therapieresistenten Fällen (Tabelle 61)

In der Tabelle sind z.T. Medikamente aufgeführt, die zwar noch nicht für die Behandlung der Panikstörung in Deutschland, Österreich oder der Schweiz zugelassen sind, aber im Rahmen der Therapiefreiheit eingesetzt werden können, da entsprechende klinische Studien dies rechtfertigen.

Es gibt kaum Untersuchungen zur Erhaltungstherapie bzw. Rezidivprophylaxe. Es empfiehlt sich, im Rahmen einer prophylaktischen Therapie bei schweren Fällen die gleichen Dosen zu verwenden wie in der Akuttherapie.

Vorgehen bei Komorbidität mit anderen Erkrankungen

In einigen Fällen tritt die Panikstörung gleichzeitig mit anderen psychiatrischen Erkrankungen auf. Besonders die Überschneidung mit anderen Angststörungen

Tabelle 61. Therapieempfehlungen bei Nichtansprechen der Medikation. Zusätzlich Psychotherapie empfohlen. Dosisangaben sind Tagesdosen in Milligramm

Situation	Vorgehen
Bei nur partiellem Ansprechen nach mindestens 4–6 Wochen Behandlung	– Medikament beibehalten, Dosiserhöhung
Bei nur partiellem Ansprechen nach mindestens 4–6 Wochen Behandlung trotz Dosiserhöhung	– Substanzgruppe wechseln (Tabelle 59), z.B. von SSRI zu TZA oder umgekehrt – Monotherapie gegenüber Kombination bevorzugen.
Bei Nichtansprechen nach mindestens 4–6 Wochen Behandlung	– Substanzgruppe wechseln (Tabelle 59), z.B. von SSRI zu TZA oder umgekehrt – Monotherapie gegenüber Kombination bevorzugen
Bei weiterem Nichtansprechen einer Standardmedikation nach mindestens 4–6 Wochen Behandlung	Monotherapie mit: – Alprazolam 1,5–6 mg – Moclobemid 300–600 mg – Venlafaxin 75–150 mg – Nefazodon 400–600 mg – Reboxetin 4–12 mg – Mirtazapin 45 mg – Tranylcypromin 10–30 mg – Valproinsäure (nach Spiegel: 45 to 90 µg/ml)
Bei weiterem Nichtansprechen einer Monotherapie nach mindestens 4–6 Wochen Behandlung	Kombinationstherapie: – Antidepressiva + Benzodiazepine – Clomipramin 150 mg + Lithiumcarbonat (Dosis nach Spiegelbestimmung) – Reboxetin 4–6 mg + Citalopram 20–60 mg

Tabelle 62. Therapieempfehlungen bei gleichzeitig bestehenden anderen psychiatrischen Erkrankungen

Komorbidität	Therapieempfehlungen
Depression	Verhaltenstherapie, Antidepressiva (siehe Tabelle 59); bei bipolarer Störung Phasenprophylaktika
Soziale Phobie	Verhaltenstherapie, SSRI oder Moclobemid
Generalisierte Angststörung	Verhaltenstherapie, SSRI oder Venlafaxin oder Imipramin
Zwangsstörung	Verhaltenstherapie, Clomipramin

und Depressionen ist häufig. Die Tabelle 43 enthält Empfehlungen für das Vorgehen bei gleichzeitig bestehenden anderen psychiatrischen Erkrankungen.

Vorgehen unter besonderen Bedingungen

Details der Verordnung von psychotropen Medikamente können dem „Handbuch Psychopharmaka" (Bandelow et al., 2000a) entnommen werden.

Bei *Unverträglichkeit der Nebenwirkungen* muss manchmal eine Umstellung der Medikation erfolgen. Unruhe oder Antriebssteigerung sind bei der SSRI-Behandlung nicht selten. Diese meist vorübergehenden Nebenwirkungen können durch Zugabe einer Benzodiazepinverordnung in der ersten Zeit behandelt werden. Bei Persistenz empfiehlt sich die Umstellung auf eher sedierende Präparate. Eine Gewichtszunahme kann oft unter trizyklischen Antidepressiva und seltener unter Paroxetin auftreten, dann empfiehlt sich eine Umsetzung auf Citalopram, Fluoxetin oder Sertralin.

Bei *Kindern und Jugendlichen* können Imipramin und Sertralin eingesetzt werden; bei den anderen Medikamenten liegen wenig Erfahrungen vor.

Bei *älteren Patienten* kommen Medikamente in Frage, die keine kardialen oder anticholinergen Nebenwirkungen haben, also eher nicht die trizyklischen Antidepressiva, sondern SSRI oder Moclobemid. Da ältere Patienten häufig noch andere Medikamente einnehmen, kommen am ehesten die SSRI Citalopram oder Sertralin in Frage, die am wenigsten Interaktionen im Cytochrom-P_{450}-System verursachen.

Während der *Schwangerschaft* kommt es häufig zu einer spontanen Besserung, aber in einigen Fällen auch zu einer Verschlimmerung der Panikattacken. Im ersten Trimenon soll möglichst auf eine medikamentöse Therapie verzichtet werden. Reine psychotherapeutischen Maßnahmen werden empfohlen. Imipramin scheint allerdings auch in dieser Periode relativ sicher zu sein und kommt daher in Frage, wenn eine Behandlung unbedingt erforderlich ist. Die SSRI werden nicht empfohlen, da keine Erfahrungen vorliegen. Benzodiazepine wie Diazepam scheinen relativ sicher zu sein; in den letzten Wochen vor der Geburt sollte jedoch darauf verzichtet werden.

Bei Patienten, bei denen gleichzeitig eine *Epilepsie* besteht und neben der Antikonvulsivabehandlung auch eine Antipanik-Medikation erforderlich ist, ist zu bedenken, dass Antidepressiva die Krampfschwelle senken können. Dennoch kann unter Beibehaltung der antikonvulsiven Therapie vorsichtig eine Medikation mit SSRI oder Imipramin erfolgen.

Zusammenfassung: Behandlung

Wegen der Vielzahl der zur Behandlung einer Panikstörung angebotenen Therapieoptionen und der zum Teil kontrovers geführten Diskussion über die richtige Behandlung werden in diesem Kapitel zunächst die methodologischen Grundlagen der Therapieeffizienzforschung dargestellt und dann – streng entlang der Prinzipien der „evidence-based medicine" die Therapiemethoden herausgearbeitet, für die kontrollierte Wirkungsnachweise bestehen. Im wesentlichen sind dies kognitiv-behaviorale psychotherapeutische Methoden und medikamentöse Therapien mit Antidepressiva (selektive Serotoninwiederaufnahmehemmer, trizyklische Antidepressiva, MAO-Hemmer u.a.) oder Benzodiazepinen. Die Kombination der Psycho- und Pharmakotherapie hat nach den vorliegenden Studien Vorteile gegenüber der Monotherapie.

Schlussfolgerungen

Von allen psychiatrischen Störungen sind die Angststörungen am häufigsten, und in der Gruppe der Angsterkrankungen ist die Panikstörung die häufigste Störung. Sie geht mit plötzlichen, spontanen Angstattacken mit Symptomen wie Herzrasen, Luftnot, Zittern, Schwitzen, Ohnmachtsgefühl, Angst zu sterben u.a. einher. In der Mehrzahl der Fälle ist die Panikstörung mit eine Agoraphobie (Angst in engen Räumen, Menschenmengen, öffentlichen Verkehrsmitteln oder vor dem Alleinsein) verbunden.

Bisherige Untersuchungen sprechen dafür, dass die Entstehung der Panikstörung und Agoraphobie mit Hilfe eines Diathese-Stress-Modells erklärt werden kann: eine möglicherweise genetisch bestimmte Disposition, die sich in bestimmten neurobiologischen Veränderungen auswirkt, können das Individuum für Traumatisierungen in der Kindheit oder im Erwachsenenalter vulnerabel machen (wobei die biologischen und Umweltanteile individuell unterschiedlich ausgeprägt sein können).

In den letzten Jahren hat es für die Menschen, die unter Panikattacken und Agoraphobie litten, positive Veränderungen gegeben: das Krankheitsbild wird zunehmend häufiger erkannt, die Hypothesen zu ihrer Entstehung wurden genauer und die Behandlung wurde auf dem Boden wissenschaftlicher Untersuchungen immer weiter verbessert. Mit Hilfe von psychotherapeutischen und medikamentösen Maßnahmen konnte die Lebensqualität der Patienten entscheidend verbessert werden.

Die Panikstörung mit oder ohne Agoraphobie kann nach kontrollierten Studien mit verhaltenstherapeutischen Maßnahmen (d.h., mit kognitiver und Expositionstherapie) oder mit Medikamenten (selektiven Serotoninwiederaufnahmehemmern, trizyklischen Antidepressiva, MAO-Hemmern und Benzodiazepinen) erfolgreich behandelt werden. Eine Kombination medikamentöser und psychotherapeutischer Maßnahmen kann empfohlen werden.

Die Aufgabe der Zukunft ist es, die Ätiologie der Angststörung weiter zu ergründen, psychotherapeutische Techniken weiter zu verfeinern und noch zuverlässiger wirkende und nebenwirkungsärmer Medikamente zu entwickeln.

Anhang

Die Panik- und Agoraphobieskala

Die Panik- und Agoraphobieskala hat 2 Versionen – eine, die durch den Arzt oder Psychologen ausgefüllt wird, sowie eine identische, die der Patient selbst ausfüllen kann (Bandelow, 1997; Bandelow, 1999). Nachdruck mit freundlicher Genehmigung des Hogrefe-Verlags, Göttingen.

PANIK- UND AGORAPHOBIE-SKALA
B.Bandelow

Patient:

Datum:

Kontakt Nr.:

Interviewer:

Beurteilen Sie die letzte Woche!

A) Panikattacken

A.1. Häufigkeit
- ❏ 0 keine Panikattacke in der letzten Woche
- ❏ 1 1 Panikattacke in der letzten Woche
- ❏ 2 2 oder 3 Panikattacken in der letzten Woche
- ❏ 3 4 – 6 Panikattacken in der letzten Woche
- ❏ 4 mehr als 6 Panikattacken in der letzten Woche

A.2. Schweregrad
- ❏ 0 keine Panikattacken
- ❏ 1 die Attacken waren meist leicht
- ❏ 2 die Attacken waren meist mittelschwer
- ❏ 3 die Attacken waren meist schwer
- ❏ 4 die Attacken waren meist extrem schwer

A.3. durchschnittliche Dauer eines Panikanfalls
- ❏ 0 keine Panikattacken
- ❏ 1 nur 1 bis 10 Minuten
- ❏ 2 über 10 bis 60 Minuten
- ❏ 3 über 1 bis 2 Stunden
- ❏ 4 über 2 Stunden und mehr

U. Traten die meisten Attacken unerwartet (spontan) auf oder erwartet (in gefürchteten Situationen)?

❏9 keine Panikattacken

❏ 0 meistens unerwartet	❏ 1 häufiger unerwartet als erwartet	❏ 2 teilweise unerwartet, teilweise erwartet	❏ 3 häufiger erwartet als unerwartet	❏ 4 meistens erwartet

B) Agoraphobie, Vermeidungsverhalten

B.1. Häufigkeit des Vermeidungsverhaltens
- ❏ 0 keine Vermeidung angstauslösender Situationen
- ❏ 1 selten Vermeidung angstauslösender Situationen
- ❏ 2 gelegentlich Vermeidung angstauslösender Situationen
- ❏ 3 häufig Vermeidung angstauslösender Situationen
- ❏ 4 sehr häufig Vermeidung angstauslösender Situationen

B.2. Anzahl der angstauslösenden Situationen
Wieviele Situationen werden vermieden bzw. führen zu Panikattacken oder Beklemmung?
- ❏ 0 keine (bzw. keine Agoraphobie)
- ❏ 1 1 Situation
- ❏ 2 2 – 3 Situationen
- ❏ 3 4 – 8 Situationen
- ❏ 4 mehr als 8 Situationen

B.3. Relevanz der vermiedenen Situationen
Wie wichtig waren die Situationen, die vermieden wurden?
- ❏ 0 unwichtig (bzw. keine Agoraphobie)
- ❏ 1 nicht besonders wichtig
- ❏ 2 mittelgradig wichtig
- ❏ 3 sehr wichtig
- ❏ 4 extrem wichtig

C) Antizipatorische Angst (Erwartungsangst, „Angst vor der Angst")

C.1. Häufigkeit der antizipatorischen Angst
- ❏ 0 keine antizipatorische Angst
- ❏ 1 selten Angst, eine Panikattacke zu bekommen
- ❏ 2 manchmal Angst, eine Panikattacke zu bekommen
- ❏ 3 häufig Angst, eine Panikattacke zu bekommen
- ❏ 4 ständig Angst, eine Panikattacke zu bekommen

C.2. Intensität der antizipatorischen Angst
- ❏ 0 keine antizipatorische Angst
- ❏ 1 gering
- ❏ 2 mäßig
- ❏ 3 stark
- ❏ 4 sehr stark

D) Einschränkung

D.1. Einschränkung im familiären Bereich (Partnerschaft, Kinder usw.)
- ❏ 0 keine Einschränkung
- ❏ 1 leichte Einschränkung
- ❏ 2 mittlere Einschränkung
- ❏ 3 starke Einschränkung
- ❏ 4 maximale Einschränkung

D.2. Einschränkung im sozialen und Freizeitbereich (gesellschaftliche Veranstaltungen wie Kino usw.)
- ❏ 0 keine Einschränkung
- ❏ 1 leichte Einschränkung
- ❏ 2 mittlere Einschränkung
- ❏ 3 starke Einschränkung
- ❏ 4 maximale Einschränkung

D.3. Einschränkung im beruflichen Bereich (bzw. Hausarbeit)
- ❏ 0 keine Einschränkung
- ❏ 1 leichte Einschränkung
- ❏ 2 mittlere Einschränkung
- ❏ 3 starke Einschränkung
- ❏ 4 maximale Einschränkung

E) Gesundheitssorgen

E.1. Sorge um gesundheitlichen Schaden
Der Patient war in Sorge, durch die Störung gesundheitlichen Schaden zu erleiden
- ❏ 0 trifft überhaupt nicht zu
- ❏ 1 trifft kaum zu
- ❏ 2 trifft teilweise zu
- ❏ 3 trifft überwiegend zu
- ❏ 4 trifft ausgesprochen zu, gesundheitlicher Schaden befürchtet

E.2. Annahme einer organischen Störung
Der Patient war fest davon überzeugt, daß seine Angstsymptome auf eine körperliche und nicht auf eine seelische Störung zurückzuführen waren.
- ❏ 0 trifft überhaupt nicht zu, eher seelische Ursache angenommen
- ❏ 1 trifft kaum zu
- ❏ 2 trifft teilweise zu
- ❏ 3 trifft überwiegend zu
- ❏ 4 trifft ausgesprochen zu, eher körperliche Ursache angenommen

Gesamtwert: Addieren Sie alle Itemwerte außer U.

Panik-Tagebuch

Für wissenschaftliche Untersuchungen, aber auch in der klinischen Praxis ist es manchmal sinnvoll, die Häufigkeit der Panikattacken objektiv mit Hilfe eines Tagebuches festzustellen. Hier ein Beispiel für eine Tagebuch:

Panikattacken
DSM-IV-Version

Patient:

Füllen Sie dieses Tagebuch nach jeder Panikattacke aus. Bringen Sie es zu jedem Besuch mit.

Tragen Sie hier nacheinander alle Panikattacken ein:

Attacke Nr.	1	2	3	4	5	6	7	8	9	10
Datum (z.B. 12.3.93)										
Zeit (z.B. 14.00)										
X=nur 1–3 Symptome										
Dauer (in Minuten)										
Schweregrad (s.u.)										

Symptome, die bei einer Panikattacke auftreten können: Eine klar abgegrenzte Episode intensiver Angst und Unbehagens, während der mindestens 4 der nachfolgenden Symptome abrupt auftreten und innerhalb von 10 Minuten einen Höhepunkt erreichen:

– Palpitationen, Herzklopfen oder beschleunigter Herzschlag	– Schwindel, Unsicherheit, Benommenheit oder der Ohnmacht nahe sein
– Schwitzen	– Derealisation (Gefühl der Unwirklichkeit) oder Depersonalisation (sich losgelöst fühlen)
– Zittern oder Beben	
– Gefühl der Kurzatmigkeit oder Atemnot	– Angst, die Kontrolle zu verlieren oder verrückt zu werden
– Erstickungsgefühle	– Angst zu sterben
– Schmerzen oder Beklemmungsgefühle in der Brust	– Parästhesien (Taubheit oder Kribbelgefühle)
– Übelkeit oder Magen-Darm-Beschwerden	– Hitzewallungen oder Kälteschauer

Zählen Sie die Anzahl der Symptome, die Sie bei Ihren Panikattacken hatten. Wenn es nur 1–3 waren (unvollständige Panikattacke), tragen Sie bei in der Spalte „1–3 Symptome" ein „X" ein.

Schweregrad: 1 = leicht, 2 = mittelschwer, 3 = schwer, 4 = sehr schwer

Glossar

Stichwort oder Abkürzung	Erklärung
5-HT	5-Hydroxytryptamin, Serotonin
5-HTP	siehe 5-Hydroxytryptophan
5-HIES	siehe 5-Hydroxyindolessigsäure
5-Hydroxytryptophan	Vorstufe des Serotonins
5-Hydroxyindolessigsäure	Abbauprodukt des Serotonins
ACTH	siehe Adrenocorticotropes Hormon
Adrenocorticotropes Hormon	= Corticotropin; wird in der Hypophyse ausgeschüttet führt zur Ausschüttung von Cortisol aus der Nebennierenrinde
Afferenz	Nervenbahn, die zu einem Gebiet führt (im Gegensatz zur Efferenz, die von einem Gebiet weg führt)
Ammonshorn	siehe Hippocampus
Amygdala	= Corpus amygdaloideum, Teil des limbischen Systems im Gehirn, der direkt dem Hippocampus anliegt und zahlreiche Funktionen im Bereich der Angstauslösung hat.
anticholinerg	Zentrale und periphere Symptome aufgrund einer Acetylcholinrezeptorblockade
anxiogen	angstauslösend
Area entorhinalis	= Cortex entorhinalis; im vorderen Gyrus hippocampi; Teil des limbischen Systems, hat eine Bedeutung beim Neuerwerb von Gedächtnisinhalten
Arousal	„Weckreaktion", die durch Erregung des vom Thalamus zur Formatio reticularis aufsteigenden Arousalsystems entsteht
CCK	siehe Cholezystokinin
Cholecystokinin	= CCK; Neuropeptid, das im zerebralen Cortex, in der Amygdala und im Hippocampus vorkommt, aber auch peripher im Gastrointestinaltrakt
Compliance	Befolgen therapeutischer Anweisungen durch den Patienten
Coping	Verhaltensweisen, die Patienten entwickeln, um mit psychischer Krankheit umzugehen
Corpus amygdaloideum	siehe Amygdala
Corpus mamillare	Teil des Papez-Neuronen-Kreises im Gehirn; verbindet das limbische System mit vegetativen Steuerzentren (Hypothalamus, Hypophyse) und ist bei affektiven Handlungen und Lernvorgängen beteiligt
Cortex	Rinde (graue Substanz) des Gehirns
Cortex entorhinalis	siehe Area entorhinalis
Corticotropin	siehe Adrenocorticotropes Hormon
Cortisol Releasing Hormone	= Cortisol Releasing Factor (CRF); wird im Hypothalamus ausgeschüttet und führt in der Hypophyse zur Ausschüttung von ACTH
CRH (CRF)	siehe Cortisol Releasing Hormone
DSM	Diagnostic and Statistical Manual for Mental Diseases, psychiatrisches Klassifikationssystem der American Psychiatric Association
EEG	Elektroenzephalogramm
Efferenz	Nervenbahn, die von einem Gebiet weg führt (im Gegensatz zur Afferenz, die zu einem Gebiet führt)
EKG	Elektrokardiogramm

Endokrin	in den Blutkreislauf Stoffe absondernd
Exazerbation	Zunahme oder Wiederaufflammen von Krankheitssymptomen
Follow-up	Nachuntersuchung von Patienten mehrere Monate nach Beendigung einer Behandlung
Formatio reticularis	Netzwerk im Rauten-, Mittel- und Zwischenhirn; setzt Stimuli von den Sinnesorganen in koordinierte motorische u.a. Leistungen um; für Bewusstseinslage bzw. Wachzustand zuständig
GABA	siehe Gammaaminobuttersäure
Gammaaminobuttersäure	inhibitorischer Neurotransmitter; an vielen Vorgängen im Gehirn beteiligt; die angstlösende Wirkung von Benzodiazepinen wird über GABA vermittelt
Hippocampus	= Cornu ammonis (Ammonshorn); Teil des limbischen Systems; bei der Auslösung von Angstreaktionen im Kontext von Stressereignissen beteiligt und vollzieht Speicher- und Abrufvorgänge im Gedächtnis
HM-PAO	99mTc-hexamethylpropyleneamine oxime; Marker für SPECT-Untersuchungen
HPA axis	Hypothalamus-pituitary-adrenal axis = Hypothalamus-Hypophysen-Nebennierenrinden-Achse
Hyperthyreose	Schilddrüsenüberfunktion
Hypothalamus	Steuerzentrum vegetativer Prozesse (z.B. Atmung, Kreislauf, Sexualfunktionen u.a.)
Hypothyreose	Schilddrüsenunterfunktion
Hypotonie	niedriger Blutdruck
ICD	International Classification of Diseases; Klassifikationssystem der Weltgesundheitsorganisation (WHO) für alle Krankheiten
Imipramin	Trizyklisches Antidepressivum; erstes Medikament, das bei einer Panikstörung eingesetzt wurde
Interstitialkern der Stria terminals	Nucleus interstitialis striae terminalis (NIST), Kern in der Nähe der Amygdala; spielt eine Rolle bei der antizipatorischen Angst; ist an der Steuerung der HPA-Achse beteiligt
Iomazenil	Marker für SPECT-Untersuchungen zur Darstellung von Benzodiazepinrezeptoren
Katamnese	siehe Follow-up
Katecholamine	biogene Amine (z.B. Noradrenalin, Serotonin, Dopamin)
Klüver-Bucy-Syndrom	entsteht durch Läsionen der Temporallappen und der Hippocampi; Symptome: optische und taktile Agnosie, orale Stereotypien, Hypersexualität und Angstfreiheit
Laktat	siehe Natriumlaktat
limbisches System	besteht aus Corpus amygdaloideum, Hippocampus, Indusium griseum, Area entorhinalis, Gyrus cinguli, Area septalis, Thalamus, Hypothalamus und kontrolliert vegetatives System, emotionales Verhalten, Bewusstsein, Gedächtnis u.a. Funktionen
Locus coeruleus	Kern im dorsolateralen Tegmentum der Pons, enthält etwa die Hälfte aller noradrenergen Neuronen des Gehirns
MAOH	siehe Monoaminooxidase-Hemmer
Metaanalyse	Rechnerische Methode, mit der Ergebnisse aus mehreren klinischen Studien zur Wirksamkeit einer Behandlung zusammengefasst oder verglichen werden können
MHPG	Methoxy-4-Hydroxy-Phenylglycol, Abbauprodukt des Noradrenalins
Monoaminooxidase-Hemmer	Medikamente gegen Angst und Depressionen

Natriumlaktat	wird therapeutisch in der Ringerlösung z.B. beim Leberkoma eingesetzt; ferner als Spül-, Ätz- und Reinigungsmittel
Neuropeptid Y	Peptid, das mit dem noradrenergen System im ZNS in Verbindung gebracht wurde und bei zentraler Applikation in Tiermodellen anxiolytisch wirken kann
Neurotransmission	Übertragung einer elektrischen oder chemischen Erregung von einer Nervenzelle zur anderen
Non-Response	Nichtansprechen auf eine Behandlung
Nuclei raphes	= Raphekerne; die serotonergen rostralen Raphekernen, spielen bei der Wirkung serotonerger Medikamente bei Angst und Depression eine Rolle
Nucleus parabrachialis	Atmungsregulationszentrum in der Pons
Nucleus paragigantocellularis (NPGi)	Kern in der rostralen ventrolateralen Medulla oblongata; sendet viszerosensorische Informationen über glutamaterge Rezeptoren an den Locus coeruleus
Nucleus paraventricularis (PVN)	Teil des Hypothalamus; in einem Teil des PVN werden Vasopressin (Adiuretin) und Oxytocin gebildet, im anderen CRH produziert
Nucleus solitarius	= Nucleus solitarius; Kern in der kaudalen Medulla oblongata; von hier werden über den Nucleus paragigantocellularis viszerosensorische Informationen an den Locus coeruleus weitergeleitet
Orthostatische Dysregulation	Blutdruckabfall beim Aufstehen
PAG	siehe periaquäduktales Grau
Palpitationen	Herzklopfen
Panikogene	Chemische Substanzen, mit denen bei freiwilligen Versuchspersonen künstliche Panikattacken erzeugt werden können
peer-review-Verfahren	Artikel, die in einer wissenschaftlichen Zeitschrift eingereicht werden, werden von mindestens zwei anonymen Gutachtern beurteilt
periaquäduktales Grau	zentrales Höhlengrau, Griseum centrale mesencephali; an der Auslösung von Panikattacken beteiligte Gehirnstruktur
Placebo	Scheinmedikament
Pons	= Brücke, Teil des Gehirns; dem Metenezephalon aufgelagert
Power	hier: Teststärke $(1-\beta)$; Maß für die Fähigkeit einer Studie, einen Wirksamkeitsunterschied zwischen zwei verschiedenen Behandlungen aufzudecken
Priapismus	Abnorme, schmerzhafte, kontinuierliche Peniserektion
Psychose	Seelische Störung mit Wahn und anderen Symptomen
PTSD	engl. posttraumatic stress disorder – posttraumatische Belastungsstörung
Raphekerne	siehe Nuclei raphes
Rebound	Wiederkehren der Symptome nach Absetzen der Behandlung, wobei die Symptomatik stärker sein kann als vor der Behandlung
Response	Ansprechen auf die Therapie
SD	standard deviation = Standardabweichung oder Streuung; mittlere Abweichung vom Mittelwert
Sedierung	Beruhigung, Müdigkeit
signifikant	Begriff aus der Statistik; betrifft bedeutsame Unterschiede
SPECT	Single-Photon-Emission Computed Tomography
SSRI	Selektiver Serotoninwiederaufnahmehemmer (von engl. selective serotonin reuptake inhibitor)
Tachykardie	Herzfrequenzanstieg über 100 Herzschläge pro Minute

Temporallappen	Schläfenlappen
Thalamus	Relaisstation für sensorische Informationen, bevor sie zum Großhirn gelangen
Tryptophan	Vorstufe des Serotonins
Typ-I-Fehler	Bei einem statistischen Test wird fälschlicherweise ein Unterschied (z.B. zwischen zwei Behandlungen angenommen), der in der Population nicht besteht
Typ-II-Fehler	Bei einem statistischen Test wird fälschlicherweise kein Unterschied (z.B. zwischen zwei Behandlungen angenommen), obwohl er in der Population besteht
TZA	Trizyklische Antidepressiva; Medikamente wie Imipramin oder Clomipramin, die bei Depressionen, aber auch bei einer Panikstörung helfen
ZNS	zentrales Nervensystem (Gehirn und Rückenmark)

Handelsnamen der Medikamente in Deutschland, Österreich und der Schweiz

Wirkstoffe	Handelsnamen Deutschland	Handelsnamen Österreich	Handelsnamen Schweiz
Selektive Serotoninwiederaufnahmehemmer (SSRI)			
Citalopram	Cipramil®, Sepram®	Seralgan®, Seropram®	Seropram®
Fluoxetin	Fluctin®, Fluoxetin-ratiopharm®, Fluox-Puren®	Fluctine®, Fluoxetine „Lannacher", Mutan®	Fluctine®
Fluvoxamin	Fevarin®	Floxyfral®	Floxyfral®
Paroxetin	Seroxat®, Tagonis®	Seroxat®	Deroxat®
Sertralin	Gladem®, Zoloft®	Gladem®, Tresleen®, Zoloft®	Gladem®, Zoloft®
Trizyklische Antidepressiva (TZA)			
Clomipramin	Anafranil®, Clomipramin-neuraxpharm®, Hydiphen®	Anafranil®'	Anafranil®'
Imipramin	Imipramin-neuraxpharm®, Pryleugan®, Tofranil®	Tofranil®	Tofranil®
Benzodiazepine			
Alprazolam	Tafil®, Xanax®	Xanor®	Xanax®
Clonazepam	Rivotril®	Rivotril®	Rivotril®
Lorazepam	Tavor®, Tavor Expidet®	Temesta®	Temesta®
Selektiver Serotonin-Noradrenalin-Wiederaufnahmehemmer (SSNRI)			
Venlafaxin	Trevilor®	Efexor®, Trewilor®	Efexor®
Selektiver Noradrenalin-Wiederaufnahmehemmer (SNRI)			
Reboxetin	Edronax®	Edronax®	-
Selektiver, reversibler Monoaminoxidase-A Hemmer (RIMA)			
Moclobemid	Aurorix®	Aurorix®	Aurorix®
Irreversibler, nicht selektiver Monoaminoxidase-Hemmer (MAOH)			
Tranylcypromin	Jatrosom N	-	-

Spezielle Einrichtungen für Patienten mit Angststörungen

Einrichtung	Straße	Stadt
Psychiatrische Universitätsklinik Halle	Julius-Kühn-Str. 7	06097 Halle
Klinik für Psychiatrie	Philosophenweg 3	07740 Jena
Christoph-Dornier-Stiftung, Institut Berlin	Marienstr. 18	10117 Berlin-Mitte
Psychiatrische Klinik, Verhaltenstherapieambulanz	Martinistr. 52	20246 Hamburg
Medizinische Hochschule 7180, Verhaltenstherapieambulanz		30623 Hannover
Westfälische Klinik für Psychiatrie	Agathastr. 1	33098 Paderborn
Nervenärztliche Ambulanz/ Angstambulanz	Weist 42	34431 Marsberg
Klinik für Psychiatrie der Universität Marburg	Rudolf-Bultmann-Str. 8	35033 Marburg
Christoph-Dornier-Stiftung, Institut Marburg	Universitätsstr. 27	35037 Marburg
Psychiatrische Klinik der Universität, Angstambulanz	Robert-Koch-Str. 40	37075 Göttingen
Christoph-Dornier-Stiftung, Institut Braunschweig	Konstantin-Uhde-Str. 4	38106 Braunschweig
Psychiatrische Klinik der Universität Magdeburg	Leipziger Str. 44	39120 Magdeburg
Rheinische Landes- und Hochschulklinik	Virchowstr. 174	45147 Essen
Universitätsklinik für Psychiatrie und Psychotherapie	Albert-Schweitzer-Str. 11	48129 Münster
Christoph-Dornier-Stiftung, Institut Münster	Salzstr. 52	48143 Münster
Alexianer-Krankenhaus	Alexianergraben	52062 Aachen
Klinik und Poliklinik für Psychiatrie und Psychotherapie der Universität Bonn	Sigmund-Freud-Str. 25	53105 Bonn
Psychiatrische Universitätsklinik	Untere Zahlbacher Str. 8	55131 Mainz
Poliklinische Institutsambulanz am Psychologischen Institut der Universität	Staudinger Weg 9	55099 Mainz
Christoph-Dornier-Stiftung, Institut Siegen	St. Johann-Str. 18	57074 Siegen
Zentralinstitut für Seelische Gesundheit, Angstambulanz J 5		68159 Mannheim
Christoph-Dornier-Stiftung, Institut Tübingen	Gartenstr. 29	72074 Tübingen
Universitätsklinik für Psychiatrie und Psychotherapie	Osianderstr. 24	72076 Tübingen
Universitätsklinik für Psychiatrie und Psychotherapie	Hauptstr. 5	79104 Freiburg
Psychiatrische Klinik, Angstambulanz	Nußbaumstr. 7	80336 München
Max-Planck-Institut für Psychiatrie	Kraepelinstr. 10	80804 München
Psychiatrische Poliklinik der Universität	Füchsleinstr. 15	97080 Würzburg
Abteilung Psychiatrie der Universität Wien	Währinger Gürtel 18/20	A-1090 Wien
Psychiatrische Universitätsklinik, Psychologische Abteilung	Wilhelm-Klein-Str. 27	CH-4025 Basel

Bücher für Patienten

Trenckmann, U., Bandelow B: Empfehlungen zur Patienteninformationen. Psychiatrie und Psychotherapie. Darmstadt, Steinkopff, 1999

Brasch, Christine: Die Angst aus heiterem Himmel. München, Mosaik Verlag, 1994

Informationsblatt für Patienten

Was sind Panikattacken?
Bei einer Panikattacke können folgende Symptome auftreten:

- Atemnot
- Benommenheit, Gefühl der Unsicherheit oder Gefühl, in Ohnmacht zu fallen, weiche Knie, Schwindel
- Herzklopfen oder unregelmäßiger Herzschlag
- Zittern oder Beben
- Schwitzen
- Erstickungsgefühle, Engegefühl im Hals, Mundtrockenheit
- Übelkeit, Bauchbeschwerden
- Entfremdungsgefühle (Gefühl der Unwirklichkeit, Gefühl, nicht da zu sein)
- Taubheit oder Kribbelgefühle
- Hitzewallungen oder Kälteschauer
- Schmerzen, Druck oder Enge in der Brust
- Furcht zu sterben
- Angst, die Kontrolle zu verlieren
- Angst, wahnsinnig zu werden
- Diese Panikattacken treten plötzlich auf und nehmen während ca. 10 Minuten an Stärke zu. Die Panikattacken können in bestimmten, bekannten Situationen auftreten (Agoraphobie), oder aber aus heiterem Himmel.

Leiden viele Menschen unter Panikattacken?
Ja, etwa 3 % der Bevölkerung.

Kann dabei etwas passieren?
Sie brauchen keine Angst haben, dass man bei einer Panikattacke an einem Herzinfarkt sterben, ersticken, in Ohnmacht fallen, den Verstand oder die Kontrolle verlieren könnte. Das Paniksyndrom ist eine seelische, keine körperliche Krankheit.

Muss man sofort einen Arzt aufsuchen?
Wenn Sie ärztlich untersucht worden sind und nichts festgestellt wurde, brauchen Sie bei einer erneuten Panikattacke nicht notfallmäßig einen Arzt aufsuchen.

Wodurch entstehen Panikattacken?
Die Verursachung der Panikattacken ist noch nicht vollständig geklärt. Es spielen wahrscheinlich Vererbung, belastenden Erlebnisse in der Kindheit, schwierige Lebenssituationen, biochemische Veränderungen im Gehirn und andere Faktoren eine Rolle.

Was ist Agoraphobie?

Bei Agoraphobie (oder Platzangst) hat man in bestimmten Situationen Angst und meidet diese Situationen. Meist hat man Angst, in dieser Situation eine Panikattacke zu bekommen, oder Angst, dass man bewusstlos werden, erbrechen oder Herzbeschwerden bekommen könnte. Oft sind es Situationen, in denen eine Flucht schwer möglich wäre, oder in denen man peinliches Aufsehen erregen würde. Manchmal haben die Patienten auch Angst, dass in diesen Situationen keine Hilfe, kein Arzt usw. verfügbar wäre.

Typische Situationen sind: Menschenmengen, enge Räume, Veranstaltungen, Reisen mit weiter Entfernung von zu Hause oder Reisen alleine, in einer Schlange zu stehen, sich auf einer Brücke befinden oder Fahrstuhl, Bus, Zug, Flugzeug oder Auto zu fahren. Wer sehr viele dieser Situationen vermeidet, wird deutlich in seiner Lebensqualität eingeschränkt. In schlimmen Fällen haben die Patienten Angst, das Haus überhaupt zu verlassen.

Wie kann man das Paniksyndrom und die Agoraphobie behandeln?

Auf jeden Fall kann man Ihnen helfen! Ihr Arzt wird mit Ihnen besprechen, ob Sie mit Medikamenten oder einer Psychotherapie oder beidem behandelt werden.

Was kann man selbst tun?

Man soll Situationen, in denen Panikattacken auftreten, nicht meiden, sondern sich erst recht diesen Situationen aussetzen, und zwar möglichst lange und intensiv.

Literatur

ABELSON JL, CURTIS GC (1996) Hypothalamic-pituitary-adrenal axis activity in panic disorder – 24-hour secretion of corticotropin and cortisol. Arch Gen Psychiatry 53: 323–331.

ABELSON JL, CURTIS GC, CAMERON OG (1996) Hypothalamic-pituitary-adrenal axis activity in panic disorder: effects of alprazolam on 24 h secretion of adrenocorticotropin and cortisol. J Psychiatr Res 30: 79–93.

ABELSON JL, GLITZ D, CAMERON OG, LEE MA, BRONZO M, CURTIS GC (1992) Endocrine, cardiovascular, and behavioral responses to clonidine in patients with panic disorder. Biol Psychiatry 32: 18–25.

ABELSON JL, NESSE RM (1994) Pentagastrin infusions in patients with panic disorder. I. Symptoms and cardiovascular responses. Biol Psychiatry 36: 73–83.

ABLEITNER A, HERZ A (1987) Changes in local cerebral glucose utilization induced by the beta-carbolines FG 7142 and DMCM reveal brain structures involved in the control of anxiety and seizure activity. J Neurosci 7: 1047–1055.

ADAMEC RE (1990) Amygdala kindling and anxiety in the rat. Neuroreport 1: 255–258.

AGRAS S, LEITENBERG H, BARLOW DH (1968) Social reinforcement in the modification of agoraphobia. Arch Gen Psychiatry 19: 423–427.

AIKENS JE, WAGNER LI, LICKERMAN AJ, CHIN MH, SMITH A (1998) Primary care physician responses to a panic disorder vignette: diagnostic suspicion and clinical management. Int J Psychiatry Med 28: 179–188.

ALBUS M, MAIER W, SHERA D, BECH PEA (1990) Consistencies and discrepancies in self- and observer-rated anxiety scales. Eur Arch Psychiatry Clin Neurosci 240: 96–102.

ALBUS M, ZAHN TP, BREIER A (1992) Anxiogenic properties of yohimbine. I. Behavioral, physiological and biochemical measures. Eur Arch Psychiatry Clin Neurosci 241: 337–344.

ALEMAYEHU S, BERGEY GK, BARRY E, KRUMHOLZ A, WOLF A, FLEMING CP, FREAR EJ, JR. (1995) Panic attacks as ictal manifestations of parietal lobe seizures. Epilepsia 36: 824–830.

ALF C, KATSCHNIG H, NOUZAK A, KLUG J (1990) Psychosocial and biological correlates of panic attacks and panic syndrome. Psychiatr Prax 17: 13–22.

AL-KUBAISY T, MARKS I, LOGSDAIL S, MARKS M, LOVELL K, SUNGUR M, ARAYA R (1992) Role of exposure homework in phobia education: a controlled study. Behav Ther 23: 599–621.

ALOISI AM, BIANCHI M, LUPO C, SACERDOTE P, FARABOLLINI F (1999) Neuroendocrine and behavioral effects of CRH blockade and stress in male rats. Physiol Behav 66: 523–528.

ALPER K, DEVINSKY O, PERRINE K, VAZQUEZ B, LUCIANO D (1995) Psychiatric classification of nonconversion nonepileptic seizures. Arch Neurol 52: 199–201.

AMERING M, BERGER P, DANTENDORFER K, WINDHABER J, KATSCHNIG H (1997) Die erste Panikattacke: eine ungenützte Chance zur Prävention der Panikstörung und ihrer Komplikationen. Psychiatr Prax 24: 65–68.

AMIES PL, GELDER MG, SHAW PM (1983) Social phobia: a comparative clinical study. Br J Psychiatry 142: 174–179.

AMORE M, MAGNANI K, CERISOLI M, CASAGRANDE C, FERRARI G (1999a) Panic disorder. A long-term treatment study: Fluoxetine vs imipramine. Hum Psychopharmacol Clin Exper 14: 429–434.

AMORE M, MAGNANI K, CERISOLI M, FERRARI G (1999b) Short-term and long-term evaluation of selective serotonin reuptake inhibitors in the treatment of panic disorder: fluoxetine vs citalopram. Hum Psychopharmacol Clin Exper 14: 435–440.

AMSTERDAM JD, MAISLIN G, WINOKUR A, KLING M, GOLD P (1987) Pituitary and adrenocortical responses to the ovine corticotropin releasing hormone in depressed patients and healthy volunteers. Arch Gen Psychiatry 44: 775–781.

ANDERSCH S, ROSENBERG NK, KULLINGSJO H, ET AL. (1991) Efficacy and safety of alprazolam, imipramine and placebo in treating panic disorder. A Scandinavian multicenter study. Acta Psychiatr Scand Suppl 365: 18–27.

ANDERSON DJ, NOYES R, JR., CROWE RR (1984) A comparison of panic disorder and generalized anxiety disorder. Am J Psychiatry 141: 572–575.

ANDRADE L, EATON WW, CHILCOAT H (1994) Lifetime comorbidity of panic attacks and major depression in a population-based study. Symptom profiles. Br J Psychiatry 165: 363–369.

ANDRADE L, EATON WW, CHILCOAT HD (1996) Lifetime co-morbidity of panic attacks and major depression in a population-based study: age of onset. Psychol Med 26: 991–996.

ANDREASEN N, ENDICOTT J, SPITZER R, WINOKUR G (1977) The family history method using diagnostic criteria. Arch Gen Psych 32: 1229–1235.

ANDREWS G (1996) Comorbidity and the general neurotic syndrome. Br J Psychiatry Suppl 30: 76–84.

ANDREWS G, STEWART G, MORRIS-YATES A, HOLT P, HENDERSON S (1990) Evidence for a general neurotic syndrome. Br J Psychiatry 157: 6–12.

ANDREWS G, TENNANT C (1978) Life event stress and psychiatric illness. Psychol Med 8: 545–549.

ANGERMEYER M, MATSCHINGER H, SANDMANN J, HILLERT A (1994) Die Einstellung von Medizinstudenten zur Behandlung mit Psychopharmaka. Teil 1. Vergleich zwischen Medizinstudenten und Allgemeinbevölkerung. Psychiatr Prax 21: 58–63.

ANGERMEYER MC, DÄUMER R, MATSCHINGER H (1993a) Benefits and risks of psychotropic medication in the eyes of the general public – results of a survey in the Federal Republic of Germany. Pharmacopsychiatry 26: 114–120.

ANGERMEYER MC, HELD T, GORTLER D (1993b) [Pro and contra: psychotherapy and psychopharmacotherapy attitude of the public]. Psychother Psychosom Med Psychol 43: 286–292.

APA (1980) American Psychiatric Association. Diagnostic and Statistical Manual of Mental Disorders, Third Edition. Washington DC, American Psychiatric Press.

APA (1987) American Psychiatric Association. Diagnostic and Statistical Manual of Mental Disorders. Third Edition, revised.

APA (1994) American Psychiatric Association. Diagnostic and Statistical Manual of Mental Disorders, Fourth Edition. Washington DC, American Psychiatric Press.

APA (1998) Practice guideline for the treatment of patients with panic disorder. Work Group on Panic Disorder. American Psychiatric Association. Am J Psychiatry 155: 1–34.

APOSTOLOPOULOS M, JUDD FK, BURROWS GD, NORMAN TR (1993) Prolactin response to dl-fenfluramine in panic disorder. Psychoneuroendocrinology 18: 337–342.

APPLEBY I, KLEIN D, SACHAR E, LEVITT M (1981) Biochemical indices of lactate-induced panic: a preliminary report. New York, Raven.

ARANA GW, BALDESSARINI RJ, ORNSTEEN M (1985) The dexamethasone suppression test for diagnosis and prognosis in psychiatry. Commentary and review. Arch Gen Psychiatry 42: 1193–1204.

ARANGO V, ERNSBERGER P, MARZUK PM, CHEN JS, TIERNEY H, STANLEY M, REIS DJ, MANN JJ (1990) Autoradiographic demonstration of increased serotonin 5-HT2 and beta-adrenergic receptor binding sites in the brain of suicide victims. Arch Gen Psychiatry 47: 1038–1047.

ARNOW B, TAYLOR C, AGRAS W, TELCH M (1985) Enhancing agoraphobia treatment outcome by changing couple communication patterns. Behav Ther 16: 452–467.

ARNSTEN AF (1998) The biology of being frazzled. Science 280: 1711–1712.

ARONSON TA (1987) Is panic disorder a distinct diagnostic entity? A critical review of the borders of a syndrome. J Nerv Ment Dis 175: 584–594.

ARONSON TA, Logue CM (1987) On the longitudinal course of panic disorder: development history and predictors of phobic complications. Compr Psychiatry 28: 344–355.

ARONSON TA, LOGUE CM (1988) Phenomenology of panic attacks: a descriptive study of panic disorder patients' self-reports. J Clin Psychiatry 49: 8–13.

ARRINDELL WA, EMMELKAMP PM (1986) Marital adjustment, intimacy and needs in female agoraphobics and their partners: a controlled study. Br J Psychiatry 149: 592–602.

ARRINDELL WA, EMMELKAMP PM, MONSMA A, BRILMAN E (1983) The role of perceived parental rearing practices in the aetiology of phobic disorders: a controlled study. Br J Psychiatry 143: 183–187.

ARRINDELL WA, KWEE MG, METHORST GJ, VAN DER ENDE J, POL E, MORITZ BJ (1989) Perceived parental rearing styles of agoraphobic and socially phobic in- patients. Br J Psychiatry 155: 526–535.

ÅSBERG M, BERTILSSON L, MARTENSSON B (1984) CSF monoamine metabolites, depression, and suicide. Adv Biochem Psychopharmacol 39: 87–97.

ASHTON H (1994) Guidelines for the rational use of benzodiazepines. When and what to use. Drugs 48: 25–40.

ASMUNDSON GJ, STEIN MB (1994) Triggering the false suffocation alarm in panic disorder patients by using a voluntary breath-holding procedure. Am J Psychiatry 151: 264–266.

ASNIS GM, WETZLER S, SANDERSON WC, KAHN RS, VAN PRAAG HM (1992) Functional interrelationship of serotonin and norepinephrine: cortisol response to MCPP and DMI in patients with panic disorder, patients with depression, and normal control subjects. Psychiatry Res 43: 65–76.

ASTON-JONES G, AKAOKA H, CHARLETY P, CHOUVET G (1991) Serotonin selectively attenuates glutamate-evoked activation of noradrenergic locus coeruleus neurons. J Neurosci 11: 760–769.

ASTON-JONES G, ENNIS M, PIERIBONE VA, NICKELL WT, SHIPLEY MT (1986) The brain nucleus locus coeruleus: restricted afferent control of a broad efferent network. Science 234: 734–737.

AUSTIN MC, RHODES JL, LEWIS DA (1997) Differential distribution of corticotropin-releasing hormone immunoreactive axons in monoaminergic nuclei of the human brainstem. Neuropsychopharmacol 17: 326–341.

AVERY DH, OSGOOD TB, ISHIKI DM, WILSON LG, KENNY M, DUNNER DL (1985) The DST in psychiatric outpatients with generalized anxiety disorder, panic disorder, or primary affective disorder. Am J Psychiatry 142: 844–848.

AYUSO JL, ALFONSO S, RIVERA A (1989) Childhood separation anxiety and panic disorder: a comparative study. Prog Neuropsychopharmacol Biol Psychiatry 13: 665–671.

BAETZ M, BOWEN RC (1998) Efficacy of divalproex sodium in patients with panic disorder and mood instability who have not responded to conventional therapy. Can J Psychiatry 43: 73–77.

BAKISH D, HOOPER CL, FILTEAU MJ, CHARBONNEAU Y, FRASER G, WEST DL, THIBAUDEAU C, RAINE D (1996) A double-blind placebo-controlled trial comparing fluvoxamine and imipramine in the treatment of panic disorder with or without agoraphobia. Psychopharmacol Bull 32: 135–141.

BAKISH D, SAXENA BM, BOWEN R, J DS (1993) Reversible monoamine oxidase-A inhibitors in panic disorder. Clin Neuropharmacol 16 Suppl 2: S77–82.

BAKKER A, VAN DYCK R, SPINHOVEN P, VAN BALKOM A (1999) Paroxetine, clomipramine, and cognitive therapy in the treatment of panic disorder. J Clin Psychiatry 60: 831–838.

BALL S, SHEKHAR A (1997) Basilar artery response to hyperventilation in panic disorder. Am J Psychiatry 154: 1603–1604.

BALL SG, BUCHWALD AM, WADDELL MT, SHEKHAR A (1995) Depression and generalized anxiety symptoms in panic disorder. Implications for comorbidity. J Nerv Ment Dis 183: 304–308.

BALLENGER JC, BURROWS GD, DuPONT RL, JR., LESSER IM, NOYES R, JR., PECKNOLD JC, RIFKIN A, SWINSON RP (1988) Alprazolam in panic disorder and agoraphobia: results from a multicenter trial. I. Efficacy in short-term treatment. Arch Gen Psychiatry 45: 413–422.

BALLENGER JC, DAVIDSON JRT, LECRUBIER Y, NUTT DJ, BALDWIN DS, DEN BOER JA, KASPER S, SHEAR K (1998a) Consensus statement on oanic disorder from the international consensus group on depression and anxiety. J Clin Psychiatry 59: 47–50.

BALLENGER JC, WHEADON DE, STEINER M, BUSHNELL W, GERGEL IP (1998b) Double-blind, fixed-dose, placebo-controlled study of paroxetine in the treatment of panic disorder. Am J Psychiatry 155: 36–42.

BALON R, YERAGANI VK, POHL R (1989) Higher frequency of separation anxiety in panic disorder patients [letter]. Am J Psychiatry 146: 1351.

BANDELOW B (1995) Assessing the efficacy of treatments for panic disorder and agoraphobia. II. The Panic and Agoraphobia Scale. Int Clin Psychopharmacol 10: 73–81.

BANDELOW B (1997) Panik- und Agoraphobieskala (PAS). Göttingen/Bern/Toronto/Seattle, Hogrefe.

BANDELOW B (1999) Panic and Agoraphobia Scale (PAS). Göttingen/Bern/Toronto/Seattle, Hogrefe & Huber Publishers.

BANDELOW B, ÁLVAREZ TICHAUER G, SPÄTH C, BROOCKS A, HAJAK G, RÜTHER E (2001a) Separation anxiety in patients with panic disorder and relation to real separation experiences. Can J Psychiatry (in press)

BANDELOW B, AMERING M, BENKERT O, MARKS I, NARDI AE, OSTERHEIDER M, TANNOCK C, TREMPER J, VERSIANI M (1996a) Cardio-respiratory and other symptom clusters in panic disorder. Anxiety 2: 99–101.

BANDELOW B, BLEICH S, KROPP S (2000a) Handbuch Psychopharmaka. Göttingen, Hogrefe.

BANDELOW B, BROOCKS A, PEKRUN G, GEORGE A, MEYER T, PRALLE L, BARTMANN U, HILLMER-VOGEL U, RÜTHER E (2000b) The use of the Panic and Agoraphobia Scale (P & A) in a controlled clinical trial. Pharmacopsychiatry 33: 174–181.

BANDELOW B, BRUNNER E, BEINROTH D, PRALLE L, BROOCKS A, HAJAK G, RÜTHER E (1999) Application of a new statistical approach to evaluate a clinical trial with panic disorder patients. Eur Arch Psychiatry Clin Neurosci 249: 21–27.

BANDELOW B, BRUNNER E, BROOCKS A, BEINROTH D, HAJAK G, PRALLE L, RUTHER E (1998) The use of the Panic and Agoraphobia Scale in a clinical trial. Psychiatry Res 77: 43–49.

BANDELOW B, HAJAK G, HOLZRICHTER S, KUNERT HJ, RÜTHER E (1995a) Assessing the efficacy of treatments for panic disorder and agoraphobia. I. Methodological problems. Int Clin Psychopharmacol 10: 83–93.

BANDELOW B, RÖTHEMEYER M, SIEVERT K, HAJAK G, RÜTHER E (1996b) Panic disorder – acceptance of the diagnostic entity and preferred treatment. Anxiety 1996: 99–101.

BANDELOW B, SCHAEFER G, STEINHOFF B, PAULUS W, RÜTHER E (in Vorbereitung) Panic disorder and epilepsy – overlap or wrong diagnosis?

BANDELOW B, SENGOS G, WEDEKIND D, HUETHER G, PILZ J, BROOCKS A, HAJAK G, RÜTHER E (1997) Urinary excretion of cortisol, norepinephrine, testosterone, and melatonin in panic disorder [published erratum in Pharmacopsychiatry 1997 Nov;30(6):278]. Pharmacopsychiatry 30: 113–117.

BANDELOW B, SIEVERT K, RÖTHEMEYER M, HAJAK G, RÜTHER E (1995b) What treatments do patients with panic disorder and agoraphobia get? [published erratum in Eur Arch Psychiatry Clin Neurosci 1995;246(1):62]. Eur Arch Psychiatry Clin Neurosci 245: 165–171.

BANDELOW B, SPÄTH C, ÁLVAREZ TICHAUER G, BROOCKS A, HAJAK G, RÜTHER E (2001b) Early traumatic life events, parental attitudes, family history, and birth risk factors in patients with panic disorder. Compr Psychiatry (in press).

BANDELOW B, WEDEKIND D, PAULS J, BROOCKS A, HAJAK G, RUTHER E (2000c) Salivary cortisol in panic attacks. Am J Psychiatry 157: 454–456.

BANDELOW B, WEDEKIND D, SANDVOSS V, BROOCKS A, HAJAK G, PAULS J, PETER H, RUTHER E (2000d) Diurnal variation of cortisol in panic disorder. Psychiatry Res 95: 245–250.

BANDLER R, SHIPLEY MT (1994) Columnar organization in the midbrain periaqueductal gray: modules for emotional expression? [published erratum in Trends Neurosci 1994 Nov;17(11):445]. Trends Neurosci 17: 379–389.

BANDURA A (1971) Analysis of modeling behavior. In: A. Bandura (Hrsg.). Psychological modeling: conflicting theories Chicago, Aldine.

BARLOON TJ, NOYES R, JR. (1997) Charles Darwin and panic disorder. JAMA 277: 138–141.

BARLOW D, CRASKE M, CERNY J, KLOSKO J (1989) Behavioral treatment of panic disorder. Behav Ther 20: 261–282.

BARLOW DH (1997) Cognitive-behavioral therapy for panic disorder: current status. J Clin Psychiatry 58: 32–37.

BARLOW DH, GORMAN JM, SHEAR MK, WOODS SW (2000) Cognitive-behavioral therapy, imipramine, or their combination for panic disorder: A randomized controlled trial. JAMA 283: 2529–2536.

BARLOW DH, SHEAR MK (1988) Panic disorder. In: A.J. Frances R.E. Hales (Hrsg.). Review of Psychiatry, vol 7 (pp. 5–138). Washington, D.C., American Psychiatric Press.

BARSKY AJ, BARNETT MC, CLEARY PD (1994) Hypochondriasis and panic disorder. Boundary and overlap. Arch Gen Psychiatry 51: 918–925.

BASOGLU M, MARKS I, LIVANOU M, SWINSON R (1997) Double-blindness procedures, rater blindness, and ratings of outcome. Observations from a controlled trial. Arch Gen Psychiatry 54: 744–748.

BASS C, KARTSOUNIS L, LELLIOTT P (1987) Hyperventilation and its relationship to anxiety and panic. Integr Psychiatry 5: 274–291.

BASSLER M (in Vorbereitung, a) Psychodynamische Konzepte zur Ätiologie der Panikstörung und Agoraphobie. In: B. Bandelow (Hrsg.). Angst- und Panikerkrankungen Bremen, UNI-MED.

BASSLER M (in Vorbereitung, b) Psychodynamische Konzepte zur Behandlung von Panik-störung mit Agoraphobie. In: B. Bandelow (Hrsg.). Angst- und Panikerkrankungen Bremen, UNI-MED.

BASSLER M, HOFFMANN SO (1994) Stationäre Psychotherapie der Angststörungen – ein Ver-gleich der therapeutischen Wirksamkeit bei Patienten mit generalisierter Angststörung, Agoraphobie und Panikstörung. Psychother Psychosom Med Psychol 44: 217–225.

BATTAGLIA M, BERNARDESCHI L, POLITI E, BERTELLA S, BELLODI L (1995a) Comorbidity of panic and somatization disorder: a genetic-epidemiological approach. Compr Psychiatry 36: 411–420.

BATTAGLIA M, BERTELLA S, OGLIARI A, BELLODI L, SMERALDI E (2001) Modulation by muscarinic antagonists of the response to carbon dioxide challenge in Panic Disorder. Arch Gen Psychiatry 58: 114–119.

BATTAGLIA M, BERTELLA S, POLITI E, BERNARDESCHI L, PERNA G, GABRIELE A, BELLODI L (1995b) Age at onset of panic disorder: influence of familial liability to the disease and of childhood separation anxiety disorder. Am J Psychiatry 152: 1362–1364.

BEAUCLAIR L, FONTAINE R, ANNABLE L, HOLOBOW N, CHOUINARD G (1994) Clonazepam in the treatment of panic disorder: a double-blind, placebo-controlled trial investigating the correlation between clonazepam concentrations in plasma and clinical response. J Clin Psychopharmacol 14: 111–118.

BECH P, GROSBY H, HUSUM B, RAFAELSEN L (1984) Generalized anxiety or depression measured by the Hamilton anxiety scale and the melancholia scale in patients before and after cardiac surgery. Psychopathology 17: 253–263.

BECK A (1988) Cognitive approaches to panic disorder – Theory and therapy. Hillsdale, Lawrence Erlbaum

BECK AT (1970) Cognitive therapy: nature and relation to behavior therapy. Behav Ther 1: 184–200.

BECK AT, EMEERY G, GREENBERG RL (1985a) Anxiety disorders and phobias – a cognitive perspective. New York, N.Y., Basic Books

BECK AT, EMERY G, GREENBERG RL (1985b) Anxiety disorders and phobias – a cognitive perspective. New York, Basic Books

BECK AT, EPSTEIN N, BROWN G, STEER RA (1988) An inventory for measuring clinical anxiety: psychometric properties. J Consult Clin Psychol 56: 893–897.

BECK AT, SOKOL L, CLARK DA, BERCHICK R, WRIGHT F (1992) A crossover study of focused cognitive therapy for panic disorder. Am J Psychiatry 149: 778–783.

BECKER E, RINCK M, MARGRAF J (1994) Memory bias in panic disorder. J Abnorm Psychol 103: 396–399.

BECKER ES, ROTH WT, ANDRICH M, MARGRAF J (1999) Explicit memory in anxiety disorders. J Abnorm Psychol 108: 153–163.

BEL N, ARTIGAS F (1992) Fluvoxamine preferentially increases extracellular 5-hydroxytryptamine in the raphe nuclei: an in vivo microdialysis study [published erratum in Eur J Pharmacol 1993 Mar 2;232(2–3):326]. Eur J Pharmacol 229: 101–103.

BELLODI L, PERNA G, CALDIROLA D, ARANCIO C, BERTANI A, DI BELLA D (1998) CO_2-induced panic attacks: a twin study. Am J Psychiatry 155: 1184–1188.

BENEDIKT M (1870) Über "Platzschwindel". Allg Wiener Med Zeitg 15: 488–489.

BENJAMIN J, LEVINE J, FUX M, AVIV A, LEVY D, BELMAKER RH (1995) Double-blind, placebo-controlled, crossover trial of inositol treatment for panic disorder. Am J Psychiatry 152: 1084–1086.

BENKELFAT C, BRADWEJN J, MEYER E, ELLENBOGEN M, MILOT S, GJEDDE A, EVANS A (1995) Functional neuroanatomy of CCK4-induced anxiety in normal healthy volunteers. Am J Psychiatry 152: 1180–1184.

BERGDOLT H, KARRASS W (1983) Herzneurotiker sind keine Simulanten. Therapie der Gegenwart 7: 20–23.

BERGIN AE (1971) The evaluation of therapeutic outcomes. In: A.E. Bergin, S.L. Garfield (Hrsg.). Handbook of psychotherapy and behavior change pp. 217–270. New York, Wiley.

BIBER B, ALKIN T (1999) Panic disorder subtypes: differential responses to CO_2 challenge. Am J Psychiatry 156: 739–744.

BIEDERMAN J, FARAONE SV, HIRSHFELD-BECKER DR, FRIEDMAN D, ROBIN JA, ROSENBAUM JF (2001) Patterns of psychopathology and dysfunction in high-risk children of parents with panic disorder and major depression. Am J Psychiatry 158: 49–57.

BINGLEY T (1958) Mental symptoms in temporal lobe epilepsyand tempüoral lobe gliomas. Acta Psychiatr Neurol 33: 1–151.

BLACK DW, WESNER R, BOWERS W, GABEL J (1993) A comparison of fluvoxamine, cognitive therapy, and placebo in the treatment of panic disorder. Arch Gen Psychiatry 50: 44–50.

BLAND K, HALLAM R (1981) Relationship between response to graded exposure and marital satisfaction in agoraphobics. Behav Res Ther 19: 335–338.

BLIER P, DE MONTIGNY C, CHAPUT Y (1987) Modifications of the serotonin system by antidepressant treatments: implications for the therapeutic response in major depression. J Clin Psychopharmacol 7: 24S–35S.

BORDEN JW, CLUM GA, SALMON PG (1991) Mechanisms of change in the treatment of panic. Cognitve Ther Res 15: 257–272.

BORTZ J (1993) Statistik für Sozialwissenschaftler. Berlin, Springer

BOUCHARD S, CÔTÉ G, LABERGE B (1997) The assessment of panic using self-rating: a comprehensive survey of validated instruments. J Anxiety Dis 11: 17–32.

BOUCHARD S, GAUTHIER J, LABERGE B, FRENCH D, PELLETIER MH, GODBOUT C (1996) Exposure versus cognitive restructuring in the treatment of panic disorder with agoraphobia. Behav Res Ther 34: 213–224.

BOULENGER J, PATEL J, MARANGOS P (1982) Effects of caffeine and theophylline on adenosine and benzodiazepine receptors in human brain. Neurosci Letter 30: 161–166.

BOULENGER JP, JERABEK I, JOLICOEUR FB, LAVALLEE YJ, LEDUC R, CADIEUX A (1996) Elevated plasma levels of neuropeptide Y in patients with panic disorder. Am J Psychiatry 153: 114–116.

BOULENGER JP, UHDE TW, WOLFF EAd, POST RM (1984) Increased sensitivity to caffeine in patients with panic disorders. Preliminary evidence. Arch Gen Psychiatry 41: 1067–1071.

BOURIN M, BAKER GB, BRADWEJN J (1998) Neurobiology of panic disorder. J Psychosom Res 44: 163–180.

BOWEN RC (1983) Differential diagnosis of anxiety disorders. Prog Neuropsychopharmacol Biol Psychiatry 7: 605–609.

BOWEN RC, CIPYWNYK D, D'ARCY C, KEEGAN D (1984) Alcoholism, anxiety disorders, and agoraphobia. Alcohol Clin Exp Res 8: 48–50.

BOWEN RC, KOHOUT J (1979) The relationship between agoraphobia and primary affective disorders. Can Psychiatr Assoc J 24: 317–322.

BOWERS TG, CLUM GA (1988) Relative contribution of specific and nonspecific treatment effects: meta-analysis of placebo-controlled behavior therapy research. Psychol Bull 103: 315–323.

BOWLBY J (1951) Maternal care and mental health. WHO-Monogr. 2. Geneva, WHO

BOWLBY J (1973) Attachment and loss, Vol. II Separation – Anxiety and anger. New York, Basic Books

BOWLBY J (1977) The making and breaking of affectional bonds. I. Aetiology and psychopathology in the light of attachment theory. An expanded version of the Fiftieth Maudsley Lecture, delivered before the Royal College of Psychiatrists, 19 November 1976.

BOWMAN ES (1998) Pseudoseizures. Psychiatr Clin North Am 21: 649–657, vii.

BOYER W (1995) Serotonin uptake inhibitors are superior to imipramine and alprazolam in alleviating panic attacks: a meta-analysis. Int Clin Psychopharmacol 10: 45–49.

BRADWEJN J, DE MONTIGNY C (1984) Benzodiazepines antagonize cholecystokinin-induced activation of rat hippocampal neurones. Nature 312: 363–364.

BRADWEJN J, KOSZYCKI D (1994) Imipramine antagonism of the panicogenic effects of cholecystokinin tetrapeptide in panic disorder patients. Am J Psychiatry 151: 261–263.

BRADWEJN J, KOSZYCKI D, COUETOUX DU TERTRE A, VAN MEGEN H, DEN BOER J, WESTENBERG H (1994) The panicogenic effects of cholecystokinin-tetrapeptide are antagonized by L-365,260, a central cholecystokinin receptor antagonist, in patients with panic disorder. Arch Gen Psychiatry 51: 486–493.

BRADWEJN J, KOSZYCKI D, PARADIS M, REECE P, HINTON J, SEDMAN A (1995) Effect of CI-988 on cholecystokinin tetrapeptide-induced panic symptoms in healthy volunteers. Biol Psychiatry 38: 742–746.

BRADWEJN J, KOSZYCKI D, SHRIQUI C (1991) Enhanced sensitivity to cholecystokinin tetrapeptide in panic disorder. Clinical and behavioral findings. Arch Gen Psychiatry 48: 603–610.

BRADY LS, GOLD PW, HERKENHAM M, LYNN AB, WHITFIELD HJ, JR. (1992) The anti-depressants fluoxetine, idazoxan and phenelzine alter corticotropin-releasing hormone and tyrosine hydroxylase mRNA levels in rat brain: therapeutic implications. Brain Res 572: 117–125.

BRAESTRUP C, SCHMIECHEN R, NEEF G, NIELSEN M, PETERSEN EN (1982) Interaction of convulsive ligands with benzodiazepine receptors. Science 216: 1241–1243.

BRAMBILLA F, BELLODI L, PERNA G, BATTAGLIA M, SCIUTO G, DIAFERIA G, PETRAGLIA F, PANERAI A, SACERDOTE P (1992) Psychoimmunoendocrine aspects of panic disorder. Neuropsychobiol 26: 12–22.

BRAMBILLA F, BELLODI L, PERNA G, GARBERI A, PANERAI A, SACERDOTE P (1993) Lymphocyte cholecystokinin concentrations in panic disorder. Am J Psychiatry 150: 1111–1113.

BRANDT CA, MELLER J, KEWELOH L, HOSCHEL K, STAEDT J, MUNZ D, STOPPE G (1998) Increased benzodiazepine receptor density in the prefrontal cortex in patients with panic disorder. J Neural Transm 105: 1325–1333.

BRAUN K, BOGERTS B (2000) Juvenile experience and learning modulate the functional maturation of the brain: relevance for the genesis and therapy of mental disorders. Psychother Psychosom Med Psychol 50: 420–427.

BRAUN K, BOGERTS B (2001) [In Process Citation]. Nervenarzt 72: 3–10.

BRAUN K, LANGE E, METZGER M, POEGGEL G (2000) Maternal separation followed by early social deprivation affects the development of monoaminergic fiber systems in the medial prefrontal cortex of Octodon degus. Neuroscience 95: 309–318.

BRAUNE S, ALBUS M, FROHLER M, HOHN T, SCHEIBE G (1994) Psychophysiological and biochemical changes in patients with panic attacks in a defined situational arousal. Eur Arch Psychiatry Clin Neurosci 244: 86–92.

BRÄUTIGAM W, CHRISTIAN P (1985) Psychosomatische Medizin, 3. Aufl. Stuttgart, Thieme

BREIER A, CHARNEY DS, HENINGER GR (1984) Major depression in patients with agora-phobia and panic disorder. Arch Gen Psychiatry 41: 1129–1135.

BREIER A, CHARNEY DS, HENINGER GR (1985) The diagnostic validity of anxiety disorders and their relationship to depressive illness. Am J Psychiatry 142: 787–797.

BREIER A, CHARNEY DS, HENINGER GR (1986) Agoraphobia with panic attacks. Develop-ment, diagnostic stability, and course of illness. Arch Gen Psychiatry 43: 1029–1036.

BREMNER JD, KRYSTAL JH, SOUTHWICK SM, CHARNEY DS (1996a) Noradrenergic mechanisms in stress and anxiety: I. Preclinical studies. Synapse 23: 28–38.

BREMNER JD, KRYSTAL JH, SOUTHWICK SM, CHARNEY DS (1996b) Noradrenergic mechanisms in stress and anxiety: II. Clinical studies. Synapse 23: 39–51.

BREMNER JD, NARAYAN M, ANDERSON ER, STAIB LH, MILLER HL, CHARNEY DS (2000) Hippocampal volume reduction in major depression. Am J Psychiatry 157: 115–118.

BREMNER JD, RANDALL P, SCOTT TM, CAPELLI S, DELANEY R, MCCARTHY G, CHARNEY DS (1995) Deficits in short-term memory in adult survivors of childhood abuse. Psychiatry Res 59: 97–107.

BREMNER JD, RANDALL P, VERMETTEN E, ET AL. (1997) Magnetic resonance imaging-based measurement of hippocampal volume in posttraumatic stress disorder related to childhood physical and sexual abuse – a preliminary report. Biol Psychiatry 41: 23–32.

BREUER J, FREUD S (1957) Studies on hysteria (1893–1895). London, Hogarth Press

BRIGGS AC, STRETCH DD, BRANDON S (1993) Subtyping of panic disorder by symptom profile. Br J Psychiatry 163: 201–209.

BRITTON KT, AKWA Y, SPINA MG, KOOB GF (2000) Neuropeptide Y blocks anxiogenic-like behavioral action of corticotropin-releasing factor in an operant conflict test and elevated plus maze. Peptides 21: 37–44.

BROOCKS A, BANDELOW B (1999) Drs. Broocks and Bandelow Reply. Am J Psychiatry 156: 1129a-1130.

BROOCKS A, BANDELOW B, GEORGE A, ET AL. (2000) Increased psychological responses and divergent neuroendocrine responses to m-CPP and ipsapirone in patients with panic disorder. Int Clin Psychopharmacol 15: 153–161.

BROOCKS A, BANDELOW B, PEKRUN G, GEORGE A, MEYER T, BARTMANN U, HILLMER-VOGEL U, RÜTHER E (1998) Comparison of aerobic exercise, clomipramine, and placebo in the treatment of panic disorder. Am J Psychiatry 155: 603–609.

BROOCKS A, MEYER TF, BANDELOW B, GEORGE A, BARTMANN U, RUTHER E, HILLMER-VOGEL U (1997) Exercise avoidance and impaired endurance capacity in patients with panic disorder. Neuropsychobiol 36: 182–187.

BROWN GK, BECK AT, NEWMAN CF, BECK JS, TRAN GQ (1997) A comparison of focused and standard cognitive therapy for panic disorder. J Anxiety Dis 11: 329–345.

BROWN SA, IRWIN M, SCHUCKIT MA (1991) Changes in anxiety among abstinent male alcoholics. J Stud Alcohol 52: 55–61.

BROWN TA (1994) Familial aggregation of panic in nonclinical panickers. Behav Res Ther 32: 233–235.

BUGLASS D, CLARKE J, HENDERSON AS, KREITMAN N (1977) A study of agoraphobic housewives. Psychol Med 7: 73–86.

BUIGUES J, VALLEJO J (1987) Therapeutic response to phenelzine in patients with panic disorder and agoraphobia with panic attacks. J Clin Psychiatry 48: 55–59.

BULLER R (1994) Reversible inhibitors of monoamine oxidase A (RIMA) in anxiety disorders. Oral presentation on the 7th congress of the Association of European Psychiatrists (AEP); Copenhagen, 18–22 Sept ,1994

BULLER R, MAIER W, BENKERT O (1986) Clinical subtypes in panic disorder: their descriptive and prospective validity. J Affect Disord 11: 105–114.

BUTLER J, O'HALLORAN A, LEONARD BE (1992) The Galway Study of Panic Disorder. II: Changes in some peripheral markers of noradrenergic and serotonergic function in DSM III-R panic disorder. J Affect Disord 26: 89–99.

BUTLER PD, WEISS JM, STOUT JC, NEMEROFF CB (1990) Corticotropin-releasing factor produces fear-enhancing and behavioral activating effects following infusion into the locus coeruleus. J Neurosci 10: 176–183.

BYSTRITSKY A, ROSEN R, SURI R, VAPNIK T (1999) Pilot open-label study of nefazodone in panic disorder. Depress Anxiety 10: 137–139.

BYSTRITSKY A, ROSEN RM, MURPHY KJ, BOHN P, KEYS SA, VAPNIK T (1994) Double-blind pilot trial of desipramine versus fluoxetine in panic patients. Anxiety 1: 287–290.

CAHILL SP, CARRIGAN MH, FRUEH BC (1999) Does EMDR work? And if so, why?: a critical review of controlled outcome and dismantling research. J Anxiety Disord 13: 5–33.

CAMERON OG, KUTTESCH D, MCPHEE K, CURTIS GC (1988) Menstrual fluctuation in the symptoms of panic anxiety. J Affect Disord 15: 169–174.

CAMERON OG, LEE MA, CURTIS GC, MCCANN DS (1987) Endocrine and physiological changes during "spontaneous" panic attacks. Psychoneuroendocrinology 12: 321–331.

CAMERON OG, NESSE RM (1988) Systemic hormonal and physiological abnormalities in anxiety disorders. Psychoneuroendocrinology 13: 287–307.

CAMERON OG, SMITH CB, HOLLINGSWORTH PJ, NESSE RM, CURTIS GC (1984) Platelet alpha 2-adrenergic receptor binding and plasma catecholamines. Before and during imipramine treatment in patients with panic anxiety. Arch Gen Psychiatry 41: 1144–1148.

CAMERON OG, SMITH CB, LEE MA, HOLLINGSWORTH PJ, HILL EM, CURTIS GC (1990) Adrenergic status in anxiety disorders: platelet alpha 2-adrenergic receptor binding, blood pressure, pulse, and plasma catecholamines in panic and generalized anxiety disorder patients and in normal subjects. Biol Psychiatry 28: 3–20.

CANNON RO, EPSTEIN SE (1988) "Microvascular angina" as a cause of chest pain with angiographically normal coronary arteries. Am J Cardiol 61: 1338–1343.

CAPPS L, SIGMAN M, SENA R, HENKER B, WHALEN C (1996) Fear, anxiety and perceived control in children of agoraphobic parents. J Child Psychol Psychiatry 37: 445–452.

CARR DB, SHEEHAN DV, SURMAN OS, COLEMAN JH, GREENBLATT DJ, HENINGER GR, JONES KJ, LEVINE PH, WATKINS WD (1986) Neuroendocrine correlates of lactate-induced anxiety and their response to chronic alprazolam therapy. Am J Psychiatry 143: 483–494.

CARROLL BJ, CURTIS GC, MENDELS J (1976) Cerebrospinal fluid and plasma free cortisol concentrations in depression. Psychol Med 6: 235–244.

CARROLL BJ, FEINBERG M, GREDEN JF (1981) A specific laboratory test for the diagnosis of melancholia: standardization, validation, and clinical utility. Arch Gen Psychiatry 38: 15–22.

CARTER CS, FAWCETT J, HERTZMAN M, ET AL. (1995a) Adinazolam-SR in panic disorder with agoraphobia: relationship of daily dose to efficacy. J Clin Psychiatry 56: 202–210.

CARTER MM, HOLLON SD, CARSON R, SHELTON RC (1995b) Effects of a safe person on induced distress following a biological challenge in panic disorder with agoraphobia. J Abnorm Psychol 104: 156–163.

CASSANO GB, PETRACCA A, PERUGI G, NISITA C, MUSETTI L, MENGALI F, McNAIR DM (1988) Clomipramine for panic disorder: I. The first 10 weeks of a long-term comparison with imipramine. J Affect Disord 14: 123–127.

CASSENS G, KURUC A, ROFFMAN M, ORSULAK PJ, SCHILDKRAUT JJ (1981) Alterations in brain norepinephrine metabolism and behavior induced by environmental stimuli previously paired with inescapable shock. Behav Brain Res 2: 387–407.

CHAMBLESS DL, FOA EB, GROVES GA, GOLDSTEIN AJ (1982) Exposure and communications training in the treatment of agoraphobia. Behav Res Ther 20: 219–231.

CHARNEY D, BREMNER D (1999) The neurobiology of anxiety disorders. In: D. Charney (Hrsg.). Neurobiology of mental illness (pp. 494–517). Oxford, Oxford Press.

CHARNEY DS, DEUTCH A (1996) A functional neuroanatomy of anxiety and fear: implications for the pathophysiology and treatment of anxiety disorders. Crit Rev Neurobiol 10: 419–446.

CHARNEY DS, HENINGER GR (1985) Noradrenergic function and the mechanism of action of antianxiety treatment. I. The effect of long-term alprazolam treatment. Arch Gen Psychiatry 42: 458–467.

CHARNEY DS, HENINGER GR (1986a) Abnormal regulation of noradrenergic function in panic disorders. Effects of clonidine in healthy subjects and patients with agoraphobia and panic disorder. Arch Gen Psychiatry 43: 1042–1054.

CHARNEY DS, HENINGER GR (1986b) Serotonin function in panic disorders. The effect of intravenous tryptophan in healthy subjects and patients with panic disorder before and during alprazolam treatment. Arch Gen Psychiatry 43: 1059–1065.

CHARNEY DS, HENINGER GR, BREIER A (1984) Noradrenergic function in panic anxiety. Effects of yohimbine in healthy subjects and patients with agoraphobia and panic disorder. Arch Gen Psychiatry 41: 751–763.

CHARNEY DS, HENINGER GR, JATLOW PI (1985) Increased anxiogenic effects of caffeine in panic disorders. Arch Gen Psychiatry 42: 233–243.

CHARNEY DS, WOODS SW (1989) Benzodiazepine treatment of panic disorder: a comparison of alprazolam and lorazepam. J Clin Psychiatry 50: 418–423.

CHARNEY DS, WOODS SW, GOODMAN WK, HENINGER GR (1987a) Neurobiological mechanisms of panic anxiety: biochemical and behavioral correlates of yohimbine-induced panic attacks. Am J Psychiatry 144: 1030–1036.

CHARNEY DS, WOODS SW, GOODMAN WK, HENINGER GR (1987b) Serotonin function in anxiety. II. Effects of the serotonin agonist MCPP in panic disorder patients and healthy subjects. Psychopharmacology Berl 92: 14–24.

CHARNEY DS, WOODS SW, GOODMAN WK, RIFKIN B, KINCH M, AIKEN B, QUADRINO LM, HENINGER GR (1986) Drug treatment of panic disorder: the comparative efficacy of imipramine, alprazolam, and trazodone. J Clin Psychiatry 47: 580–586.

CHARNEY DS, WOODS SW, KRYSTAL JH, NAGY LM, HENINGER GR (1992) Noradrenergic neuronal dysregulation in panic disorder: the effects of intravenous yohimbine and clonidine in panic disorder patients. Acta Psychiatr Scand 86: 273–282.

CHOWDHURY AN (1993) Glans penis perception of Koro patients. Acta Psychiatr Scand 87: 355–357.

CHROUSOS GP, GOLD PW (1992) The concepts of stress and stress system disorders. Overview of physical and behavioral homeostasis [published erratum in JAMA 1992 Jul 8;268(2):200]. JAMA 267: 1244–1252.

CLARK D (1988) A cognitive model of panic attacks. In: S. Rachman J.D. Maser (Hrsg.). Panic: Psychological perspectives Hillsdale, N.J., Lawrence Erlbaum Associates.

CLARK DM (1986) A cognitive approach to panic. Behav Res Ther 24: 461–470.

CLARK DM, SALKOVSKIS PM, CHALKLEY AJ (1985) Respiratory control as a treatment for panic attacks. J Behav Ther Exp Psychiatry 16: 23–30.

CLARK DM, SALKOVSKIS PM, HACKMANN A, MIDDLETON H, ANASTASIADES P, GELDER M (1994) A comparison of cognitive therapy, applied relaxation and imipramine in the treatment of panic disorder. Br J Psychiatry 164: 759–769.

CLONINGER CR, MARTIN RL, CLAYTON P, GUZE SB (1981) A blind follow-up and family study of anxiety neurosis: preliminary analysis of the St. Louis 500. In: D.F. Klein J. Rabkin (Hrsg.). Anxiety: new research and changing concepts.

CLUM G (1989) Psychological interventions vs. drugs in the treatment of panic. Behav Ther 20: 429–457.

CLUM GA, CLUM GA, SURLS R (1993) A meta-analysis of treatments for panic disorder. J Consult Clin Psychol 61: 317–326.

CLUM GA, PENDREY D (1987) Depression symptomatology as a non-requisite for successful treatment of panic with antidepressant medications. J Anxiety Disord 337–344.

CNCPS (1992) Cross-national collaborative panic study. Drug treatment of panic disorder. Comparative efficacy of alprazolam, imipramine, and placebo. Br J Psychiatry 160: 191–202.

COHEN AS, BARLOW DH, BLANCHARD EB (1985) Psychophysiology of relaxation-associated panic attacks. J Abnorm Psychol 94: 96–101.

COHEN DS, WHITE PD (1951) Life situations, emotions, and neurocirculatory asthenia (anxiety neurosis, neurasthenia, effort syndrome). Proceedings of the Association of Research in Nervous and Mental Disease 13:

COHEN H, BENJAMIN J, GEVA AB, MATAR MA, KAPLAN Z, KOTLER M (2000) Autonomic dysregulation in panic disorder and in post-traumatic stress disorder: application of power spectrum analysis of heart rate variability at rest and in response to recollection of trauma or panic attacks. Psychiatry Res 96: 1–13.

COHEN J (1962) The statistical power of abnormal-social psychological research. A review. J Abnorm Soc Psychol 65: 145–153.

COHEN J (1988) Statistical power analysis for the behavioral sciences. New York, Erlbaum

COHEN LS, SICHEL DA, DIMMOCK JA, ROSENBAUM JF (1994) Impact of pregnancy on panic disorder: a case series. J Clin Psychiatry 55: 284–288.

COHEN SD, MONTEIRO W, MARKS IM (1984) Two-year follow-up of agoraphobics after exposure and imipramine. Br J Psychiatry 144: 276–281.

COPLAN JD, ANDREWS MW, ROSENBLUM LA, OWENS MJ, FRIEDMAN S, GORMAN JM, NEMEROFF CB (1996) Persistent elevations of cerebrospinal fluid concentrations of corticotropin-releasing factor in adult nonhuman primates exposed to early-life stressors: implications for the pathophysiology of mood and anxiety disorders. Proc Natl Acad Sci U S A 93: 1619–1623.

COPLAN JD, GORMAN JM, KLEIN DF (1992a) Serotonin related functions in panic-anxiety: a critical overview. Neuropsychopharmacol 6: 189–200.

COPLAN JD, LIEBOWITZ MR, GORMAN JM, FYER AJ, DILLON DJ, CAMPEAS RB, DAVIES SO, MARTINEZ J, KLEIN DF (1992b) Noradrenergic function in panic disorder. Effects of intravenous clonidine pretreatment on lactate induced panic. Biol Psychiatry 31: 135–146.

COPLAN JD, LYDIARD RB (1998) Brain circuits in panic disorder. Biol Psychiatry 44: 1264–1276.

COPLAN JD, PAPP LA, MARTINEZ J, PINE D, ROSENBLUM LA, COOPER T, LIEBOWITZ MR, GORMAN JM (1995a) Persistence of blunted human growth hormone response to clonidine in fluoxetine-treated patients with panic disorder. Am J Psychiatry 152: 619–622.

COPLAN JD, PAPP·LA, PINE D, MARTINEZ J, COOPER T, ROSENBLUM LA, KLEIN DF, GORMAN JM (1997) Clinical improvement with fluoxetine therapy and noradrenergic function in patients with panic disorder. Arch Gen Psychiatry 54: 643–648.

COPLAN JD, PINE D, PAPP L, MARTINEZ J, COOPER T, ROSENBLUM LA, GORMAN JM (1995b) Uncoupling of the noradrenergic-hypothalamic-pituitary-adrenal axis in panic disorder patients. Neuropsychopharmacology 13: 65–73.

COPLAN JD, PINE D, PAPP LA, MARTINEZ J, KLEIN DF, GORMAN JM (1994) CO_2-induced panic and lack of cortisol response. In: A.P. Association (Hrsg.). New Research Abstracts. Philadelphia, Pa, American Psychiatric Association.

COPLAN JD, SHARMA T, ROSENBLUM LA, FRIEDMAN S, BASSOFF TB, BARBOUR RL, GORMAN JM (1992c) Effects of sodium lactate infusion on cisternal lactate and carbon dioxide levels in nonhuman primates. Am J Psychiatry 149: 1369–1373.

COPPEN AJ, DOOGAN DP (1988) Serotonin and its place in the pathogenesis of depression. J Clin Psychiatry 49 Suppl: 4–11.

CORYELL W, ENDICOTT J, ANDREASEN NC, KELLER MB, CLAYTON PJ, HIRSCHFELD RM, SCHEFTNER WA, WINOKUR G (1988) Depression and panic attacks: the significance of overlap as reflected in follow-up and family study data. Am J Psychiatry 145: 293–300.

CORYELL W, ENDICOTT J, WINOKUR G (1992) Anxiety syndromes as epiphenomena of primary major depression: outcome and familial psychopathology. Am J Psychiatry 149: 100–107.

CORYELL W, NOYES R (1988) HPA axis disturbance and treatment outcome in panic disorder. Biol Psychiatry 24: 762–766.

CORYELL W, NOYES R, CLANCY J (1983) Panic disorder and primary unipolar depression. A comparison of background and outcome. J Affect Disord 5: 311–317.

CORYELL W, NOYES R, SCHLECHTE J (1989) The significance of HPA axis disturbance in panic disorder. Biol Psychiatry 25: 989–1002.

CÔTÉ G, GAUTHIER J, LABERGE B, CORMIER H (1994) Reduced therapist contact in the cognitive behavioral treatment of panic disorder. Behav Ther 25: 123–145.

COTTRAUX J, NOTE ID, CUNGI C, LEGERON P, HEIM F, CHNEIWEISS L, BERNARD G, BOUVARD M (1995) A controlled study of cognitive behaviour therapy with buspirone or placebo in panic disorder with agoraphobia. Br J Psychiatry 167: 635–641.

COWLEY DS (1992) Alcohol abuse, substance abuse, and panic disorder. Am J Med 92: 41s–48s.

COWLEY DS, DAGER SR, MCCLELLAN J, ROY-BYRNE PP, DUNNER DL (1988) Response to lactate infusion in generalized anxiety disorder. Biol Psychiatry 24: 409–414.

COWLEY DS, DAGER SR, ROY BYRNE PP, AVERY DH, DUNNER DL (1991) Lactate vulnerability after alprazolam versus placebo treatment of panic disorder. Biol Psychiatry 30: 49–56.

COX BJ, DIRENFELD DM, SWINSON RP, NORTON GR (1994) Suicidal ideation and suicide attempts in panic disorder and social phobia. Am J Psychiatry 151: 882–887.

COYLE PK, STERMAN AB (1986) Focal neurologic symptoms in panic attacks. Am J Psychiatry 143: 648–649.

CRASKE M, BROWN T, BARLOW D (1991) Behavioral treatment of panic disorder – a two year follow-up. Behav Ther 22: 289–304.

CRASKE MG, RODRIGUEZ BI (1994) Behavioral treatment of panic disorders and agoraphobia. Prog Behav Modif 29: 1–26.

CRASKE MG, ROWE M, LEWIN M, NORIEGA-DIMITRI R (1997) Interoceptive exposure versus breathing retraining within cognitive- behavioural therapy for panic disorder with agoraphobia. Br J Clin Psychol 36: 85–99.

CRASKE MG, STREET L, BARLOW DH (1989) Instructions to focus upon or distract from internal cues during exposure treatment of agoraphobic avoidance. Behav Res Ther 27: 663–672.

CRISP AH, GELDER MG, RIX S, MELTZER HI, ROWLANDS OJ (2000) Stigmatisation of people with mental illnesses. Br J Psychiatry 177: 4–7.

CROWE R (1999) Molecular genetics of anxiety disorders. In: D. Charney (Hrsg.). Neurobiology of mental illness (pp. 451–462). Oxford, Oxford Press.

CROWE RR, NOYES R, JR. (1986) Panic disorder and agoraphobia. Dis Mon 32: 389–444.

CROWE RR, NOYES R, PAULS DL, SLYMEN D (1983) A family study of panic disorder. Arch Gen Psychiatry 40: 1065–1069.

CROWE RR, WANG Z, NOYES R, JR., ALBRECHT BE, DARLISON MG, BAILEY ME, JOHNSON KJ, ZOEGA T (1997) Candidate gene study of eight GABAA receptor subunits in panic disorder. Am J Psychiatry 154: 1096–1100.

CURTIS AL, LECHNER SM, PAVCOVICH LA, VALENTINO RJ (1997) Activation of the locus coeruleus noradrenergic system by intracoerulear microinfusion of corticotropin-releasing factor: effects on discharge rate, cortical norepinephrine levels and cortical electroencephalographic activity. J Pharmacol Exp Ther 281: 163–172.

CURTIS GC, CAMERON OG, NESSE RM (1982) The dexamethasone suppression test in panic disorder and agoraphobia. Am J Psychiatry 139: 1043–1046.

DA COSTA JM (1871) On irritable heart; a clinical study of a form of functional cardiac disorder and its consequences. Am J Med Sci 61: 17–52.

DAGER SR, FRIEDMAN SD, HEIDE A, LAYTON ME, RICHARDS T, ARTRU A, STRAUSS W, HAYES C, POSSE S (1999) Two-dimensional proton echo-planar spectroscopic imaging of brain metabolic changes during lactate-induced panic. Arch Gen Psychiatry 56: 70–77.

DAGER SR, MARRO KI, RICHARDS TL, METZGER GD (1994) Preliminary application of magnetic resonance spectroscopy to investigate lactate-induced panic. Am J Psychiatry 151: 57–63.

DAGER SR, RAINEY JM, KENNY MA, ARTRU AA, METZGER GD, BOWDEN DM (1990) Central nervous system effects of lactate infusion in primates. Biol Psychiatry 27: 193–204.

DAGER SR, SWANN AC (1996) Advances in brain metabolism research: toward a moving picture of neural activity [editorial]. Biol-Psychiatry 39: 231–233.

DAJAS F, NIN A, BARBEITO L (1986) Urinary norepinephrine excretion in panic and phobic disorders. J Neural Transm 65: 75–81.

DALLMAN MF, JONES MT (1973) Corticosteroid feedback control of ACTH secretion: effect of stress-induced corticosterone secretion on subsequent stress responses in the rat. Endocrinology 92: 1367–1375.

DANCKWART JF (1979) Anmerkung zur Indikation und Kontraindikation für die gleichzeitige Anwendung von psychoanalytischer Psychotherapie und Psychopharmakotherapie. Psyche 33: 528–544.

DANTENDORFER K, AMERING M, BAISCHER W, BERGER P, STEINBERGER K, WINDHABER J, KATSCHNIG H (1995) Is there a pathophysiological and therapeutic link between panic disorder and epilepsy? Acta Psychiatr Scand 91: 430–432.

DANTENDORFER K, PRAYER D, KRAMER J, ET AL. (1996) High frequency of EEG and MRI brain abnormalities in panic disorder. Psychiat Res 68: 41–53.

DAVID D, GIRON A, MELLMAN TA (1995) Panic-phobic patients and developmental trauma. J Clin Psychiatry 56: 113–117.

DAVIDSON J, RAFT D, PELTON S (1987) An outpatient evaluation of phenelzine and imipramine. J Clin Psychiatry 48: 143–146.

DAVIS M (1992) The role of the amygdala in fear and anxiety. Annu Rev Neurosci 15: 353–375.

DAVIS M (1997) Neurobiology of fear responses: the role of the amygdala. J Neuropsychiatry Clin Neurosci 9: 382–402.

DE BEURS E, GARSSEN B, BUIKHUISEN M, LANGE A, VAN BALKOM A, VAN DYCK R (1994) Continuous monitoring of panic. Acta Psychiatr Scand 90: 38–45.

DE BEURS E, M. BAJL, VANDYCK R, LANGE A (1999) Long-term outcome of pharmacological and psychological treatment for panic disorder with agoraphobia: a 2-year naturalistic follow-up. Acta Psychiatr Scand 99: 59–67.

DE BEURS E, VAN BALKOM AJ, LANGE A, KOELE P, VAN DYCK R (1995) Treatment of panic disorder with agoraphobia: comparison of fluvoxamine, placebo, and psychological panic management combined with exposure and of exposure in vivo alone. Am J Psychiatry 152: 683–691.

DE CRISTOFARO MT, SESSAREGO A, PUPI A, BIONDI F, FARAVELLI C (1993) Brain perfusion abnormalities in drug-naive, lactate-sensitive panic patients: a SPECT study. Biol Psychiatry 33: 505–512.

DE KLOET ER, VREUGDENHIL E, OITZL MS, JOELS M (1998) Brain corticosteroid receptor balance in health and disease. Endocr Rev 19: 269–301.

DE MONTIGNY C, CHAPUT Y, BLIER P (1990) Modification of serotonergic neuron properties by long-term treatment with serotonin reuptake blockers. J Clin Psychiatry 51 Suppl B: 4–8.

DE OCA BM, DECOLA JP, MAREN S, FANSELOW MS (1998) Distinct regions of the periaqueductal gray are involved in the acquisition and expression of defensive responses. J Neurosci 18: 3426–3432.

DE SILVA P, RACHMAN S (1984) Does escape behaviour strengthen agoraphobic avoidance? A preliminary study. Behav Res Ther 22: 87–91.

DEAKIN JWF, GRAEFF FG (1991) 5-HT and mechanisms of defence. J Psychopharmacology 5: 305–315.

DECKERT J, CATALANO M, HEILS A, ET AL. (1997) Functional promoter polymorphism of the human serotonin transporter: lack of association with panic disorder. Psychiatr Genet 7: 45–47.

DECKERT J, CATALANO M, SYAGAILO YV, ET AL. (1999) Excess of high activity monoamine oxidase A gene promoter alleles in female patients with panic disorder. Hum Mol Genet 8: 621–624.

DECKERT J, NOTHEN MM, FRANKE P, DELMO C, FRITZE J, KNAPP M, MAIER W, BECKMANN H, PROPPING P (1998) Systematic mutation screening and association study of the A1 and A2a adenosine receptor genes in panic disorder suggest a contribution of the A2a gene to the development of disease. Mol Psychiatry 3: 81–85.

DELTITO JA, HAHN R (1993) A three-generational presentation of separation anxiety in childhood with agoraphobia in adulthood. Psychopharmacol Bull 29: 189–193.

DELTITO JA, PERUGI G, MAREMMANI I, MIGNANI V, CASSANO GB (1986) The importance of separation anxiety in the differentiation of panic disorder from agoraphobia. Psychiatr Dev 4: 227–236.

DEMARTINIS NA, SCHWEIZER E, RICKELS K (1996) An open-label trial of nefazodone in high comorbidity panic disorder. J Clin Psychiatry 57: 245–248.

DEN BOER JA, WESTENBERG HG (1988) Effect of a serotonin and noradrenaline uptake inhibitor in panic disorder; a double-blind comparative study with fluvoxamine and maprotiline. Int Clin Psychopharmacol 3: 59–74.

DEN BOER JA, WESTENBERG HG (1990) Serotonin function in panic disorder: a double blind placebo controlled study with fluvoxamine and ritanserin. Psychopharmacology Berl 102: 85–94.

DEN BOER JA, WESTENBERG HG, KLOMPMAKERS AA, VAN LINT LE (1989) Behavioral biochemical and neuroendocrine concomitants of lactate-induced panic anxiety. Biol Psychiatry 26: 612–622.

DEROGATIS LR, LIPMAN RS, COVI L (1976) Self-report symptom inventory. In: E. Guy (Hrsg.). ECDEU Assessment Manual for Psychopharmacology (pp. 313–331). Rockville, Maryland

DEUTCH AY, YOUNG CD (1995) A model of the stress-induced activation of prefrontal cortical dopamine systems: coping and the development of prost-traumatic stress disorder. In: M.J. Friedman, D.S. Charney A.Y. Deutch (Hrsg.). Neurobiological and clinical consequences of stress (pp. 163–175). Philadelphia, Lippincott-Raven.

DEVINSKY O, SATO S, THEODORE WH, PORTER RJ (1989) Fear episodes due to limbic seizures with normal ictal scalp EEG: a subdural electrographic study. J Clin Psychiatry 50: 28–30.

DI NARDO PA, GT OB, BARLOW DH, WADDELL MT, BLANCHARD EB (1983) Reliability of DSM-III anxiety disorder categories using a new structured interview. Arch Gen Psychiatry 40: 1070–1074.

DILLON DJ, GORMAN JM, LIEBOWITZ MR, FYER AJ, KLEIN DF (1987) Measurement of lactate-induced panic and anxiety. Psychiatry Res 20: 97–105.

DODD J, KELLY JS (1979) Excitation of CA1 pyramidal neurones of the hippocampus by the tetra- and octapeptide C-terminal fragments of cholecystokinin [proceedings]. J Physiol 295: 61P–62P.

DOROW R, HOROWSKI R, PASCHELKE G, AMIN M (1983) Severe anxiety induced by FG 7142, a beta-carboline ligand for benzodiazepine receptors [letter]. Lancet 2: 98–99.

DREVETS A (1992) PET images of blood flow changes during anxiety. Correction. Science 256: 1696.

DUNNER DL, ISHIKI D, AVERY DH, WILSON LG, HYDE TS (1986) Effect of alprazolam and diazepam on anxiety and panic attacks in panic disorder: a controlled study. J Clin Psychiatry 47: 458–460.

DYUKOVA GM, SHEPELEVA IP, VOROB'EVA OV (1992) Treatment of negative crises (panic attacks). Neurosci Behav Physiol 22: 343–345.

EATON WW, KESSLER RC, WITTCHEN HU, MAGEE WJ (1994) Panic and panic disorder in the United States. Am J Psychiatry 151: 413–420.

EDLUND MJ, SWANN AC, CLOTHIER J (1987) Patients with panic attacks and abnormal EEG results. Am J Psychiatry 144: 508–509.

EHLERS A, MARGRAF J, ROTH WT, TAYLOR CB, BIRBAUMER N (1988) Anxiety induced by false heart rate feedback in patients with panic disorder. Behav Res Ther 26: 1–11.

EHLERS A, MARGRAF J, ROTH WT, ET AL. (1986) Lactate infusions and panic attacks: do patients and controls respond differently? Psychiatry Res 17: 295–308.

EICHENBAUM H, OTTO T, COHEN NJ (1992) The hippocampus – what does it do? Behav Neural Biol 57: 2–36.

EL GUEBALY N, STALEY D, LECKIE A, KOENSGEN S (1992) Adult children of alcoholics in treatment programs for anxiety disorders and substance abuse. Can J Psychiatry 37: 544–548.

EMMELKAMP P, MERSCH P (1982) Cognition and exposure in vivo in the treatment of agoraphobia – Short-term and delayed effects. Cogn Ther Res 6: 77–88.

EMMELKAMP P, WESSELS H (1975a) Flooding in imagination vs flooding in vivo – A comparison with agoraphobics. Behav Res Ther 13: 7–15.

EMMELKAMP PM, WESSELS H (1975b) Flooding in imagination vs flooding in vivo: a comparison with agoraphobics. Behav Res Ther 13: 7–15.

ENCICLOPEDIA DELL'ARTE ANTICA CLASSICA E ORIENTALE (1965) Bianchi, R. (Hrsg.) Rom, Istituto della Enciclopedia Italiana

ERIKSSON E, WESTBERG P, ALLING C, THURESSON K, MODIGH K (1991) Cerebrospinal fluid levels of monoamine metabolites in panic disorder. Psychiatry Res 36: 243–251.

EVANS L, KENARDY J, SCHNEIDER P, HOEY H (1986) Effect of a selective serotonin uptake inhibitor in agoraphobia with panic attacks. A double-blind comparison of zimeldine, imipramine and placebo. Acta Psychiatr Scand 73: 49–53.

EVANS L, SCHNEIDER P, ROSS LEE L, WILTSHIRE B, EADIE M, KENARDY J, HOEY H (1985) Plasma serotonin levels in agoraphobia [letter]. Am J Psychiatry 142: 267.

EYSENCK H (1952) The effects of psychotherapy – An evaluation. J Consult Psychol 16: 319–324.

FAHY TJ, O'ROURKE D, BROPHY J, SCHAZMANN W, SCIASCIA S (1992) The Galway Study of Panic Disorder. I: Clomipramine and lofepramine in DSM III-R panic disorder: a placebo controlled trial. J Affect Disord 25: 63–75.

FALUDI G, TEKES K, TOTHFALUSI L (1994) Comparative study of platelet 3H-paroxetine and 3H-imipramine binding in panic disorder patients and healthy controls. J Psychiatry Neurosci 19: 109–113.

FARAVELLI C (1985) Life events preceding the onset of panic disorder. J Affect Disord 9: 103–105.

FARAVELLI C, PANICHI C, PALLANTI S, PATERNITI S, GRECU LM, RIVELLI S (1991) Perception of early parenting in panic and agoraphobia. Acta Psychiatr Scand 84: 6–8.

FARAVELLI C, WEBB T, AMBONETTI A, FONNESU F, SESSAREGO A (1985) Prevalence of traumatic early life events in 31 agoraphobic patients with panic attacks. Am J Psychiatry 142: 1493–1494.

FAVA GA, ZIELEZNY M, SAVRON G, GRANDI S (1995) Long-term effects of behavioural treatment for panic disorder with agoraphobia. Br J Psychiatry 166: 87–92.

FERGUSSON DM, HORWOOD LJ, LYNSKEY MT (1996a) Childhood sexual abuse and psychiatric disorder in young adulthood: II. Psychiatric outcomes of childhood sexual abuse. J Am Acad Child Adolesc Psychiatry 35: 1365–1374.

FERGUSSON DM, LYNSKEY MT, HORWOOD LJ (1996b) Childhood sexual abuse and psychiatric disorder in young adulthood: I. Prevalence of sexual abuse and factors associated with sexual abuse. J Am Acad Child Adolesc Psychiatry 35: 1355–1364.

FIEGENBAUM W (1988) Long-term efficacy of ungraded versus graded massed exposure in agoraphobics. Berlin, Heidelberg, New York, Tokyo, Springer

FISH DR, GLOOR P, QUESNEY FL, OLIVIER A (1993) Clinical responses to electrical brain stimulation of the temporal and frontal lobes in patients with epilepsy. Pathophysiological implications. Brain 116: 397–414.

FISHER LM, WILSON GT (1985) A study of the psychology of agoraphobia. Behav Res Ther 23: 97–107.

FONTAINE R, BRETON G, DERY R, FONTAINE S, ELIE R (1990) Temporal lobe abnormalities in panic disorder: an MRI study. Biol Psychiatry 27: 304–310.

FOSSEY MD, LYDIARD RB, BALLENGER JC, LARAIA MT, BISSETTE G, NEMEROFF CB (1993) Cerebrospinal fluid thyrotropin-releasing hormone concentrations in patients with anxiety disorders. J Neuropsychiatry Clin Neurosci 5: 335–337.

FOSSEY MD, LYDIARD RB, BALLENGER JC, LARAIA MT, BISSETTE G, NEMEROFF CB (1996) Cerebrospinal fluid corticotropin-releasing factor concentrations in patients with anxiety disorders and normal comparison subjects. Biol Psychiatry 39: 703–707.

FREDRIKSON M, WIK G, FISCHER H, ANDERSSON J (1995) Affective and attentive neural networks in humans: a PET study of Pavlovian conditioning. Neuroreport 7: 97–101.

FREEDMAN RR, IANNI P, ETTEDGUI E, PUTHEZHATH N (1985) Ambulatory monitoring of panic disorder. Arch Gen Psychiatry 42: 244–248.

FREUD S (1895a) Ueber die Berechtigung, von der Neurasthenie einen bestimmten Symptomencomplex als "Angstneurose" abzutrennen. Gesammelte Werke I. Frankfurt, 1964, Fischer

FREUD S (1895b) Zur Kritik der "Angstneurose". In: Gesammelte Werke I, Band 1. 357–376.

FREUD S (1920) Jenseits des Lustprinzips. In: Gesammelte Werke XIII. Frankfurt, 1957, Fischer

FREUD S (1926) Hemmung, Symptom und Angst. In: Gesammelte Werke XIV. Frankfurt, 1968, Fischer

FREUD S (1947) Wege der psychoanalytischen Therapie. In: Gesammelte Werke. Band 12. London, Imago Publishing Co.

FREUD S (1952) Studien über Hysterie. Katharina. London, Imago

FREUD S (1962) Obsessions and phobias: their psychical mechanism and their aetiology (1985). In: Complete Psychological Works, standard ed, vol 3. London, Hogarth Press

FREUD S (1970) Abriß der Psychoanalyse. Frankfurt, Fischer-Bücherei

FROMMBERGER U, HURTH SCHMIDT S, DIERINGER H, TETTENBORN B, BULLER R, BENKERT O (1993) Panic disorder and vertigo. On the psychopathologic differentiation between neurologic and psychiatric disease. Nervenarzt 64: 377–383.

FURMARK T, FISCHER H, WIK G, LARSSON M, FREDRIKSON M (1997) The amygdala and individual differences in human fear conditioning. Neuroreport 8: 3957–3960.

FYER AJ, MANNUZZA S, CHAPMAN TF, LIPSITZ J, MARTIN LY, KLEIN DF (1996) Panic disorder and social phobia: effects of comorbidity on familial transmission. Anxiety 2: 173–178.

GAFFNEY FA, FENTON BJ, LANE LD, LAKE CR (1988) Hemodynamic, ventilatory, and biochemical responses of panic patients and normal controls with sodium lactate infusion and spontaneous panic attacks. Arch Gen Psychiatry 45: 53–60.

GARCIA BORREGUERO D, LAUER CJ, OZDAGLAR A, WIEDEMANN K, HOLSBOER F, KRIEG JC (1992) Brofaromine in panic disorder: a pilot study with a new reversible inhibitor of monoamine oxidase-A. Pharmacopsychiat 25: 261–264.

GARDNER WN, MEAH MS, BASS C (1986) Controlled study of respiratory responses during prolonged measurement in patients with chronic hyperventilation. Lancet 2: 826–830.

GELDER M, MARKS I (1966) Severe agoraphobia – A controlled prospective trial of behaviour therapy. Br J Psychiatry 112: 309–319.

GELDER M, MARKS I, WOLF H, CLARKE M (1967) Desensitization and psychotherapy in the treatment of phobic states – A controlled inquiry. Br J Psychiatry 113: 53–73.

GENTON P, BARTOLOMEI F, GUERRINI R (1995) Panic attacks mistaken for relapse of epilepsy. Epilepsia 36: 48–51.

GEORGE DT, ADINOFF B, RAVITZ B, NUTT DJ, DE JONG J, BERRETTINI W, MEFFORD IN, COSTA E, LINNOILA M (1990) A cerebrospinal fluid study of the pathophysiology of panic disorder associated with alcoholism. Acta Psychiatr Scand 82: 1–7.

GEORGE DT, LINDQUIST T, NUTT DJ, RAGAN PW, ALIM T, MCFARLANE V, LEVISS J, ECKARDT MJ, LINNOILA M (1995) Effect of chloride or glucose on the incidence of lactate-induced panic attacks. Am J Psychiatry 152: 692–697.

GHOSH A, MARKS IM (1987) Self-treatment of agoraphobia by exposure. Behav Ther 17: 3–16.

GILLAN P, RACHMAN S (1974) An experimental investigation of desensitization in phobic patients. Br J Psychiatry 124: 392–401.

GITTELMAN R, KLEIN DF (1984) Relationship between separation anxiety and panic and agoraphobic disorders. Psychopathology 17 Suppl 1: 56–65.

GLADSJO JA, RAPAPORT MH, MCKINNEY R, LUCAS JA, RABIN A, OLIVER T, DAVIS J, AUERBACH M, JUDD LL (1998) A neuropsychological study of panic disorder: negative findings. J Affect Disord 49: 123–131.

GLOGER S, GRUNHAUS L, GLADIC D, F OR, COHEN L, CODNER S (1989) Panic attacks and agoraphobia: low dose clomipramine treatment. J Clin Psychopharmacol 9: 28–32.

GLOOR P, OLIVIER A, QUESNEY LF, ANDERMANN F, HOROWITZ S (1982) The role of the limbic system in experiential phenomena of temporal lobe epilepsy. Ann Neurol 12: 129–144.

GODDARD AW, CHARNEY DS (1997) Toward an integrated neurobiology of panic disorder.

GODDARD AW, CHARNEY DS, GERMINE M, WOODS SW, HENINGER GR, KRYSTAL JH, GOODMAN WK, PRICE LH (1995) Effects of tryptophan depletion on responses to yohimbine in healthy human subjects. Biol Psychiatry 38: 74–85.

GODDARD AW, SHOLOMSKAS DE, WALTON KE, AUGERI FM, CHARNEY DS, HENINGER GR, GOODMAN WK, PRICE LH (1994) Effects of tryptophan depletion in panic disorder. Biol Psychiatry 36: 775–777.

GODDARD AW, WOODS SW, SHOLOMSKAS DE, GOODMAN WK, CHARNEY DS, HENINGER GR (1993) Effects of the serotonin reuptake inhibitor fluvoxamine on yohimbine-induced anxiety in panic disorder. Psychiatry Res 48: 119–133.

GOETHE JW (1968) Aus meinem Leben. Dichtung und Wahrheit. Erster Teil. Goethes Werke in 12 Bänden, Bd. 8. Weimar, Aufbau-Verlag

GOETZ RR, GORMAN JM, DILLON DJ, PAPP LA, HOLLANDER E, FYER AJ, LIEBOWITZ MR, KLEIN DF (1989) Do panic disorder patients indiscriminately endorse somatic complaints? Psychiatry Res 29: 207–213.

GOISMAN RM, ROGERS MP, STEKETEE GS, WARSHAW MG, CUNEO P, KELLER MB (1993) Utilization of behavioral methods in a multicenter anxiety disorders study. J Clin Psychiatry 54: 213–218.

GOISMAN RM, WARSHAW MG, KELLER MB (1999) Psychosocial treatment prescriptions for generalized anxiety disorder, panic disorder, and social phobia, 1991–1996. Am J Psychiatry 156: 1819–1821.

GOISMAN RM, WARSHAW MG, PETERSON LG, ET AL. (1994) Panic, agoraphobia, and panic disorder with agoraphobia. Data from a multicenter anxiety disorders study. J Nerv Ment Dis 182: 72–79.

GOLD PW, LORIAUX DL, ROY A, ET AL. (1986) Responses to corticotropin-releasing hormone in the hypercortisolism of depression and Cushing's disease. Pathophysiologic and diagnostic implications. N Engl J Med 314: 1329–1335.

GOLDMANN-RAKIC PS (1996) The prefronmtal landscape: implications for functional architecture for understanding human mentation and the central executive. Philo Trans R Soc Lond Biol 351: 1445–1453.

GOLDSTEIN AJ, DE BEURS E, CHAMBLESS DL, WILSON KA (2000) EMDR for panic disorder with agoraphobia: comparison with waiting list and credible attention-placebo control conditions. J Consult Clin Psychol 68: 947–956.

GOLDSTEIN RB, WEISSMAN MM, ADAMS PB, HORWATH E, LISH JD, CHARNEY D, WOODS SW, SOBIN C, WICKRAMARATNE PJ (1994) Psychiatric disorders in relatives of probands with panic disorder and/or major depression. Arch Gen Psychiatry 51: 383–394.

GOLDSTEIN S, HALBREICH U, ASNIS G, ENDICOTT J, ALVIR J (1987) The hypothalamic-pituitary-adrenal system in panic disorder. Am J Psychiatry 144: 1320–1323.

GORMAN JM (1987) Panic disorders. Mod Probl Pharmacopsychiatry 22: 36–90.

GORMAN JM, ASKANAZI J, LIEBOWITZ MR, FYER AJ, STEIN J, KINNEY JM, KLEIN DF (1984) Response to hyperventilation in a group of patients with panic disorder. Am J Psychiatry 141: 857–861.

GORMAN JM, BATTISTA D, GOETZ RR, DILLON DJ, LIEBOWITZ MR, FYER AJ, KAHN JP, SANDBERG D, KLEIN DF (1989a) A comparison of sodium bicarbonate and sodium lactate infusion in the induction of panic attacks. Arch Gen Psychiatry 46: 145–150.

GORMAN JM, FYER AF, GLICKLICH J, KING DL, KLEIN DF (1981) Mitral valve prolapse and panic disorders: effect of imipramine. Anxiety, new research and changing concepts 317–326.

GORMAN JM, FYER MR, GOETZ R, ASKANAZI J, LIEBOWITZ MR, FYER AJ, KINNEY J, KLEIN DF (1988) Ventilatory physiology of patients with panic disorder. Arch Gen Psychiatry 45: 31–39.

GORMAN JM, GOETZ RR, DILLON D, LIEBOWITZ MR, FYER AJ, DAVIES S, KLEIN DF (1990) Sodium D-lactate infusion of panic disorder patients. Neuropsychopharmacol 3: 181–189.

GORMAN JM, KENT J, MARTINEZ J, BROWNE S, COPLAN J, PAPP LA (2001) Physiological changes during carbon dioxide inhalation in patients with panic disorder, major depression, and premenstrual dysphoric disorder: evidence for a central fear mechanism. Arch Gen Psychiatry 58: 125–131.

GORMAN JM, KENT JM, SULLIVAN GM, COPLAN JD (2000) Neuroanatomical hypothesis of panic disorder, revised. Am J Psychiatry 157: 493–505.

GORMAN JM, LIEBOWITZ MR, FYER AJ, GOETZ D, CAMPEAS RB, FYER MR, DAVIES SO, KLEIN DF (1987) An open trial of fluoxetine in the treatment of panic attacks [published erratum in J Clin Psychopharmacol 1988 Feb;8(1):13]. J Clin Psychopharmacol 7: 329–332.

GORMAN JM, LIEBOWITZ MR, FYER AJ, STEIN J (1989b) A neuroanatomical hypothesis for panic disorder. Am J Psychiatry 146: 148–161.

GORMAN JM, PAPP LA, COPLAN JD, MARTINEZ JM, LENNON S, GOETZ RR, ROSS D, KLEIN DF (1994) Anxiogenic effects of CO_2 and hyperventilation in patients with panic disorder. Am J Psychiatry 151: 547–553.

GORMAN JM, UY J (1987) Respiratory physiology and pathological anxiety. Gen Hosp Psychiatry 9: 410–419.

GORMEZANO I, MOORE JW (1969) Classical conditioning. In: M.H. Marx (Hrsg.). Learning: processes. New York, Macmillan

GOULD RA, CLUM GA (1995) Self-help plus minimal therapist contact in the treatment of panic disorder: a replication and extension. Behav Ther 24: 241–252.

GOULD RA, CLUM GA, SHAPIRO D (1993) The use of bibliotherapy in the treatment of panic: a preliminary investigation. Behav Ther 24: 241–252.

GRAEFF FG (1993) Role of 5-HT in defensive behavior and anxiety. Rev Neurosci 4: 181–211.

GRAEFF FG, GUIMARAES FS, DE ANDRADE TG, DEAKIN JF (1996) Role of 5-HT in stress, anxiety, and depression. Pharmacol Biochem Behav 54: 129–141.

GRAEFF FG, SILVEIRA FILHO NG (1978) Behavioral inhibition induced by electrical stimulation of the median raphe nucleus of the rat. Physiol Behav 21: 477–484.

GRAWE K, DONATI R, BERNAUER F (1994) Psychotherapie im Wandel. Von der Konfession zur Profession. Göttingen, Hogrefe

GRAY JA (1988) The neuropsychological basis of anxiety. In: G.C. Last, M. Hersen (Hrsg.). Handbook of anxiety disorders (pp. 10–40). New York, Pergamon Press.

GRIEBEL G, PERRAULT G, SANGER DJ (1998) Characterization of the behavioral profile of the non-peptide CRF receptor antagonist CP-154,526 in anxiety models in rodents. Comparison with diazepam and buspirone. Psychopharmacology (Berl) 138: 55–66.

GRIEZ E, DE LOOF C, POLS H, ZANDBERGEN J, LOUSBERG H (1990) Specific sensitivity of patients with panic attacks to carbon dioxide inhalation. Psychiatry Res 31: 193–199.

GRIEZ E, POLS H, LOUSBERG H (1988) Serotonin antagonism in panic disorder: an open trial with ritanserin. Acta Psychiatr Belg 88: 372–377.

GRODD W, SCHNEIDER F, KLOSE U, NAGELE T (1995) Functional magnetic resonance tomography of psychological functions exemplified by experimentally induced emotions. Radiologe 35: 283–289.

GROVE G, COPLAN JD, HOLLANDER E (1997) The neuroanatomy of 5-HT dysregulation and panic disorder. J Neuropsychiatry Clin Neurosci 9: 198–207.

GRUNHAUS L, PANDE AC, BROWN MB, GREDEN JF (1994) Clinical characteristics of patients with concurrent major depressive disorder and panic disorder. Am J Psychiatry 151: 541–546.

GRUPPO ITALIANO DISTURBI D'ANSIA (1989) Familial analysis of panic disorder and agoraphobia. J Affect Disord 17: 1–8.

GURGUIS GN, MEFFORD IN, UHDE TW (1991) Hypothalamic-pituitary-adrenocortical activity in panic disorder: relationship to plasma catecholamine metabolites. Biol Psychiatry 30: 502–506.

GURGUIS GN, UHDE TW (1990) Plasma 3-methoxy-4-hydroxyphenylethylene glycol (MHPG) and growth hormone responses to yohimbine in panic disorder patients and normal controls. Psychoneuroendocrinology 15: 217–224.

HAFNER RJ (1984) Predicting the effects on husbands of behaviour therapy for wives' agoraphobia. Behav Res Ther 22: 217–226.

HAJAK G, BANDELOW B (1996) Koinzidenz von Angst- und Schlafstörungen. Fortschr Neurol Psychiatr 64: 26–40.

HALGREN E, BABB TL, CRANDALL PH (1977) Responses of human limbic neurons to induced changes in blood gases. Brain Res 132: 43–63.

HAMADA T, KOSHINO Y, MISAWA T, ISAKI K, GEJYO F (1998) Mitral valve prolapse and autonomic function in panic disorder. Acta Psychiatr Scand 97: 139–143.

HAMILTON M (1959) The assessment of anxiety states by rating. Br J Med Psychol 32: 50–55.

HAMILTON SP, HAGHIGHI F, HEIMAN GA, KLEIN DF, HODGE SE, FYER AJ, WEISSMAN MM, KNOWLES JA (2000) Investigation of dopamine receptor (DRD4) and dopamine transporter (DAT) polymorphisms for genetic linkage or association to panic disorder. Am J Med Genet 96: 324–330.

HAMILTON SP, HEIMAN GA, HAGHIGHI F, MICK S, KLEIN DF, HODGE SE, WEISSMAN MM, FYER AJ, KNOWLES JA (1999) Lack of genetic linkage or association between a functional serotonin transporter polymorphism and panic disorder. Psychiatr Genet 9: 1–6.

HAMLIN CL, LYDIARD RB, MARTIN D, DACKIS CA, POTTASH AC, SWEENEY D, GOLD MS (1983) Urinary excretion of noradrenaline metabolite decreased in panic disorder [letter]. Lancet 2: 740–741.

HAMRE P, DAHL AA, MALT UF (1994) Public attitudes to the quality of psychiatric treatment, psychiatric patients, and prevalence of mental disorders. Nord J Psychiatry 48: 275–281.

HAND I, ANGENENDT J, FISCHER M, WILKE C (1986) Exposure in vivo with panic management for agoraphobia. In: I. Hand H.-U. Wittchen (Hrsg.). Panic and phobias. Berlin Heidelberg New York Tokyo, Springer.

HAND I, LAMONTAGNE Y (1976) The exacerbation of interpersonal problems after rapid phobia removal. Psychotherapy: theory, research and practice 13: 405–411.

HAND I, LAMONTAGNE Y, MARKS I (1974) Group exposure (flooding) in vivo for agoraphobics. Br J Psychiatry 124: 588–602.

HANDLEY SL (1995) 5-Hydroxytryptamine pathways in anxiety and its treatment. Pharmacol Ther 66: 103–148.

HARLOW HF (1958) The nature of love. Am J Psychol 13: 673–686.

HARLOW HR, ZIMMERMANN RR (1959) Affectional responses in the infant monkey. Science 130: 421–432.

HARRIS EC, BARRACLOUGH B (1997) Suicide as an outcome for mental disorders. Br J Psychiatry 170: 205–228.

HARRIS EL, NOYES R, JR., CROWE RR, CHAUDHRY DR (1983) Family study of agoraphobia. Report of a pilot study. Arch Gen Psychiatry 40: 1061–1064.

HARRO J, VASAR E, BRADWEJN J (1993) CCK in animal and human research on anxiety. Trends Pharmacol Sci 14: 244–249.

HARTMAN N, KRAMER R, BROWN WT, DEVEREUX RB (1982) Panic disorder in patients with mitral valve prolapse. Am J Psychiatry 139: 669–670.

HAURI P, FRIEDMAN M, RAVARIS R, FISHER J (1985) Sleep in agoraphobia with panic attacks. In: M.H. Chase, D.J. McGinty R. Wilder-Jones (Hrsg.). Sleep research, vol 14. Los Angeles, BIS/BRS.

HEGEL MT, RAVARIS CL, AHLES TA (1994) Combined cognitive-behavioral and time-limited alprazolam treatment of panic disorder. Behav Ther 25: 183–195.

HEIM C, OWENS MJ, PLOTSKY PM, NEMEROFF CB (1997) Persistent changes in corticotropin-releasing factor systems due to early life stress: relationship to the pathophysiology of major depression and post-traumatic stress disorder. Psychopharmacol Bull 33: 185–192.

HELLHAMMER DH, GUTBERLET I, KONERMANN J, MÜLLER U, ROLF L (1988) Effects of benzodiazepam on salivary cortisol under experimental stress. In: D.H. Hellhammer, H. Lewistin (Hrsg.). Neurobiological approaches (pp. 413–416). Bern, Huber.

HENDRIE CA, NEILL JC, SHEPHERD JK, DOURISH CT (1993) The effects of CCKA and CCKB antagonists on activity in the black/white exploration model of anxiety in mice. Physiol Behav 54: 689–693.

HENINGER GR, CHARNEY DS, STERNBERG DE (1984) Serotonergic function in depression. Prolactin response to intravenous tryptophan in depressed patients and healthy subjects. Arch Gen Psychiatry 41: 398–402.

HENRIKSSON MM, ISOMETSA ET, KUOPPASALMI KI, HEIKKINEN ME, MARTTUNEN MJ, LONNQVIST JK (1996) Panic disorder in completed suicide. J Clin Psychiatry 57: 275–281.

HERBIG R (1949) Der griechische Bocksgott. Versuch einer Monographie. Frankfurt, Vittorio Klostermann

HERMAN JP, PREWITT CM, CULLINAN WE (1996) Neuronal circuit regulation of the hypothalamo-pituitary-adrenocortical stress axis. Crit Rev Neurobiol 10: 371–394.

HEUSER I, YASSOURIDIS A, HOLSBOER F (1994) The combined dexamethasone/CRH test: a refined laboratory test for psychiatric disorders. J Psychiatr Res 28: 341–356.

HIMADI WG, CERNY JA, BARLOW DH, COHEN S, O'BRIEN GT (1986) The relationship of marital adjustment to agoraphobia treatment outcome. Behav Res Ther 24: 107–115.

HJORTH S (1993) Serotonin 5-HT1A autoreceptor blockade potentiates the ability of the 5-HT reuptake inhibitor citalopram to increase nerve terminal output of 5-HT in vivo: a microdialysis study. J Neurochem 60: 776–779.

HOEHN-SARIC R, MCLEOD DR, HIPSLEY PA (1993) Effect of fluvoxamine on panic disorder. J Clin Psychopharmacol 13: 321–326.

HOFFART A (1995) A comparison of cognitive and guided mastery therapy of agoraphobia. Behav Res Ther 33: 423–434.

HOFFART A, DUE MADSEN J, LANDE B, GUDE T, BILLE H, TORGERSEN S (1993) Clomipramine in the treatment of agoraphobic inpatients resistant to behavioral therapy. J Clin Psychiatry 54: 481–487.

HOFFART A, MARTINSEN EW (1990) Exposure-based integrated vs. pure psychodynamic treatment of agoraphobic inpatients. Psychotherapy 27: 210–218.

HOFFMANN SO (1993) [Founding a work group. "Operationalized psychodynamic diagnosis"]. Z Psychosom Med Psychoanal 39: 89–90.

HOFFMANN SO, BASSLER M (1995) Psychodynamik und Psychotherapie von Angsterkrankungen. Z Ärztl Fortbild Jena 89: 127–132.

HOFFMANN SO, HOCHAPFEL G (1999) Neurosenlehre, psychotherapeutische und psychosomatische Medizin. Stuttgart, Schattauer

HOLLANDER E, LIEBOWITZ MR, GORMAN JM, COHEN B, FYER A, KLEIN DF (1989) Cortisol and sodium lactate-induced panic. Arch Gen Psychiatry 46: 135–140.

HOLM S (1979) A simple sequentially rejective multiple test procedure. Scand J Statistics 6: 65–70.

HOLSBOER F (1999) The rationale for corticotropin-releasing hormone receptor (CRH-R) antagonists to treat depression and anxiety. J Psychiatr Res 33: 181–214.

HOLSBOER F, SPENGLER D, HEUSER I (1992) The role of corticotropin-releasing hormone in the pathogenesis of Cushing's disease, anorexia nervosa, alcoholism, affective disorders and dementia. Prog Brain Res 93: 385–417.

HOLSBOER F, VON BARDELEBEN U, BULLER R, HEUSER I, STEIGER A (1987) Stimulation response to corticotropin-releasing hormone (CRH) in patients with depression, alcoholism and panic disorder. Horm Metab Res Suppl 16: 80–88.

HORESH N, AMIR M, KEDEM P, GOLDBERGER Y, KOTLER M (1997) Life events in childhood, adolescence and adulthood and the relationship to panic disorder. Acta Psychiatr Scand 96: 373–378.

HOYER D, MARTIN G (1997) 5-HT receptor classification and nomenclature: towards a harmonization with the human genome. Neuropharmacology 36: 419–428.

HSIAO JK, POTTER WZ (1990) Mechanisms of action of antipanic drugs. In: C. Ballenger (Hrsg.). Clinical aspects of panic disorder (pp. 239–317). New York, Alan R. Liss.

HSU LM (1995) Regression toward the mean associated with measurement error and the identification of improvement and deterioration in psychotherapy. J Consult Clin Psychol 63: 141–144.

HUMBLE M, WISTEDT B (1992) Serotonin, panic disorder and agoraphobia: short-term and long-term efficacy of citalopram in panic disorders. Int Clin Psychopharmacol 6 Suppl 5: 21–39.

INOUE T, TSUCHIYA K, KOYAMA T (1994) Regional changes in dopamine and serotonin activation with various intensity of physical and psychological stress in the rat brain. Pharmacol Biochem Behav 49: 911–920.

INSEL TR, GOODWIN FK (1983) The dexamethasone suppression test: promises and problems of diagnostic laboratory tests in psychiatry. Hosp Community Psychiatry 34: 1131–1138.

INY LJ, PECKNOLD J, SURANYI CADOTTE BE, BERNIER B, LUTHE L, NAIR NP, MEANEY MJ (1994) Studies of a neurochemical link between depression, anxiety, and stress from [3H]imipramine and [3H]paroxetine binding on human platelets. Biol Psychiatry 36: 281–291.

IRWIN J, AHLUWALIA P, ZACHARKO RM, ANISMAN H (1986) Central norepinephrine and plasma corticosterone following acute and chronic stressors: influence of social isolation and handling. Pharmacol Biochem Behav 24: 1151–1154.

ISHIGURO H, ARINAMI T, YAMADA K, OTSUKA Y, TORU M, SHIBUYA H (1997) An association study between a transcriptional polymorphism in the serotonin transporter gene and panic disorder in a Japanese population. Psychiatry Clin Neurosci 51: 333–335.

ITO T, INOUE Y, SUGIHARA T, YAMADA H, KATAYAMA S, KAWAHARA R (1999) Autonomic function in the early stage of panic disorder: power spectral analysis of heart rate variability. Psychiatry Clin Neurosci 53: 667–672.

JABOURIAN AP, ERLICH M, DESVIGNES C, EL HADJAM M, BITTON R (1992) Panic attacks and 24-hour ambulatory EEG monitoring. Ann Med Psychol Paris 150: 240–244 discussion 245.

JACOBSON E (1938) Progressive relaxation. Chicago, University Press

JACOBSON NS, WILSON L, TUPPER C (1988) The clinical significance of treatment gains resulting from exposure-based interventions for agoraphobia – a reanalysis of outcome data. Behav Ther 19: 539–554.

JANOWSKY D, RISCH S (1984) Cholinomimetic and anticholinergic drugs used to investigate and acetylcholine hypothesis of affective disorders and stress. Drug Devel Res 4: 125–142.

JANSSON L, ÖST L (1982) Behavioral treatment for agoraphobia – an evaluative review. Clin Psych Rev 2: 311–336.

JENSEN CF, KELLER TW, PESKIND ER, MCFALL ME, VEITH RC, MARTIN D, WILKINSON CW, RASKIND MA (1997) Behavioral and neuroendocrine responses to sodium lactate infusion in subjects with posttraumatic stress disorder. Am J Psychiatry 154: 266–268.

JOHNSON J, WEISSMAN MM, KLERMAN GL (1990) Panic disorder, comorbidity, and suicide attempts. Arch Gen Psychiatry 47: 805–808.

JOHNSON MR, LYDIARD RB (1995) The neurobiology of anxiety disorders. Psychiatr Clin North Am 18: 681–725.

JOHNSON MR, LYDIARD RB, BALLENGER JC (1995) Panic disorder. Pathophysiology and drug treatment. Drugs 49: 328–344.

JOHNSTON D, TROYER I, WHITSETT S (1988) Clomipramine treatment of agoraphobic women. An eight-week controlled trial. Arch Gen Psychiatry 45: 453–459

JORM AF, HENDERSON AS, JACOMB PA, CHRISTENSEN H, KORTEN AE, RODGERS B, TAN X, EASTEAL S (1998) An association study of a functional polymorphism of the serotonin transporter gene with personality and psychiatric symptoms. Mol Psychiatry 3: 449–451.

JORM AF, KORTEN AE, JACOMB PA, CHRISTENSEN H, RODGERS B, POLLITT P (1997) Public beliefs about causes and risk factors for depression and schizophrenia. Soc Psychiatry Psychiatr Epidemiol 32: 143–148.

JUDD FK, APOSTOLOPOULOS M, BURROWS GD, NORMAN TR (1994) Serotonergic function in panic disorder: endocrine responses to D-fenfluramine. Prog Neuropsychopharmacol Biol Psychiatry 18: 329–337.

JUDD FK, NORMAN TR, BURROWS GD, MCINTYRE IM (1987) The dexamethasone suppression test in panic disorder. Pharmacopsychiatry 20: 99–101.

KAHN RS, ASNIS GM, WETZLER S, VAN PRAAG HM (1988a) Neuroendocrine evidence for serotonin receptor hypersensitivity in panic disorder. Psychopharmacology Berl 96: 360–364.

KAHN RS, VAN PRAAG HM, WETZLER S, ASNIS GM, BARR G (1988b) Serotonin and anxiety revisited. Biol Psychiatry 23:189–208.

KAHN RS, WESTENBERG HG, VERHOEVEN WM, GISPEN DE WIED CC, KAMERBEEK WD (1987) Effect of a serotonin precursor and uptake inhibitor in anxiety disorders; a double-blind comparison of 5-hydroxytryptophan, clomipramine and placebo. Int Clin Psychopharmacol 2: 33–45.

KAITIN KI, BLIWISE DL, GLEASON C, NINO-MURCIA G, DEMENT WC, LIBET B (1986) Sleep disturbance produced by electrical stimulation of the locus coeruleus in a human subject. Biol Psychiatry 21: 710–716.

KANDEL ER (1999) Biology and the future of psychoanalysis: a new intellectual framework of psychiatry revisited. Am J Psychiatry 156: 505–524.

KANT GJ, LEU JR, ANDERSON SM, MOUGEY EH (1987) Effects of chronic stress on plasma corticosterone, ACTH and prolactin. Physiol Behav 40: 775–779.

KASCHKA W, FEISTEL H, EBERT D (1995) Reduced benzodiazepine receptor binding in panic disorders measured by iomazenil SPECT. J Psychiatr Res 29: 427–434.

KATERNDAHL DA (1993) Panic and prolapse. Meta-analysis. J Nerv Ment Dis 181: 539–544.

KATERNDAHL DA, REALINI JP (1993) Lifetime prevalence of panic states. Am J Psychiatry 150: 246–249.

KATO T, WANG ZW, ZOEGA T, CROWE RR (1996) Missense mutation of the cholecystokinin B receptor gene: lack of association with panic disorder. Am J Med Genet 67: 401–405.

KATON W (1984) Panic disorder and somatization. Review of 55 cases. Am J Med 77: 101–106.

KATON WJ, VON KORFF M, LIN E (1992) Panic disorder: relationship to high medical utilization. Am J Med 92: 7s–11s.

KATSCHNIG H, AMERING M (1990) Panic attacks and panic disorder in cross-cultural perspective. Front Clin Neurosci 9: 67–80.

KATSCHNIG H, AMERING M, STOLK JM, ET AL. (1995) Long-term follow-up after a drug trial for panic disorder. Br J Psychiatry 167: 487–494.

KATSURAGI S, KUNUGI H, SANO A, TSUTSUMI T, ISOGAWA K, NANKO S, AKIYOSHI J (1999) Association between serotonin transporter gene polymorphism and anxiety-related traits. Biol Psychiatry 45: 368–370.

KECK PE, JR., TAYLOR VE, TUGRUL KC, McELROY SL, BENNETT JA (1993) Valproate treatment of panic disorder and lactate-induced panic attacks. Biol Psychiatry 33: 542–546.

KEIJSERS PJ, HOOGDUIN AL, SCHAAP PDR (1994) Prognostic factors in the behavioral treatment of panic disorder with and without agoraphobia. Behav Ther 25: 689–708.

KELLNER M, HERZOG L, YASSOURIDIS A, HOLSBOER F, WIEDEMANN K (1995) Possible role of atrial natriuretic hormone in pituitary-adrenocortical unresponsiveness in lactate-induced panic. Am J Psychiatry 152: 1365–1367.

KELLNER M, KNAUDT K, JAHN H, HOLSBOER F, WIEDEMANN K (1998) Atrial natriuretic hormone in lactate-induced panic attacks: mode of release and endocrine and pathophysiological consequences. J Psychiatr Res 32: 37–48.

KELLNER M, WIEDEMANN K (1998) Nonresponse of adrenocorticotropic hormone in first-ever lactate-induced panic attacks in healthy volunteers [letter]. Arch Gen Psychiatry 55: 85–86.

KENDLER KS, BULIK CM, SILBERG J, HETTEMA JM, MYERS J, PRESCOTT CA (2000) Childhood sexual abuse and adult psychiatric and substance use disorders in women: an epidemiological and cotwin control analysis. Arch Gen Psychiatry 57: 953–959.

KENDLER KS, NEALE MC, KESSLER RC, HEATH AC, EAVES LJ (1992a) Childhood parental loss and adult psychopathology in women. A twin study perspective. Arch Gen Psychiatry 49: 109–116.

KENDLER KS, NEALE MC, KESSLER RC, HEATH AC, EAVES LJ (1992b) The genetic epidemiology of phobias in women. The interrelationship of agoraphobia, social phobia, situational phobia, and simple phobia. Arch Gen Psychiatry 49: 273–281.

KENDLER KS, NEALE MC, KESSLER RC, HEATH AC, EAVES LJ (1993) Panic disorder in women: a population-based twin study. Psychol Med 23: 397–406.

KENNEDY JL, BRADWEJN J, KOSZYCKI D, KING N, CROWE R, VINCENT J, FOURIE O (1999) Investigation of cholecystokinin system genes in panic disorder. Mol Psychiatry 4: 284–285.

KENNETT GA (2001) Serotonin receptors and their function. http:/ /wwwtocriscom/ serotpdf

KENT JM, PAPP LA, MARTINEZ JM, BROWNE ST, COPLAN JD, KLEIN DF, GORMAN JM (2001) Specificity of panic response to CO_2 inhalation in panic disorder: A comparison with major depression and premenstrual dysphoric disorder. Am J Psychiatry 158: 58–67.

KERR J, DALTON J, GLIEBE P (1937) Some physical phenomena associated with the anxiety states and their relation to hyperventilation. Ann Intern Med 11: 961–992.

KESSLER RC, McGONAGLE KA, ZHAO S, NELSON CB, HUGHES M, ESHLEMAN S, WITTCHEN HU, KENDLER KS (1994) Lifetime and 12-month prevalence of DSM-III-R psychiatric disorders in the United States. Results from the National Comorbidity Survey. Arch Gen Psychiatry 51: 8–19.

KIM JJ, FANSELOW MS (1992) Modality-specific retrograde amnesia of fear. Science 256: 675–677.

KIRSCHBAUM C, HELLHAMMER D (1989a) Salivary cortisol and behavior: an overview. Neuropsychobiology 22: 150–169.

KIRSCHBAUM C, HELLHAMMER D (1989b) Salivary cortisol in psychobiological research: an overview. Neuropsychobiol 22: 150–169.

KLEIJNEN J, DE CRAEN J, VAN EVERDINGEN J, KROL L (1994) Placebo effect in double-blind clinical trials – a review of interactions with medications. Lancet 344: 1347–1349.

KLEIN D (1964) Delineation of two drug-responsive anxiety syndromes. Psychopharmacology 5: 397–408.

KLEIN D, FINK M (1962) Psychiatric reaction patterns to imipramine. Am J Psychiatry 119: 432–438.

KLEIN D, ZITRIN C, WOERNER M, ROSS D (1983) Treatment of phobias II. Behavior therapy and supportive psychotherapy – Are there any specific ingredients? Arch Gen Psychiatry 40: 139–145.

KLEIN DF (1987) Anxiety reconceptualized. Gleaning from pharmacological dissection – early experience with imipramine and anxiety. Mod Probl Pharmacopsychiatry 22: 1–35.

KLEIN DF (1993) False suffocation alarms, spontaneous panics, and related conditions. An integrative hypothesis. Arch Gen Psychiatry 50: 306–317.

KLEIN DF, MANNUZZA S, CHAPMAN T, FYER AJ (1992) Child panic revisited. J Am Acad Child Adolesc Psychiatry 31: 112–114; discussion 114–116.

KLEIN E, UHDE TW (1988) Controlled study of verapamil for treatment of panic disorder. Am J Psychiatry 145: 431–434.

KLEIN E, ZOHAR J, GERACI MF, MURPHY DL, UHDE TW (1991) Anxiogenic effects of m-CPP in patients with panic disorder: comparison to caffeine's anxiogenic effects. Biol Psychiatry 30: 973–984.

KLERMAN G, HIRSCHFELD M, AL WME (1993) Panic anxiety and its treatments. Washington, DC, American Psychiatric Press

KLERMAN GL, WEISSMAN MM, OUELLETTE R, JOHNSON J, GREENWALD S (1991) Panic attacks in the community. Social morbidity and health care utilization. J 265: 742–746.

KLOSKO JS, BARLOW DH, TASSINARI R, CERNY JA (1990) A comparison of alprazolam and behavior therapy in treatment of panic disorder. J Consult Clin Psychol 58: 77–84.

KLÜVER H, BUCY PC (1938) J Psychol 5: 33–54.

KNOWLES JA, FYER AJ, VIELAND VJ, ET AL. (1998) Results of a genome-wide genetic screen for panic disorder. Am J Med Genet 81: 139–147.

KOENIGSBERG HW, POLLAK CP, FINE J, KAKUMA T (1994) Cardiac and respiratory activity in panic disorder: effects of sleep and sleep lactate infusions. Am J Psychiatry 151: 1148–1152.

KOHL F (1996) 100 Jahre "Angstneurose". Psycho 22: 527–532.

KÖNIG K (1996) Angst und Persönlichkeit. Das Konzept vom steuernden Objekt und seine Anwendungen. 5. Aufl. Göttingen, Zürich, Vandenhoeck und Ruprecht

KRAMER M (1979) Dream disturbances. Psychiatr Ann 9: 366–376.

KRAMER MS, CUTLER NR, BALLENGER JC, ET AL. (1995) A placebo-controlled trial of L-365,260, a CCKB antagonist, in panic disorder. Biol Psychiatry 37: 462–466.

KRAUS RP (1989) Postpartum anxiety disorder [letter; comment]. J Clin Psychiatry 50: 268–269.

KRÜGER MB, DAHL AA (1999) The efficacy and safety of moclobemide compared to clomipramine in the treatment of panic disorder. Euro Archi Psychiatry Clin Neurosci 249 Suppl 1: S19–24.

KRYSTAL JH, NIEHOFF DEUTSCH D, CHARNEY DS (1996) The biological basis of panic disorder. J Clin Psychiatry 57: 23–33.

KUBOKI T, SUEMATSU H (1992) [Panic disorder]. Nippon Rinsho 50: 2773–2782.

KUHAR MJ (1986) Neuroanatomical substrate of anxiety: a brief survey. Trends Neurosci (July): 307–311.

KUHN R (1957) Über die Behandlung depressiver Zustände mit einem Iminodibenzyl-Derivat (G22 355). Schweiz Med Wochenschr 87: 1135–1140.

KUIKKA JT, PITKANEN A, LEPOLA U, ET AL. (1995) Abnormal regional benzodiazepine receptor uptake in the prefrontal cortex in patients with panic disorder. Nucl Med Commun 16: 273–280.

KUSHNER MG, BEITMAN BD (1990) Panic attacks without fear: an overview. Behav Res Ther 28: 469–479.

LAAKMANN G, BLASCHKE D, EISSNER HJ, HIPPIUS H (1988) Niedrig dosierte Neuroleptika in der Behandlung von Angstzuständen – Ergebnisse einer Ambulanzstudie.

In: H. Hippius, G. Laakmann (Hrsg.). Therapie mit Neuroleptika – Niedrigdosie-
rung (pp. 60–66). Erlangen, Perimed.

LaBar KS, Gatenby JC, Gore JC, LeDoux JE, Phelps EA (1998) Human amygdala
activation during conditioned fear acquisition and extinction: a mixed-trial fMRI
study. Neuron 20: 937–945.

Laidlaw JD, Khin Maung Z (1993) Epilepsy mistaken for panic attacks in an adoles-
cent girl. BMJ 306: 709–710.

Landman JT, Dawes RM (1982) Psychotherapy outcome. Smith and Glass' conclusions
stand up under scrutiny. Am Psychol 37: 504–516.

Last CG, Barlow DH, O'Brien GT (1984) Precipitants of agoraphobia: role of stressful
life events. Psychol Rep 54: 567–570.

Lazarus A (1961) Grouptherapy of phobic disorders by systematic desensitization.
J Abnorm Soc Psychol 63: 504–510.

Leckman JF, Weissman MM, Merikangas KR, Pauls DL, Prusoff BA (1983) Panic
disorder and major depression. Increased risk of depression, alcoholism, panic, and
phobic disorders in families of depressed probands with panic disorder. Arch Gen
Psychiatry 40: 1055–1060.

Leckman JF, Weissman MM, Merikangas KR, Pauls DL, Prusoff BA, Kidd KK
(1985) Major depression and panic disorder: a family study perspective. Psychopharmacol Bull 21: 543–545.

Lecrubier Y, Bakker A, Dunbar G, Judge R (1997) A comparison of paroxetine, clomipramine and placebo in the treatment of panic disorder. Collaborative Paroxetine
Panic Study Investigators. Acta Psychiatr Scand 95: 145–152.

Lecrubier Y, Judge R (1997) Long-term evaluation of paroxetine, clomipramine and
placebo in panic disorder. Collaborative Paroxetine Panic Study Investigators. Acta
Psychiatr Scand 95: 153–160.

LeDoux JE (1994) Emotion, memory and the brain. Sci Am 270: 50–57.

LeDoux JE (1996) The Emotional Brain: The mysterious underpinnings of emotional
life. New York, Simon & Schuster

LeDoux JE, Cicchetti P, Xagoraris A, Romanski LM (1990) The lateral amygdaloid
nucleus: sensory interface of the amygdala in fear conditioning. J Neurosci 10:
1062–1069.

LeDoux JE, Iwata J, Cicchetti P, Reis DJ (1988) Different projections of the central
amygdaloid nucleus mediate autonomic and behavioral correlates of conditioned
fear. J Neurosci 8: 2517–2529.

Lee DO, Helmers SL, Steingard RJ, DeMaso DR (1997) Case study: seizure disorder
presenting as panic disorder with agoraphobia. J Am Acad Child Adolesc Psychiatry
36: 1295–1298.

Lee YJ, Curtis GC, Weg JG, Abelson JL, Modell JG, Campbell KM (1993) Panic
attacks induced by doxapram. Biol Psychiatry 33: 295–297.

Lelliott P, Bass C (1990) Symptom specificity in patients with panic. Br J Psychiatry
157: 593–597.

Lelliott P, Marks I, McNamee G, Tobena A (1989) Onset of panic disorder with
agoraphobia. Toward an integrated model. Arch Gen Psychiatry 46: 1000–1004.

Leon AC, Portera L, Weissman MM (1995) The social costs of anxiety disorders. Br J
Psychiatry Suppl 27: 19–22.

Lépine JP, Chignon JM, Teherani M (1993) Suicide attempts in patients with panic
disorder. Arch Gen Psychiatry 50: 144–149.

Lepola U, Heikkinen H, Rimon R, Riekkinen P (1990a) Clinical evaluation of alprazolam in patients with panic disorder a double-blind comparison with imipramine.
Human Psychopharmacol 5: 159–163.

Lepola U, Nousiainen U, Puranen M, Riekkinen P, Rimon R (1990b) EEG and CT
findings in patients with panic disorder. Biol Psychiatry 28: 721–727.

LEPOLA UM, WADE AG, LEINONEN EV, KOPONEN HJ, FRAZER J, SJODIN I, PENTTINEN JT, PEDERSEN T, LEHTO HJ (1998) A controlled, prospective, 1-year trial of citalopram in the treatment of panic disorder. J Clin Psychiatry 59: 528–534.

LESCH KP, BENGEL D, HEILS A, ET AL. (1996) Association of anxiety-related traits with a polymorphism in the serotonin transporter gene regulatory region. Science 274: 1527–1531.

LESCH KP, WIESMANN M, HOH A, MULLER T, DISSELKAMP TIETZE J, OSTERHEIDER M, SCHULTE HM (1992) 5-HT1A receptor-effector system responsivity in panic disorder. Psychopharmacology Berl 106: 111–117.

LESSER IM, RUBIN RT, RIFKIN A, SWINSON RP, BALLENGER JC, BURROWS GD, DUPONT RL, NOYES R, PECKNOLD JC (1989) Secondary depression in panic disorder and agoraphobia. II. Dimensions of depressive symptomatology and their response to treatment. J Affect Disord 16: 49–58.

LEVIN AP, DORAN AR, LIEBOWITZ MR, FYER AJ, GORMAN JM, KLEIN DF, PAUL SM (1987) Pituitary adrenocortical unresponsiveness in lactate-induced panic. Psychiatry Res 21: 23–32.

LEVINE S, WIENER SG, COE CL (1993) Temporal and social factors influencing behavioral and hormonal responses to separation in mother and infant squirrel monkeys. Psychoneuroendocrinology 18: 297–306.

LEVY LH (1963) Psychological interpretation. New York, Holt, Rinehart and Winston

LEY R (1989) Dyspneic-fear and catastrophic cognitions in hyperventilatory panic attacks. Behav Res Ther 27: 549–554.

LIDREN DM, WATKINS PL, GOULD RA, CLUM GA, ASTERINO M, TULLOCH HL (1994) A comparison of bibliotherapy and group therapy in the treatment of panic disorder. J Consult Clin Psychol 62: 865–869.

LIEBERMAN JA, BRENNER R, LESSER M, COCCARO E, BORENSTEIN M, KANE JM (1983) Dexamethasone suppression tests in patients with panic disorder. Am J Psychiatry 140: 917–919.

LIEBOWITZ MR, FYER AJ, GORMAN JM, ET AL. (1984a) Lactate provocation of panic attacks. I. Clinical and behavioral findings. Arch Gen Psychiatry 41: 764–770.

LIEBOWITZ MR, FYER AJ, GORMAN JM, DILLON D, DAVIES S, STEIN JM, COHEN BS, KLEIN DF (1985a) Specificity of lactate infusions in social phobia versus panic disorders. Am J Psychiatry 142: 947–950.

LIEBOWITZ MR, GORMAN JM, FYER AJ, DILLON DJ, KLEIN DF (1984b) Effects of naloxone on patients with panic attacks. Am J Psychiatry 141: 995–997.

LIEBOWITZ MR, GORMAN JM, FYER AJ, ET AL. (1985b) Lactate provocation of panic attacks. II. Biochemical and physiological findings. Arch Gen Psychiatry 42: 709–719.

LIPSITZ JD, MARTIN LY, MANNUZZA S, CHAPMAN TF, LIEBOWITZ MR, KLEIN DF, FYER AJ (1994) Childhood separation anxiety disorder in patients with adult anxiety disorders. Am J Psychiatry 151: 927–929.

LIU D, DIORIO J, TANNENBAUM B, ET AL. (1997) Maternal care, hippocampal glucocorticoid receptors, and hypothalamic-pituitary-adrenal responses to stress. Science 277: 1659–1662.

LOERCH B, GRAF-MORGENSTERN M, HAUTZINGER M, SCHLEGEL S, HAIN C, SANDMANN J, BENKERT O (1999) Randomised placebo-controlled trial of moclobemide, cognitive- behavioural therapy and their combination in panic disorder with agoraphobia. Br J Psychiatry 174: 205–212.

LONDBORG PD, WOLKOW R, SMITH WT, DuBOFF E, ENGLAND D, FERGUSON J, ROSENTHAL M, WEISE C (1998) Sertraline in the treatment of panic disorder – A multisite, double-blind, placebo-controlled, fixed-dose investigation. Br J Psychiatry 173: 54–60.

LOPEZ AL, KATHOL RG, NOYES R, JR. (1990) Reduction in urinary free cortisol during benzodiazepine treatment of panic disorder. Psychoneuroendocrinology 15: 23–28.

LUBORSKY L (1988) Einführung in die analytische Psychotherapie. Berlin Heidelberg New York Tokyo, Springer

LUBORSKY L, SINGER B, LUBORSKY L (1975) Comparative studies of psychotherapies. Is it true that "everyone has won and all must have prizes"? Arch Gen Psych 32: 995–1008.

LUM M, FONTAINE R, ELIE R, ONTIVEROS A (1990) Divalproex sodium's antipanic effect in panic disorder: a placebo-controlled study. Biol Psychiatry 27: 164A–165A.

LUNDH LG, CZYZYKOW S, OST LG (1997) Explicit and implicit memory bias in panic disorder with agoraphobia. Behav Res Ther 35: 1003–1014.

LUNDH LG, THULIN U, CZYZYKOW S, OST LG (1998) Recognition bias for safe faces in panic disorder with agoraphobia. Behav Res Ther 36: 323–337.

LUNDH LG, WIKSTROM J, WESTERLUND J, OST LG (1999) Pre-attentive bias for emotional information in panic disorder with agoraphobia. J Abnorm Psychol 108: 222–232.

LYDIARD RB, BALLENGER JC, LARAIA MT, FOSSEY MD, BEINFELD MC (1992a) CSF cholecystokinin concentrations in patients with panic disorder and in normal comparison subjects. Am J Psychiatry 149: 691–693.

LYDIARD RB, LESSER IM, BALLENGER JC, RUBIN RT, LARAIA M, DUPONT R (1992b) A fixed-dose study of alprazolam 2 mg, alprazolam 6 mg, and placebo in panic disorder. J Clin Psychopharmacol 12: 96–103.

LYDIARD RB, MORTON WA, EMMANUEL NP, ZEALBERG JJ, LARAIA MT, STUART GW, PM ON, BALLENGER JC (1993) Preliminary report: placebo-controlled, double-blind study of the clinical and metabolic effects of desipramine in panic disorder. Psychopharmacol Bull 29: 183–188.

MADDEN JT, AKIL H, PATRICK RL, BARCHAS JD (1977) Stress-induced parallel changes in central opioid levels and pain responsiveness in the rat. Nature 265: 358–360.

MAIER W, BULLER R (1988) One-year follow-up of panic disorder. Outcome and prognostic factors. Eur Arch Psychiatry Neurol Sci 238: 105–109.

MAIER W, LICHTERMANN D, MINGES J, OEHRLEIN A, FRANKE P (1993) A controlled family study in panic disorder. J Psychiatr Res 27 Suppl 1: 79–87.

MAIER W, LINDEN M, SARTORIUS N (1996) Psychische Erkrankungen in der Allgemeinpraxis. Ergebnisse und Schlußfolgerungen einer WHO-Studie. Deutsches Ärzteblatt 93: 47–50.

MAIER W, MINGES J, LICHTERMANN D (1995) The familial relationship between panic disorder and unipolar depression. J Psychiatr Res 29: 375–388.

MAIER W, ROSENBERG R, ARGYLE N, BULLER R, ROTH M, BRANDON S, BENKERT O (1991) Subtyping panic disorder by major depression and avoidance behaviour and the response to active treatment. Eur Arch Psychiatry Clin Neurosci 241: 22–30.

MAJ M, ARIANO MG, ARENA F, KEMALI D (1984) Plasma cortisol, catecholamine and cyclic AMP levels, response to dexamethasone suppression test and platelet MAO activity in manic-depressive patients. A longitudinal study. Neuropsychobiol 11: 168–173.

MALIZIA AL, CUNNINGHAM VJ, BELL CJ, LIDDLE PF, JONES T, NUTT DJ (1998) Decreased brain GABA(A)-benzodiazepine receptor binding in panic disorder: preliminary results from a quantitative PET study. Arch Gen Psychiatry 55: 715–720.

MANN JJ, STANLEY M, MCBRIDE PA, MCEWEN BS (1986) Increased serotonin2 and beta-adrenergic receptor binding in the frontal cortices of suicide victims. Arch Gen Psychiatry 43: 954–959.

MARAZZITI D, ROTONDO A, MARTINI C, GIANNACCINI G, LUCACCHINI A, PANCIOLI GUADAGNUCCI ML, DIAMOND BI, BORISON R, CASSANO GB (1994) Changes in peripheral benzodiazepine receptors in patients with panic disorder and obsessive-compulsive disorder. Neuropsychobiol 29: 8–11.

MARGRAF J, BARLOW DH, CLARK DM, TELCH MJ (1993) Psychological treatment of panic: work in progress on outcome, active ingredients, and follow-up. Behav Res Ther 31: 1–8.

MARGRAF J, EHLERS A, ROTH WT (1986) Sodium lactate infusions and panic attacks: a review and critique. Psychosom Med 48: 23–51.

MARGRAF J, EHLERS A, ROTH WT, CLARK DB, SHEIKH J, AGRAS WS, TAYLOR CB (1991) How "blind" are double-blind studies? J Consult Clin Psychol 59: 184–187.

MARGRAF J, HOFFMANN SO (2000) Wissenschaftlicher Beirat Psychotherapie. Anwendungsbereiche von Psychotherapie bei Erwachsenen. Deutsches Ärzteblatt 97: B52–B56.

MARGRAF J, SCHNEIDER S (1989) Panik – Angstanfälle und ihre Behandlung.

MARGRAF J, TAYLOR B, EHLERS A, ROTH WT, AGRAS WS (1987) Panic attacks in the natural environment. J Nerv Ment Dis 175: 558–565.

MARKOWITZ JS, WEISSMAN MM, OUELLETTE R, LISH JD, KLERMAN GL (1989) Quality of life in panic disorder. Arch Gen Psychiatry 46: 984–992.

MARKS I (1983) Are there anticompulsive or antiphobic drugs? Review of the evidence. Br J Psychiatry 143: 338–347.

MARKS I (1999) Treatment of panic disorder [letter]. Am J Psychiatry 156: 1129–1130.

MARKS I, GELDER M (1965) A controlled retrospective study of behaviour therapy in phobic patients. Br J Psychiatry III: 561–573.

MARKS I, GRAY S, COHEN D, HILL R, MAWSON D, RAMM E, STERN R (1983) Imipramine and brief therapist-aided exposure in agoraphobics having self-exposure homework. Arch Gen Psychiatry 40: 153–162.

MARKS I, LADER M (1973) Anxiety states (anxiety neurosis) – a review. J Nerv Ment Dis 156: 3–18.

MARKS I, MATHEWS A (1987) Treatment for panic. Lancet 1: 805.

MARKS IM (1987) Fears, phobias and rituals. New York, Oxford, Oxford University Press

MARKS IM, BIRLEY JL, GELDER MG (1966) Modified leucotomy in severe agoraphobia: a controlled serial inquiry. Br J Psychiatry 112: 757–769.

MARKS IM, GELDER MG (1966) Different ages of onset in varieties of phobia. Am J Psychiatry 123: 218–221.

MARKS IM, SWINSON RP, BASOGLU M, ET AL. (1993) Alprazolam and exposure alone and combined in panic disorder with agoraphobia. A controlled study in London and Toronto. Br J Psychiatry 162: 776–787.

MARTIN C, CABROL S, BOUVARD MP, LEPINE JP, MOUREN-SIMEONI MC (1999) Anxiety and depressive disorders in fathers and mothers of anxious school-refusing children. J Am Acad Child Adolesc Psychiatry 38: 916–922.

MARTIN R, CLONINGER R, GUZE S, CLAYTON P (1985) Mortality in a follow-up of 500 psychiatric outpatients. I. Total mortality. Arch Gen Psych 42: 47–54.

MARTINEZ JM, PAPP LA, COPLAN JD, ANDERSON DE, MUELLER CM, KLEIN DF, GORMAN JM (1996) Ambulatory monitoring of respiration in anxiety. Anxiety 2: 296–302.

MARTINS AP, MARRAS RA, GUIMARAES FS (2000) Anxiolytic effect of a CRH receptor antagonist in the dorsal periaqueductal gray. Depress Anxiety 12: 99–101.

MAVISSAKALIAN M (1987) The placebo effect in agoraphobia. J Nerv Ment Dis 175: 95–99.

MAVISSAKALIAN M, HAMANN MS (1986) DSM-III personality disorder in agoraphobia. Compr Psychiatry 27: 471–479.

MAVISSAKALIAN M, MICHELSON L (1983) Agoraphobia: behavioral and pharmacological treatment (n = 49). Psychopharmacol Bull 19: 116–118.

MAVISSAKALIAN M, MICHELSON L (1986a) Agoraphobia – relative and combined effectiveness of therapist-assisted in vivo exposure and imipramine. J Clin Psych 47: 117–122.

MAVISSAKALIAN M, MICHELSON L (1986b) Two-year follow-up exposure and imipramine treatment of agoraphobia. Am J Psychiatry 143: 1106–1112.

MAVISSAKALIAN M, MICHELSON L, DEALY RS (1983a) Pharmacological treatment of agoraphobia: imipramine versus imipramine with programmed practice. Br J Psychiatry 143: 348–355.

MAVISSAKALIAN M, MICHELSON L, GREENWALD D, KORNBLITH S, GREENWALD M (1983b) Cognitive-behavioral treatment of agoraphobia – paradoxical invention vs self-statement training. Behav Res Ther 21: 75–86.

MAVISSAKALIAN M, PEREL J, BOWLER K, DEALY R (1987) Trazodone in the treatment of panic disorder and agoraphobia with panic attacks. Am J Psychiatry 144: 785–787.

MCEWEN B (1999a) The effects of stress on structural and functional plasticity in the hippocampus. In: D. Charney (Hrsg.). Neurobiology of mental illness (pp. 475–493). Oxford, Oxford Press.

MCEWEN BS (1999b) Stress and the aging hippocampus. Front-Neuroendocrinol 20: 49–70.

MCINTYRE IM, JUDD FK, MARRIOTT PM, BURROWS GD, NORMAN TR (1989) Plasma melatonin levels in affective states. Int J Clin Pharmacol Res 9: 159–164.

MCNAMARA ME (1993) Absence seizures associated with panic attacks initially misdiagnosed as temporal lobe epilepsy: the importance of prolonged EEG monitoring in diagnosis. J Psychiatry Neurosci 18: 46–48.

MCNAMARA ME, FOGEL BS (1990) Anticonvulsant-responsive panic attacks with temporal lobe EEG abnormalities. J Neuropsychiatry Clin Neurosci 2: 193–196.

MCNAMEE R, O'SULLIVAN G, LELLIOTT P, MARKS I (1989) Telephone-guided treatment for housebound agoraphobics with panic disorder – exposure vs relaxation. Behav Ther 20: 491–497.

MEANEY MJ, BHATNAGAR S, LAROCQUE S, MCCORMICK C, SHANKS N, SHARMA S, SMYTHE J, VIAU V, PLOTSKY PM (1993) Individual differences in the hypothalamic-pituitary-adrenal stress response and the hypothalamic CRF system. Ann N Y Acad Sci 697: 70–85.

MELLMAN TA, UHDE TW (1989) Electroencephalographic sleep in panic disorder. A focus on sleep-related panic attacks. Arch Gen Psychiatry 46: 178–184.

MELLMAN TA, UHDE TW (1990) Patients with frequent sleep panic: clinical findings and response to medication treatment. J Clin Psychiatry 51: 513–516.

MENTZOS SH (1994) Angstneurose. Frankfurt, Fischer

METZ A, SICHEL DA, GOFF DC (1988) Postpartum panic disorder. J Clin Psychiatry 49: 278–279.

MEYER T, BROOCKS A, BANDELOW B, HILLMER-VOGEL U, RÜTHER E (1998) Endurance training in panic patients: spiroergometric and clinical effects. Int J Sports Med 19: 496–502.

MICHELSON D, LYDIARD B, POLLACK MH, TAMURA RN, HOOG SL, TEPNER R, DEMITRACK MA, TOLLEFSON GD (1998) Outcome assessment and clinical improvement in panic disorder: Evidence from a randomized controlled trial of fluoxetine and placebo. Am J Psychiatry 155: 1570–1577.

MICHELSON L, MARCHIONE K, GREENWALD M, GLANZ L, TESTA S, MARCHIONE N (1990) Panic disorder: cognitive-behavioral treatment. Behav Res Ther 28: 141–151.

MICHELSON L, MAVISSAKALIAN M, MARCHIONE K (1988) Cognitive, behavioral, and psychophysiological treatments of agoraphobia – a comparative outcome investigation. Behav Ther 19: 97–120.

MICHELSON LK, MARCHIONE K (1991) Behavioral, cognitive, and pharmacological treatments of panic disorder with agoraphobia: critique and synthesis. J Consult Clin Psychol 59: 100–114.

MIDDLETON HC, ASHBY M, ROBBINS TW (1994) Reduced plasma noradrenaline and abnormal heart rate variability in resting panic disorder patients. Biol Psychiatry 36: 847–849.

MILROD B, SHEAR MK (1991) Dynamic treatment of panic disorder: a review. J Nerv Ment Dis 179: 741–743.

MILTON F, HAFNER J (1979) The outcome of behavior therapy for agoraphobia in relation to marital adjustment. Arch Gen Psychiatry 36: 807–811.

MODIGH K, WESTBERG P, ERIKSSON E (1992) Superiority of clomipramine over imipramine in the treatment of panic disorder: a placebo-controlled trial. J Clin Psychopharmacol 12: 251–261.

MÖLLER HJ, FUGER J, KASPER S (1994) Efficacy of new generation antidepressants: Meta-analysis of imipramine-controlled studies. Pharmacopsychiat 27: 215–223.

MOREAU D, WEISSMAN MM (1992) Panic disorder in children and adolescents: a review. Am J Psychiatry 149: 1306–1314.

MOREL B-A (1866) Du délire émotif – névrose du système nerveux ganglionnaire viscéral. Archives Générales de Médecine Avril: 385–402.

MORGAN MA, LEDOUX JE (1995) Differential contribution of dorsal and ventral medial prefrontal cortex to the acquisition and extinction of conditioned fear in rats. Behav Neurosci 109: 681–688.

MOROZ G, ROSENBAUM JF (1999) Efficacy, safety, and gradual discontinuation of clonazepam in panic disorder: a placebo-controlled, multicenter study using optimized dosages. J Clin Psychiatry 60: 604–612.

MORRIS JS, FRITH CD, PERRETT DI, ROWLAND D, YOUNG AW, CALDER AJ, DOLAN RJ (1996) A differential neural response in the human amygdala to fearful and happy facial expressions. Nature 383: 812–845.

MOWRER OH (1947) On the dual nature of learning as a reinterpretation of 'conditioning' and 'problemsolving'. 102–148.

MULLEN PE, MARTIN JL, ANDERSON JC, ROMANS SE, HERBISON GP (1993) Childhood sexual abuse and mental health in adult life. Br J Psychiatry 163: 721–732.

MUNCK A, GUYRE PM, HOLBROOK NJ (1984) Physiological functions of glucocorticoids in stress and their relation to pharmacological actions. Endocr Rev 5: 25–44.

MUNJACK DJ, CROCKER B, CABE D, ET AL. (1989) Alprazolam, propranolol, and placebo in the treatment of panic disorder and agoraphobia with panic attacks. J Clin Psychopharmacol 9: 22–27.

MUNJACK DJ, MOSS HB (1981) Affective disorder and alcoholism in families of agoraphobics. Arch Gen Psychiatry 38: 869–871.

MUNZEL U, BANDELOW B (1998) The use of parametric vs. nonparametric tests in the statistical evaluation of rating scales. Pharmacopsychiatry 31: 222–224.

NAGY LM, KRYSTAL JH, CHARNEY DS, MERIKANGAS KR, WOODS SW (1993) Long-term outcome of panic disorder after short-term imipramine and behavioral group treatment: 2.9-year naturalistic follow-up study. J Clin Psychopharmacol 13: 16–24.

NASHOLD BS, WILSON WP, SLAUGHTER G (1974) The midbrain and pain. In: J.J. Bonica (Hrsg.). Advances in neurology, vol 4: International Sympsoium on pain (pp. 191–196). New York, Raven Press.

NESSE RM, CAMERON OG, BUDA AJ, McCANN DS, CURTIS GC, HUBER SMITH MJ (1985) Urinary catecholamines and mitral valve prolapse in panic-anxiety patients. Psychiatry Res 14: 67–75.

NESSE RM, CAMERON OG, CURTIS GC, LEE M (1986) How antipanic drugs might work [letter]. Am J Psychiatry 143: 945.

NESSE RM, CAMERON OG, CURTIS GC, McCANN DS, HUBER SMITH MJ (1984) Adrenergic function in patients with panic anxiety. Arch Gen Psychiatry 41: 771–776.

NEWMAN MG, KENARDY J, HERMAN S, TAYLOR CB (1997) Comparison of palmtop-computer-assisted brief cognitive-behavioral treatment to cognitive-behavioral treatment for panic disorder. J Consult Clin Psychol 65: 178–183.

NIEUWENHUYS R, VOOGD J, VAN HUIJZEN C (1991) Das Zentralnervensystem des Menschen. Berlin Heidelberg New York Tokyo, Springer

NIH (1991) National Institutes of Health Consensus Development Conference Statement: Treatment of panic disorder September 25–27. 1–26.

NINAN PT, INSEL TM, COHEN RM, COOK JM, SKOLNICK P, PAUL SM (1982) Benzodiazepine receptor-mediated experimental "anxiety" in primates. Science 218: 1332–1334.

NORDAHL TE, SEMPLE WE, GROSS M, MELLMAN TA, STEIN MB, GOYER P, KING AC, UHDE TW, COHEN RM (1990) Cerebral glucose metabolic differences in patients with panic disorder. Neuropsychopharmacol 3: 261–272.

NORMAN TR, JUDD FK, STAIKOS V, BURROWS GD, McINTYRE IM (1990) High-affinity platelet [3H]LSD binding is decreased in panic disorder. J Affect Disord 19: 119–123.

NORTHCOTT CJ, STEIN MB (1994) Panic disorder in pregnancy. J Clin Psychiatry 55: 539–542.

NORTON RG, DORWARD J, COX BJ (1986) Factors associated with panic attacks in non-clinical subjects. Behav Res Ther 17: 239–252.

NOYES R, JR., ANDERSON DJ, CLANCY J, CROWE RR, SLYMEN DJ, GHONEIM MM, HINRICHS JV (1984) Diazepam and propranolol in panic disorder and agoraphobia. Arch Gen Psychiatry 41: 287–292.

NOYES R, JR., BURROWS GD, REICH JH, JUDD FK, GARVEY MJ, NORMAN TR, COOK BL, MARRIOTT P (1996) Diazepam versus alprazolam for the treatment of panic disorder. J Clin Psychiatry 57: 349–355.

NOYES R, JR., CROWE RR, HARRIS EL, HAMRA BJ, McCHESNEY CM, CHAUDHRY DR (1986) Relationship between panic disorder and agoraphobia. A family study. Arch Gen Psychiatry 43: 227–232.

NOYES R, JR., GARVEY MJ, COOK BL (1989) Follow-up study of patients with panic disorder and agoraphobia with panic attacks treated with tricyclic antidepressants. J Affect Disord 16: 249–257.

NUTT DJ (1989) Altered central alpha 2-adrenoceptor sensitivity in panic disorder. Arch Gen Psychiatry 46: 165–169.

NUTT DJ, FORSHALL S, BELL C, RICH A, SANDFORD J, NASH J, ARGYROPOULOS S (1999) Mechanisms of action of selective serotonin reuptake inhibitors in the treatment of psychiatric disorders. Eur Neuropsychopharmacol 9 Suppl 3: S81–86.

NUTT DJ, GLUE P, LAWSON C, WILSON S (1990) Flumazenil provocation of panic attacks. Evidence for altered benzodiazepine receptor sensitivity in panic disorder. Arch Gen Psychiatry 47: 917–925.

O'BRIEN GT, BARLOW DH (1984) Agoraphobia. In: S.M. Turner (Hrsg.). Behavioral theories and treatment of anxiety (pp. 143–85). New York, Plenum Press.

OEHRBERG S, CHRISTIANSEN PE, BEHNKE K, ET AL. (1995) Paroxetine in the treatment of panic disorder. A randomised, double-blind, placebo-controlled study. Br J Psychiatry 167: 374–379.

OHARA K, NAGAI M, SUZUKI Y, OCHIAI M (1998a) Association between anxiety disorders and a functional polymorphism in the serotonin transporter gene. Psychiatry Res 81: 277–279.

OHARA K, NAGAI M, SUZUKI Y, OCHIAI M (1998b) No association between anxiety disorders and catechol-O-methyltransferase polymorphism. Psychiatry Res 80: 145–148.

OHARA K, SUZUKI Y, OCHIAI M, TERADA H (2000) Polymorphism in the promoter region of the alpha(2A)-adrenergic receptor gene and panic disorders. Psychiatry Res 93: 79–82.

OLLENDICK TH, MATTIS SG, KING NJ (1993) Panic in children and adolescents: a review.

ONTIVEROS A, FONTAINE R, BRETON G, ELIE R, FONTAINE S, DERY R (1989) Correlation of severity of panic disorder and neuroanatomical changes on magnetic resonance imaging. J Neuropsychiatry Clin Neurosci 1: 404–408.

OPPENHEIM H (1911) Textbook of nervous diseases for physicians and students. New York, Stechert

ORENSTEIN H, PESKIND A, RASKIND MA (1988) Thyroid disorders in female psychiatric patients with panic disorder or agoraphobia. Am J Psychiatry 145: 1428–1430.

ÖST LG (1988) Applied relaxation vs progressive relaxation in the treatment of panic disorder. Behav Res Ther 26: 13–22.

ÖST LG, WESTLING BE (1995) Applied relaxation vs cognitive behavior therapy in the treatment of panic disorder. Behav Res Ther 33: 145–158.

ÖST LG, WESTLING BE, HELLSTROM K (1993) Applied relaxation, exposure in vivo and cognitive methods in the treatment of panic disorder with agoraphobia. Behav Res Ther 31: 383–394.

OTAKPOR AN (1987) A prospective study of panic disorder in a Nigerian psychiatric outpatient population. Acta Psychiatr Scand 76: 541–544.

PACAK K, PALKOVITS M, KOPIN IJ, GOLDSTEIN DS (1995) Stress-induced norepinephrine release in the hypothalamic paraventricular nucleus and pituitary-adrenocortical and sympathoadrenal activity: in vivo microdialysis studies. Front Neuroendocrinol 16: 89–150.

PALFREYMAN MG, MIR AK, KUBINA M, MIDDLEMISS DN, RICHARDS M, TRICKLEBANK MD, FOZARD JR (1986) Monoamine receptor sensitivity changes following chronic administration of MDL 72394, a site-directed inhibitor of monoamine oxidase. Eur J Pharmacol 130: 73–89.

PANDE AC, POLLACK MH, CROCKATT J, GREINER M, CHOUINARD G, LYDIARD RB, TAYLOR CB, DAGER SR, SHIOVITZ T (2000) Placebo-controlled study of gabapentin treatment of panic disorder. J Clin Psychopharmacol 20: 467–471.

PANKSEPP J, MEEKER R, BEAN NJ (1980) The neurochemical control of crying. Pharmacol Biochem Behav 12: 437–443.

PAPP LA, COPLAN JD, MARTINEZ JM, DE JESUS M, GORMAN JM (2000) Efficacy of open-label nefazodone treatment in patients with panic disorder. J Clin Psychopharmacol 20: 544–546.

PAPP LA, KLEIN DF, GORMAN JM (1993a) Carbon dioxide hypersensitivity, hyperventilation, and panic disorder. Am J Psychiatry 150: 1149–1157.

PAPP LA, KLEIN DF, MARTINEZ J, ET AL. (1993b) Diagnostic and substance specificity of carbon-dioxide-induced panic. Am J Psychiatry 150: 250–257.

PAPP LA, SINHA SS, MARTINEZ JM, COPLAN JD, AMCHIN J, GORMAN JM (1998) Low-dose venlafaxine treatment in panic disorder. Psychopharmacol Bull 34: 207–209.

PARIENTE PD, LEPINE JP, LELLOUCH J (1991) Lifetime history of panic attacks and epilepsy: an association from a general population survey [letter]. J Clin Psychiatry 52: 88–89.

PAULS DL, BUCHER KD, CROWE RR, NOYES R, JR. (1980) A genetic study of panic disorder pedigrees. Am J Hum Genet 32: 639–644.

PAULS DL, NOYES R, JR., CROWE RR (1979) The familial prevalence in second-degree relatives of patients with anxiety neurosis (panic disorder). J Affect Disord 1: 279–285.

PAVLOV IP (1927) Conditioned reflexes: an investigation of the physiological activity of the cerebral cortex. Anrep, G.V. (Hrsg.) (1960). New York, Boyer

PAYEUR R, LYDIARD RB, BALLENGER JC, LARAIA MT, FOSSEY MD, ZEALBERG J (1992) CSF diazepam-binding inhibitor concentrations in panic disorder. Biol Psychiatry 32: 712–716.

PAYKEL ES, MYERS JK, DIENELT MN, KLERMAN GL, LINDENTHAL JJ, PEPPER MP (1969) Life events and depression. A controlled study. Arch Gen Psychiatry 21: 753–760.

PECKNOLD J, LUTHE L, MUNJACK D, ALEXANDER P (1994) A double-blind, placebo-controlled, multicenter study with alprazolam and extended-release alprazolam in the treatment of panic disorder. J Clin Psychopharmacol 14: 314–321.

PECKNOLD JC (1990) Serotonin abnormalities in panic disorder. In: J.C. Ballenger (Hrsg.). Neurobiology of panic disorder New York, Wiley-Liss.

PECKNOLD JC, LUTHE L, SCOTT FLEURY MH, JENKINS S (1993) Gepirone and the treatment of panic disorder: an open study. J Clin Psychopharmacol 13: 145–149.

PERNA G, BERTANI A, ARANCIO C, RONCHI P, BELLODI L (1995) Laboratory response of patients with panic and obsessive-compulsive disorders to 35% CO_2 challenges. Am J Psychiatry 152: 85–89.

PERNA G, CALDIROLA D, ARANCIO C, BELLODI L (1997) Panic attacks: a twin study. Psychiatry Res 66: 69–71.

PERRY KW, FULLER RW (1992) Effect of fluoxetine on serotonin and dopamine concentration in microdialysis fluid from rat striatum. Life Sci 50: 1683–1690.

PERUGI G, DELTITO J, SORIANI A, MUSETTI L, PETRACCA A, NISITA C, MAREMMANI I, CASSANO GB (1988) Relationships between panic disorder and separation anxiety with school phobia. Compr Psychiatry 29: 98–107.

PETER H (2000) Die Bedeutung der Paarbeziehung in der verhaltenstherapeutischen Behandlung der Agoraphobie. Pschiatrische Klinik. Hamburg, Universität Hamburg.

PETER H, KAISER G, BARON G, BAUERMANN A, DAHME B, HAND I (1998) Interaktionsstile von Agoraphobikerinnen und deren Partnern. Verhaltensther 1998: 170–179.

PETTY F, KRAMER G, WILSON L (1992) Prevention of learned helplessness: in vivo correlation with cortical serotonin. Pharmacol Biochem Behav 43: 361–367.

PHILLIPS RG, LEDOUX JE (1992a) Differential contribution of amygdala and hippocampus to cued and contextual fear conditioning. Behav Neurosci 106: 274–285.

PHILLIPS RG, LEDOUX JE (1992b) Differential contribution of amygdala and hippocampus to cued and contextual fear conditioning. Behav Neurosci 106: 274–285.

PICHOT W, HANSENNE M, GONZALEZ MORENO A, ANSSEAU M (1995) Growth hormone response to apomorphine in panic disorder: comparison with major depression and normal controls. Eur Arch Psychiatry Clin Neurosci 245: 306–308.

PIERLOOT R, VINCK J (1978) Differential outcome of short-term dynamic psychotherapy and systematic desensitization in the treatment of anxious out-patients – a preliminary report. Psychol Belg 18: 87–98.

PIGOTT TA (1999) Gender differences in the epidemiology and treatment of anxiety disorders. J Clin Psychiatry 60: 4–15.

PITTS F, MCCLURE J (1967) Lactate metabolism in anxiety neurosis. New Engl J Med 277: 1329–1340.

PLOTSKY PM, MEANEY MJ (1993) Early, postnatal experience alters hypothalamic corticotropin-releasing factor (CRF) mRNA, median eminence CRF content and stress-induced release in adult rats. Brain Res Mol Brain Res 18: 195–200.

POHL R, BALON R, YERAGANI V, GERSHON S (1989) Serotonergic anxiolytics in the treatment of panic disorder – a controlled study with buspirone. Psychopathol 22 (Suppl): 60–67.

POHL R, ETTEDGUI E, BRIDGES M, LYCAKI H, JIMERSON D, KOPIN I, RAINEY JM (1987) Plasma MHPG levels in lactate and isoproterenol anxiety states. Biol Psychiatry 22: 1127–1136.

POHL R, YERAGANI V, BALON R, RAINEY J, LYCAKI H, ORTIZ A, BERCHOU R, WEINBERG P (1988) Isoproterenol-induced panic attacks. Biol Psychiatry 42: 891–902.

POHL RB, WOLKOW RM, CLARY CM (1998) Sertraline in the treatment of panic disorder: A double-blind multicenter trial. Am J Psychiatry 155: 1189–1195.

POLLACK M, TESAR G, ROSENBAUM J, SPIER S (1986) Clonazepam in the treatment of panic disorder and agoraphobia – a one-year follow-up. J Clin Psychopharmacol 6: 302–304.

POLLACK MH, OTTO MW, KASPI SP, HAMMERNESS PG, ROSENBAUM JF (1994) Cognitive behavior therapy for treatment-refractory panic disorder. J Clin Psychiatry 55: 200–205.

POLLACK MH, OTTO MW, ROSENBAUM JF, SACHS GS (1992) Personality disorders in patients with panic disorder: association with childhood anxiety disorders, early trauma, comorbidity, and chronicity. Compr Psychiat 33: 78–83.

POLLACK MH, OTTO MW, SABATINO S, MAJCHER D, WORTHINGTON JJ, MCARDLE ET, ROSENBAUM JF (1996a) Relationship of childhood anxiety to adult panic disorder: correlates and influence on course. Am J Psychiatry 153: 376–381.

POLLACK MH, OTTO MW, WORTHINGTON JJ, MANFRO GG, WOLKOW R (1998) Sertraline in the treatment of panic disorder: a flexible-dose multicenter trial. Arch Gen Psychiatry 55: 1010–1016.

POLLACK MH, WORTHINGTON JJ, 3RD, OTTO MW, MAKI KM, SMOLLER JW, MANFRO GG, RUDOLPH R, ROSENBAUM JF (1996b) Venlafaxine for panic disorder: results from a double-blind, placebo-controlled study. Psychopharmacol Bull 32: 667–670.

POLS H, ZANDERGEN J, DE LOOF C, FERNANDEZ I, GRIEZ E (1993) Clinical effects of fluvoxamine on panic symptomatology. Acta Psychiatr Belg 93: 169–177.

PRIBOR EF, DINWIDDIE SH (1992) Psychiatric correlates of incest in childhood. Am J Psychiatry 149: 52–56.

PRIMEAU F, FONTAINE R, BEAUCLAIR L (1990) Valproic acid and panic disorder. Can J Psychiatry 35: 248–250.

PYKE J, ROBERTS J (1987) Social support and married agoraphobic women. Can J Psychiatry 32: 100–104.

PYKE RE, GREENBERG HS (1986) Norepinephrine challenges in panic patients. J Clin Psychopharmacol 6: 279–285.

PYKE RE, GREENBERG HS (1989) Double-blind comparison of alprazolam and adinazolam for panic and phobic disorders. J Clin Psychopharmacol 9: 15–21.

QUESNEY LF (1986) Clinical and EEG features of complex partial seizures of temporal lobe origin. Epilepsia 27: S27–45.

RACHMAN S, LEVITT K, LOPATKA C (1987) Panic: the links between cognitions and bodily symptoms – I. Behav Res Ther 25: 411–423.

RADULOVIC J, RUHMANN A, LIEPOLD T, SPIESS J (1999) Modulation of learning and anxiety by corticotropin-releasing factor (CRF) and stress: differential roles of CRF receptors 1 and 2. J Neurosci 19: 5016–5025.

RAINEY JM, JR., POHL RB, WILLIAMS M, KNITTER E, FREEDMAN RR, ETTEDGUI E (1984a) A comparison of lactate and isoproterenol anxiety states. Psychopathology 17 Suppl 1: 74–82.

RAINEY M, JR., ETTEDGUI E, POHL B, BALON R, WEINBERG P, YELONEK S, BERCHOU R (1984b) The beta-receptor: isoproterenol anxiety states. Psychopathology 17 Suppl 3: 40–51.

RAJ A, SHEEHAN DV (1987) Medical evaluation of panic attacks. J Clin Psychiatry 48: 309–313.

RAPAPORT MH, RISCH SC, GOLSHAN S, GILLIN JC (1989) Neuroendocrine effects of ovine corticotropin-releasing hormone in panic disorder patients. Biol Psychiatry 26: 344–348.

RASKIN M, PEEKE HV, DICKMAN W, PINSKER H (1982) Panic and generalized anxiety disorders. Developmental antecedents and precipitants. Arch Gen Psychiatry 39: 687–689.

RASMUSSEN K, MORILAK DA, JACOBS BL (1986) Single unit activity of locus coeruleus neurons in the freely moving cat. I. During naturalistic behaviors and in response to simple and complex stimuli. Brain Res 371: 324–334.

RAVARIS CL, FRIEDMAN MJ, HAURI PJ, McHUGO GJ (1991) A controlled study of alprazolam and propranolol in panic-disordered and agoraphobic outpatients. J Clin Psychopharmacology 11: 344–350.

REDMOND DE (1977) Alterations in the function of the nucleus locus coeruleus – a possible model for studies of anxiety. In: I. Hanin, E. Usdin (Hrsg.). Animal models in psychiatry and neurology (pp. 293–306). Oxford, Pergamon Press.

REGIER D, BOYD J, BURKE J, ET AL. (1988) One-month prevalence of mental disorders in the United States. Arch Gen Psychiatry 45: 977–986.

REGIER D, FARMER M, RAE D, MYERS J, KRAMER M, ROBINS L, GEORGE L, KARNO M, LOCKE B (1993) One-month prevalence of mental disorders in the United States and sociodemographic characteristics – the epidemiologic catchment area study. Acta Psychiatr Scand 88: 35–47.

REICH J, NOYES R, HIRSCHFELD R, CORYELL W, O'GORMAN T (1987a) State and personality in depressed and panic patients. Am J Psychiatry 144: 181–187.

REICH J, NOYES R, TROUGHTON E (1987b) Dependent personality disorder associated with phobic avoidance in patients with panic disorder. Am J Psychiatry 144: 323–326.

REICH JH (1988) DSM III personality disorders and the outcome of treated panic disorder. Am J Psychiatry 145: 1149–1152.

REIMAN EM (1997) The application of positron emission tomography to the study of normal and pathologic emotions.

REIMAN EM, RAICHLE ME, BUTLER FK, HERSCOVITCH P, ROBINS E (1984) A focal brain abnormality in panic disorder, a severe form of anxiety. Nature 310: 683–685.

REIMAN EM, RAICHLE ME, ROBINS E, BUTLER FK, HERSCOVITCH P, FOX P, PERLMUTTER J (1986) The application of positron emission tomography to the study of panic disorder. Am J Psychiatry 143: 469–477.

REIMAN EM, RAICHLE ME, ROBINS E, MINTUN MA, FUSSELMAN MJ, FOX PT, PRICE JL, HACKMAN KA (1989) Neuroanatomical correlates of a lactate-induced anxiety attack. Arch Gen Psychiatry 46: 493–500.

RICHTER H-E, BECKMANN D (1973) Herzneurose. Stuttgart, Thieme

RIND B, TROMOVITCH P, BAUSERMAN R (1998) A meta-analytic examination of assumed properties of child sexual abuse using college samples. Psychol Bull 124: 22–53.

RISCH S, KALIN N, JANOWSKY D (1981) Cholinergic challenges in affective illness – behavioral and neuroendocrine correlates. J Clin Psychopharm 1: 186–192.

RIZLEY R, KAHN RJ, MCNAIR DM, FRANKENTHALER LM (1986) A comparison of alprazolam and imipramine in the treatment of agoraphobia and panic disorder. Psychopharmacol Bull 22: 167–172.

ROGERS CR (1951) Client-centered psychotherapy. Boston, Houghton Mifflin

ROSENBAUM AH, SCHATZBERG AF, JOST FAD, CROSS PD, WELLS LA, JIANG NS, MARUTA T (1983) Urinary free cortisol levels in anxiety. Psychosomatics 24: 835–837.

ROSENBAUM JF, BIEDERMAN J, BOLDUC EA, HIRSHFELD DR, FARAONE SV, KAGAN J (1992) Comorbidity of parental anxiety disorders as risk for childhood-onset anxiety in inhibited children. Am J Psychiatry 149: 475–481.

ROSENBAUM JF, BIEDERMAN J, HIRSHFELD DR, BOLDUC EA, FARAONE SV, KAGAN J, SNIDMAN N, REZNICK JS (1991) Further evidence of an association between behavioral inhibition and anxiety disorders: results from a family study of children from a non-clinical sample. J Psychiatr Res 25: 49–65.

ROSENBAUM JF, MOROZ G, BOWDEN CL (1997) Clonazepam in the treatment of panic disorder with or without agoraphobia: a dose-response study of efficacy, safety, and discontinuance. Clonazepam Panic Disorder Dose-Response Study Group. J Clin Psychopharmacol 17: 390–400.

ROSENTHAL R (1984) Meta-analytic procedures for social research. Beverly Hills, Sage Publications

ROTH WT, TELCH MJ, TAYLOR CB, SACHITANO JA, GALLEN CC, KOPELL ML, MCCLENAHAN KL, AGRAS WS, PFEFFERBAUM A (1986) Autonomic characteristics of agoraphobia with panic attacks. Biol Psychiatry 21: 1133–1154.

ROTH WT, WILHELM FH, TRABERT W (1998) Autonomic instability during relaxation in panic disorder. Psychiatry Res 80: 155–164.

ROY A, GALLUCCI W, AVGERINOS P, LINNOILA M, GOLD P (1988a) The CRH stimulation test in bereaved subjects with and without accompanying depression. Psychiatry Res 25: 145–156.

ROY A, LINNOILA M, KAROUM F, PICKAR D (1988b) Urinary-free cortisol in depressed patients and controls: relationship to urinary indices of noradrenergic function. Psychol Med 18: 93–98.

ROY-BYRNE P, COWLEY DS (1995) Course and outcome in panic disorder: a review of recent follow-up studies. Anxiety 1: 151–160.

ROY-BYRNE P, WINGERSON DK, RADANT A, GREENBLATT DJ, COWLEY DS (1996) Reduced benzodiazepine sensitivity in patients with panic disorder: comparison with patients with obsessive-compulsive disorder and normal subjects. Am J Psychiatry 153: 1444–1449.

ROY-BYRNE PP, COWLEY DS, GREENBLATT DJ, SHADER RI, HOMMER D (1990) Reduced benzodiazepine sensitivity in panic disorder. Arch Gen Psychiatry 47: 534–538.

ROY-BYRNE PP, COWLEY DS, HOMMER D, RITCHIE J, GREENBLATT D, NEMEROFF C (1991) Neuroendocrine effects of diazepam in panic and generalized anxiety disorders. Biol Psychiatry 30: 73–80.

ROY-BYRNE PP, GERACI M, UHDE TW (1986a) Life events and the onset of panic disorder. Am J Psychiatry 143: 1424–1427.

ROY-BYRNE PP, LEWIS N, VILLACRES E, DIEM H, GREENBLATT DJ, SHADER RI, VEITH R (1989) Preliminary evidence of benzodiazepine subsensitivity in panic disorder. Biol Psychiatry 26: 744–748.

ROY-BYRNE PP, STEIN MB, RUSSO J, ET AL. (1999) Panic disorder in the primary care setting: comorbidity, disability, service utilization, and treatment. J Clin Psychiatry 60: 492–499; quiz 500.

ROY-BYRNE PP, UHDE TW, POST RM (1986b) Effects of one night's sleep deprivation on mood and behavior in panic disorder. Patients with panic disorder compared with depressed patients and normal controls. Arch Gen Psychiatry 43: 895–899.

ROY-BYRNE PP, UHDE TW, POST RM, GALLUCCI W, CHROUSOS GP, GOLD PW (1986c) The corticotropin-releasing hormone stimulation test in patients with panic disorder. Am J Psychiatry 143: 896–899.

ROY-BYRNE PP, UHDE TW, SACK DA, LINNOILA M, POST RM (1986d) Plasma HVA and anxiety in patients with panic disorder. Biol Psychiatry 21: 849–853.

RUHMLAND M (1999) Effektivität psychologischer Therapien von Angst – metaanalytische Auswertungen auf Störungsebene. Dresden.

SALKOVSKIS PM, JONES DR, CLARK DM (1986) Respiratory control in the treatment of panic attacks: replication and extension with concurrent measurement of behaviour and pCO$_2$. Br J Psychiatry 148: 526–532.

SANDERSON WC, DINARDO PA, RAPEE RM, BARLOW DH (1990) Syndrome comorbidity in patients diagnosed with a DSM-III-R anxiety disorder. J Abnorm Psychol 99: 308–312.

SANDMANN J, LORCH B, BANDELOW B, HARTTER S, WINTER P, HIEMKE C, BENKERT O (1998) Fluvoxamine or placebo in the treatment of panic disorder and relationship to blood concentrations of fluvoxamine. Pharmacopsychiatry 31: 117–121.

SAPOLSKY RM, PLOTSKY PM (1990) Hypercortisolism and its possible neural bases. Biol Psychiatry 27: 937–952.

SASS H, WITTCHEN H-U, ZAUDIG M (2001) Diagnostisches und Statistisches Manual Psychischer Störungen DSM-IV (dt. Bearbeitung).

SASSON Y, IANCU I, FUX M, TAUB M, DANNON PN, ZOHAR J (1999) A double-blind crossover comparison of clomipramine and desipramine in the treatment of panic disorder. Eur Neuropsychopharmacol 9: 191–196.

SCHATZBERG A (1999) Reboxetine in panic disorder, a placebo-controlled, double-blind study. Poster, Congress of the American Psychiatric Association (APA).

SCHILDKRAUT JJ (1965) The catecholamine hypothesis of affective disorders: a review of supporting evidence. Am J Psychiatry 122: 509–522.

SCHLEGEL S, STEINERT H, BOCKISCH A, HAHN K, SCHLOESSER R, BENKERT O (1994) Decreased benzodiazepine receptor binding in panic disorder measured by IOMAZENIL-SPECT. A preliminary report. Eur Arch Psychiatry Clin Neurosci 244: 49–51.

SCHLIERF C (1994) Vom Übergangsobjekt zur Objektbeziehung: Therapie mit einer Angstpatientin. In: S. Mentzos (Hrsg.). Angstneurose (pp. 47–72). Frankfurt, Fischer.

SCHMIDT SM, ZOEGA T, CROWE RR (1993) Excluding linkage between panic disorder and the gamma-aminobutyric acid beta 1 receptor locus in five Icelandic pedigrees. Acta Psychiatr Scand 88: 225–228.

SCHNEIDER P, EVANS L, ROSS LEE L, WILTSHIRE B, EADIE M, KENARDY J, HOEY H (1987) Plasma biogenic amine levels in agoraphobia with panic attacks. Pharmacopsychiatry 20: 102–104.

SCHNEIDER S, MARGRAF J (1998) Agoraphobie und Panikstörung. Göttingen, Hogrefe

SCHNEIER FR, GARFINKEL R, KENNEDY B, CAMPEAS R, FALLON B, MARSHALL R, O'DONNELL L, HOGAN T, LIEBOWITZ MR (1996) Ondansetron in the treatment of panic disorder. Anxiety 2: 199–202.

SCHNEIER FR, SPITZER RL, GIBBON M, FYER AJ, LIEBOWITZ MR (1991) The relationship of social phobia subtypes and avoidant personality disorder. Compr Psychiatry 32: 496–502.

SCHOENHALS H (1994) Zur Representanzwelt des Angstneurotikers. In: S. Mentzos (Hrsg.). Angstneurose (pp. 25–46). Stuttgart, Fischer.

SCHÜLER P, KALB R (1994) Angstattacken und epileptische Anfälle. Nervenarzt 65: 411–414.

SCHWAB RS, FABING HD, PRICHARD JS (1951) Psychiatric symptoms and syndromes in Parkinson's disease. Am J Psychiatry 107: 901–907.

SCHWEIZER E, PATTERSON W, RICKELS K, ROSENTHAL M (1993) Double-blind, placebo-controlled study of a once-a-day, sustained-release preparation of alprazolam for the treatment of panic disorder. Am J Psychiatry 150: 1210–1215.

SCHWEIZER E, POHL R, BALON R, FOX I, RICKELS K, YERAGANI VK (1990) Lorazepam vs. alprazolam in the treatment of panic disorder. Pharmacopsychiatry 23: 90–93.

SCHWEIZER E, RICKELS K (1988) Buspirone in the treatment of panic disorder: a controlled pilot comparison with clorazepate [letter]. J Clin Psychopharmacol 8: 303.

SEGUÍ J, SALVADOR L, CANET J, MÁRQUEZ M, ORTIZ M, GARCÍA L (1998) Ansiedad de separación y trastorno por angustia [Separation anxiety and panic disorder]. Actas Luso Esp Neurol Psiquiatr Cienc Afines 26: 345–350.

SEIBYL JP, KRYSTAL JH, CHARNEY DS (1990) Marijuana (cannabis) use is anecdotally said to precipitate anxiety symptoms in patients with panic disorder. Is there any research evidence to support this? Also, can marijuana use precipitate or expose paranoia in patients with an underlying bipolar disorder? J Clin Psychopharmacol 10: 78.

SELIGMAN MEP (1971) Phobias and preparedness. Behav Ther 2: 307–320.

SELYE H (1956) The stress of life. New York, N. Y., McGraw-Hill

SELYE H (1998) A syndrome produced by diverse nocuous agents. 1936 [classical article]. J Neuropsychiatry Clin Neurosci 10: 230–231.

SERVANT D, PARQUET PJ (1994) Early life events and panic disorder: course of illness and comorbidity. Prog Neuropsychopharmacol Biol Psychiatry 18: 373–379.

SHARP DM, POWER KG, SIMPSON RJ, SWANSON V, ANSTEE JA (1997) Global measures of outcome in a controlled comparison of pharmacological and psychological treatment of panic disorder and agoraphobia in primary care. Br J Gen Pract 47: 150–155.

SHEAR MK (1986) Pathophysiology of panic: a review of pharmacologic provocative tests and naturalistic monitoring data. J Clin Psychiatry 47 Suppl: 18–26.

SHEAR MK, COOPER AM, KLERMAN GL, BUSCH FN, SHAPIRO T (1993) A psychodynamic model of panic disorder. Am J Psychiatry 150: 859–866.

SHEAR MK, PILKONIS PA, CLOITRE M, LEON AC (1994) Cognitive behavioral treatment compared with nonprescriptive treatment of panic disorder. Arch Gen Psychiatry 51: 395–401.

SHEEHAN DV, BALLENGER J, JACOBSEN G (1980) Treatment of endogenous anxiety with phobic, hysterical, and hypochondriacal symptoms. Arch Gen Psychiatry 37: 51–59.

SHEEHAN DV, CLAYCOMB JB, SURMAN OS, BAER L, COLEMAN J, GELLES L (1983a) Panic attacks and the dexamethasone suppression test. Am J Psychiatry 140: 1063–1064.

SHEEHAN DV, COLEMAN JH, GREENBLATT DJ, ET AL. (1984) Some biochemical correlates of panic attacks with agoraphobia and their response to a new treatment. J Clin Psychopharmacol 4: 66–75.

SHEEHAN DV, DAVIDSON J, MANSCHRECK T, VAN WYCK FLEET J (1983b) Lack of efficacy of a new antidepressant (bupropion) in the treatment of panic disorder with phobias. J Clin Psychopharmacol 3: 28–31.

SHEEHAN DV, RAJ AB, HARNETT SHEEHAN K, SOTO S, KNAPP E (1993) The relative efficacy of high-dose buspirone and alprazolam in the treatment of panic disorder: a double-blind placebo-controlled study. Acta Psychiatr Scand 88: 1–11.

SHEEHAN DV, RAJ AB, HARNETT-SHEEHAN K, SOTO S, LEWIS CP (1990a) Adinazolam sustained release formulation in the treatment of panic disorder: a pilot study. Irish J Psychol Med 7: 124–128.

SHEEHAN DV, RAJ AB, SHEEHAN KH, SOTO S (1990b) Is buspirone effective for panic disorder? J Clin Psychopharmacol 10: 3–11.

SHLIK J, ALUOJA A, VASAR V, VASAR E, PODAR T, BRADWEJN J (1997) Effects of citalopram treatment on behavioural, cardiovascular and neuroendocrine response to cholecystokinin tetrapeptide challenge in patients with panic disorder. J Psychiatry Neurosci 22: 332–340.

SHOLOMSKAS DE, WICKAMARATNE PJ, DOGOLO L, O'BRIEN DW, LEAF PJ, WOODS SW (1993) Postpartum onset of panic disorder: a coincidental event? J Clin Psychiatry 54: 476–480.

SILBERMAN EK, POST RM, NURNBERGER J, THEODORE W, BOULENGER JP (1985) Transient sensory, cognitive and affective phenomena in affective illness. A comparison with complex partial epilepsy. Br J Psychiatry 146: 81–89.

SILOVE D, MANICAVASAGAR V, D OC, BLASZCZYNSKI A (1993) Reported early separation anxiety symptoms in patients with panic and generalised anxiety disorders. Aust N Z J Psychiatry 27: 489–494.

SIMPSON R, SHARP D, HOLLAND L, KOK G, ANSTEE J (1994) A double-blind, placebo-controlled comparison of fluvoxamine – with or without behavior therapy in panic disorder. Congress of the European College of Neuropsychopharmacology

SIVARAMAKRISHNAN K, ALEXANDER PJ, SAHARSARNAMAM N (1994) Prevalence of panic disorder in mitral valve prolapse: a comparative study with a cardiac control group. Acta Psychiatr Scand 89: 59–61.

SKINNER BF (1938) The behavior of organisms. New York, Appleton Century Crofts

SKRE I, ONSTAD S, TORGERSEN S, LYGREN S, KRINGLEN E (1993) A twin study of DSM-III-R anxiety disorders. Acta Psychiatr Scand 88: 85–92.

SMAGIN GN, SWIERGIEL AH, DUNN AJ (1995) Corticotropin-releasing factor administered into the locus coeruleus, but not the parabrachial nucleus, stimulates norepinephrine release in the prefrontal cortex. Brain Res Bull 36: 71–76.

SMITH M, GLASS G, MILLER I (1980) The benefits of psychotherapy. Baltimore.

SMITH ML, GLASS GV (1977) Meta-analysis of psychotherapy outcome studies. Am Psychol 32: 752–760.

SNYDER SL, ROSENBAUM DH, ROWAN AJ, STRAIN JJ (1994) SCID diagnosis of panic disorder in psychogenic seizure patients. J Neuropsychiatry Clin Neurosci 6: 261–266.

SPIELBERGER CD, GORSUCH RL, LUSHENE RE (1979) State-trait anxiety inventory ("Self-evaluation Questionnaire"). Palo Alto, Consulting Psychologists Press

SPITZ MC (1991) Panic disorder in seizure patients: a diagnostic pitfall. Epilepsia 32: 33–68.

SPITZER RL, ENDICOTT J, ROBINS E (1978) Research Diagnostic Criteria: rationale and reliability. Arch Gen Psychiatry 35: 773–779.

SQUIRE LR, ZOLA MORGAN S (1991) The medial temporal lobe memory system. Science 253: 1380–1386.

STANTON ME, GUTIERREZ YR, LEVINE S (1988) Maternal deprivation potentiates pituitary-adrenal stress responses in infant rats. Behav Neurosci 102: 692–700.

STARCEVIC V, BOGOJEVIC G (1997) Comorbidity of panic disorder with agoraphobia and specific phobia: relationship with the subtypes of specific phobia. Compr Psychiatry 38: 315–320.

STARCEVIC V, FALLON S, UHLENHUTH EH, PATHAK D (1994) Comorbidity rates do not support distinction between panic disorder and generalized anxiety disorder. Psychopathology 27: 269–272.

STARCEVIC V, KELLNER R, UHLENHUTH EH, PATHAK D (1993) The phenomenology of panic attacks in panic disorder with and without agoraphobia. Compr Psychiatry 34: 36–41.

STARCEVIC V, UHLENHUTH EH, KELLNER R, PATHAK D (1992) Patterns of comorbidity in panic disorder and agoraphobia. Psychiatry Res 42: 171–183.

STEIN MB, ASMUNDSON GJ (1994) Autonomic function in panic disorder: cardiorespiratory and plasma catecholamine responsivity to multiple challenges of the autonomic nervous system. Biol Psychiatry 36: 548–558.

STEIN MB, JANG KL, LIVESLEY WJ (1999) Heritability of anxiety sensitivity: a twin study. Am J Psychiatry 156: 246–251.

STEIN MB, SCHMIDT PJ, RUBINOW DR, UHDE TW (1989a) Panic disorder and the menstrual cycle: panic disorder patients, healthy control subjects, and patients with premenstrual syndrome. Am J Psychiatry 146: 1299–1303.

STEIN MB, SHEA CA, UHDE TW (1989b) Social phobic symptoms in patients with panic disorder: practical and theoretical implications. Am J Psychiatry 146: 235–238.

STEIN MB, TANCER ME, UHDE TW (1990) Major depression in patients with panic disorder: factors associated with course and recurrence. J Affect Disord 19: 287–296.

STEIN MB, UHDE TW (1989) Infrequent occurrence of EEG abnormalities in panic disorder. Am J Psychiatry 146: 517–520.

STEIN MB, WALKER JR, ANDERSON G, HAZEN AL, ROSS CA, ELDRIDGE G, FORDE DR (1996) Childhood physical and sexual abuse in patients with anxiety disorders and in a community sample. Am J Psychiatry 153: 275–277.

STEWART RS, DEVOUS MD, SR., RUSH AJ, LANE L, BONTE FJ (1988a) Cerebral blood flow changes during sodium-lactate-induced panic attacks. Am J Psychiatry 145: 442–449.

STEWART RS, DEVOUS MD, SR., RUSH AJ, LANE L, BONTE FJ (1988b) Cerebral blood flow changes during sodium-lactate-induced panic attacks. Am J Psychiatry 145: 442–449.

STRAUSS E, RISSER A, JONES MW (1982) Fear responses in patients with epilepsy. Arch Neurol 39: 626–630.

STRÖHLE A, HOLSBOER F, RUPPRECHT R (2000) Increased ACTH concentrations associated with cholecystokinin tetrapeptide-induced panic attacks in patients with panic disorder. Neuropsychopharmacology 22: 251–256.

STRÖHLE A, KELLNER M, YASSOURIDIS A, HOLSBOER F, WIEDEMANN K (1998a) Effect of flumazenil in lactate-sensitive patients with panic disorder. Am J Psychiatry 155: 610–612.

STRÖHLE A, MULLER M, RUPPRECHT R (1998b) Marijuana precipitation of panic disorder with agoraphobia. Acta Psychiatr Scand 98: 254–255.

STRUPP H, HADLEY S (1979) Specific vs nonspecific factors in psychotherapy – a controlled study of outcome. Arch Gen Psychiatry 36: 1125–1136.

STUTZMANN GE, LEDOUX JE (1999) GABAergic antagonists block the inhibitory effects of serotonin in the lateral amygdala: a mechanism for modulation of sensory inputs related to fear conditioning. J Neurosci (Online) 19: RC8.

SVENSSON T, USDIN T (1978) Feedback inhibition of brain noradrenaline neurons by tricyclic antidepressants #-receptor mediation. Science 202: 1089–1091.

SWINSON RP, COX BJ, WOSZCZYNA CB (1992) Use of medical services and treatment for panic disorder with agoraphobia and for social phobia. Can Med Assoc J 147: 878–883.

SWINSON RP, FERGUS KD, COX BJ, WICKWIRE K (1995) Efficacy of telephone-administered behavioral therapy for panic disorder with agoraphobia. Behav Res Ther 33: 465–469.

SZUSTER RR, PONTIUS EB, CAMPOS PE (1988) Marijuana sensitivity and panic anxiety. J Clin Psychiatry 49: 427–429.

TAKAHASHI T (1993) A persuasion therapy for panic disorder in old Japanese medical literature. Compr Psychiatry 34: 31–35.

TARGUM SD (1990) Differential responses to anxiogenic challenge studies in patients with major depressive disorder and panic disorder. Biol Psychiatry 28: 21–34.

TARGUM SD (1992) Cortisol response during different anxiogenic challenges in panic disorder patients. Psychoneuroendocrinology 17: 453–458.

TARGUM SD, MARSHALL LE (1989) Fenfluramine provocation of anxiety in patients with panic disorder. Psychiatry Res 28: 295–306.

TAYLOR AL, FISHMAN LM (1988) Corticotropin-releasing hormone. N Engl J Med 319: 213–222.

TAYLOR CB, HAYWARD C, KING R, EHLERS A, MARGRAF J, MADDOCK R, CLARK D, ROTH WT, AGRAS WS (1990) Cardiovascular and symptomatic reduction effects of alprazolam and imipramine in patients with panic disorder: results of a double-blind, placebo-controlled trial. J Clin Psychopharmacol 10: 112–118.

TAYLOR CB, KING R, MARGRAF J, EHLERS A, TELCH M, ROTH WT, AGRAS WS (1989) Use of medication and in vivo exposure in volunteers for panic disorder research. Am J Psychiatry 146: 1423–1426.

TAYLOR CB, SHEIKH J, AGRAS WS, ROTH WT, MARGRAF J, EHLERS A, MADDOCK RJ, GOSSARD D (1986) Ambulatory heart rate changes in patients with panic attacks. Am J Psychiatry 143: 478–482.

TELCH M, AGRAS W, TAYLOR C, ROTH W, GALLEN C (1985) Combined pharmacological and behavioral treatment for agoraphobia. Behav Res Ther 23: 325–335.

TELCH M, LUCAS R (1994) Combined pharmacological and psychological treatment of panic disorder – current status and future directions. Washigton DC American Psychiatric Press

TELCH MJ, LUCAS JA, SCHMIDT NB, HANNA HH, LANAE JAIMEZ T, LUCAS RA (1993) Group cognitive-behavioral treatment of panic disorder. Behav Res Ther 31: 279–287.

TELCH MJ, SCHMIDT NB, JAIMEZ TL, JACQUIN KM, HARRINGTON PJ (1995) Impact of cognitive-behavioral treatment on quality of life in panic disorder patients. J Consult Clin Psychol 63: 823–830.

TENNANT C, BEBBINGTON P, HURRY J (1981) The short-term outcome of neurotic disorders in the community: the relation of remission to clinical factors and to 'neutralizing' life events. Br J Psychiatry 139: 213–220.

TENNANT C, HURRY J, BEBBINGTON P (1982) The relation of childhood separation experiences to adult depressive and anxiety states. Br J Psychiatry 141: 475–482.

TESAR GE, ROSENBAUM JF, POLLACK MH, OTTO MW, SACHS GS, HERMAN JB, COHEN LS, SPIER SA (1991) Double-blind, placebo-controlled comparison of clonazepam and alprazolam for panic disorder. J Clin Psychiatry 52: 69–76.

TEUSCH L, BÖHME H (1991) What is the result of an inpatient treatment program with client-centered psychotherapy emphasis in patients with agoraphobia and/or panic? Results of a 1-year follow-up. Psychother Psychosom Med Psychol 41: 68–76.

TEUSCH L, BÖHME H, FINKE J (2001) Konfliktzentrierte Monotherapie oder Methoden-integration? Nervenarzt 72: 31–39.

THIEBOT MH, HAMON M, SOUBRIE P (1982) Attenuation of induced-anxiety in rats by chlordiazepoxide: role of raphe dorsalis benzodiazepine binding sites and sero-toninergic neurons. Neuroscience 7: 2287–2294.

THYER BA, NESSE RM, CAMERON OG, CURTIS GC (1985) Case histories and shorter communications. Agoraphobia: a test of the separation anxiety hypothesis. Behavi Res Ther 23: 75–78.

THYER BA, NESSE RM, CURTIS GC, CAMERON OG (1986) Panic disorder: a test of the separation anxiety hypothesis. Behav Res Ther 24: 209–211.

TILLER JW, BOUWER C, BEHNKE K (1997) Moclobemide for anxiety disorders: a focus on moclobemide for panic disorder. Int Clin Psychopharmacol 12 Suppl 6: S27–30.

TILLER JW, BOUWER C, BEHNKE K (1999) Moclobemide and fluoxetine for panic disorder. International Panic Disorder Study Group. Eur Arch Psychiatry Clin Neurosci 249 Suppl 1: S7–10.

TIMPL P, SPANAGEL R, SILLABER I, ET AL. (1998) Impaired stress response and reduced anxiety in mice lacking a functional corticotropin-releasing hormone receptor 1110. Nat Genet 19: 162–166.

TÖLLE R (1991) Psychiatrie. Berlin Heidelberg New York Tokyo, Springer.

TØRGERSEN S (1983) Genetic factors in anxiety disorders. Arch Gen Psychiatry 40: 1085–1089.

TØRGERSEN S (1986) Childhood and family characteristics in panic and generalized anxiety disorders. Am J Psychiatry 143: 630–632.

TØRGERSEN S (1990) Comorbidity of major depression and anxiety disorders in twin pairs. Am J Psychiatry 147: 1199–1202.

TÖRK I, HORNUNG JP (1990) Raphe nuclei and the serotonergic system. In: G. Paxinoss, F.L. Orlando (Hrsg.). The human nervous system (pp. 1001–1022). San Diego, Academic Press.

TRESS W, SCHEIBE G, REISTER G (1995) Psychoanalytische Modellvorstellungen zur Ätiologie von Angstkrankheiten. In: S. Kasper, H. Möller (Hrsg.). Angst- und Panikerkrankungen. Stuttgart, G. Fischer.

TRULL T, NIETZEL M, MAIN A (1988) The use of meta-analysis to assess the clinical significance of behavior therapy for agoraphobia. Behav Ther 19: 527–538.

TWEED JL, SCHOENBACH VJ, GEORGE LK, BLAZER DG (1989) The effects of childhood parental death and divorce on six-month history of anxiety disorders. Br J Psychiatry 154: 823–828.

TYE NC, IVERSEN SD, GREEN AR (1979) The effects of benzodiazepines and serotonergic manipulations on punished responding. Neuropharmacology 18: 689–685.

TYRER P, CANDY J, KELLY D (1973) Phenelzine in phobic anxiety: a controlled trial. Psychol-Med 3: 120–124.

TYRER P, SEIVEWRIGHT N, FERGUSON B, TYRER J (1992) The general neurotic syndrome: a coaxial diagnosis of anxiety, depression and personality disorder. Acta Psychiatr Scand 85: 201–206.

UHDE TW, BOULENGER JP, ROY BYRNE PP, GERACI MF, VITTONE BJ, POST RM (1985) Longitudinal course of panic disorder: clinical and biological considerations. Prog Neuropsychopharmacol Biol Psychiatry 9: 39–51.

UHDE TW, JOFFE RT, JIMERSON DC, POST RM (1988a) Normal urinary free cortisol and plasma MHPG in panic disorder: clinical and theoretical implications. Biol Psychiatry 23: 575–585.

UHDE TW, STEIN MB, POST RM (1988b) Lack of efficacy of carbamazepine in the treatment of panic disorder. Am J Psychiatry 145: 1104–1109.

UHDE TW, STEIN MB, VITTONE BJ, SIEVER LJ, BOULENGER JP, KLEIN E, MELLMAN TA (1989) Behavioral and physiologic effects of short-term and long-term administration of clonidine in panic disorder. Arch Gen Psychiatry 46: 170–177.

UHDE TW, TANCER ME, BLACK B, BROWN TM (1991) Phenomenology and neurobiology of social phobia: comparison with panic disorder. J Clin Psychiatry 52: 31–40.

UHDE TW, VITTONE BJ, SIEVER LJ, KAYE WH, POST RM (1986) Blunted growth hormone response to clonidine in panic disorder patients. Biol Psychiatry 21: 1081–1085.

UHLENHUTH EH, BALTER MB, BAN TA, YANG K (1999) International study of expert judgment on therapeutic use of benzodiazepines and other psychotherapeutic medications: VI. Trends in recommendations for the pharmacotherapy of anxiety disorders, 1992–1997. Depress Anxiety 9: 107–116.

UHLENHUTH EH, MATUZAS W, GLASS RM, EASTON C (1989) Response of panic disorder to fixed doses of alprazolam or imipramine. J Affect Disord 17: 261–270.

UHLENHUTH EH, MATUZAS W, WARNER TD, PAINE S, LYDIARD RB, POLLACK MH (2000) Do antidepressants selectively suppress spontaneous (unexpected) panic attacks? A replication. J Clin Psychopharmacol 20: 622–627.

VALENCA AM, NARDI AE, NASCIMENTO I, MEZZASALMA MA, LOPES FL, ZIN W (2000) Double-blind clonazepam vs placebo in panic disorder treatment. Arq Neuro-psiquiatr 58: 1025–1029.

VAN BALKOM AJ, BAKKER A, SPINHOVEN P, BLAAUW BM, SMEENK S, RUESINK B (1997) A meta-analysis of the treatment of panic disorder with or without agoraphobia: a comparison of psychopharmacological, cognitive-behavioral, and combination treatments. J Nerv Ment Dis 185: 510–516.

VAN DEN HOUT MA, HOEKSTRA R, ARNTZ A, CHRISTIAANSE M, RANSCHAERT W, SCHOUTEN E (1992) Hyperventilation is not diagnostically specific to panic patients. Psychosom Med 54: 182–191.

VAN MEGEN HJ, WESTENBERG HG, DEN BOER JA, SLAAP B, VAN ES RADHAKISHUN F, PANDE AC (1997) The cholecystokinin-B receptor antagonist CI-988 failed to affect CCK-4 induced symptoms in panic disorder patients. Psychopharmacology Berl 129: 243–248.

VAN VLIET IM, DEN BOER JA, WESTENBERG HG, SLAAP BR (1996a) A double-blind comparative study of brofaromine and fluvoxamine in outpatients with panic disorder. J Clin Psychopharmacol 16: 299–306.

VAN VLIET IM, WESTENBERG HG, DEN BOER JA (1996b) Effects of the 5-HT1A receptor agonist flesinoxan in panic disorder. Psychopharmacology Berl 127: 174–180.

VELTMAN DJ, VAN ZIJDERVELD GA, VAN DYCK R (1996) Epinephrine infusions in panic disorder: a double-blind placebo-controlled study. J Affect Disord 39: 133–140.

VERSIANI M (2000) Reboxetine, a novel selective NRI, in the treatment of panic disorder (Poster). Eur Neuropsychopharmacol 10 Suppl 3: S245.

VIANA MB, GRAEFF FG, LOSCHMANN PA (1997) Kainate microinjection into the dorsal raphe nucleus induces 5-HT release in the amygdala and periaqueductal gray. Pharmacol Biochem Behav 58: 167–172.

VIELAND VJ, GOODMAN DW, CHAPMAN T, FYER AJ (1996) New segregation analysis of panic disorder. Am J Med Genet 67: 147–153.

VIELAND VJ, HODGE SE, LISH JD, ADAMS PB, WEISSMAN MM (1993) Segregation analysis of panic disorder. Psych Genet 3: 63–71.

VILLACRES EC, HOLLIFIELD M, KATON WJ, WILKINSON CW, VEITH RC (1987) Sympathetic nervous system activity in panic disorder. Psychiatry Res 21: 313–321.

VOLKOW ND, HARPER A, SWANN AC (1986) Temporal lobe abnormalities and panic attacks [letter]. Am J Psychiatry 143: 1484–1485.

VOLZ HP, MÖLLER HJ, STURM Y (1994) Generalisierte Angsterkrankungen. Psychopharmakotherapie 1: 102–106.

VYTHILINGAM M, ANDERSON ER, GODDARD A, WOODS SW, STAIB LH, CHARNEY DS, BREMNER JD (2000) Temporal lobe volume in panic disorder--a quantitative magnetic resonance imaging study. Psychiatry Res 99: 75–82.

WADE AG, LEPOLA U, KOPONEN HJ, PEDERSEN V, PEDERSEN T (1997) The effect of citalopram in panic disorder. Br J Psychiatry 170: 549–553.

WALKER EA, KATON WJ, HANSOM J, HARROP GRIFFITHS J, HOLM L, JONES ML, HICKOK L, JEMELKA RP (1992) Medical and psychiatric symptoms in women with childhood sexual abuse. Psychosom Med 54: 658–664.

WALL M, TUCHMAN M, MIELKE D (1985) Panic attacks and temporal lobe seizures associated with a right temporal lobe arteriovenous malformation: case report. J Clin Psychiatry 46: 143–145.

WALLERSTEIN RS (1986) Forty-two lives in treatment: a study of psychoanalysis and psychotherapy. New York, Guilford Press

WANG Z, VALDES J, NOYES R, ZOEGA T, CROWE RR (1998) Possible association of a cholecystokinin promotor polymorphism (CCK-36CT) with panic disorder. Am J Med Genet 81: 228–234.

WARDLE J, HAYWARD P, HIGGITT A, STABL M, BLIZARD R, GRAY J (1994) Effects of concurrent diazepam treatment on the outcome of exposure therapy in agoraphobia. Behav Res Ther 32: 203–215.

WATSON JB, RAYNER R (1920) Conditioned emotional responses. J Exper Psychol 3: 1–14.

WEDEKIND D, BANDELOW B, BROOCKS A, HAJAK G, RUTHER E (2000) Salivary, total plasma and plasma free cortisol in panic disorder. J Neural Transm 107: 831–837.

WEILBURG JB, BEAR DM, SACHS G (1987) Three patients with concomitant panic attacks and seizure disorder: possible clues to the neurology of anxiety. Am J Psychiatry 144: 1053–1056.

WEILBURG JB, SCHACHTER S, SACHS GS, WORTH J, POLLACK MH, IVES JR, SCHOMER DL (1993) Focal paroxysmal EEG changes during atypical panic attacks. J Neuropsychiatry Clin Neurosci 5: 50–55.

WEILBURG JB, SCHACHTER S, WORTH J, POLLACK MH, SACHS GS, IVES JR, SCHOMER DL (1995) EEG abnormalities in patients with atypical panic attacks. J Clin Psychiatry 56: 358–362.

WEISSMAN MM (1991) Panic disorder: impact on quality of life. J Clin Psychiatry 52 Suppl: 6–8; discussion 9.

WEISSMAN MM, LECKMAN JF, MERIKANGAS KR, GAMMON GD, PRUSOFF BA (1984) Depression and anxiety disorders in parents and children. Results from the Yale family study. Arch Gen Psychiatry 41: 845–852.

WEISSMAN MM, WICKRAMARATNE P, ADAMS PB, LISH JD, HORWATH E, CHARNEY D, WOODS SW, LEEMAN E, FROSCH E (1993) The relationship between panic disorder and major depression. A new family study. Arch Gen Psychiatry 50: 767–780.

WELKOWITZ LA, PAPP L, MARTINEZ J, BROWNE S, GORMAN JM (1999) Instructional set and physiological response to CO_2 inhalation. Am J Psychiatry 156: 745–748.

WESTBERG P, MODIGH K, LISJO P, ERIKSSON E (1991) Higher postdexamethasone serum cortisol levels in agoraphobic than in nonagoraphobic panic disorder patients. Biol Psychiatry 30: 247–256.

WESTENBERG HG, DEN BOER JA (1989a) Selective monoamine uptake inhibitors and a serotonin antagonist in the treatment of panic disorder. Psychopharmacol Bull 25: 119–123.

WESTENBERG HG, DEN BOER JA (1989b) Serotonin-influencing drugs in the treatment of panic disorder. Psychopathology 22 Suppl 1: 68–77.

WESTPHAL C (1872) Die Agoraphobie, eine neuropathische Erscheinung (Vortrag am 16.5.71, Berliner medcinisch-psychologische Gesellschaft). Arch Psychiat (Berlin) 3: 138–161.

WHEELER E, WHITE P, REED E, COHEN M (1950) Neurocirculatory asthenia (anxiety neurosis, effort syndrome, neurasthenia) – a twenty year follow-up study of one hundred and seventy-three patients. J Am Med Ass 142: 878–888.

WHO (1991) World Health Organisation. Tenth Revision of the International Classification of Diseases, Chapter V (F): Mental and Behavioural Disorders (including disorders of psychological development). Clinical Descriptions and Diagnostic Guidelines. Geneva, World Health Organisation

WHO (1994) Weltgesundheitsorganisation – Internationale Klassifikation psychischer Störungen. ICD-10 Kapitel V (F). Forschungskriterien. H. Dilling, W. Mombour, M.H. Schmidt, E. Schulte-Markwor (Hrsg.). Bern, Huber.

WIBORG IM, DAHL AA (1996) Does brief dynamic psychotherapy reduce the relapse rate of panic disorder? Arch Gen Psychiatry 53: 689–694.

WILLI J (1972) Die angstneurotische Ehe. Nervenarzt 43: 399–408.

WILLI J (1976) Die psychosomatische Kollusion am Beispiel einer herzneurotischen Ehe. Familiendynamik 1: 319–333.

WILLIAMS KE, CHAMBLESS D (1990) The relationship between therapist characteristics and outcome of in-vivo exposure treatment for agoraphobia. Behav Ther 21: 111–116.

WILLIAMS SL, FALBO J (1996) Cognitive and performance-based treatments for panic attacks in people with varying degrees of agoraphobic disability. Behav Res Ther 34: 253–264.

WILLNER P (1985) Antidepressants and serotonergic neurotransmission: an integrative review. Psychopharmacology 85: 387–404.

WINDHABER J, MAIERHOFER D, DANTENDORFER K (1997) Oxcarbazepine for panic disorder occurring after two grand mal seizures: a case report [letter]. J Clin Psychiatry 58: 404–405.

WINSLOW JT, INSEL TR (1990) Serotonergic and catecholaminergic reuptake inhibitors have opposite effects on the ultrasonic isolation calls of rat pups. Neuropsychopharmacology 3: 51–59.

WISE CD, BERGER BD, Stein L (1970) Serotonin: a possible mediator of behavioral suppression induced by anxiety. Dis Nerv Syst 31 Suppl: 34–37.

WISE CD, BERGER BD, STEIN L (1972) Benzodiazepines: anxiety-reducing activity by reduction of serotonin turnover in the brain. Science 177: 180–183.

WITTCHEN H, HAND I, HECHT H (1989) Prävalenz, Komorbidität und Schweregrad von Angststörungen-Ergebnisse der Münchener follow-up-Studie (MFS). Klinische Psychol 18: 117–133.

WITTCHEN HU, ESSAU CA, KRIEG JC (1991) Anxiety disorders: similarities and differences of comorbidity in treated and untreated groups. Br J Psychiatry Suppl 23–33.

WITTCHEN HU, ESSAU CA, VON ZERSSEN D, KRIEG JC, ZAUDIG M (1992) Lifetime and six-month prevalence of mental disorders in the Munich Follow-Up Study. Eur Arch Psychiatry Clin Neurosci 241: 247–258.

WOLPE J (1958) Psychotherapy by reciprocal inhibition. Stanford, CA, Stanford University Press

WOODMAN CL, NOYES R, JR. (1994) Panic disorder: treatment with valproate. J Clin Psychiatry 55: 134–136.

WOODS SW, CHARNEY DS, GOODMAN WK, HENINGER GR (1988a) Carbon dioxide-induced anxiety. Behavioral, physiologic, and biochemical effects of carbon dioxide in patients with panic disorders and healthy subjects. Arch Gen Psychiatry 45: 43–52.

WOODS SW, CHARNEY DS, McPHERSON CA, GRADMAN AH, HENINGER GR (1987) Situational panic attacks. Behavioral, physiologic, and biochemical characterization. Arch Gen Psychiatry 44: 365–375.

WOODS SW, CHARNEY DS, SILVER JM, KRYSTAL JH, HENINGER GR (1991) Behavioral, biochemical, and cardiovascular responses to the benzodiazepine receptor antagonist flumazenil in panic disorder. Psychiatry Res 36: 115–127.

WOODS SW, KOSTER K, KRYSTAL JK, SMITH EO, ZUBAL IG, HOFFER PB, CHARNEY DS (1988b) Yohimbine alters regional cerebral blood flow in panic disorder [letter]. Lancet 2: 678.

YANG S, TSAI TH, HOU ZY, CHEN CY, SIM CB (1997) The effect of panic attack on mitral valve prolapse. Acta Psychiatr Scand 96: 408–411.

YEHUDA R, BOISONEAU D, MASON JW, GILLER EL (1993) Glucocorticoid receptor number and cortisol excretion in mood, anxiety, and psychotic disorders. Biol Psychiatry 34: 18–25.

YERAGANI V, BALON R, POHL R (1989a) Lactate infusions in panic disorder patients and normal controls: autonomic measures and subjective anxiety. Acta Psychiatr Scand 79: 32–40.

YERAGANI VK, BERGER R, POHL R, SRINIVASAN K, BALON R, RAMESH C, WEINBERG P, BERCHOU R (1992) Effects of yohimbine on heart rate variability in panic disorder patients and normal controls: a study of power spectral analysis of heart rate. J Cardiovasc Pharmacol 20: 609–618.

YERAGANI VK, MEIRI PC, BALON R, PATEL H, POHL R (1989b) History of separation anxiety in patients with panic disorder and depression and normal controls. Acta Psychiatr Scand 79: 550–556.

YOSHIOKA M, MATSUMOTO M, TOGASHI H, SAITO H (1996) Effect of conditioned fear stress on dopamine release in the rat prefrontal cortex. Neurosci Lett 209: 201–203.

YOUNG GB, CHANDARANA PC, BLUME WT, McLACHLAN RS, MUNOZ DG, GIRVIN JP (1995) Mesial temporal lobe seizures presenting as anxiety disorders. J Neuropsychiatry Clin Neurosci 7: 352–357.

ZGOURIDES GD, WARREN R (1988) Prevalence of panic in adolescents: a brief report. Psychol Rep 62: 935–937.

ZITRIN CM, KLEIN DF, WOERNER MG (1978) Behavior therapy, supportive psychotherapy, imipramine, and phobias. Arch Gen Psychiatry 35: 307–316.

ZITRIN CM, KLEIN DF, WOERNER MG (1980) Treatment of agoraphobia with group exposure in vivo and imipramine. Arch Gen Psychiatry 37: 63–72.

ZITRIN CM, KLEIN DF, WOERNER MG, ROSS DC (1983) Treatment of phobias. I. Comparison of imipramine hydrochloride and placebo. Arch Gen Psychiatry 40: 125–138.

ZITRIN CM, ROSS DC (1988) Early separation anxiety and adult agoraphobia. J Nerv Ment Dis 176: 621–625.

ZUNG WWK (1971) A rating scale for the anxiety disorders. Psychosomatics 12: 371–379.

ZUNG WWK (1976) SAS – Self rating anxiety scale. In: E. Guy (Hrsg.). ECDEU Assessment Manual for Psychopharmacology Revised Edition (pp. 337–340). Rockville, Maryland, ECDEU.

Sachverzeichnis

SpringerMedizin

G. Lenz, U. Demal, M. Bach (Hrsg.)

Spektrum der Zwangsstörungen

Forschung und Praxis

1998. XIV, 165 Seiten. 17 Abbildungen.
Broschiert DM 43,–, öS 303,–,
ab 1. Jan. 2002 EUR 22,–
ISBN 3-211-83058-8

Die Zwangsstörung gilt als vierthäufigste psychische Störung (die Lebenszeiterkrankung liegt bei 2,5 %). Neuere Forschungsergebnisse weisen auf inhaltliche Beziehungen der Zwangsstörung mit anderen psychischen Störungen hin, die auf einem dimensionalen Kontinuum zwischen Kompulsivität („Zwanghaftigkeit") und Impulsivität („Dranghaftigkeit") angeordnet werden können. Zu diesen sogenannten „Spektrumstörungen" zählen unter anderem Eßstörungen, Kaufrausch, Hypochondrie, Trichotillomanie und selbstschädigendes Verhalten.

Neben Epidemiologie, Phänomenologie, Neurobiologie und Diagnostik werden hier vor allem therapeutische Ansätze (medikamentös, psychotherapeutisch) der Zwangsstörung und der oben genannten Spektrumstörungen diskutiert. Das Buch vermittelt Hoffnung in der Behandlung dieser schweren Störung und lange unterschätzten Krankheit und betont einen integrativen Behandlungsansatz.

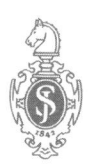

SpringerWienNewYork

A-1201 Wien, Sachsenplatz 4–6, P.O. Box 89, Fax +43.1.330 24 26, e-mail: books@springer.at, Internet: www.springer.at
D-69126 Heidelberg, Haberstraße 7, Fax +49.6221.345-229, e-mail: orders@springer.de
USA, Secaucus, NJ 07096-2485, P.O. Box 2485, Fax +1.201.348-4505, e-mail: orders@springer-ny.com
Eastern Book Service, Japan, Tokyo 113, 3–13, Hongo 3-chome, Bunkyo-ku, Fax +81.3.38 18 08 64, e-mail: orders@svt-ebs.co.jp

SpringerMedizin

Hans Morschitzky

Somatoforme Störungen

Diagnostik, Konzepte und Therapie bei
Körpersymptomen ohne Organbefund

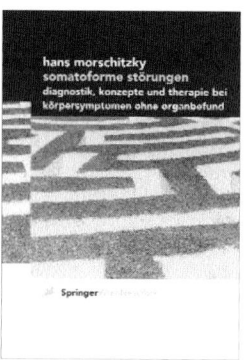

2000. XII, 267 Seiten
Broschiert DM 75,–, öS 524,–, ab 1. Jan. 2002 EUR 38,–
ISBN 3-211-83508-3

„Sie haben nichts", „Seien Sie froh, dass Sie gesund sind", „So körperlich gesunde Leute wie Sie findet man selten" – jeder vierte bis fünfte Patient geht zum Arzt mit körperlichen Beschwerden, die keine oder keine hinreichende organische Ursache haben.

Seit 1980 werden sie im amerikanischen Diagnoseschema DSM unter dem Überbegriff „Somatoforme Störungen" zusammengefasst. Obwohl eine umfangreicher werdende Fachliteratur vorliegt, haben die neuen Erkenntnisse noch wenig Eingang in die klinische Praxis gefunden.

Somatoforme Störungen erfordern eine interdisziplinäre Zusammenarbeit von Hausärzten, Fachärzten, Psychologen und Psychotherapeuten. Das Buch beschreibt die somatoformen und dissoziativen Störungen mit ihren wichtigsten Beschwerdebildern und bietet eine allgemein verständliche Zusammenfassung der theoretischen und therapeutischen Konzepte für einen größeren Leserkreis, der über die spezielle Zielgruppe von Psychotherapeuten, Psychologen, Ärzte und übriges medizinisches Personal hinausgeht.

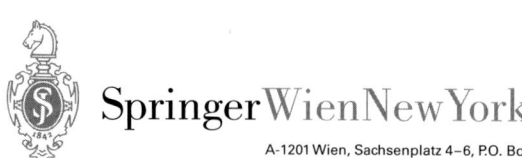

Springer Wien New York

A-1201 Wien, Sachsenplatz 4–6, P.O. Box 89, Fax +43.1.330 24 26, e-mail: books@springer.at, Internet: www.springer.at
D-69126 Heidelberg, Haberstraße 7, Fax +49.6221.345-229, e-mail: orders@springer.de
USA, Secaucus, NJ 07096-2485, P.O. Box 2485, Fax +1.201.348-4505, e-mail: orders@springer-ny.com
Eastern Book Service, Japan, Tokyo 113, 3–13, Hongo 3-chome, Bunkyo-ku, Fax +81.3.38 18 08 64, e-mail: orders@svt-ebs.co.jp

SpringerMedizin

Hans Morschitzky

Angststörungen

Diagnostik, Konzepte, Therapie, Selbsthilfe

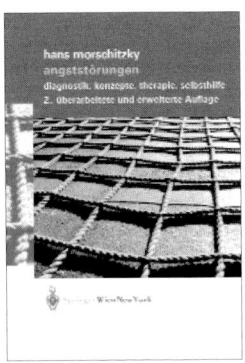

Zweite, überarb. und erw. Auflage.
2002. Etwa 650 Seiten.
Gebunden. Etwa DM 108,–, öS 755,–, ab 1. Jan. 2002 EUR 54,–
ISBN 3-211-83742-6

Angst ist ein menschlicher Gefühlszustand wie Freude, Ärger oder Trauer und hat eine Signalfunktion wie Fieber oder Schmerz. Angst wird zur Krankheit, wenn sie über einen längeren Zeitraum das Leben so stark einengt, dass man darunter leidet. Neun Prozent der Bevölkerung leiden unter einer behandlungsbedürftigen Angststörung, im Laufe des Lebens sind es 15–25 Prozent. Angststörungen stellen bei Frauen die häufigste, bei Männern die zweithäufigste psychische Störung dar.

Der Autor beschreibt anschaulich die 11 Angststörungen nach dem psychiatrischen Diagnoseschema DSM-IV und geht auch auf die diagnostischen Kriterien des international verbindlichen ICD-10 ein. Das Buch bietet einen Überblick über Häufigkeit, Verlauf sowie die biologischen und psychologischen Ursachen der verschiedenen Angststörungen. Im Mittelpunkt des therapeutischen Teils stehen die Verhaltenstherapie bei den häufigsten Angststörungen, Selbstbehandlungsmöglichkeiten, Hilfen für Angehörige, sowie medikamentöse und pflanzliche Behandlungsmethoden.

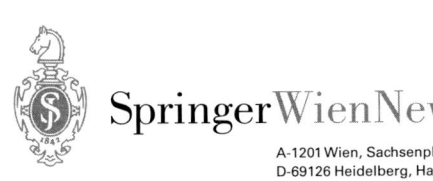

Springer Wien New York

A-1201 Wien, Sachsenplatz 4–6, P.O. Box 89, Fax +43.1.330 24 26, e-mail: books@springer.at, Internet: www.springer.at
D-69126 Heidelberg, Haberstraße 7, Fax +49.6221.345-229, e-mail: orders@springer.de
USA, Secaucus, NJ 07096-2485, P.O. Box 2485, Fax +1.201.348-4505, e-mail: orders@springer-ny.com
Eastern Book Service, Japan, Tokyo 113, 3–13, Hongo 3-chome, Bunkyo-ku, Fax +81.3.38 18 08 64, e-mail: orders@svt-ebs.co.jp

Springer-Verlag und Umwelt